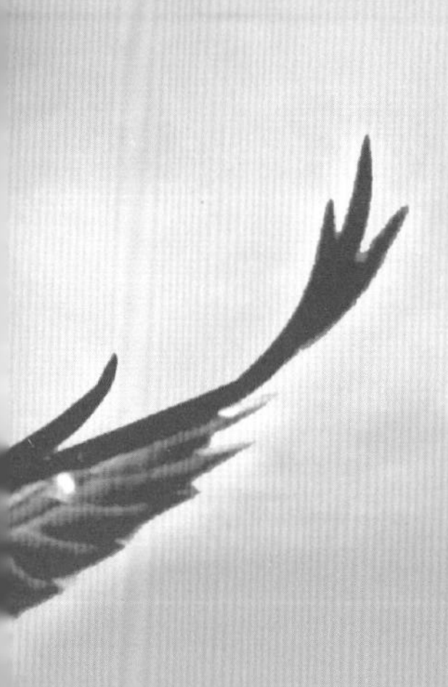

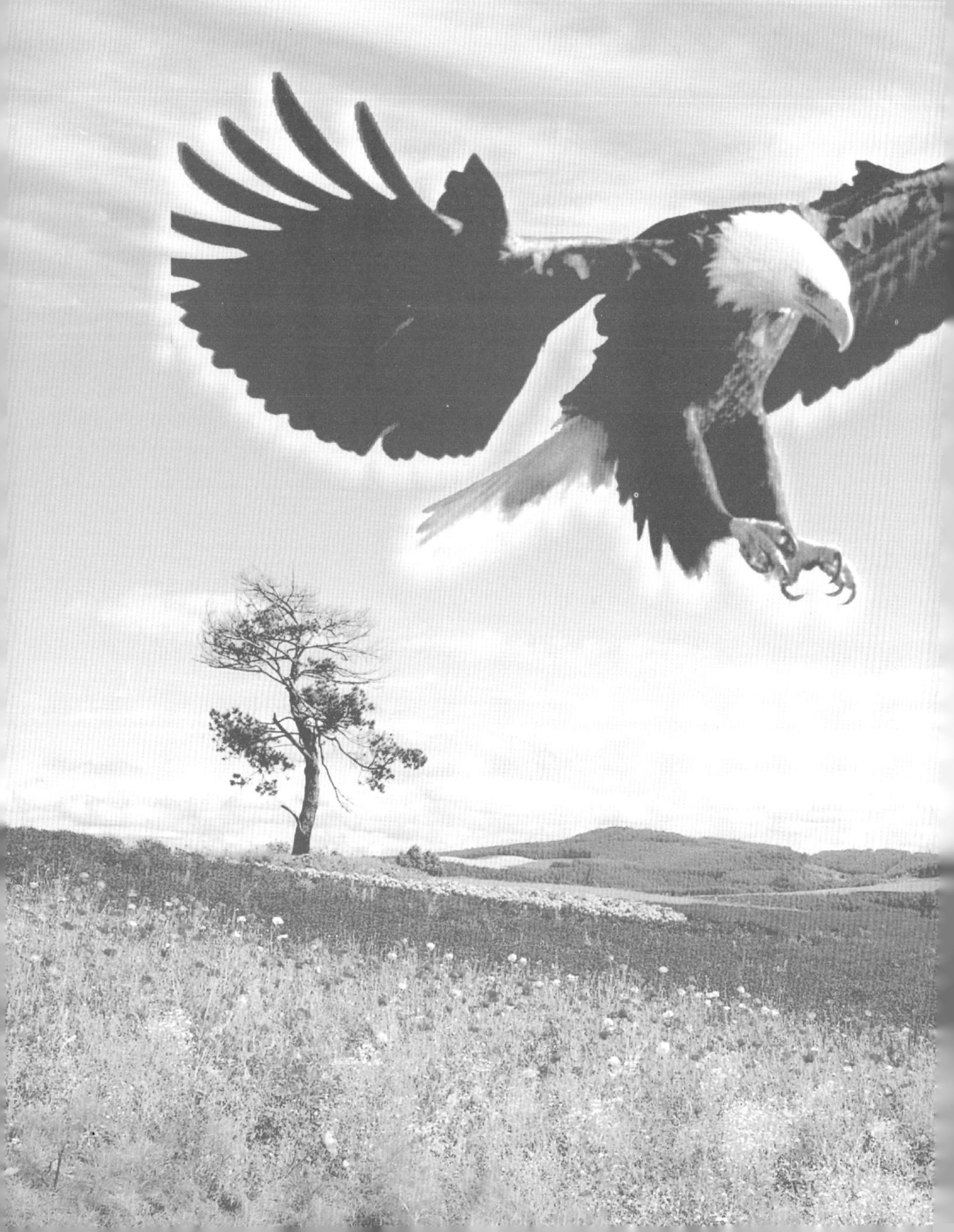

養生保健15

正宗馬禮堂養氣功

馬禮堂／著

大展出版社有限公司

出版者的話

氣功大師、老中醫、武術名家馬禮堂先生一九〇三年出生於河北省河間縣一個普通農民家庭，一九八九年五月二十日因病在北京逝世，享年八十七歲。

馬禮堂先生自幼學醫習武，先後拜武術名家爲師，三十年代已成爲身手不凡、武德高尚的武術家。弱冠之年又攻研中醫，在中醫理論上也有較深造詣。他一生從事中醫、武術、氣功的研究，以畢生的精力，挖掘、整理、探索研究養氣功，使這一中華民族的寶貴遺產得以發揚光大。

養氣功以中醫理論爲基礎，學練這套功法，可達到調息、順氣、養氣、培養真氣，使人體陰陽調和，經絡通暢，氣順血活，身心健康，袪病延年。由於養氣功簡便易行，不生偏差，效果顯著，深受廣大群衆歡迎，目前，全國學練養氣功者已逾百萬。

「養氣功」問世以來，社會上流傳的「養氣功」版本頗多，有的未經馬老同意即以馬老名字發表；有的未經馬老審閱即出版，出現不少錯誤；也有假借馬老的名義搞所謂合編等形式出版。其中不乏謬誤、歪曲之處，給讀者帶來十分不利的影響。爲了消除這些不良後果，馬老生前就著手將其著作進行系統的整理和修訂工作，但因馬老謝世而未能如願。

其女兒馬栩周女士，繼承遺志，經過三年的努力，完成了馬老的未竟之業，將養氣功修訂成《正宗馬禮堂養氣功》，並將馬老尚未發表的幾套功法：「中老年保健功」、「健身錘調理法」、「經絡圖解」等編成另一集，將由我社（人民體育出版社）出版。

希望本書的出版，對養氣功的開展達到進一步推動作用。

寫在前面

「養氣功」是依眞氣運行規律而編制的一套功法。通過學習和掌握這套功法，以達到調息、順氣、養氣、培養眞氣的目的，使人體陰陽調和，經絡暢通，氣順血活，身心健康，祛病延年。

身體是革命和建設的本錢，我們在大半生的工作實踐中深深地有這種體會。

禮堂本著「野人獻曝」之忱，將六十餘年實踐有效之「養氣功」健身術多種鍛鍊方法貢獻出來，供體育、醫療、氣功研究者和愛好者之參考。

馬禮堂

一九八一年十月

序 言

我的父親馬禮堂先生是「養氣功」的創編人，也是我國武術名家、氣功大師、老中醫。他於一九八九年五月二十日與世長辭。

馬禮堂老先生不僅是我的慈父，而且也是我的嚴師。多年來，由於父親對我的嚴格要求，言傳身教，精心培育，我因而能夠承其功德，得其真傳，肩負起他老人家賦予的重任：傳播養氣功，造福於人民。我對父親的記憶是鮮明的，懷念是深沉的，永生難忘。

家父出身於河北省河間縣一個普通農民的家庭。一生坎坷，艱辛備嘗。自幼習文練武，拜著名武術家張占魁為師。三十年代，便成為身手不凡、武德高尚的武術家。弱冠之年又攻讀中醫學，四十年代，就已成為既有中醫理論造詣，又具有豐富臨床經驗的有名中醫師。在此期間，父親在執著地追求事業的同時，投身於抗日救國，爭取民族解放的運動之中，以自己的專長為革命、為人民做出了貢獻。中華人民共和國成立後，他一直從事中醫、武術、氣功的研究，將畢生精力獻給了中國的養氣功事業，為發展和弘揚中國的養生學做了傑出的貢獻。

養氣功是我國自古代流傳下來的養生之道，有著數千年的歷史，是中國文化寶庫的珍貴遺產。為了發展和弘揚這一中華瑰寶，父親花費了多年功夫，精讀了「經史子集」，埋頭研究古今中醫典籍，為養氣功的創編打下了牢固的理論基礎，又博採眾家之長，拜孔教會氣功名家普照老人為師，深得養氣功之真詮；還與廣濟寺明哲大法師，嶗山匡道長、劉道長、峨嵋山果珍大法師、巨贊大法師、少林寺德禪大法師、梁漱溟先生，以及趙樸初先生切磋請教，和家母牛席卿大夫經過幾十年的潛心研究。學習實踐，汲取了儒、釋、道家養生法之精華，熔中醫、氣功、武術於一爐。總結歸納出一套完整的、功效卓著的養氣功功法，即：「六字訣」、「洗髓金經」、「太極功」、「行功」、「站功」、「坐功」、「卧功」、「循經按摩」、「中老年保健功」等九套功法，以及進行輔助治療的「健身錘調理法」。

這種以中醫學理論為指導，依據中國醫學辨證論治的原則，按真氣運行規律而編製的功法，命名為《正宗馬禮堂養氣功》。它是中國養生學的精華。

馬禮堂養氣功在全國推廣後，經廣大群眾親身實踐，學功治病，證明馬禮堂養氣功確能祛病健身、延年益智，對多種慢性病都有顯著療效，對癌症和多種疑難重病也能取得可喜的效果。馬禮堂養氣功的成效引起了社會上的高度重視，國家衛生部專門開辦了馬禮堂養氣功學習班；中央電視台邀請父親開辦養氣功電視講座，系統錄製了由父親親自示範、演練的八套功法；在父親離世以後，中央電視台還邀請我示範，演練了第九套功法「中老年保健功」，做為系列教學片向全國播放，供電視觀眾學習。

我由衷地感謝衛生部、中央電視台的關懷和支持，他們不僅使馬禮堂養氣功得到廣泛的傳播，更重要的是他們使這一民族精粹得以永久留存。

父親一生以醫德、功德為重。他自賦小詩一首：「道本無為法自然，四時造化永無言，我愛世人人愛我，慈航普渡到人間。」正說明了父親以仁愛之心，以熾熱之情熱愛人民，熱愛事業，以推廣養氣功來倡導浩然之正氣，陶冶高尚之情操。

幾十年來，父親的足跡走遍大江南北，長城內外，全國學練養氣功者已達百萬人之多，經他治癒的病人不計其數。在為廣大人民群眾服務的同時，他先後為黃炎培、包爾漢、陳叔通、傅作義、朱學范、肖勁光、南漢辰、徐特立等領導同志教功治病，曾治癒了他們多年的沉疴痼疾。

父親說：「諸葛亮為阿斗鞠躬盡瘁不值得，我為人民大眾累死也值得！」

他真正做到了幾十年如一日，對病人有求必應，不遺餘力，永無倦怠。直到殫精力竭，累死疆場。平時，家中來自全國各地及海內外的求醫學功者，絡繹不絕，門鈴從早到晚響個不停，而且經常是午夜熟睡，聞聲而起接待來訪者，從無厭倦。

家中經常來一些不相識的病人，父親總是熱情接待，認真治療。即使在十年動亂期間，父親被迫害返鄉十三年。在這種境況下，父親仍然是從每天早上三點到晚上十二點，要治療幾十以至上百個病人。

父親從不追求名利，一生自奉甚為儉樸，對病人卻很慷慨。河北有一位病人叫馬洪波，患晚期心臟病，兩腳腫得變黑無知覺，父親了解到這個情況，立即連發三封信給馬家，催他馬上來京。此時馬洪波已不能乘火車、汽車，家人用平板車將他送到我家。

父親毫不猶豫讓馬洪波一家四口人都住在家裡，並為他教功、治病、調養。練功十幾天，腿腳都消了腫，父親又教他學練「六字訣」、「洗髓金經」，兩個多月後，他到同仁醫院檢查，心臟一切正常。現在馬洪波以父親為榜樣，傳功治病，日夜不倦，分文不取。父親就是這樣懷著一顆慈愛之心，竭力把自己之所能奉獻給人民，全然不索取任何回報。正如人們稱讚的那樣，

「歷盡一生坎坷坦蕩去，唯餘兩袖清風在人間」。

整理出版《正宗馬禮堂養氣功》，這是父親的遺願，也是促進養氣功繼續沿著科學道路向前發展的客觀需要。馬禮堂養氣功科學性強，功法易學，效果顯著，深受群衆歡迎。

目前在社會上流傳的養氣功著作版本很多，有的書稿未經過我父母審閱，就用父親的名字發表；有的書稿出書前，雖經父親審閱，但由於編輯、校對失誤，難免在文字上和內容上出現一些錯誤；也有個別人篡改了我父親的學術思想，利用他的威望，用所謂「合編」、「嫡傳」等字樣出書，給讀者學練養氣功帶來不良後果。

為了正本清源，使學有所本，傳有所據，消除不良影響，根據父親的遺願，遵照母親的囑托，我將父親的著作進行系統的整理和編輯。

在整理過程中，面對父親遺稿中熟悉的字跡，父親的音容笑貌彷彿就在面前，往事如潮，母親和我深深地沉浸在對父親的眷念之中，這更加激勵我要像父親一樣，以高尚的功德、精湛的功法和無私的奉獻精神，將父親的事業推廣，發展下去。

在整理編輯父親著述的過程中，得到諸位學長和同道們的真誠支持和幫助，我向他們表示最深切的謝意。我感謝人民體育出版社對馬禮堂養氣功的關心和支持。

我將本書獻給各界養氣功愛好者和廣大人民群衆，並以我拳拳之心告慰父親眷愛世人的在天之靈。

馬栩周

一九九二年十月

目錄

第一章　概論
第一節　什麼是氣和氣功……二一
第二節　什麼是養氣功……二四
第三節　養氣功淵源……二五
第四節　養氣功的特點……三二
第五節　養氣功治病機理……三七
一、對肝臟病之治療……三七
二、對心臟病之治療……四〇
三、對脾胃病之治療……四三
四、對肺臟病之治療……四五
五、對腎臟病之治療……四八
六、對其它疾病之治療……五〇
第二章　六字訣養生法

第一節　概要……五一
第二節　特點……五六
第三節　治病健身的機理……五七
第四節　基本要領……五八
第五節　功法……六二
一、噓字功平肝氣……六五
二、呵字功補心氣……六八
三、呼字功培脾氣……七一
四、呬字功補肺氣……七四
五、吹字功補腎氣……七六
六、嘻字功理三焦氣……七九
第六節　坐卧式六字訣……八四
附：六字訣穴位註解……九三
附：六字訣的配屬表……九九
第三章　洗髓金經
第一節　概要……一〇〇

第二節　特點……一〇一
第三節　治病機理……一〇二
第四節　功法……一〇二
一、百會運轉……一〇四
二、循按鼻梁……一〇五
三、揉按迎香……一〇六
四、揉按眼部……一〇七
五、揉按瞳子髎、太陽穴……一〇九
六、乾擦臉……一一〇
七、乾梳頭……一一四
八、揉按風池……一一八
九、拿玉枕……一一九
十、擊天鼓……一二〇
十一、撐耳孔……一二一
十二、揉按聽宮……一二二
十三、叩齒……一二三

十四、赤龍攪海……一二四
十五、頸項活動……一二四
十六、旋轉指腕……一二五
十七、肘部活動……一二六
十八、肩部活動……一二七
十九、展臂寬胸……一三〇
二十、神龍絞柱……一三一
二十一、腰胯活動……一三二
二十二、膝部活動……一三四
二十三、足部活動……一三六
第四章　太極功
第一節　概要……一三九
第二節　特點……一四〇
第三節　練功的基本要求……一四二
第四節　功法……一四八
一、無極式……一四八

二、太極式……………………………………………………………一四九
三、兩儀式……………………………………………………………一五〇
四、左掤式……………………………………………………………一五二
五、右掤式……………………………………………………………一五四
六、捋式………………………………………………………………一五五
七、擠式………………………………………………………………一五六
八、按式………………………………………………………………一五六
九、單鞭式……………………………………………………………一五八
十、雲手式……………………………………………………………一六〇
十一、摟膝拗步式……………………………………………………一六三
十二、玉女穿梭式……………………………………………………一六六
十三、打虎式…………………………………………………………一六八
十四、彎弓射虎式……………………………………………………一七一
十五、餓虎撲食式……………………………………………………一七三
十六、野馬分鬃式……………………………………………………一七六
十七、倒攆猴（又名倒捲肱）式……………………………………一七八

十八、雙峰貫耳式……一七九
十九、撇身捶式……一八二
二十、搬攔捶式……一八三
二十一、蹬腳式……一八四
二十二、收式……一八七
第五章 行 功
第一節 概要……一八八
第二節 功法……一八九
一、濟陰步……一八九
二、濟陽步……一九一
三、乾坤步……一九二
四、鶴形步……一九三
五、龍形步……一九三
六、虎形步……一九六
七、熊形步……一九八
八、鼉 （音駄）形步……一九九

第六章　站　功
第一節　概要……………………二〇二
第二節　自然樁…………………二〇三
第三節　乾坤樁…………………二〇四
第四節　三體式…………………二〇七
第五節　內外兼修的站樁八式……二一一
第七章　坐　功
第一節　概要……………………二三二
第二節　靜坐……………………二三二
第三節　動靜兼修之坐功十一式……二三五
第八章　臥　功
第一節　概要……………………二四三
第二節　靜臥……………………二四五
第三節　動靜兼修之臥功…………二四七
第九章　循經按摩
第一節　概要……………………二五八

第二節 小循環……二五九
第三節 大循環……二六〇
第十章 養氣功問答
一、氣功的基本知識……二六四
二、養氣功的基本知識……二九九
三、養氣功的練法……三五四
四、練功中的各種反應……三九四
五、養氣功的辨證施功……四一〇
第十一章 馬禮堂養氣功辨證施功病例選
一、對肝病的療效……四四七
二、對循環系統疾病的療效……四五三
三、對消化系統疾病的療效……四六二
四、對呼吸系統疾病的療效……四六七
五、對腎病的療效……四七七
六、對耳聾、耳鳴的療效……四八八
七、對眼病的療效……四九一

八、對腦血管系統疾病的療效……五〇〇
九、對糖尿病的療效……五〇八
十、對骨質增生疾病的療效……五一四
十一、對風濕病的療效……五二〇
十二、對皮膚病及其他疾病的療效……五二六
十三、對婦科病的療效……五三三
十四、養氣功治絶症獲新生……五三六

第一章 概 論

第一節 什麼是氣和氣功

「氣」是構成人體和維持生命活動的基本物質之一。人體臟腑機能的活動，都要依靠氣。我們說的「氣」同大自然界的氣不同，與中醫說的「真氣」是一致的。真氣是什麼？《黃帝內經·素問》中說「真氣者，經氣也。」《黃帝內經·靈樞》中說：「真氣者，所受於天，與穀氣並而充身者也。」這種「氣」在體內運行周身，成爲人體生命的原動力，也可以發於體外作用於他人，成爲治病的一種手段。根據它分布在臟器的部位和不同功能，因而有不同名稱。氣在陽叫陽氣，氣在陰叫陰氣，在脾叫脾氣，在經絡內叫營氣，在經絡外叫衛氣，在中焦叫中氣，在上焦叫宗氣，在下焦叫元氣。在一些中醫醫學文獻中，還有心氣、肝氣、脾氣、肺氣、腎氣以及大腸氣、小腸氣等。其實，這些名稱只是活動功能和生理現象的局部反映。如果就生成與作用來説，只有「元氣」、「宗氣」、「營氣」、「衛氣」四種。

「元氣」就是真氣，承受於天，隨著生命而來，是由「元精」化生，所以名之爲「元氣」，藏之於腎，依賴後天之精氣不斷滋養，才能發揮其作用。元氣的作用是多方面的，它通過經絡運行於人體全身，五臟六腑得到元氣的推動激發，從而發揮各自的功能，維持人體的正常生長發育和活動。五臟六腑之氣的產生，都源於元氣。因此，元氣充足，臟腑功能就強健，身體就健康。如果先天不足，或者久病而損傷元氣，則身體衰弱，也容易患染其它疾病。所以，醫家以培養元氣爲治病之本。

「宗氣」，是由自然界吸入的氧氣和由脾胃消化產生的水穀的精微結合而成的。它形成於肺而聚之於胸，具有幫助肺臟進行呼吸和貫通心脈以行營血的作用。因此，呼吸聲音強弱，血氣的運行，肢體的活動能力，都與宗氣有關，宗氣不足，則可以引起血脈凝滯的病變。《靈樞·客邪篇》云：「宗氣積於胸中，出於喉嚨，以貫心脈而行呼吸」，又《靈樞·制節真邪論》云：「宗氣不下。脈中之血，凝而止。」

「營氣」是脾胃轉輸於肺中的精微物質，它進入脈道成爲血液的組成部分，隨血液運行於周身。它的功能除了化生血液外，還有營養全身的作用。

「衛氣」是腎中陽氣所化生，出自下焦，滋養於中焦，升發於上焦。衛氣在發揮其功能時，必須依靠中焦脾胃化生水穀精微之氣。衛氣和營氣一樣，皆生於水穀，其清者爲營，濁者爲衛，營在脈中，衛在脈外。衛氣雖然行於脈外，卻敷布全身，內而臟腑，外而皮毛，都有一種溫暖和保衛的作用，是陽氣的一部分，能使毛孔開合抵抗外邪。所以，《靈樞·本臟篇》說：「衛氣者，所以溫分肉，充皮膚，肥腠理，司開合者也」。衛氣虛則易汗易感冒。

在了解什麼是氣和氣的作用後，就容易了解什麼是氣功了。氣功是充分調動人體的本能力量，並同疾病、衰老作鬥爭的一種方法。

根據生理解剖學觀察，人體內具有巨大的潛力，如果能進行合理的調整和鍛鍊，人的健康活動可以延至一百五十歲到二百歲左右。人的身體是由無數細胞構成，身體的生長、發育、衰老、死亡，這些現象都是細胞在新陳代謝過程中逐漸演變的結果，而細胞新陳代謝的動力就是「氣」。

先天的真氣結合後天的宗氣，沿著一定的路線有節律地充養全身。由於外感六淫，內傷七情，飲食失節，精氣損傷，使真氣運行的轉道發生故障，身體逐漸衰弱下去，病魔便乘虛而入，因而未老先衰，甚至夭折。

氣功就是根據生命形成、生長的規律，恢復元氣的運行，充分發揮機體內在活力，修復自我建設的本能，達到祛病延年的根本方法。

第二節　什麼是養氣功

養氣功是依真氣運行規律而編製的一套功法。通過學習掌握這套功法，以達到調息、順氣、養氣、培育真氣的目的，使人體陰陽調和，經絡暢通，氣順血活，身體健康，祛病延年。

養氣功是我根據前人的傳授，將幾種行之有效的祛病延年的功法、自己幾十年的自我修養和臨床實踐經驗，綜合整理而成。養生之道在民間流傳的派別衆多，方法繁雜，依據中國醫學理論進行系統研究，具體要領也不外是鬆、靜、自然。三十年代初，北京孔教會普照老人就給我教授了《六字訣養生法》、《洗髓金經》，他說這些簡單易學的動作是養生治病的良方。我一本「述而不作」，「信而好古」的精神，棄糟粕，吸精華，但決不標新立異，索隱行怪，而以尊重實踐爲原則，重新整理了「六字訣」、「洗髓金經」，並以此爲吐故納新，培育真氣，通利關節，治病健身的基本功。

在幾十年行醫過程中，爲了臨床實際的需要，結合我習練武術和健身功法的實踐經驗，編寫了「太極功」、「行功」等功法，指導患者習練，效果良好。最後，我又根據中國的醫學理論，對上述各種功法和行醫、習武、練功的實踐，重新系統地進行了整理，才編定了這套養氣功功法。

應該說，這套功法是融合中醫、氣功、武術於一體，經過長期實踐證明，它是一套行之有效，有病治病，無病防病健身的功法。它包括「六字訣」、「洗髓金經」、「太極功」、「行功」、「站功」、「坐功」、「卧功」、「循經按摩」和「中老年保健功」、「養生乾坤劍」、「健身錘調理法」，以及高級功法「服氣法」、「輸氣法」等。

過去人們談及健身多用「養生」二字，我則根據中國醫學「氣化論」之原理，認爲「養氣」更確切。我認爲《孟子》中所說：「志一則動氣，氣一則動志也」，「夫志，氣之歸也；氣，體之充也」是有道理的。據此，我把這套功法取名《養氣功》。只要堅持練習，到一定程度就能體會到真氣「現於面，盎於背，施於四體」的妙境。

第三節　養氣功淵源

養氣功是養生之道，散見於中國的經史子集中，幾千年來一脈相承，源遠流長，輝煌燦爛。

早在《尚書》上就有舜告訴禹「人心惟危，道心惟微，唯精唯一，允執厥中」的記載。有了這種化私爲公的思想，能培養出中和之氣，參贊天地之化育。「精一執中」就成了儒門的養生真諦，也可以說是養氣功的真諦。

儒曰：「精一執中」；道曰：「抱一守中」。東漢時代傳入中國的佛教，以「坐禪」、「止觀」、「由假入空」、「明心見性」爲依歸，法雖不同，其理則一。所以孔子告訴曾子：「吾道一以貫之」。老子道德經云：「聖人抱一，以爲天下式」。又云：「昔之得一者，天得一以清，地得一以寧，神得一以靈，穀得一以盈，萬物得一以生，侯王得一以爲爲天下貞，其致之一也」。《莊子庚桑楚篇》引老子曰：「衛生之經，能抱一乎，能勿失乎。」《列子天瑞篇》云：「其在嬰兒，氣專志一，和之至也，物不傷焉，德莫加焉，其在少壯，則血氣飄溢，欲慮充起，物所攻焉，德莫衰焉。」《鬼谷子陰符篇》云：「道者，天地之始，一其紀也」。

道家解釋這個「一」字，語多隱晦，一般人不易領會。《高子遺書》曰：「靜坐唯有口訣，收拾全副精神，只在「一」處「主一」二字最盡。一者功夫」。曾子解釋一字，爲忠恕之道。意思是說，待人處事要一本忠誠，盡心竭力幹本職工作；朋友求我辦事，要認真幫忙，不敷衍塞責，這就是忠；「恕」，是能原諒人，對人不求全責備，己所不欲勿施於人，多替別人著想，少爲自己打算。這是孔子教人處事爲人之方，也就是儒家修養之道。

箕子洪範丸疇，與文王周易極生克制化之機理，與陰陽消長、動靜相生之變通，具體說明對立統一原理與進步發展之形勢。養生者能掌握其動靜之機，則可以强健身心，推遲衰老進程。故《黃帝內經》云：「其知道者，法於陰陽，和於術數，食飲有節，起居有常，不妄作勞，故能形與神俱，而盡終其天年。」

養生不能離開養氣，儒家講養氣，道家講煉氣，釋家講坐禪，都是在「氣」字上下功夫。《內經》說：「正氣內存，邪不可干，邪之所湊，其氣必虛。」孟子說：「我善養吾浩然之氣」（見《孟子·公孫丑篇》）。《難經》說：「氣者生人之本也，根絕則莖葉枯矣。」沿及後代《抱朴子》《淮南子》、張仲景、孫思邈，以及唐宋大儒都在養氣上下功夫，爲修身養性之大道。

孔子講中庸之道，不偏不倚，始於誠意正心，終於無聲無臭。孔子教人以大學之道，首言：明明德、新民、止於至善，是繼承堯舜十六字之心傳，深知「道心惟微」，一個人的天良容易爲人慾之私所侵擾，世俗之事所牽扯，就好像明鏡爲灰塵蒙蔽一樣，失去了固有的光明，所以孔子特別提出「在明明德」。宋朱熹註解：明德者，人之所以得乎天而虛靈不昧，以具衆理而應萬事者也。但爲氣稟所拘，物慾所蔽，則有時而昏；然其本體之明，則有未嘗息者。故學者當因其所發而遂明之，以復其初也。這正如釋家所云：「身是菩提樹，心爲明鏡台，時時勤拂拭，不教有塵埃。」

孔子進一步談到進修的步驟：「知止而後有定，定而後能靜，靜而後能安，安而後能慮，慮而後能得。」同時，他因材施教，根據學生的不同程度，提出了不同的修養科目。他告訴顏回「克己復禮。」又叮囑他：「非禮毋視，非禮毋聽，非禮毋言，非禮毋動。」平素裡在視聽言動各力面下功夫，才養成他「有若無，實若虛，犯而不校」、「用之則行，捨之則芷」安貧樂道的高尚品德。他告訴子路：「修己以敬」。子路當時理解不夠，孔子又引申到「修己以安百姓，堯舜其猶病諸」！這說明修身養性，是以誠敬爲主。

誠意正心是敬的內涵，所以子張問行，孔子也告訴他：「言忠信，行篤敬。」稱鄭國大夫子產有君子之道四，也以敬字爲首。稱齊國宰相晏平仲善於人交，久而敬之。

孔子還告訴學生：「君子喻於義，小人喻於利」、「君子坦蕩蕩，小人長戚戚。」君子是行正道的好人，做事爲人，仰不愧於天，俯不愧於人，胸懷坦蕩，理得心安；專謀利祿的小人，未得患得，既得患失，心中總不平安。

歷史上每個時代，炎黃子孫都會出現一些捨生取義，殺身成仁，可歌可泣的事跡，文天祥的正氣歌，岳武穆的滿江紅，藺相如之完璧歸趙，申包胥之哭秦庭，不勝枚舉。小人則唯利是圖，賣國賣友，殺妻烹子，只要對個人有利，則無所不爲，這種人是既修不成身，也養不成性的。

孔子說養生之道，天人和而爲一。中庸第一篇首言「天命之謂性，率性之謂道。」意思是：順著氣血的正常軌道運行，就是養生之道，不要加人爲之勉强。他並强調：「道也者不可須臾離也。」中論養氣養生之本：「喜怒哀樂之未發謂之中，發而皆中節謂之和，致中和，天地位焉，萬物育焉。」這說明天地萬物本吾一體，吾心之正，則天地之心亦正，吾之氣順，則天地之氣亦順，故其效驗如此，此養氣之深切，至人之所能，誠明之體現，非淺學者所能明。

孟子得道統之真傳，發揮養氣之大義，他說「我善養吾浩然之氣。」什麼叫浩然之氣呢?他解釋：「其爲氣也，至大至剛。」「放之則彌六合，卷之則退藏於密。」這個氣怎樣形成呢?「配義與道，無是餒也。」一個人每天的行爲，一定要合乎真理合乎道德，否則氣會消瘦下去，不能發揮作用，他又說「是集義所生也，非義襲而取之也」，一個人一定要盡做好事，才能產生理直氣壯的浩然之氣，只做一兩件好事沽名釣譽是不會産生浩然之氣。「氣以直養而無害，」還要待人正直，見到不合理的事就說，不能搞陰謀詭計，當面不說背地裡說，「持其志，勿暴其氣」。又要有涵養，不能隨便發脾氣。這些名言都是養氣之重要誡命。這與老子、莊子之修養也基本相同。

孟子還告訴人們養氣的方法是：「求放心」，在做氣功的時候，要精力集中，精神外馳立刻收回；「不動心」，視而不見聽而不聞，泰山崩於前而不動，猛虎嘯於後而不驚；「勿助長」，順其自然，不加人爲之勉强。這才能收强健身心之效果。

《呂氏春秋·古樂》篇中說：「昔陶唐之始，陰多滯厭而甚積，水道壅塞，不行其原，民氣鬱閼而滯者，筋骨瑟縮不達，故作爲舞以宣導之。」這裡不但說氣功早在帝堯時已有，而且具體的說了用動靜兼修的方法進行導引，以培育真氣，驅逐邪氣。

唐代孫思邈在《養生銘中》說：「安神宜悅樂，惜氣保和純。」元代醫師鄒鉉，發展了宋代醫師陳直的《養老壽親書》，編寫了《壽親養老新書》，書中對於養氣的含意說得比較具體了，書中說：「安樂之道唯善保養者得之。」

太乙真人曰：「一者少言語養真氣，二者戒色慾養精氣，三者薄滋味養血氣，四者咽津液養臟氣，五者莫嗔怒養肝氣，六者節飲食養胃氣，七者少思慮養心氣。人由氣生，氣由神住，養氣全神，可得真道。」這裡告訴我們養氣不單是調息導引，而且要從人們生活的各個方面進行養氣。「人由氣生」，把氣在人體中的重要性說到了極點，接著告訴人們只有下功夫才能得到養氣的方法，得到養氣的真諦，就能祛病延年。

儒家養氣之功，隱現於醫林寶典中。《黃帝內經》借重於黃帝威望，假托黃帝與歧伯之問答，實際是漢代大儒關心人民疾患，搜集春秋戰國時之養生良方、醫病論述整理出來的集腋成裘之瑰寶。《內經》多少篇章，都貫穿著養氣之理論。《內經》第一篇「上古天真論」談到養生之道、健康長壽之方說：善養生者，要法於陰陽和於術數，講真人、至人、聖人、賢人四種養生家不同的修養，都不外乎適應四時陰陽之變化，養精、養氣、養神的天人合一之學。

「四氣調神論」篇是談春、夏、秋、冬四時之氣候變化與五臟之關係，順之則生，逆之則疾患作，乃至於病死。告訴人們要注意起居生活上的修養。

「生氣通天論」篇，闡述人體之陽氣與大自然陰陽五行之氣相貫通。人之有生，受氣於天，故通乎天者乃生之本。篇中論述了陰陽對立統一的道理，總結出「陰平陽秘，精神乃治」的論點。其他各篇都貫穿著一個氣字，還明確指出：「吸天陽以養氣，飲地陰以養血。」告訴人們善養生者在「修養」上多下功夫。

金匱真言篇，論述了四時氣候與五臟的關係。闡明了人之五臟，上應五行，配合五方、五音、五味等。五臟與四時各有收受的理論，古人認爲四時、五臟、陰陽是至真不易之言，非常珍貴，必須藏之金匱。非其人勿教，非其人勿傳。

陰陽離合篇談的是，自然界的陰陽變化萬千，離不開一陰一陽，人身體上的經絡，雖有太、少、陽明厥陰之離，但合之總屬於一陰一陽之所化，離則有三，合則爲一，天人合一整體治療。

總括以上論述，說明古代得道人的養生方法是：順應天時，掌握正常的生活規律，注意精神上的修養：「恬淡虛無，真氣從之，精神內守，病安從來。」「志閑而少慾，心安而不懼，形勞而不倦，氣從以順。」嗜慾不能勞其目，淫邪不能惑其心。有這樣的修養，還須注意防止外邪之侵襲，虛邪賊風，避之以時，故能延年益壽，長命百歲。

儒、釋、道三家的經典著作汗牛充棟，後學者都得其一體，肢解傳授，門派各殊，各是其是，各非其非，而皆不外乎調息、調身、調心之方法。學道者多如牛毛，得道者稀如麟角，甚至欺世盜名誤人誤己，故弄虛玄使人不解。

我以患病求醫，旁收博採，又遇良師，略識養生之門徑，未惑於旁門左道之邪流；信古而不泥古，承襲前人的養生大道，並根據自已幾十年的實踐體會，整理出一套養生的理論和功法，取名爲「養氣功」。

第四節 養氣功的特點

一、中國醫學理論是養氣功的理論依據

中國醫學的「天地一體」、「五臟一體」、「天人相應」等理論認爲宇宙是一個整體，人體五臟是一個整體，人生活在宇宙之中同天地相應，人的生命活動的生理變化同大自然的整個運動密切相關。《中庸》上說：「致中和，天地位焉，萬物育焉。」《內經》中說：「唯聖人從之，故身無奇疾」，就是說人若能適應自然環境的變化，就沒有多大的疾病。《內經·素問·上古天真論》中說：「上古之人，其知道者，法於陰陽，和於數術，

食飲有節，起居有常，不妄作勞，故能形與神俱，而盡終其天年，度百歲乃去」。

養氣功就是根據這些理論要求通過鍛鍊，提高人們對自然界的適應力，對病患的抵抗力，對傷病的修復力。也就是通過練功對人體進行統一的、整體的調整，以適應四時變化，預防疾病的發生，修復已造成的內外傷殘。

中國醫學理論認爲疾病是由邪氣侵襲而成，人體內的正氣空虛，陰陽失調，是邪氣侵入的内因。《内經》云：「邪之所湊，其疑必虛。」養氣功即根據這個理論，使人們通過一定的氣功鍛鍊，使得陰陽平衡，扶正袪邪。它還以中國醫學的「經絡論」、「氣化論」爲依據，通過調整呼吸，精神内守，肢體導引，培育真氣，調和陰陽，疏通經絡，順氣活血，從而達到袪病延年的目的。

二、養氣功的目的是培育真氣、疏通經絡

養氣功的目的是培育真氣。各套功法都以調息、順氣養氣爲目的。中醫醫學「氣化論」認爲，氣生萬物，人體生命的維持，肢體的運動，疾病的生成，都與氣有關。只要真氣充盈，就能促進經絡的暢通。經絡暢通就便於氣血運行，從而使五臟六腑、四肢百骸得到補養。養氣功貫穿著孟子所説：「我善養吾浩然之氣」的精神，養氣功就是告訴人們通過練功來培養這種真氣。調整呼吸，吐故納新是爲了養氣；活動肢體，屈伸關節也是爲了

養氣；以意領氣，精神內守還是爲了養氣。真氣充盈了，就能做到氣滯者得行，血淤者得通，意亂者得安，神散者得聚，精失者得還，從而達到經絡暢通，祛病延年的目的。

練養氣功者一定要堅持做到持久不懈，這樣就能達到孟子所說的「觀於面，盎於背，施於四體」的境界，所謂的「現於面」就是色澤神豐「盎於背」就是軀幹健壯，「施於四體」就是動作敏捷。養氣功不追求發外氣和誘發特異功能，不要求做「自發」動作，而著重內養真氣。

三、辨證施功，針對性強

養氣功依據祖國醫學辨證論治的原則，對病人進行針對性的治療，例如「六字訣養生法」中每一種吐音都對應著一定的內臟疾病，而對同樣的內臟疾病，卻又要因患者的身體情況與病因病情之不同，而有不同的運用方法，對五臟六腑之疾患，一般使用「六字訣」，對病邪入骨縫者則要加練「洗髓經」，對陽虛病人或練功出偏者，則又需要練「太極功」，對身體條件及病情嚴重不能行走，不能站立者，則又有站功、坐功、臥功及其他輔助功法。在疾病基本消除後，爲了强健身心而增加運動量者，又可練「太極功」和行功、站功。基本功法應經常練。健康恢復之後，需要進一步增强身體健康，加强自身對外環境的適應能力，以求達到延年養生之目的者，則還有更高一層的養氣功功法，「服氣法」、「輸氣法」等。

四、有動有靜，動靜兼修

「養氣功」是動靜兼修的功法，靜以補陰，動以補陽，陰陽互濟方能得陰平陽秘之妙。「養氣功」功法中不僅有動功與靜功之分，而且每一具體功法都合乎「動中求靜，靜中寓動」的鍛鍊原則，所謂動中求靜是以鬆而不弛，緩而不散，極其自然和順的肢體動作，引動體內的氣血運行，同時在精神意志方面則要求作到頭空心靜，神不外馳，雜念不起，道心常存。以一念指揮練功，用真氣推動肢體運動。靜中寓動是指當做坐功、站功和一切靜功，肢體雖無任何動作，而內氣則磅礴騰挪上下鼓蕩，周流不息，只有人心不起，心定神凝，內氣才能運行旺盛起伏鼓蕩。《大學》云「……定而後能靜，靜而後能安，安而後能慮，慮而後能得……」。慮便是靜極而動之意。養氣歌訣中：「鬆靜站立一心專，閑事閑非拋一邊，若到恍惚窈窕處，後天氣自接先天」即是此意。

入靜是練功的首要條件，單純的靜功入靜較難，且有一定弊病；動靜兼修易於入靜，在動靜兼修的功法基礎上，再加以靜功鍛鍊，則收效迅速。

五、簡便易學，不出偏差

養氣功的全部功法，沒有大難度動作，不過是將人先天自然之能，納入規矩之中，由無序變成有序，進行合理編排，配合呼吸而成。「雖愚婦愚夫可以與知」，易記易學，無論男女老幼，只要認真學習，在短期內即可掌握基本要領，而且鍛鍊時不需要大場地，站走坐臥，隨時隨地都能練功。學功者練功時，只要能按照教功者所教的基本要領去做，遵循「率性之謂道」和「必有事焉而後正、心勿忘、勿助長也」的原則，主張率性而行，純任自然，毫不用力，循序漸進，切忌助長、冒進、貪多、獵奇或自作聰明對功理功法作不正確的理解，健康攸關，不可不慎。只要認真進行鍛鍊，是不會出偏差的，一定會收到理想的效果。

六、適應症廣，療效明顯

「養氣功」之編制，是順從了人體生理活動規律，真氣在體內運行的法則，和自然界對人體生命影響之規律的，它完全符合「人法地、地法天、天法道、道法自然」的原則，所以在保健醫療方面，其適應症比較廣泛，療效也比較明顯，幾十年來的臨床實踐證明，《養氣功》對治療高（低）血壓症、冠心病、腦血管後遺症、肝病、膽病、消化系統的各種病症、呼吸系統的各種病症、腎病、糖尿病、婦科病、神經衰弱、骨質增生等各種慢性病，都有顯著療效，對目前中西醫公認的「不治之症」癌症，也取得了可喜的療效。

第五節　養氣功治病機理

養氣功是根據中醫學陰陽五行、生剋制化之理論及天人合一的論點，以「經絡論」、「氣化論」爲依據，通過調整呼吸，肢體導引，通利關節，調補臟腑，舒筋强骨，循經按摩，其共同的益效是使經絡暢通，氣血得以調和，陰陽得以平衡，真氣充盈，從而達到治病强身的目的。

練養氣功不但要會功法，而且要修功德。要大公無私，待人處事要一本忠誠，盡心竭力幹本職工作，不爲己爭名利，只爲人民謀利，委屈求全，正心修身，頤養浩然之氣。這樣從心理上創造治病强身的前提。

下面分別叙述養氣功對各類疾病的治療機理：

一、對肝臟病之治療

肝居右肋下，其經脈起於足大趾端外側之大敦穴，上行循腿內側，直至胸腔第六肋間期門穴。肝膽相爲表裡。其作用爲在體合筋，開竅於目。

肝臟具有貯藏血液、調節血量的功能。人體各部分的血液，常鑑於各種不同的生理情況而改變血流量。所以王冰注《內經》云：「肝藏血，心行之，人動則血運於諸經，人靜則血歸於肝臟。」如果肝有病，則失藏血的功能，就影響人體的正常活動，同時也會出現血液方面的病變。如肝血不足，常見兩目昏花，筋肉拘攣，屈伸不利，以及婦女月經量少，甚至月經閉而不行的症狀。

肝主疏泄，性喜條達，具有舒展、升發的生理功能，它與人體氣機的升降與調節有密切關係。例如：人的精神樂觀，肝的疏泄功能正常，則氣機舒暢，升降有序，氣血和平；如果肝氣抑鬱，悶悶不樂，多疑善慮，咽中作梗，甚至沉悶欲哭，女子就會月經不調，男子就會發生肝病，肝氣過於亢奮，則見急躁易怒，失眠多夢，頭暈目眩等症。

在氣血方面，肝的疏泄功能失調，則直接影響到氣血的暢通。氣爲血之帥。氣行則血行，氣滯則血淤。如肝氣鬱結，則血流不暢，勢必影響到肝藏血的基本功能，從而出現胸脇刺痛，月經不調；甚則血結成塊而爲症瘕，或月經閉而不行。如暴怒傷肝，肝氣上逆，血隨氣行，可以出現面紅、目赤、嘔血、衄血等症狀。所以孟子談到養氣時說：「持其志，勿暴其氣。」

肝主疏泄，調暢氣機，還有通利水液的作用，氣機不暢，氣滯水停，常致小便不利，水液停留，而成水腫、腹水等症。

在消化方面，肝的疏泄功能是調暢氣機，協助脾胃之氣升降，另外還與膽汁的分泌有鬬，所以肝氣鬱結的患者，常見胃氣不降之呃逆與脾氣不升之腹泄疾患。

肝主筋。《素問·痿論篇》說：「肝主身之筋膜」。筋膜是一種聯絡關節、肌肉，專司運動的組織。肝之所以能主筋膜，主要由於筋膜有賴於肝血的滋養。只有肝血充盈，使筋膜得到濡養而維持正常的運動。若肝氣不足，不能養筋，則會出現手足震顫，肢體麻木，甚則屈伸不利。若熱邪劫傷津血，血不營筋，而見四肢抽搐，甚則牙關緊閉，角弓反張等症，稱爲「肝風内動」。《素問·至真要大論》云：「諸風掉眩，皆屬於肝」、「諸暴强直，皆屬於風。」

「爪爲筋之餘」，肝血足，則强筋力壯，指甲堅韌。肝血虛，則筋無力，指甲薄而軟，甚至塌陷易脆裂。《素問·五臟生成篇》云：「肝之合筋也，其榮爪也。」

肝開竅於目。肝主藏血，其經絡上繫於目。《靈樞·脈度篇》云：「肝氣通於目，肝和則目能辨五色矣。」這説明目之所以發揮其視覺功能，都是淵源於肝經氣血之濡養。所以説「肝受血而能視」。肝血不足則兩目乾澀；肝血不足，則夜盲或視物不明；肝經風熱，則目赤腫痛；肝陽上亢，則頭目暈眩；肝風内動，則目斜視上吊。

養氣功調整呼吸後閉目凝神，即道家所謂「垂簾内照」。古文獻中有「見雜色傷肝」之説。孔子有非禮毋視之戒，這種閉目凝神是養肝的不二法門。心爲肝之子，按醫學「實則瀉其子」的説法，心火下降即可以平肝，調息後用水升泉底，火降勞宮之勢，使水升火降則肝氣得平，頭暈脹滿可以減輕。用「噓」字功疏通肝經之氣血也同樣平肝氣。肝氣平則不再剋胃土，從而食慾不振、小腹脹滿諸症得以消失。心腎相交，水火既濟，肝得腎陰之濡養，則煩躁去而心情舒暢，體健身輕，達到健身之目的。

過去幾十年中，我用養氣功治肝病，練功一個月食慾增加，脹滿減輕；兩個月後肝功能好轉；半年後全身經絡通調，精神煥發，工作如常人。

二、對心臟病之治療

心居胸中，心包膜護於外，爲十二官之主宰。它的主要功能是：主血脈，藏神。

《素問·痿證篇》云：「心主身之血脈。」脈爲血之府，是血液通行的隧道。心主血脈，是指心臟有推動血液在脈管內運行的作用。實質上血與氣是不能分離的物質，血離了氣就不能運行，心主血脈的功能是由「心氣」的作用來實現，只有心氣旺盛，才能使血液在脈管中沿著一定的方向運行不息，從而將血液中的營養供應周身各組織器官。由於血液在脈管中運行，而面部血脈又較爲充盈，所以心氣的盛衰，可以從脈搏的變化和面部色澤的改變反映出來。如心氣旺盛，則脈搏和緩有力，面色顯得紅潤而光澤，即所謂「其華在面」心臟的跳動頻率每分鐘七十次左右，它是心傳導系統的自主活動，但也受神經系統的調節，以適應身體的需要。血管是受交感神經與副交感神經支配的，交感神經主收縮，副交感神經主舒張。當呼氣時副交感神經興奮，吸氣時交感神經興奮。調息時注意呼氣，可以加强血管的舒張活動，因此血液流通順利，給心臟減輕了負擔，對心臟的保養起到良好的作用。

高血壓型的心臟病，通過血液的順利運行，能使血壓降低，可以改善心臟病的症狀。因爲患高血壓病的主要因素是由於長久或反覆的精神過度緊張與疲勞，或强烈的情緒激動引起高級神經活動的障礙，從而產生血管系統神經調節紊亂。高血壓病中因腎臟小動脈腔小而引起的缺血是次發性的。動脈粥様硬化，包括主動脈、腦動脈和冠狀動脈的粥樣硬化，各器官中以心臟、腦和腎臟所發生的繼發性病變及機能障礙最爲顯著。由於體循環外周阻力的增高，左心室的負擔加重，所以常併發冠狀動脈病變，使心肌得不到足夠的血量供給，因此，左心室逐漸發生代償性的肥大，以至最後心力衰竭。

氣功鍛鍊使人拋去一切精神負擔，無思無慮使神經得到恢復修養，解除了緊張、疲勞、情緒激動的不良因素，通過呼吸純任自然，真氣暢旺地運行，逐漸衝破血管中的原有障礙，使心肌得到血和氧的供給，所以血壓能逐漸下降，心臟能恢復正常。

冠心病患者是因爲冠狀動脈病變引起的心臟病。冠狀動脈是主動脈的第一個分支，供給心肌血液；如果它發生了病變以至引起管腔狹窄或閉塞，即產生冠狀循環障礙，使心肌血液供應不足，因而引起心臟病變。冠狀動脈粥樣硬化缺血缺氧，就可發生心絞痛、心肌梗塞。

氣功鍛錬，一方面可以增加氣血的流通，緩解其心肌血液供應不足的狀況，一方面由於意守丹田，心不外馳，解除其疲勞、興奮，使高級神經活動得到休養。

肺原性心臟病是因爲肺組織或在肺動脈及其分支内原發病變的發展，最後引起右心增大和右心衰竭的一種疾病，也稱爲肺氣腫性心臟病或缺氧性心臟病。其發病的機理是由於肺循環内阻力過高。因爲肺泡内壓力增加。以及肺泡壁部分小血管閉塞，使肺循環的阻力增加。同時由於肺泡擴張，肺收縮力減弱，肺泡内含氣增多，影響肺部氧氣的交換，導致動脈血缺氧和血流加快，因而增加心臟負擔損害心臟。

氣功的鍛錬，首先是調息，改善呼吸的功能，經過實踐，療效顯著。

風濕性心臟病，由於練氣功時熱能增加，以及内分泌旺盛，對風濕病確有療效。即使有心臟瓣膜損害的情況，而以真氣運行旺盛，心肌功能增强，壓力減低，心臟負擔減輕，從而加强了心臟的功能。

「心藏神。」神，是人體生命活動的總稱，也就是對精神意識、思維活動，以及臟腑、精、氣、血、津液活動外在表現的高度概括。「精血」是神志活動的物質基礎，血是心所主，可見與心主血脈的功能密切有關。《靈樞·本神篇》云：「所以任物者謂之心。」這明確指出，接受外來事物而發生思維活動，是由心來完成。

所以「心」的氣血旺盛，則神志清晰，思考敏銳，精神充沛，如果心血不足，則出現心悸、失眠、多夢、易驚、健忘等症狀。若血熱擾心，還可以發生昏迷不省人事；心火上炎，心血淤泄，痰迷心竅等一些症狀也可出現。練氣功時，恬淡虛無，精神內守，無思無慮，真氣流行，隨意往復，這可以減輕心臟的負擔而得到保養。這就是儒家所謂「誠意正心」、「精一執中」、「定而後能靜」、「養浩然之氣」的真正功夫，也就是《內經》所說，「精神內守」的修養過程。

道家所謂「內視」，釋家謂之「假想」、「意守丹田」，再加以導引之術，使氣血流通暢旺，則心臟病不治而癒。

「舌爲心之苗」心的生理功能、病理變化能從舌上反映出來。呼吸時，舌起頂上腭，舌放抵下腭，舌連心，心爲火，心火下降，腎水才能上升，水火既濟，百病皆消。

三、對脾胃病之治療

脾位於中焦。它的主要功能是，主運化和統血。脾主運化的作用包括運化水穀精微和運化水濕兩個方面。

「脾胃爲後天之本」。胃主納，脾主運化，開竅於口。脾、胃具有消化、吸收、運輸營養的功能，飲食入胃，經過胃氣腐熟消磨，其中水穀精微，須由脾來吸收，再將其上輸於肺，由肺貫注心脈，轉輸到全身以營養五臟六腑、四肢百骸，以及皮毛、筋肉各個組織器官。如果脾氣與胃氣不健，則消化、吸收、運輸之功能失職，就會出現腹脹、腹瀉、倦怠消瘦、營養不良的一些症候。

另外脾臟在運輸水穀精微的同時，還把人體所需要的水液運輸到周身各組織中去，以發揮其滋養濡潤的作用，使體內各個組織既得到水液充分濡潤，又不致有水濕豬留，從而維持人體內部水液代謝的平衡。如果脾臟運化水濕功能失常，就會導致水濕凝聚爲痰、爲飲；溢於皮膚而爲水腫；停於腸道而爲瀉泄。《素問·至真要大論》云：「諸濕水滿，皆屬於脾」。

脾是氣血生化之源，又有統攝血液的作用。脾之所以能統攝血液，一方面因爲「氣爲血帥」；另一方面，與脾氣主升也有密切關係。因爲脾氣健旺，上升正常，則血有所統攝，正常運行於脈道之內不致外溢。如脾氣虛弱，失去統攝之權，則血離脈道，而出現便血、吐血、衄血、婦女血崩等一些失血症狀。

脾臟能運化水穀之精微，以營養肌肉，所以脾氣旺盛，輸送營養充足時，則肌肉豐滿，四肢矯健，靈活有力。反之，如脾失健運，營養缺乏，必致肌肉痿軟，四肢倦怠無力，所以說：「脾主肌肉。」

人的飲食口味等，與脾的運化功能有密切關係。脾氣健旺，則食慾良好，口味正常。

若脾失健運，則食慾不振，口中乏味。如濕邪困脾，則口發膩而味甜。口爲脾竅，口唇也反映出脾主運化水穀功能的盛衰。如脾氣健運，肌肉營養充足，則口唇紅潤光澤，脾氣虛，運化水穀之功能失常，則見消化不良之症狀。口唇萎黃或青灰。所以有「脾開竅於口，其榮在唇」之說。

養氣功調息後，舌抵上腭，接好任督二脈，由動作之導引，吸氣時意注丹田，氣下行引心火之下降，使脾胃的熱能增加，則有協助其消化之力。長久練習，胃脘部即有熱感，對於脾胃虛寒、消化不良的疾患，有所改善，療效明顯。很多久治不癒的患者，半年後恢復了健康。湯餌針灸不能收效的胃下垂患者，通過練養氣功腹式呼吸，使胃體增加了上浮的力量，胃區熱能增添，驅逐了脾胃虛寒之邪氣，使脾胃恢復了原有的功能，達到「保健中宮」的理想效果。

四、對肺臟病之治療

《素問·病能論》說：「肺者臟之蓋也」，可見肺在臟腑中位置最高。它位於胸中，上通喉嚨，開竅於鼻，主要功能是主氣，司呼吸，主宣發、肅降，通調水道。它的經脈下絡大腸，與大腸互爲表裡。

肺主氣，司呼吸，肺臟是人體內外氣交換之器官。人體通過肺吸入自然界的清氣（氧氣），呼出體內之濁氣（二氧化碳），吸清呼濁，吐故納新，維持人體之新陳代謝。

肺主氣的功能正常，則氣道暢通，呼吸自然。如果肺氣不足，則出現呼吸無力，或少氣不足以息，以及語音低微，身倦無力等氣虛的症狀。

肺主宣發與肅降。「宣發」就是宣布和發散。由於肺氣的推動，使氣血津液得以散布全身，內而臟腑經絡，外而肌肉、皮毛無處不到。若肺氣失宣而壅窒，則出現胸悶、鼻塞、咳吐痰涎。肺氣以肅清下降爲順，若失其肅降功能而肺氣鬱閉或上逆，則出現胸悶喘急。如外邪侵襲，肺氣不能宣發，則引起咳嗽、氣喘，如痰濕內阻，肺失肅降，也可以引起咳逆、胸滿、喉中痰鳴、肺氣失宣的症候。

所以肺的宣發和肅降，是一而二、二而一，相輔相成互相影響的疾患，不能孤立地對待。《素問·陰陽應象大論》云：「天氣通於肺」，指出肺主呼吸之大用。

肺屬金，金能生水。古人有「肺爲水之源」的說法。

《素問·經脈別論》云：「飲入於胃，游溢精氣，上輸於脾，脾氣散精，上歸於肺，通調水道，下輸膀胱。」這指出肺有促進和維持水液代謝和平衡的作用。這一功能，也是由肺的宣發和肅降完成。人體吸取水穀精微，經肺氣的宣發，滋潤全身，其代謝多餘的水液，通過呼吸、大便排出體外一部分；主要是經過肺氣的肅降，使大部分水液下歸於腎，再經過腎的氣化作用，下入膀胱成爲尿排出體外。如果肺氣不得清肅，便有礙於下降，可出現胸悶、咳嗽、喘氣等肺氣上逆之症；同時還會使水液不能下輸於膀胱，而出現痰飲、小便不利、尿少、水腫等水液輸布障礙的病變。

皮毛爲一身之表，是抵禦外邪的屏障，肺臟通過它的宣發作用，把水穀精微輸布於皮毛，以滋潤周身之皮膚、毛髮、肌肉。在外邪侵襲時，常由皮毛而犯肺。如果肺氣虛弱不能宣發，皮毛失去營養，則出現皮膚憔悴、毛髮脫落之現象，且抗病之力弱，最易感冒。

肺開竅於鼻，《靈樞·脈度篇》云：「肺氣通於鼻，肺和則鼻知香臭矣！」鼻是氣體出入的門户，鼻的通氣和嗅覺的功能，主要依靠肺氣的作用。肺的功能正常，則呼吸暢通，嗅覺靈敏。如果外邪侵入，肺氣不宣，則鼻塞流涕，嗅覺失常，肺熱壅阻，則鼻翼煽動。

養氣功鍛鍊深呼吸，有節律地進行吸入氧氣、呼出二氧化碳的工作。因爲注意呼氣，加强了肺泡的收縮力，對排除二氧化碳起到幫助作用。肺内存留的氣體越少，肺内壓就越低，通過深長的呼吸，就可以攝取更多的新鮮空氣，這就是吐故納新的作用。

當肺呼吸時，皮膚毛竅也在起伏活動，一般人平時並不覺察。所以孔子説：「人莫不飲食也，鮮能知味也」。當養氣功練到一定程度，全身皮膚毛竅都在隨呼吸而動，所以用功後，會感到遍體通調，氣機流暢，好像洗了溫水澡一樣。這對人體内外氣體的交流，起到自然換防的作用。我們把這個呼吸叫做潛呼吸。道家謂之「伐毛」，儒家謂之「通透」。《内功經》云：「氣機通透，毛孔全開，上下通調，鳥飛魚躍」。這時鼻吸微微，若有若無，呼吸匀、細、深、長，肺活動的次數減少了，可以得到充分休息，從而肺臟得以保養。

同時因爲注意呼氣，加强肺的收縮，可以幫助肺泡排除痰涎，加强了吐故納新，不斷地獲得新生力量。對於肺癆病有較好的效果。臨床治療多年不癒的肺結核，鍛鍊半年以上恢復正常的病例很多。

五、對腎臟病之治療

腎位於腰部，左右各一，《素問·脈要精微論》說：「腰者腎之府」，正是指其所在的部分而言。它的主要功能是藏精，爲生育生殖之源，主骨生髓，主五液以維持代謝的平衡。

氣功鍛鍊，第一步爲煉精化氣。精究竟是什麼呢？精有先天後天之分，先天之精，是指男女媾精之精，是人類生育繁殖的基本物質（男精婦卵）；後天之精是指五臟六腑的精氣，這裡精氣來源於食物裡的精華部分，是維持人體生命活動的基本物質。先天之精必須由後天之精的充養，才能不斷發揮其作用。精能化氣，腎精所化之氣即爲「腎氣」。因此，腎精充足則腎氣旺盛，精力充沛；腎精不足，則腎氣衰弱，精神萎靡。所以在病理上，凡生長發育和生殖能力異常，如小兒發育遲緩，性功能衰弱，女子月經不調和不孕等症，都與腎有密切關係。

腎中陽氣主持水液代謝，主要表現爲升清降濁的作用。水入於胃，由脾氣上輸於肺，肺氣肅降，則水下流而歸於腎。下降於腎的水液，通過腎陽的氣化作用，再使清者上升於肺，而散布周身；濁者下輸於膀胱排出體外，便維持了人體水液代謝的平衡。在正常情況下，腎陰和腎陽在人體內是相互制約、相互依存，維持著相對的動態平衡。腎陽的氣化適度，尿液的排泄則正常。如果腎陽不足，氣化無數，會出現尿少而水腫；若陰虛陽亢，氣化過盛，則出現尿量過多之下消症或尿崩。

腎主納氣。是說人的呼吸由肺所主，吸入之氣，必須下納於腎。所以人體呼吸，必須在腎氣充沛之下，才能使肺臟的氣通暢，呼吸均勻。如果腎虛，根本不固，吸入之氣不能納於腎，就會出現呼多吸少，呼吸困難而喘急。腎藏精，精生髓，髓養骨，因此腎精充足，則骨髓的生化有源，骨骼得髓的充分滋養則堅實有力。如腎精虛少，此源不足，骨骼失其營養則發生骨軟無力，腰背佝僂之疾病。

腎開竅於耳，是說耳的聽覺功能，依賴於腎的精氣充養，腎的精氣充足，則聽覺靈敏。《靈樞·脈度篇》云：「腎氣通於耳，腎和則耳能聞五音矣。」如腎精不足，則出現耳鳴或聽力減退等。

養氣功由於任督通暢，心腎相交，中氣旺盛，則精神充沛，元氣充足，腎功能增強。正如《內經》云：「呼吸精氣，獨立守神」，練習既久則氣足而身體輕捷，耳鳴止，齒變堅，月經不調者可痊，陽痿不舉者可癒。腎水充而肝木榮，慢性肝炎也會有明顯好轉而漸癒。

六、對其它疾病之治療

人體是一個統一的整體，內而五臟六腑，外而肌肉、皮毛各組織器官間均有密切的關係，因而一處患病必然累及全身；反之，一處病癒也會使多處病症消失。養氣功功法周詳地顧及了人體結構各部分的鍛鍊，通過吐納、導引、體態變化和呼吸等，科學而巧妙地活動全身的筋肌、骨節、臟腑、髓液，疏通周身的經絡氣血（詳見各功法說明）。通過鍛鍊，經絡暢通，氣血和順，臟腑協調，關節通利，各種疾病自可不藥而癒。

實踐證明，養氣功不但是祛病健身的良方，而且由於通過養氣功的鍛鍊，經絡通暢，陰平陽秘，氣血旺盛，脾胃調和，腎強骨健，還精補腦，減肥健美，膚發滋潤，因而又是益智延年、「返老還童」之法寶。

第二章　六字訣養生法

第一節　概　要

六字訣養生法，是我國古代流傳下來的一種養生方法，爲吐納法。它的最大特點是：强化人體內部的組織機能，通過呼吸導引，充分誘發和調動臟腑的潛在能力來抵抗疾病的侵襲，防止隨著人的年齡的增長而出現的過早衰老。歷代文獻對此有不少論述，秦漢的《呂氏春秋》中就有關於用導引呼吸治病的論述。《莊子·刻意》篇中說：「吹呴呼吸，吐故納新，熊徑鳥伸，爲壽而已矣。」在西漢時期《王褒傳》一書中，也有「呵噓呼吸如矯鬆」的記載。南北朝時代陶弘景發明長息法。他在《養性延命錄》一書中說：「凡行氣，以鼻納氣，以口吐氣，微而行之名曰長息。納氣有一，吐氣有六。納氣一者謂吸也，吐氣六者謂吹、呼、嘻、呵、噓、呬，皆爲長息吐氣之法。時寒可吹，時溫可呼，委曲治病，吹以去風，呼以去熱，嘻以去煩，呵以下氣，噓以散滯，呬以解極」。

隋代天台高僧智覬大法師，在他所著的《修習止觀坐禪法要》一書中，也提出了六字訣治病方法。他談到：但觀心想，用六種氣治病者，即是觀能治病。何謂六種氣，一吹、二呼、三嘻、四呵、五噓、六呬。此六種息皆於脣口中，想心方便，轉側而坐，綿微而用。頌曰：心配屬呵腎屬吹，脾呼肺呬聖皆知，肝臟熱來噓字治，三焦壅處但言嘻。

傳至唐代名醫孫思邈，按五行相生之順序，配合四時之季節，編寫了衛生歌，奠定了六字訣治病之基礎。歌云：

春噓明目夏呵心，秋呬冬吹肺腎寧。
四季常呼脾化食，三焦嘻出熱難停。
髮宜常梳氣宜斂，齒宜數叩津宜咽。
子欲不死修崑崙，雙手摩擦常在面。

明代《正統道藏洞神部》，引用了太上老君養生法，說得更爲具體。書中說：呬字，呬主肺，肺連五臟，受風即鼻塞，有疾作呬吐納治之。呵字，呵主心，心連舌，心熱舌乾，有疾作呵吐納治之。呼字，呼主脾，脾連脣，脾火熱即脣焦，有疾作呼吐納治之。噓字，噓主肝，肝連目，論云肝火盛則目赤，有疾作噓吐納治之。嘻字，嘻主三焦，有疾作嘻吐納治之。

明代太醫院的龔廷賢在他著的《壽世保元》中，也談到六字訣治病。書中說；「不煉金丹，且呑玉液，呼出臟腑之毒，吸入天地之清。」又說：「五臟六腑之氣，因五味熏灼不知，又六慾七情，積久生病，內傷臟腑，外攻九竅，以致百骸受病，輕則痼癖，甚則盲廢，又重則傷亡，故太上憫之，以六字訣治五臟六腑之病。其法以呼字而自瀉去臟腑之毒氣，以吸氣而自採天地之清氣補氣。當日小驗，旬日大驗，年後百病不生，延年益壽。衛生之寶，非人勿傳。呼有六曰：呵、呼、呬、嘻、嘘、吹也，吸則一而已。呼有六者，以呵字治心氣，以呼字治脾氣，以呬字治肺氣，以嘘字治肝氣，以吹字治腎氣，以嘻字治膽氣。此六字訣，分主五臟六腑也。

明代名醫冷謙著《妙齡修旨》，更進一步將六字訣編爲歌訣。歌曰：

肝若嘘時目瞪睛，肺和呬氣手雙擎。
心呵頂上連叉手，腎吹抱得膝頭平。
脾病呼時宜撮口，三焦客熱卧嘻寧。

嘘肝氣訣

肝主龍涂位號心，病來還覺好酸辛。
眼中赤色兼多淚，嘘之立去病如神。

呬肺氣訣

肺中氣促自生誕，胸隔煩滿上焦痰。
若有肺病急呼呬，用之目下自安然。

呵心氣訣

心源煩躁急須呵，此法通神更莫過。
喉生口瘡並熱痛，依依目下自安和。

吹腎氣訣

腎為水病主生門，有病尪羸氣色昏。
眉蹙耳鳴兼黑瘦，吹之邪妄立逃奔。

呼脾氣訣

脾官屬土號太倉，疾病行之勝藥方。
瀉痢腸鳴並腹水，急調呼字免成殃。

嘻三焦氣訣

三焦有病急須嘻，古聖留言最上醫。
若或通行土壅塞，不因此法又何知。

六字訣能益壽延年，已爲歷代醫學家所公認。實踐出真理，根據我多年的臨床經驗，確定其爲養氣功第一套功法。三十年代認識普照老人於燕廬，授我以儒家之養氣功方法

（普照老人係清末癸卯科進士，因辦孔教大學受打擊，隱名姓以儒醫爲人治病，這一事實，一九五九年聞於陳叔通先生），祖述堯舜，下至孔孟，旁涉老莊。由《黃帝內經》、《金匱要略》，唐、宋、元、明、清歷代儒醫典籍，講經絡，談氣化，陰陽五行，一脈相傳。六字訣養生法乃爲初學之階梯，學後時習之。

我與河南大學教授常玉章先生，通教寺悟徹法師（都是普照老人之弟子）朝夕切磋。四十年代在開封懸壺又識名醫知古老人，亦盛稱六字訣之療效，並書寫了《知古老人歌》：

「六字能將壽數添，修補臟腑勝靈丹。
肝屬木兮需瞪眼，胸前鬱悶即能痊。
心呵雙手平心按，火降勞宮病得安。
消化不良誰作主，脾呼撮口臂撐天。
呬呼肺病能根治，雙手撐開氧氣添。
固腎還宜雙抱膝，口吹濁氣上靈山。
三焦理氣須嘻字，兩手高擎汲湧泉。」

我在四、五十年的實踐中，對六字訣治病强身作用之大有了深刻的體會，對六個字的口型、發音、動作、意念循經引氣都作了進一步研究，編成現在的「六字訣養生法」，概括爲：

「長噓補氣順經行，污濁噴出清氣容，
呼氣要從井穴起，須知順序是相生。」

第二節　特　點

六字訣的功法有這樣幾個特點：

㈠療效顯著

在我幾十年的臨床實踐中，用六字訣治好的疑難大症無計其數，治癒的患者，有肝炎、心臟病、腎結石、青光眼及高血壓、低血壓、腸胃炎、氣管炎等。最奇妙的是郭淑媛大夫靜脈曲張、面部白癬，練功三個月消失。

㈡簡便易學

六字訣的發聲和口型，只要按照漢語拼音發聲即可。腹式呼吸要求小腹起伏。實際上，我們正常人在安靜時或睡眠時的呼吸都是腹式呼吸（女性一般是胸式呼吸）。導引的動作也很簡單。一般十小時左右就可掌握六字訣的練習要領。一～三個月左右，就可見到明顯治療效果。

㈢運用靈活

六字訣運用靈活。可以按順序練習，也可以有針對性地練一個或二個字；既可以長期堅持連續練習六字訣，又可以按季節單獨練某一個字；還可根據個人身體條件和病情疾患的虛實需要進行補瀉。例如，大連內燃機車研究所谷源盛先生，身患嚴重冠心病動脈硬化，每天著重練「呵」字一百次以上，三個月後檢查恢復正常。

㈣不出偏差

練功的人只要按照要求去做，純任自然，毫不用力，由簡到繁，對讀字、口型、呼吸、動作、意念，一步一步地進行操練，循序漸進，就不會出偏差。我教練六字訣數十年，練功從沒有發生任何偏差。

第三節　治病健身的機理

中國醫學認爲自然界「五運六氣」的變化，影響著人的生理和健康，人的身體是受四季的冷熱乾濕和五行生剋的影響。比如春天容易生肝病，是因爲自然界陽氣上升，人的肝氣上亢的緣故。秋天呼吸系統容易生病，是因爲秋氣肅殺，人的肺氣虛怯。所以應注意按季節鍛鍊身體。

人體的臟腑又與「金、木、水、火、土」五行的生剋制化聯繫在一起。所以練功的順序一般按五行相生的順序進行，但又要根據個人身體的虛實再加以相生相剋地重點練習。人體臟腑的內部運動和經絡的運行，受人體內外不同作用力的影響。而呼氣時用不同的口型可以使唇、舌、齒、喉產生不同的型狀和變化。從而造成胸腹部不同的內在力，影響著不同的臟腑。古人從長期實踐中總結出「噓、呵、呼、呬、吹、嘻」六個字的口型，分別影響肝、心、脾、肺、腎和三焦。呼氣時，又用意念和動作導引氣血循經運行，從而取得治病延年的效果。

總之，六字訣是根據中國醫學天人合一、生剋制化的理論，按春、夏、秋、冬四時節序，配合五臟（肝、心、脾、肺、腎）屬性，與角、徵、宮、商、羽五音的發音口型，配合呼吸、意念和肢體導引，引地陰上升，吸天陽下降，吐出臟腑之濁氣，吸入天地之清氣，結合後天之營衛，推動真元，使氣血暢行於五臟六腑之中，以達通淤導滯，散毒解結，調整虛實，修殘補缺，身心康健，益壽延年之實效。

第四節　基本要領

練習六字訣

掌握了要領有利於提高質量，消除練功中不良反應，使練功能沿著正確的軌道順利發展，以期取得良好的效果，六字訣的基本要領爲：

第一，鬆靜自然：在練功中要做到關節肌肉盡可能地放鬆，身體各個部位放鬆了，氣就自然順暢，肌肉筋骨全部鬆開，就自然達到了「氣遍周身不少滯」的要求，鬆是舒展，而不是軟和縮，形體舒鬆氣自順通，從而達到體鬆、意靜、氣運自然。靜是由定中產生，神不外馳，精神內守，靜了以後才能安心，心安以後才能達到充分發揮調整肌體自然平衡的本能。靜，並不是思想靜止。練功中的要求神不外馳，集中注意力，以一念代萬念，排除外來的一切干擾。不要過分緊張强求入靜，不必向其它方面追求。六字訣是動中求靜，是以動促進靜而收養氣之效，以靜養之氣促進體內血液循環暢旺。

法歸自然。自然就是有規律的運動，運動的協調均衡是自然發展規律的體現，任何物體的運動必須符合於協調均衡的自然規律才能夠存在和發展。違背自然就要發生混亂偏差以至停止運動而消亡。由於宇宙運動永遠保持整體協調均衡，所以宇宙無始無終，永恒長存。養氣功效法自然，自然必須在靜的條件下才能實現。養生的目的是爲了益壽延年，在日常生活應付事物中，也應注意到「自然」，所以中庸上說：喜怒哀樂之未發謂之中，發而皆中節謂之和。所以中和之氣就是自然。自然就是均衡。經常保持著生命活動的協調均衡，也就會自然而然的得到益壽延年。松靜自然的要領即是練功的過程，又是練功的目的。

第二，呼吸鍛鍊：六字訣是通過調整呼吸來達到吐出臟腑之毒，吸進天地之清的目的，是練功中的重要環節之一，六字訣屬於吐納法。人們的呼吸活動，是由植物神經系統支配的，可以控制和調整。呼吸活動又是對人體生理各方面有著廣泛的影響，通過對呼吸的鍛鍊來達到調整整個肌體的功能，極爲重要。

六字訣是採用順腹式呼吸，吐字呼氣時略提會陰（小腹内收，提肛縮腎），橫隔上升，使濁氣排除，吸氣時輕合嘴唇，舌抵上腭，會陰放鬆，腹部自然隆起。呼吸深、細勻長，加强了呼吸功能，促進了肺循環，同時，加强腹内的自我按摩，改善腹腔的血液循環，增强了胃腸的蠕動，加强了食物消化及營養吸收功能，在意識上是主動呼氣，吸氣時自然放鬆，使神經系統做到最大的放鬆。

第三，注意吐字時的口型鍛鍊：臟腑的内部運動和經絡的運行受人體内外不同作用力的影響，而呼氣時用不同的口型可以使唇、舌、齒、喉産生不同型狀和位置，從而造成胸腔、腹腔不同的内在壓力，影響不同的臟腑。古代養生家從長期實踐中總結出六個字，分別以口型影響著不同臟器的氣血運行，從而取得治病健身的效果。多年臨床經驗證明，開始初學時，一定要出聲，這樣可以使氣通順，通過發音才能正確掌握口型。因爲念字的口型不一樣，唇、舌、齒、喉，開口、合口、半合口、半開口都有很大的區別。正因爲這種不同的念字口型，才能區別我國五聲音階上的角、徵、宮、商、羽，配合肝、心、脾、肺、腎五臟的關係。不發聲則沒有五音，就沒有口型，那就失掉了六字訣養生法的治病效能。

我在臨床應用時，曾分別試驗，發聲的比不發聲的收效快，所以就決定初練時要發聲，發聲時口型容易掌握。我給它起名叫風呼吸。等到口型正確，腹式呼吸練熟了，自然呼吸深長，由胸腔深入小腹丹田之內，真氣調動起來，水到渠成，就不期然而然地不出聲了。一般說來，半個月或一個月就不出聲了。這時會感覺到有一種氣流通行上下，有的感到熱，有的感到涼，有的感到麻脹，有的感到輕鬆。

第四，導引動作要柔和，並要做到氣盡式成。使動作的快慢與吐氣的速度一併受氣的支配，做到「氣爲元帥，手足爲兵丁」之格言。

第五，在練功的初級階段，不要强調以意領氣或意氣相隨，隨著動作的熟練，鬆靜程度的提高，在明確了經絡的起始運行路線以後，氣感就會在練功中自然產生，就會在精神內守的前提下，隨著吐字，氣就會相依地在經絡軌道中運行，這樣就會水到渠成。這就是太極拳經所謂由著熟而漸悟懂勁，由懂勁而階及神明之理論，所謂「著熟」就是練氣功之呼吸自然，所謂漸悟就是「勿助長」，不要急於求成。這一條戒律要特別注意，求急者反以得緩，所以孔子再三說，率性之謂道。孟子謂拔苗助長之比喻。

第六，六字訣中六個字的次序是根據祖國醫學五行生剋之理論排列的。它影響著病情好轉還是加重，不宜變更顛倒。要按次序練習。肝屬木，木旺於春，四季以春爲首，所以先練噓字功，是因應天時，收效較快。木能生火，心屬火，練呵字可以補心氣。再練呼字補脾，脾屬土，爲火所生，呼字練完，可以練呬字功，呬能補肺氣。肺屬金，爲脾土所生。練完呬字功，再練吹字，吹能補腎氣，腎屬水，爲肺金所生。吹字練完，五臟之氣都得到補養。三焦主氣，再加嘻字功，導引行氣則全身之氣血通條而疾病不生。

六字訣還可根據個人身體條件和病情疾患的虛實需要進行補瀉。先按順序練，然後有針對性地單獨練某個字；我們在臨床上，應用幾十年都收到了可喜的效果。

第五節　功　法

預備式：兩腳平行與肩同寬，頭正項直，百會朝天，內視小腹，輕合嘴唇，舌抵上腭，沉肩墜肘，兩臂自然下垂，兩腋虛空，肘微屈，含胸拔背，鬆腰塌胯，兩膝微屈，全身放鬆，頭腦清空，站立至呼吸自然平穩（圖2—1）。

整套功法都從預備式開始。每變換一個字都從預備式起。每次練功時，預備式可多站一會兒，以體會鬆靜自然，氣血和順之雅境。當放鬆之時，心中默念，頭腦鬆、肩背鬆、沉肩垂肘、含胸拔臂心空、腹鬆、腰脊鬆、臀部鬆、兩腿鬆、膝鬆、足部鬆、五趾鬆、兩臂十指都放鬆。微覺輕微搖擺，鬆弛如肉之欲墜，呼吸微微綿綿如安睡狀態，再開始練功。

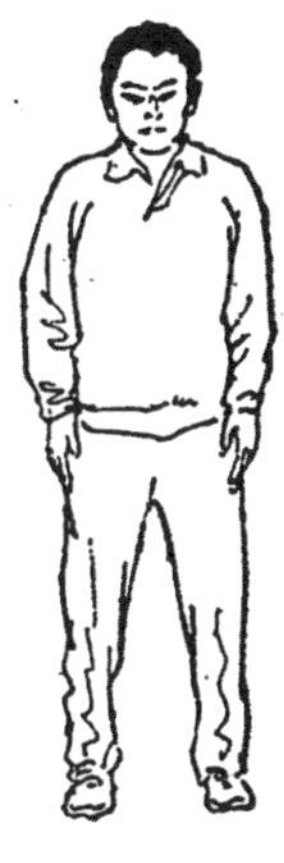

圖　2－1

呼吸法：六字訣功法一律採用順腹式呼吸，先呼後吸。呼氣時讀字，同時提肛縮臀（收腹斂臀，二陰微提），重心自然後移至足跟（此爲踵息法），注意不要有憋氣感。吸氣時，兩唇輕合，舌抵上腭，全身放鬆，小腹部自然隆起，空氣自然吸入。氣吐盡則胸腹空，天空之清氣自然由鼻孔吸入，萬不可著意，否則吸氣時流入經絡之氣難以下來，留於頭部易頭暈，留於胸部易胸悶。所以說呼有意吸無意。無意即順其自然，頭腦空，肌肉鬆，頭頂懸則氣下沉。六個字均用這種呼吸法。

調息：作用是調整呼吸，恢復自然，稍事休息。每個字讀六次後調息一次，採用自然呼吸法，舌抵上腭（也可採用順腹式呼吸）。

具體做法是：兩臂從體側徐徐抬起，手心向下（圖2—2），待腕與肩平時，以肘爲軸使小臂外旋，轉至手心向上（圖2—3），隨即曲肘使指尖向上，高度不超過眉毛，再向內劃弧，兩手心轉向下，手指相對（圖2—4），然後似按球狀由胸前徐徐下落至腹前

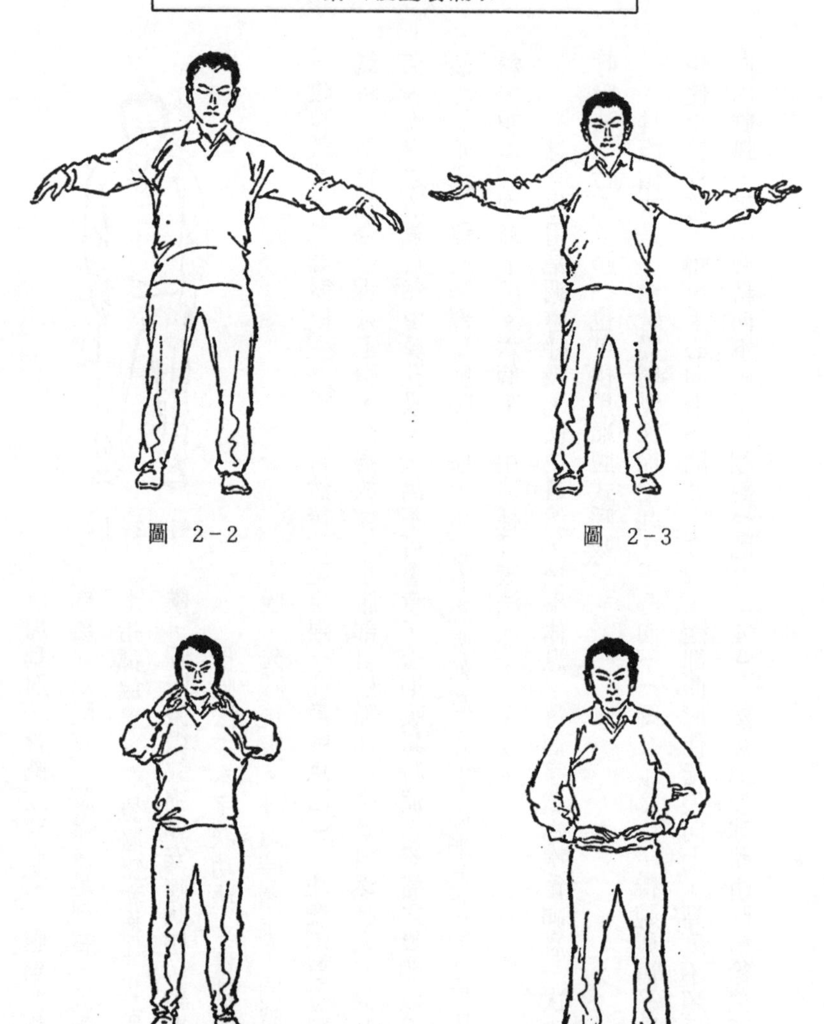

圖 2-2

圖 2-3

圖 2-4

圖 2-5

（圖2—5），兩臂自然下垂，恢復預備式（圖2—1）。

一、噓字功平肝氣

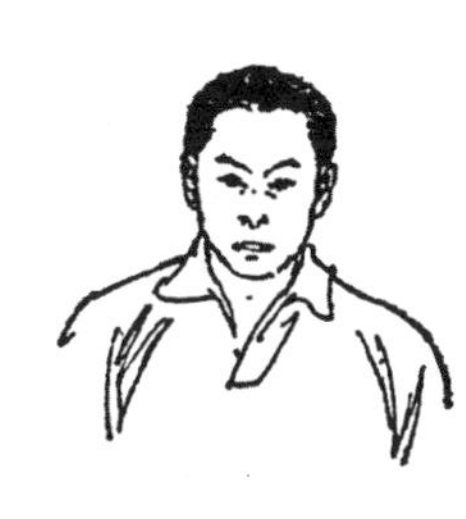
圖 2-6

發音：噓（xū）讀需。

口型：兩唇微合有橫綳之力，舌尖向前並向內微縮，牙齒露有微縫（圖2—6）。

動作：呼氣念噓字，足大趾輕輕點地，隨即放開。兩手由肝經之急脈穴處起（圖2—7），手背相對向上提，經章門、期門上升入肺經之中府、雲門（圖2—8），兩臂如鳥張翼向上、向左右展開，手心向上（圖2—9）；兩眼反視內照，隨呼氣之勢盡力瞪圓。呼氣盡，吸氣時，屈臂，兩手經面前（圖2—10）、胸前下轉爲拇指尖相對，其餘四指指尖向下順腹前按摩徐徐而下（圖2—11），垂於體側。雙手重疊，覆於下丹田，稍事休息，再做第二次吐字，如此動作做六次一遍，然後做一次調息，恢復預備式。

經絡走向：（圖2—12）。意念領肝經之氣由足大趾外側之大敦穴起，沿足背上行，過太衝、中都、至膝內側，再沿大腿內側上繞陰器達小腹，挾胃脈兩旁，屬肝、絡膽，上行穿過橫膈，散布於胸肋間，沿喉嚨後面經過上頜骨的上竅，聯繫於眼球與腦相聯絡的絡脈，復向上行，出額部與督脈會於泥丸宮之內；另一支脈從肝臟穿過橫膈膜而上注於肺，

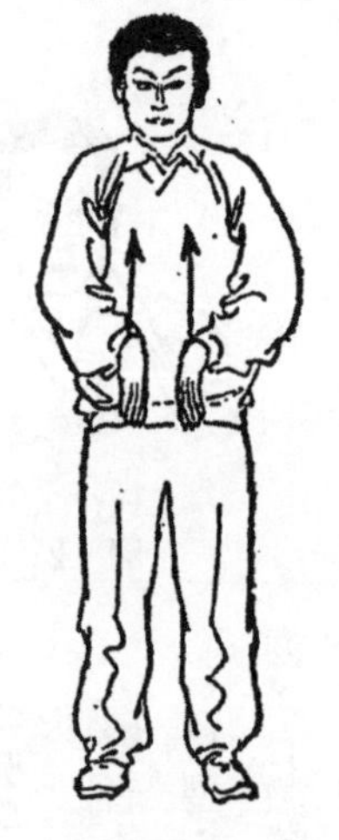

圖 2-7

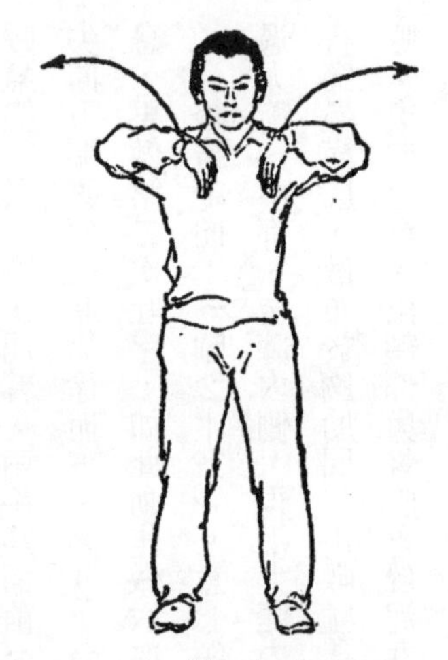

圖 2-8

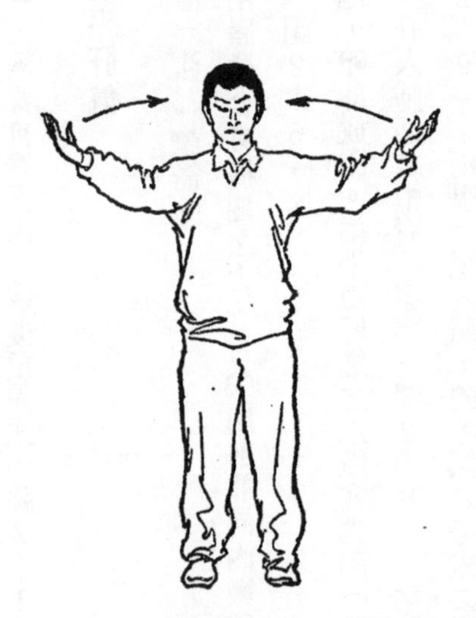

圖 2-9

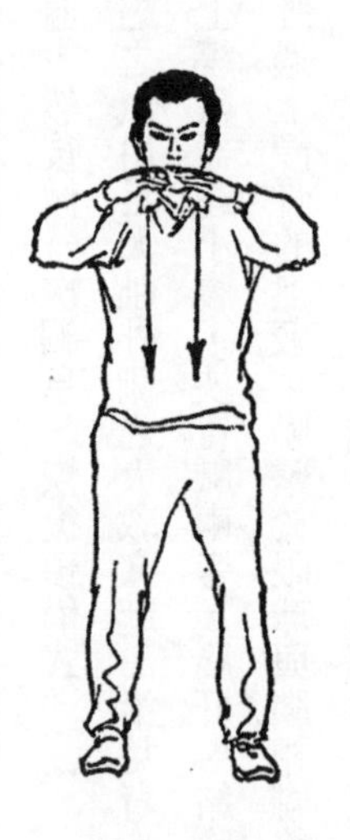

圖 2-10

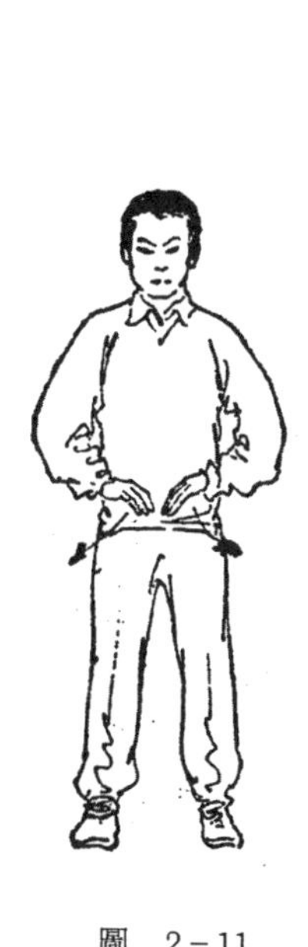

圖　2－11

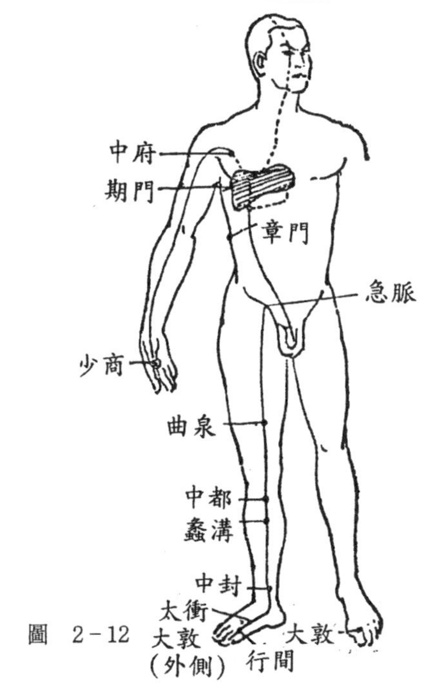

圖　2－12

經中府、雲門，沿手臂內側之前緣達手大拇指內側的少商穴。

治病機理：肝屬木，木旺於春，開竅於目。春天萬物生長，肝陽上亢，肝病容易發作。產生頭暈目眩，兩眼紅腫，兩肋脹滿，肝區疼痛，性情煩躁等症狀。慢性肝炎或肝硬化的患者，這時病情可能加重或復發。

作噓字功時，工夫稍長，則眼可能有氣感。初時發脹，有的人感到刺痛、流淚、拇指感到麻脹。慢慢地眼睛明亮，視力會逐漸提高。噓功可治眼疾，肝火旺、肝虛、肝腫大、肝硬化，肝病引起的食慾不振，消化不良以及兩眼乾澀，頭暈目眩等，練此功都有療效。

肝實症表現爲：胸肋脹滿，陽氣上逆，性格狂妄而易怒，頭劇痛，臥不安，小便塞閉，大便乾燥，疝氣腫痛，時發驚厥。

肝虛症則表現爲：虛煩不眠，頭隱痛，時而欲嘔，嗌乾乏力，大便稀薄，小便失禁，陽痿，子宮下垂，月經不調。

肝病練「噓」字功。實症應瀉，心爲肝子，可用「呵」字功瀉之。虛症應補，腎爲肝母，可用「吹」字功補之。

二、呵字功補心氣

發音：呵（kē）讀科。

口型：口半張，舌平放於口內，舌尖輕頂下齒，腮稍用力後拉（圖2—13）。

動作：呼氣念呵字，足大趾輕輕點地，隨即放開。兩手掌心向裡由衝門穴處起（圖2—14、2—27）循脾經上提，逐漸變掌心向上，至胸部膻中穴處向外翻掌（圖2—15），上托至眼部，中指對著外眼角處（圖2—16）。呼氣盡吸氣時，翻轉手心向面，經面前（圖2—17）、胸、腹前（圖2—18）徐徐下落，垂於體側。雙手重疊，覆於下丹田，稍事休息，再重複做，共做六次，調息，恢復預備式。

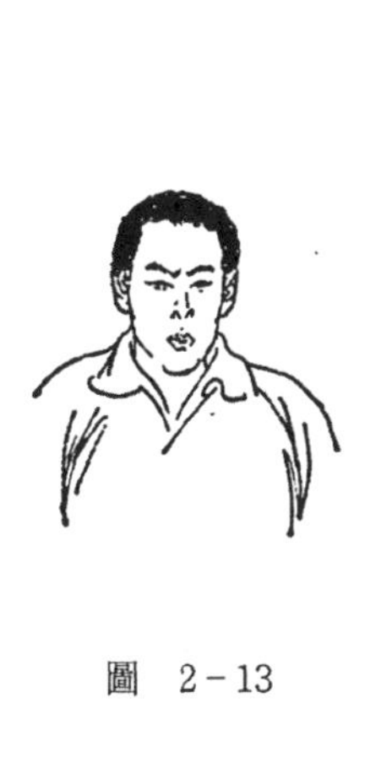

圖　2－13

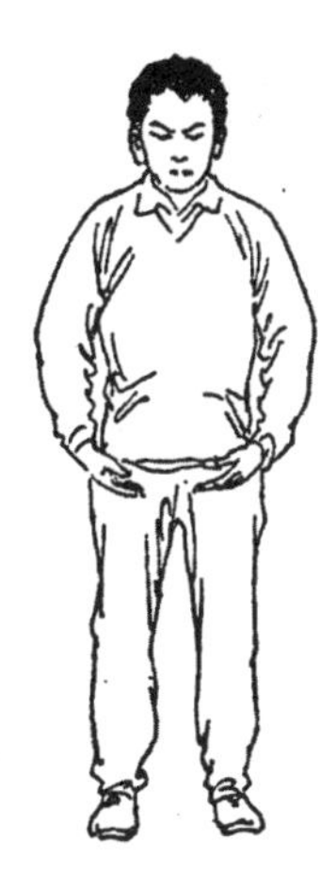

圖　2－14

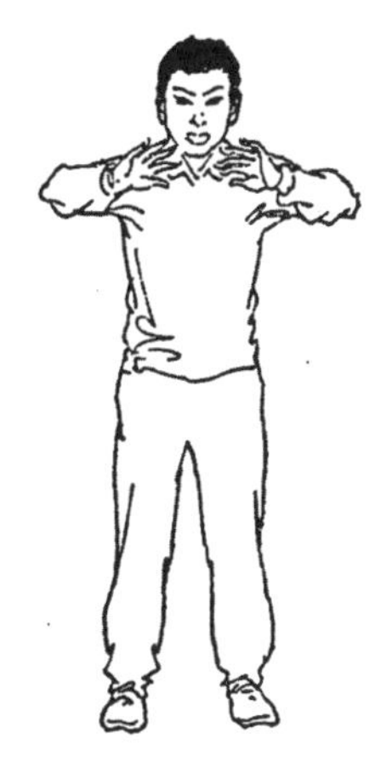

圖　2－15

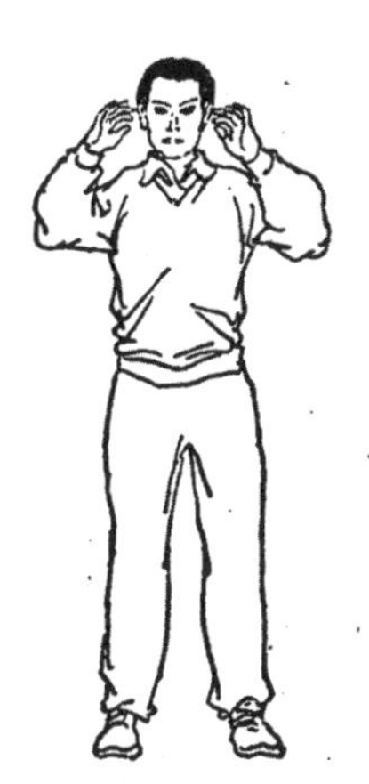

圖　2－16

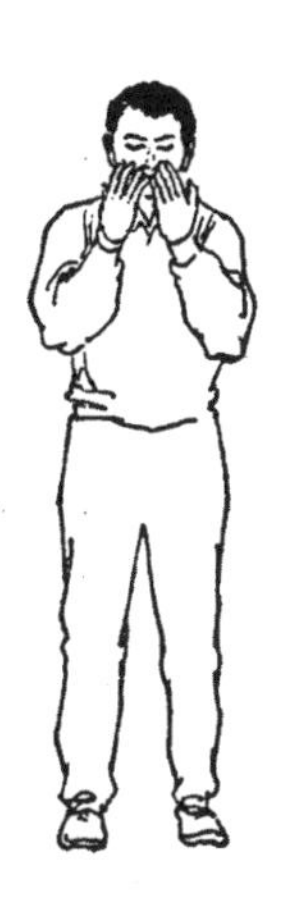

圖　2－17

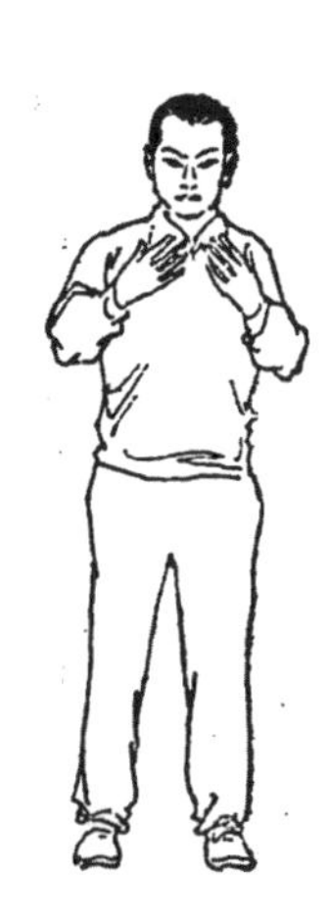

圖　2－18

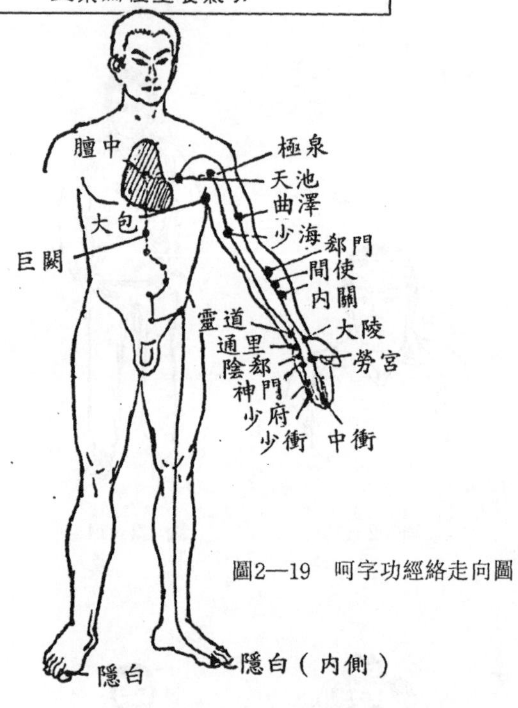

圖2—19　呵字功經絡走向圖

經絡走向：（圖2—19）。以意領氣由脾經之井穴隱白上升，循大腿內側前緣進入腹裡，通過脾臟、胃腑、穿過橫膈膜流注心中，上挾咽、連舌本入目，上通於腦。其直行之脈從心系上行至肺部，橫出腋下，入心經之首穴極泉，沿著手臂內側的後緣上行，經少海、神門、少府等穴直達小指尖端之少衝穴。

治病機理：按五行相生之順序，木能生火，心屬火，應時於夏，在竅爲舌。夏日炎熱，心火上炙，咽喉腫痛、口舌生瘡、出氣灼熱、心煩不安等症時有發生。

做呵字功時，小指尖、中指尖

可能有麻脹之感，同時與心經有關之臟器也會有新的感受。心悸、心絞痛、失眠、健忘、出汗過多、舌、體糜爛舌强語蹇等症，均可練此功治療。

心實症則表現爲：咽乾口渴，心絞痛，胸肋脹，尿色黃，心悸，心陣痛，腋下痛。

心虛症則表現爲：心悸，怔忡，失眠盜汗，神經衰弱，動則心慌。

心病應練：「呵」字功。實症應瀉，脾爲心之子，可練「呼」字功以瀉心火，再做「吹」字功以補腎水。這樣心腎相交，水火相濟，收效頗易。

三、呼字功培脾氣

發音：呼（hū）讀忽。

口型：撮口如管狀，唇圓似筒，舌放在中央向上微捲，用力前伸（圖2—20）。

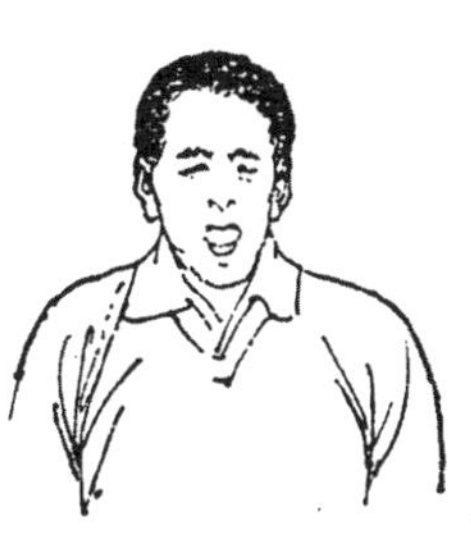

圖　2－20

動作：呼氣念呼字，足大趾輕輕點地，隨即放開。兩手掌心向裡由衝門穴處起（圖2—21）向上提，逐漸變掌心向上至章門穴（圖2—22），左手外旋上托至頭頂（注意沉肩），同時右手內旋下按至衝門穴處（圖2—23），呼氣盡。吸氣時，左臂內旋變爲掌心向裡，從面前下落，同時右臂回旋變掌心向裡上穿（圖2—24），兩手在胸前相交，左

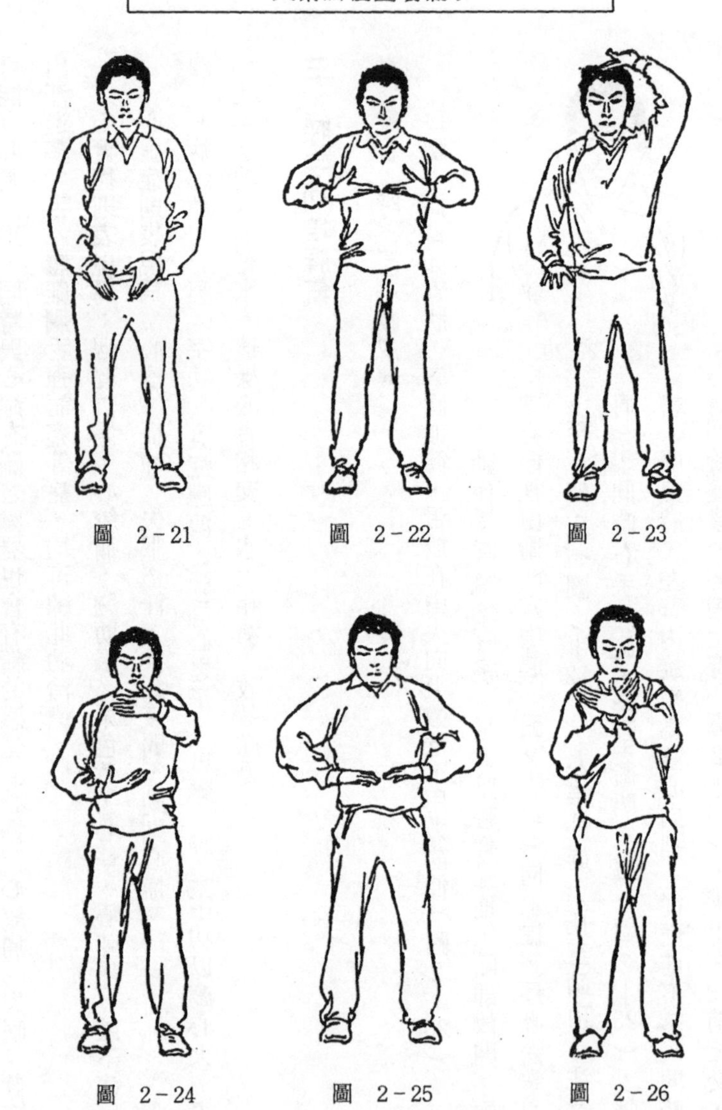

圖 2-21　圖 2-22　圖 2-23

圖 2-24　圖 2-25　圖 2-26

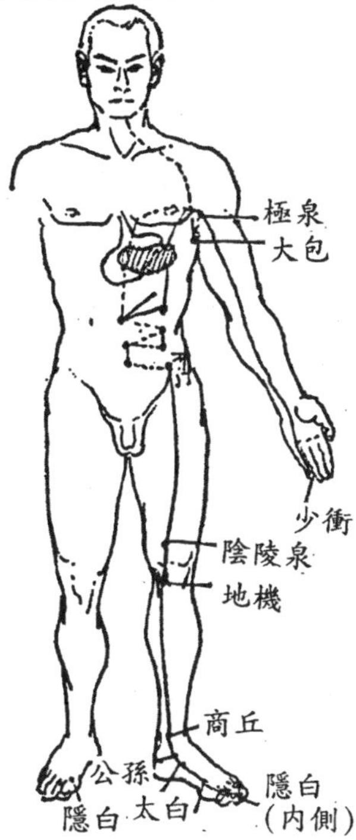

手在外，右手在裡（圖2—25），兩手內旋下按至腹前（圖2—26），自然垂於體側。兩手重疊，覆於下丹田，稍事休息，再以同樣要領右手上托，左手下按做第二次呼字功。如此左右手交替共做六次爲一遍，調息，恢復預備式。

圖　2－27　呼字功經絡走向圖

經絡走向：（圖2—27）。當念呼字時，足大趾稍用力，則經氣由足大趾內側之隱白穴起，沿大趾赤白肉際上行，過大都、太白・公孫、內踝上三寸脛骨內側後緣入三陰交，再上行過膝，由腿內側經血海、箕門，上而衝門、府舍入腹內，屬脾臟，絡胃腑，挾行咽部達於舌根，散於舌下。注入心經之脈，隨手勢高舉之形而直達小指尖端之少衝。所以內經有「肝脾之氣宜升」之說。

治病機理：按照五行相生之順序，火生土，脾胃屬土，應時於四季，開竅於口。所以作完呵字功，當念呼字以修補脾胃。念呼字的氣感與念呵字相同的原因也在於此。脾虛、腹脹、腹瀉、皮膚水腫、肌肉萎縮、脾胃不和、消化不良、食慾不振、便血、女子月經病、四肢疲乏均可練此功治療。脾實則出現嘔吐，噫氣，腹脹，黃疸，頭痛發熱，下痢粘水而肛門灼熱。

脾虛則出現四肢無力，心煩不眠，黃胖而浮腫，大便不成形。脾病，可用「呼」字功治。心爲脾母，若「呼」字練後感到力量不足，可再作「呵」字功，以加强脾胃的消化功能。若由於肝氣鬱熱而引起脾胃失調，則用「虛」字功平肝後，再用「呵」字功健心，以補脾。

四、呬字功補肺氣

發音：呬字從俗讀四（sì）；正音爲戲（xì），虛器切，讀入聲如謝，五音配商。

口型：開口張顎，口出音（圖2—28）。

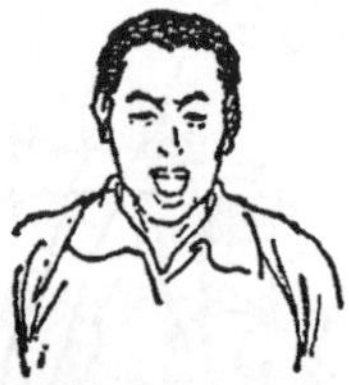

圖 2－28

動作：兩手掌心向裡由急脈穴處起向上提，過小腹漸轉掌心向上，抬至膻中穴時（圖2—29），兩臂外旋翻轉手心向外成立掌指尖至喉部（圖2—30），然後左右展臂寬胸推掌如鳥張翼（圖2—31）；同時開始呼氣念呬字，足大趾輕輕點地，隨即放鬆。呼氣盡，隨吸氣之勢兩臂從兩側自然下落。兩手重疊，覆於下丹田，稍事休息，再重複做，共做六

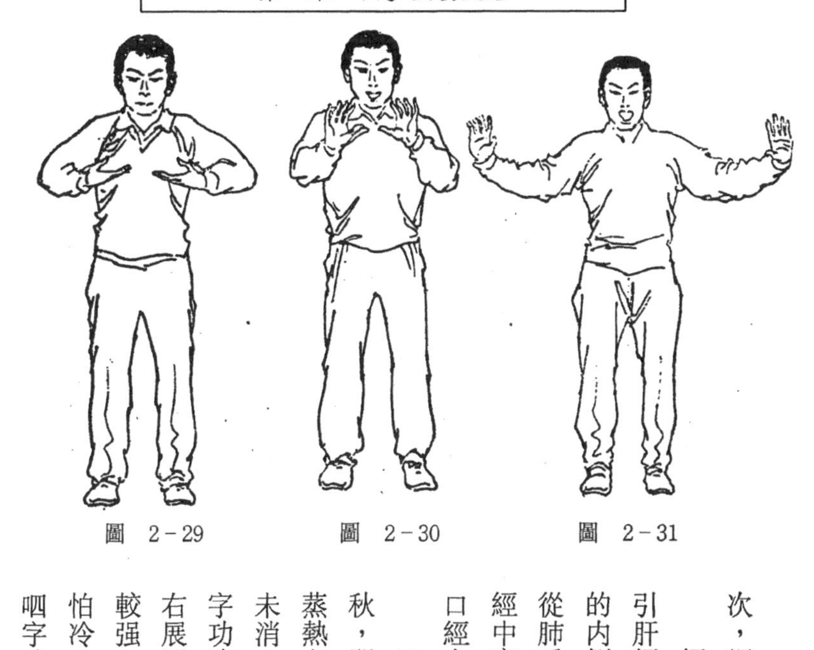

圖　2－29　　　　圖　2－30　　　　圖　2－31

次，調息，恢復預備式。

經絡走向：（圖2—32）。當念呬字時，引肝經之氣由足大趾外側之大敦穴上升，沿腿的內側上行入肝，由肝的支脈分出流注於肺，從肺系（肺與喉嚨相連繫的部位）橫行出來，經中府、雲門，循臂內側的前緣入尺澤，下寸口經太淵走入魚際，出拇指尖端之少商穴。

治病機理：土能生金，肺屬金，應時於秋，開竅於鼻。秋天氣候涼爽，但是還有炎夏蒸熱之餘威，顯得乾燥。此時毛竅收斂，鬱熱未消，很容易存留在肺經之內，應該用「呬」字功清洗肺經裡的鬱熱。所以做呬字功兩臂左右展開時，可能會有氣感，以拇指、食指氣感較強。外感傷風、發熱咳嗽、痰涎上湧、背痛怕冷、呼吸急促而氣短、尿頻而量少，皆可以呬字功治之。

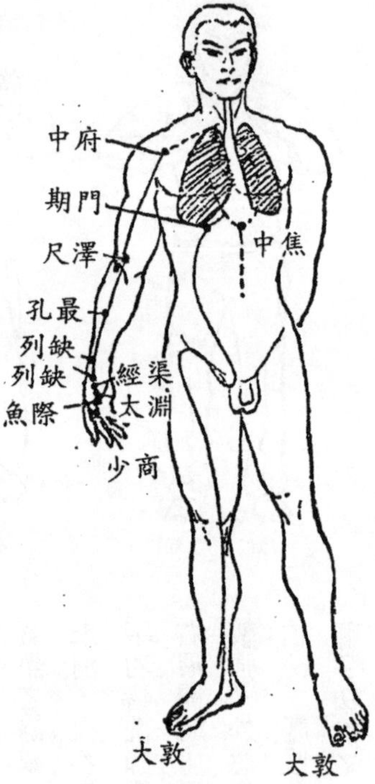

圖　2－32　呬字功經絡走向圖

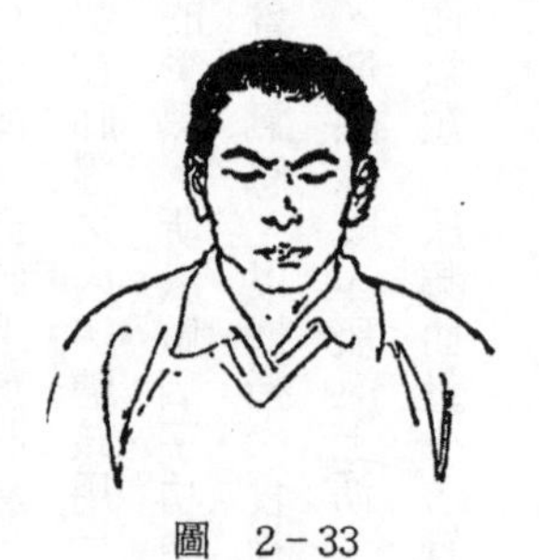

圖　2－33

肺氣實則胸滿，肩背疼，風熱感冒，小便色黃而次數多。

肺氣虛則肩背痛而怕冷，呼吸急促而氣短，小便次數多而量少。

如果肺氣虛弱易受外感，應練「呼」字功補肺，這就叫培土生金。

五、吹字功補腎氣

發音：吹（chui）讀炊。

口型：撮口，兩嘴角向後咧，舌微向上翹，唇出音（圖2—33）。

動作：呼氣讀吹字，兩臂從體側提起，兩臂向後，兩手外勞宮穴在腰部擦搓三次，兩

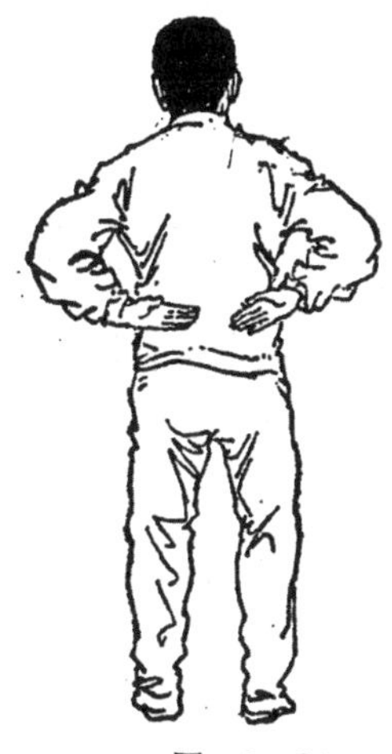
圖 2－34

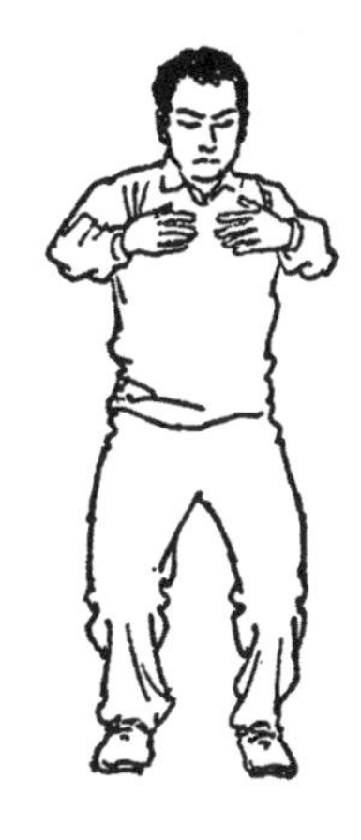
圖 2－35

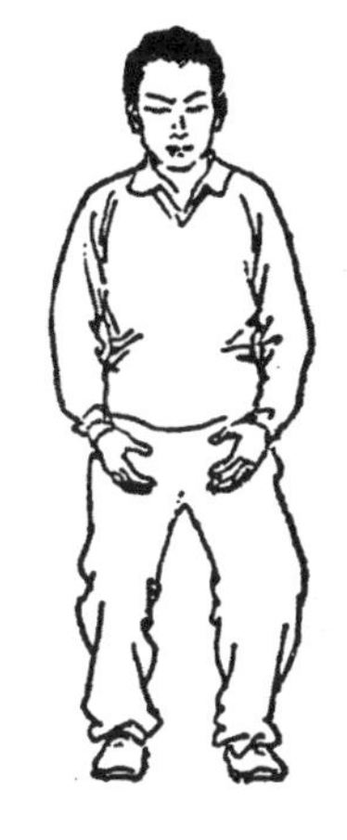
圖 2－36

手經長强、腎俞（圖2—34）向前劃弧，至腎經之俞府穴處，如抱球兩臂撐圓，兩手指尖相對（圖2—35），身體下蹲，兩臂隨之下落，呼氣盡時兩手落於膝蓋上部（圖2—36）；在呼氣念字的同時，足五趾抓地，足心空如行泥地，引腎經之氣從足心上升。下蹲時身體要保持正直，膝蓋不過足尖，下蹲高度直至不能提肛爲止。呼氣盡，隨吸氣之勢慢慢站起，兩臂自然下落於身體兩側。兩手重疊，覆於下丹田，稍事休息，再重複做，共做六次，調息，恢復預備式。

經絡走向：（圖2—37）當念吹字時，五趾抓地，足跟著力，腎經之經氣從足心湧泉上升，經足掌內側沿內踝骨向後延伸，過三陰交經小腿內側進膕窩內側，再沿大腿內側股部內後緣通向長强脊柱，入腎臟，下絡膀胱；上行

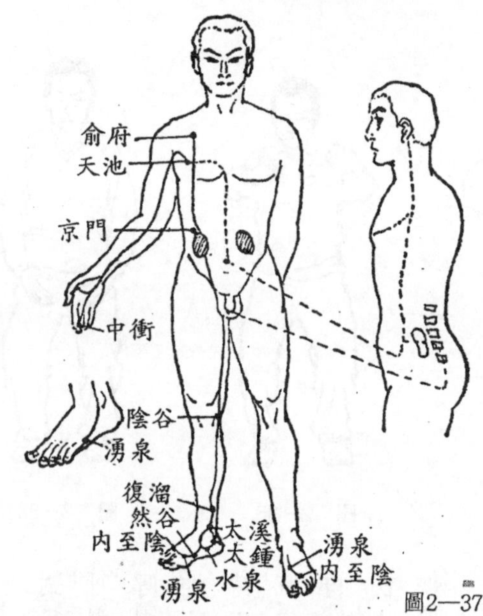

圖2—37　吹字功經絡走向圖

之支脈入肝臟，穿橫膈膜進入肺中，沿喉嚨入舌根部；另一支脈從肺出來入心臟流注胸中與心包經相接，經天池、曲澤、大陵、勞宮至中指尖之中衝穴。

治病機理：按照五行相生之順序，金生水、腎屬水，呬字功作完，即作吹字功以補腎氣。

腎為先天之本，主藏精，關係於生殖系統的一切疾患。腎開竅於耳，腎虧則耳內蟬鳴，聽力減退。腎主骨，腎虧則骨脆易折，支柱無力。齒為骨之餘，腎虧則牙齒動搖，其華在髮，腎虧則毛髮乾枯，容易脫落。目中之瞳子屬腎，腎虧則視物模糊、散光、近視、老花等目疾出現。腎之腑在腰，腎虧則腰疼、腿軟無力。其邪在膕腎虧則膝蓋酸痛、屈伸困難。所以做吹字功時可能會出現手心和中指氣感較强。腰腿無力或冷痛、目澀健忘、潮熱盜汗、頭暈耳鳴、男子遺精或陽痿早泄、女子夢交或子宮虛寒、牙動搖、髮脫落，皆可練此功治療。

腎氣虛則面現黧黑、心悸、氣短、腰痛、腿軟、驚悸、怔忡、遺精、陽痿、女子帶下、月經不調、足心發熱而下肢發冷，做惡夢而驚醒。

虛火上炎則口熱、咽乾、心煩、咽腫、腹滿尿赤，甚至下痢、浮腫。

腎爲寒水之經，節令屬冬，所以古人說：吹以去寒。用辨證法窮源溯本，委曲治病，所以用吹字功以固腎。肺爲腎之母，肺屬金，金能生水，腎水虧損，應以「呬」字功補充。若相火旺盛，口乾心煩，小便赤黃而澀痛，則用「嘻」字功平之。

六、嘻字功理三焦氣

發音：嘻（xi）讀希。

口型：兩唇微啓，舌微伸有縮意，舌尖向下，有嘻笑自得之貌，怡然自得之心（圖2—38）。

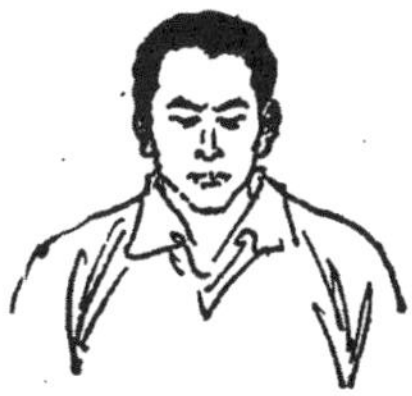

圖　2－38

動作：呼氣念嘻字，足四、五趾點地，隨即放開。兩手如捧物狀由體側內恥骨處抬起（圖2—39），手心朝上，指

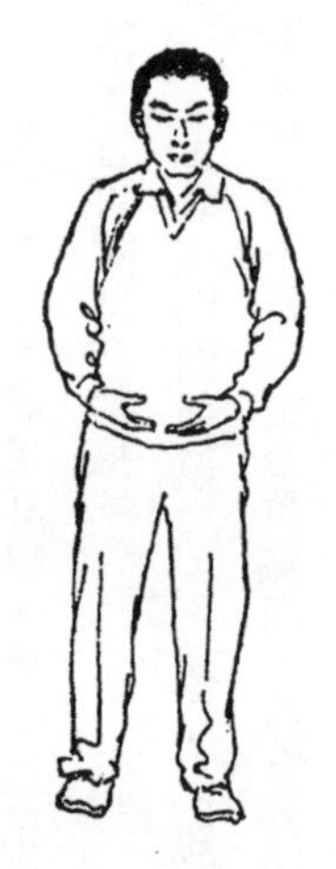

圖 2－39

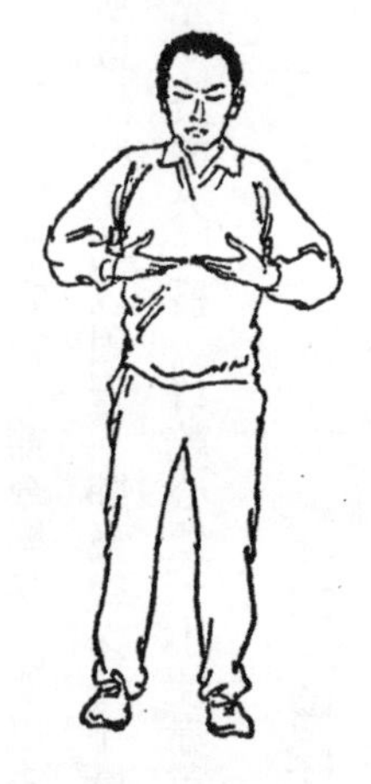

圖 2－40

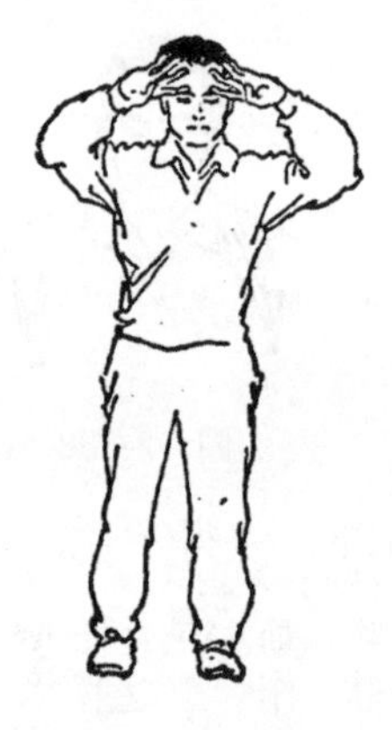

圖 2－41

尖相對，提至膻中穴（圖2－40）。然後兩臂外旋翻轉，手心向外，並向頭部托舉，兩手心轉向上，指尖相對（圖2－41）。吸氣時，兩臂內旋，兩手五指分開由頭部循膽經絡路線而下（圖2－42），拇指經過風池，其餘四指過面部，兩手再歷淵腋（圖2－43）、日月至環跳（圖2－44），自然垂於體側，以意送至足四趾端之竅陰穴。然後，兩手重疊，覆於下丹田，稍事休息。再重複做，共做六次，調息，恢復預備式。

經絡走向：（圖2－45）。三焦經主氣，「三焦之脈合於足太陽」。內經云：「三焦者，足少陽、太陽之所將，太陽之別也。上踝五寸，別入貫腨內，出於委陽，並太陽之脈絡入膀胱，約三焦。」三焦爲手少陽，膽爲足少陽，同聲相應，同氣相求，翻轉陰陽則激動氣

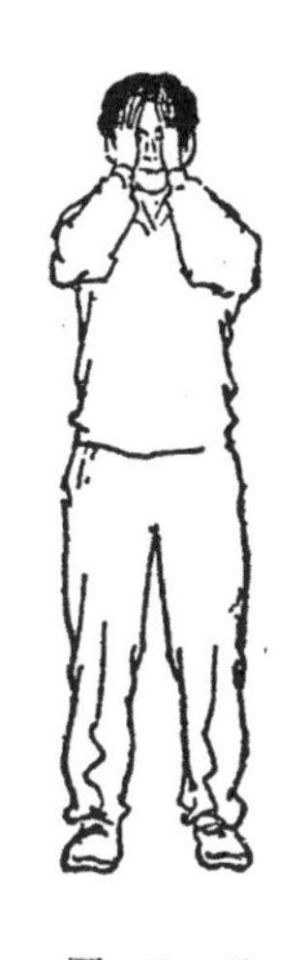

圖　2－42

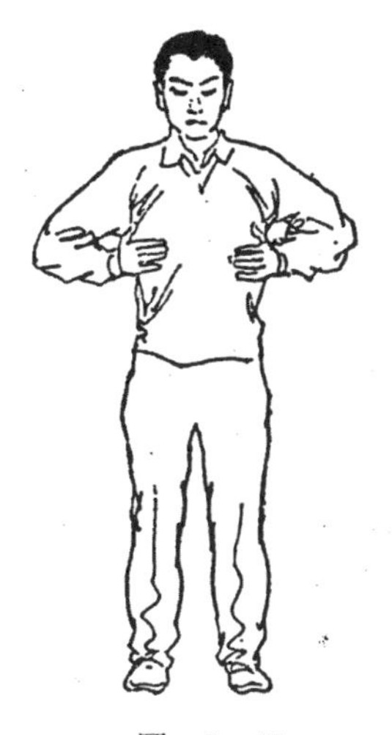

圖　2－43

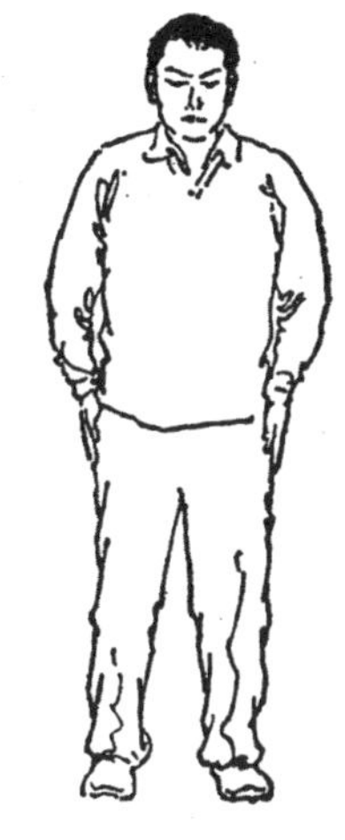

圖　2－44

勢之流動，所以上下通調，氣機通暢，三焦主氣，道理在此。

讀嘻字時，以意領氣，由足竅陰、至陰上踝入膀胱經，由小腹處上升，歷絡下、中、上三焦至胸中，轉注心包經，由天池、天泉而曲澤、大陵至勞宮穴，別入三焦經。吸氣時即由手第四指端關衝穴起沿手臂上升貫肘至肩，走肩井之後，前入缺盆注胸中聯絡三焦。上行之支穿耳部至耳前，出額角下行至面頰，流注膽經，由風池、淵腋、日月、環跳下至足竅陰穴。簡而言之，意領時，由下而上，再由上而下復歸於膽腑。

治病機理：三焦主相火，爲六腑中最大的腑，其根在命門，與各臟腑經絡的關係極其密切，是全身通調氣機的道路。三焦有病，常表現爲氣滯淤塞，因而寒熱往來，口苦胸悶，噁

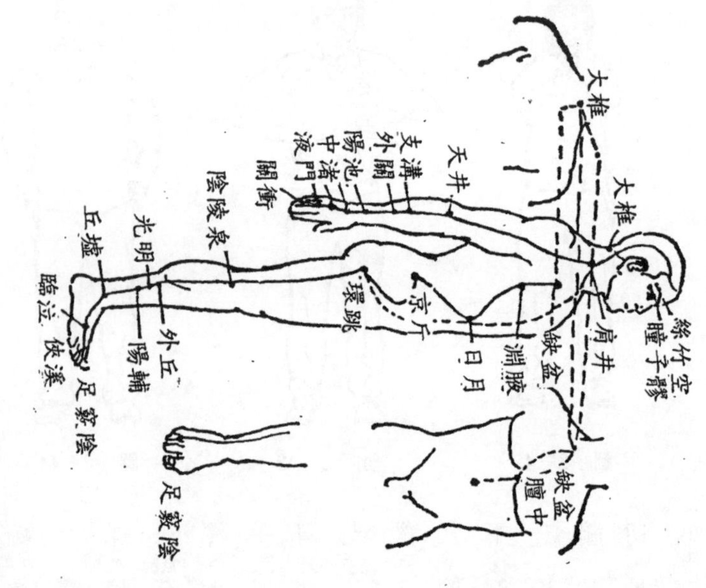

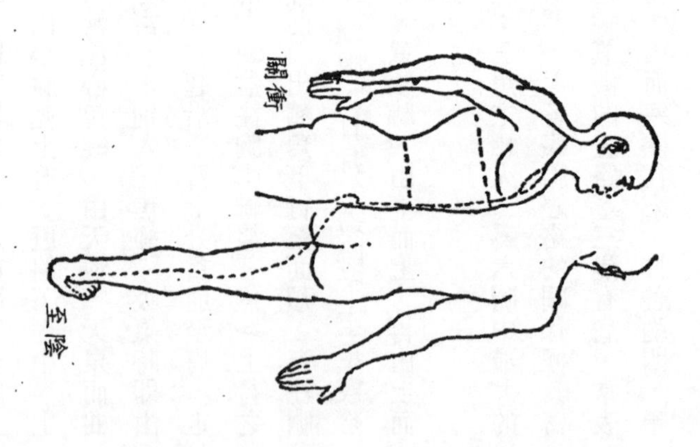

圖2-45　噓字功經絡走向圖

心腹脹，小便赤黃。五臟六腑功能的調整，完全靠氣的運行；而氣的運行主要靠三焦。所以，練「嘻」字功是爲了理三焦氣。從膀胱到肚臍是下焦，肚臍到心口窩是中焦，心口窩到天突處上焦。三焦的功能是主氣化，所以有「下焦如瀆」、「中焦如漚」、「上焦如霧」之說。氣一定要順。練「嘻」字功，要面帶笑容，心裡美滋滋的。

練嘻字功，呼氣時無名指氣感强，下落時足四趾氣感强，這是少陽之氣隨呼氣上升與沖脈並而貫通上下，則三焦理氣之功能發揮，促進臟腑氣血通暢之緣故。三焦不暢可引起耳鳴、眩暈、喉痛、咽腫、胸腹脹悶、小便不利，應多練嘻字功。

三焦實則表現爲：咽腫，喉痛，寒熱，耳鳴，耳聾，下頷病，腋下腫，小便不利，胸脹悶。

三焦虛則出現耳鳴，自汗，眩暈。

三焦不暢，用「嘻」字功通之，再用「呼」字功助胃氣，這樣百病都除，不治而癒。

根據中醫整體治療的理論，本五行相生之原則，六字訣全套練習，每個字吐六次，六六三十六次謂之周天，早晚各練三遍，配合洗髓金經，早晚各練一小時，堅持百日，成效自見。如某一臟器有病，相應之字可加練一至三倍。但不能只單練一個字，以免引起不適。每個人在掌握了功法之後，要根據自己的情況，制定出練功方案和時間，只要樹立和疾病作鬥爭的信心，持之以恒地堅持鍛鍊，病弱的身體是可以恢復健康的。

第六節　坐臥式六字訣

站立式的六字訣，對年老體弱不便持久站立者，會感到困難，所以特編出坐臥式的六字訣。臨床實踐效果良好。六字訣臥練法和站式六字訣在作用和效果上没有什麼不同，只是更加適合體弱多病的人練習，一般練功者，臨睡前在床上練習也十分方便。六字訣臥練法練習時，作功者需仰卧於硬板床上，其要領和站式相同。要做到全身放鬆，心平氣和，呼吸自然。枕墊高以能目視足尖爲宜。兩手自然放鬆，置於身體兩側（圖2—46）。口型、吐音、腹式呼吸及經絡循行均同於站立式。讀字時呼氣同時收腹、提肛、縮腎、斂臀；吸氣時小腹自然隆起，舌尖頂上腭，做到呼有意、吸無意。每個字作六次，然後作一次調息。調息動作同站立式。

一、噓字功養肝

肝開竅於目。

發音：噓（xū）讀需。

口型：兩唇微合有横綳之力，舌尖向前並向内微縮，牙齒露有微縫（圖2—46）。

動作：呼氣念噓字，兩手由急脈穴起（圖2—47），手背相對向上提，經章門、期門上升入肺經之中府、雲門（圖2—48），向上翼兩臂如鳥張、向左右展開，手心向上（圖2—49）；同時足跟下蹬，足尖翹起，兩眼隨呼氣之勢盡力瞪圓，呼氣盡吸氣時，兩臂划弧徐徐下落，兩手重疊於丹田之上，氣沉丹田，小腹逐漸隆起，兩足放鬆，恢復原狀（圖2—50）。稍事休息，重複六次。

經絡走向：意領肝經之氣由足大趾外側大敦穴起，沿腿內側上行經章門、期門等穴後，一隻上行聯繫眼球，一隻入肺系過中府、雲門至大拇指內側的少商穴。自覺氣感可達拇指端。

肝屬木，木喜條達。這一動作可以舒肝鬱、平肝氣、治療各種肝病及眼疾。

二、呵字功養心

心開竅於舌。

發音：「呵」（ke 陰平）讀科。

口型：口半張，舌頂下齒，腮稍用力後拉（圖2—13）。

動作：兩手由體側經腹前提至胸前，掌心向上，呼氣念呵字，兩手如捧物狀由衝門穴處起（圖2—51），經腹胸漸向上抬，至膻中穴處兩處向內翻轉至手心向上，大拇指對準

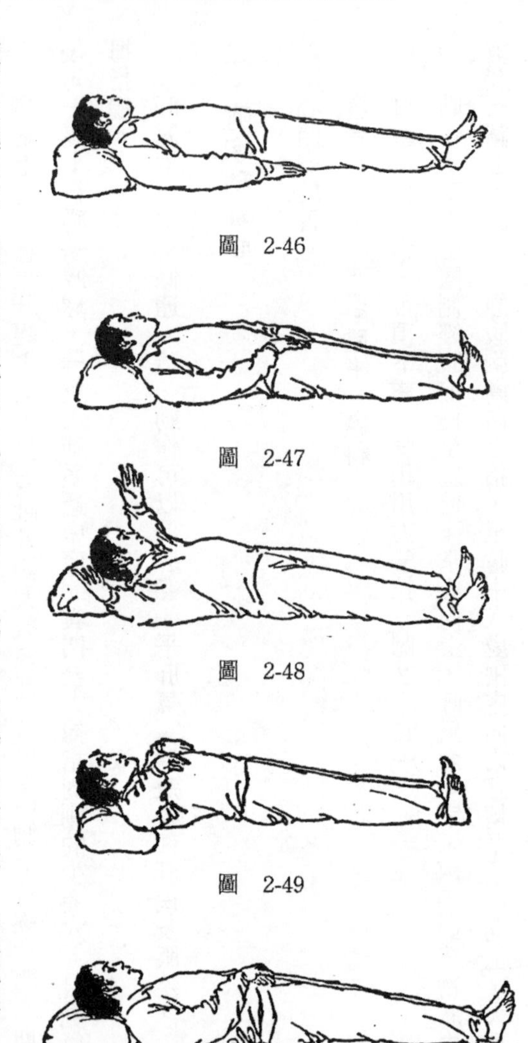
圖 2-46
圖 2-47
圖 2-48
圖 2-49
圖 2-50

腋下之極泉穴，翻掌向上托至目外眦（圖2—52），同時足跟下蹬，足尖翹起。呼氣盡吸氣時，兩手翻轉掌心向裡，經面前、胸前（圖2—53）、腹前（圖2—54）徐徐下落於身側，氣沉丹田，小腹隆起，兩足放鬆，恢復原狀。稍事休息，重複六次。

經絡走向：以意領氣由脾經之井穴隱白穴開始循腿的內側上升入腹轉入心經極泉穴上升，入臂內側再上行至小指尖端之少衝穴。

心屬火。主血，主神明，所以練「呵」字功能治療心臟病、心血管病及失眠、健忘等症。

三、呼字功健脾

脾開竅於口。

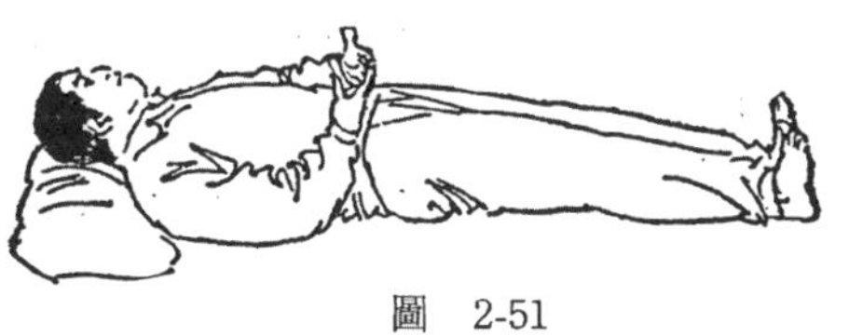

圖　2-51

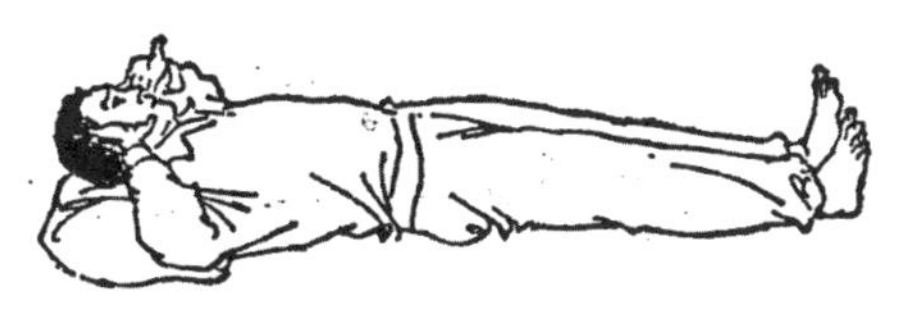

圖　2-52

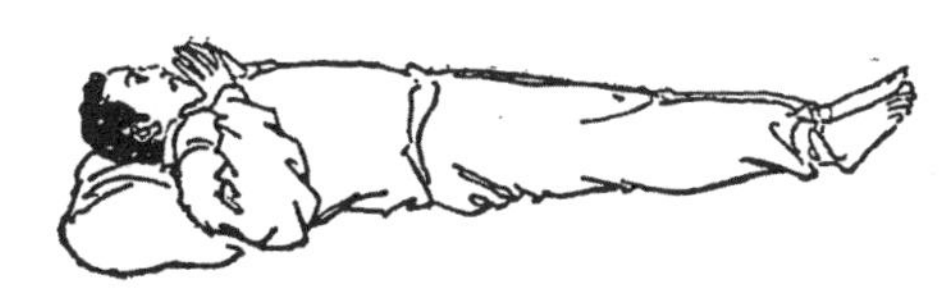

圖　2-53

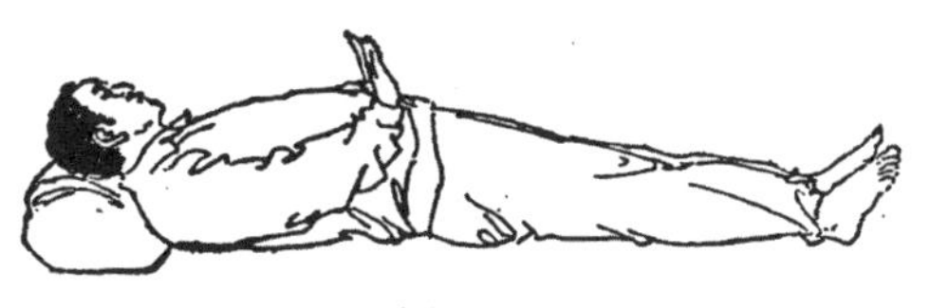

圖　2-54

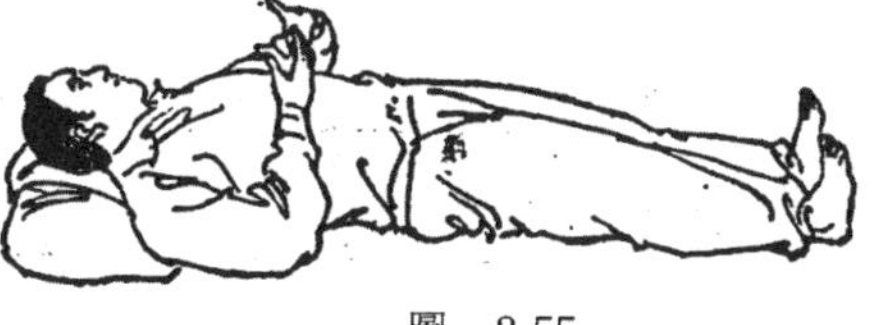

圖　2-55

發音：呼（hū）讀忽。

口型：撮口如管狀，唇圓似筒，舌放在中央向上微捲，用力前伸（圖2—20）。

念呼字，足跟下蹬，足尖上翹，兩手如捧物狀，由身側經腹胸上抬至膻中穴處（圖2—55），左手外旋上托至頭頂，右手內旋下按至衝門穴處（圖2—56）。呼氣盡吸氣時，兩足放鬆，左右手同時翻轉手心向裡，左手向下，右手向上，在胸前膻中穴處相交，翻掌下按（圖2—57），恢復原狀。左右手交替共做六次，每做完一次則恢復原狀，稍事休息。

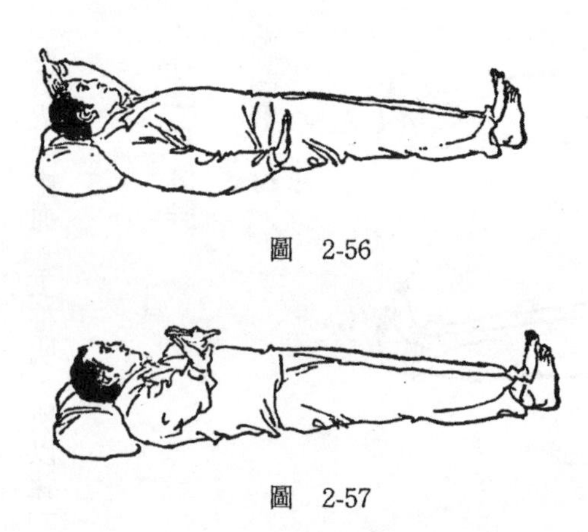

圖 2-56

圖 2-57

經絡走向：足大趾稍用力，則脈氣由足大趾內側之隱白穴上行，過大都、太白、公孫（圖2—27）入三陰交上行小腿內側，直入腹內脾臟，聯絡胃府，挾行咽喉部連於舌根。注入心經之脈，隨手勢高舉之形直達小指端。所以內經有肝脾之氣直升之說。

脾屬土。脾統血，主運化、主肌肉及四肢，所以練「呼」字功能治療脾虛、腹瀉、肌肉萎縮、四肢疲乏等病症。

四、呬字功潤肺

肺開竅於鼻。

發音：呬字從俗讀四（si），正音為戲（xi），虛器切，讀如謝，五音配商。

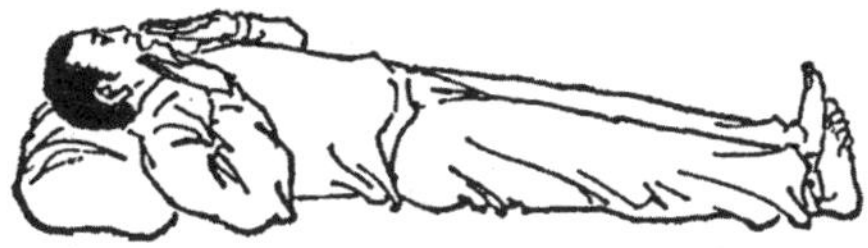

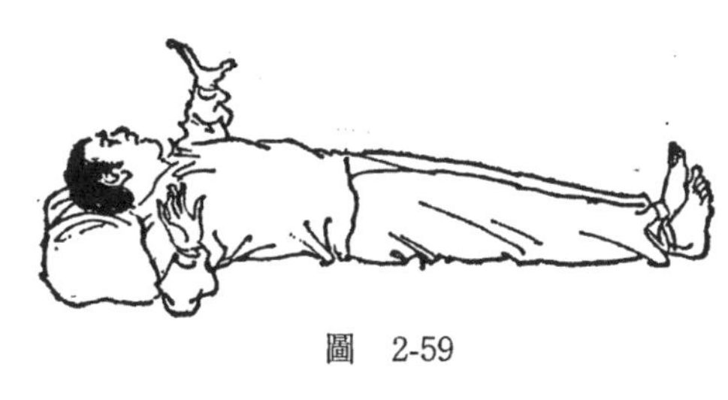

圖　2-58

圖　2-59

口型：開口張腭（圖2—28）。

動作：兩手如捧物狀由身側向上抬至膻中穴處，兩手外旋變立掌（圖2—58），沉肩墜肘，念呬字，隨呼氣之勢，兩臂向左右展開，掌心向外，足跟下蹬，足尖翹起（圖2—59）。呼氣盡吸氣時，兩臂由體側徐徐下落，小腹隆起，氣沉丹田，兩足放鬆，恢復原狀。稍事休息，重複六次。

經絡走向：開始與噓字功相同，引氣上升後轉注中焦，入肺系出中府、雲門，循臂內側下肘中入尺澤走孔最，入寸口太淵穴走入魚

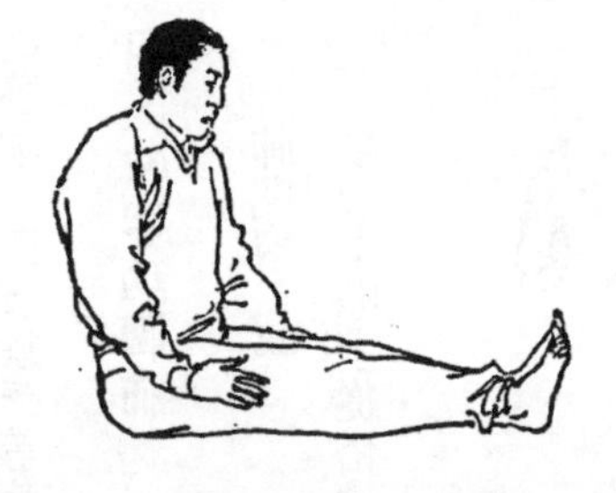

圖 2－60

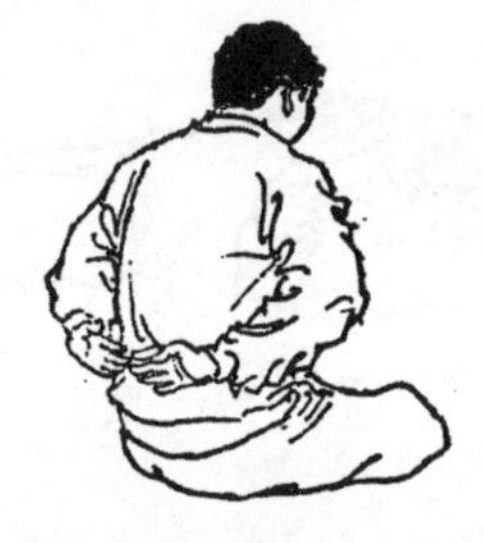

圖 2－61

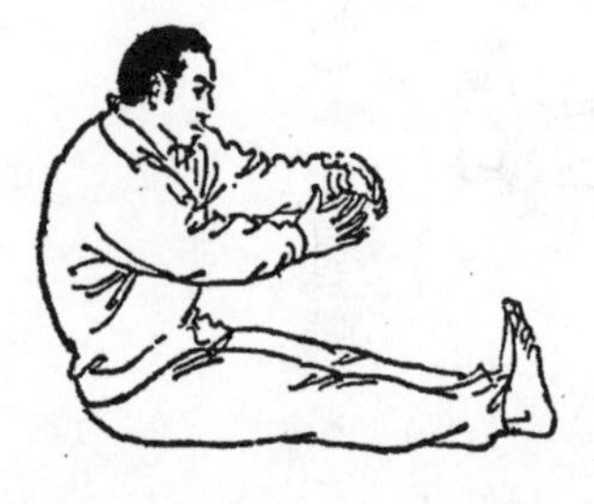

圖 2－62

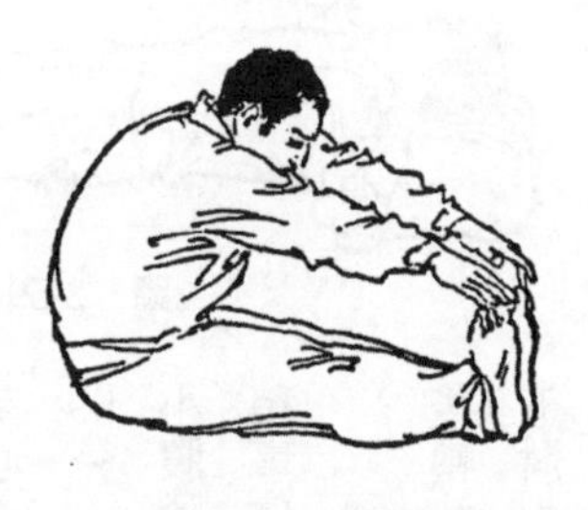

圖 2－63

際，出拇指尖端之少商穴。

肺屬金。主氣，主制節，朝百脈，主肅降，通調水道，主皮毛。所以練「呬」字功治療氣管炎、肺氣腫等呼吸系統疾病以及傷風、咳嗽、氣短、尿頻及各種皮膚病。

五、吹字功強腎

腎開竅於耳及兩陰。

發音：吹（chui 陰平）讀炊。

口型：撮口，兩嘴角向後咧，舌微向上翹，唇出音（圖2—33）。

動作：端坐床上，兩腿自然彎屈，兩手置於風市穴處（圖2—60）。念吹字，兩臂後拉，手心向外，經長強、腎俞（圖2—61）劃弧向前經胸前俞府，兩臂撐圓（圖2—62），俯身前屈，腿漸伸直，雙手從足趾端摸湧泉穴（圖2—63）。呼氣盡吸氣時，徐徐直身，腳腿放鬆，恢復原狀，稍事休息，重複六次。

經絡走向：以意領氣從足心湧泉上升，經足掌內側向上過三陰交出膕窩沿大腿內側上行，貫穿脊柱入腎臟轉注心包，經天地、天泉、曲澤、大陵、勞宮到中指尖之中衝穴。

腎屬水，腎藏精，而精是人體生命活動的物質基礎。此動作彎腰可固腎，救命門之火衰；蹺足可升腎井之泉水，使水火既濟。而且腎主骨，其華在髮。所以練「吹」字功能治療各種腎病以及男子遺精、早泄、女子夢交、牙齒動搖、頭髮脫落等症。

六、嘻字功理三焦

「三焦」主氣，其中用上焦主納，中焦主化、下焦主排泄。所以練完「噓」、「呵」、「呼」、「呬」、「吹」等功法對五臟進行修殘補缺之後，還要通調經氣。練「嘻」字功可使整個機體歸於氣化之鄉，氣順則百病不生。

發音：嘻（xi）讀希。

口型：兩唇微啓稍向裡扣，舌微伸有縮意，舌尖向下，有嘻笑自得之貌，怡然自得之心（圖2—38）。

動作：呼氣念嘻字，兩手如捧物狀由體側抬起，經腹（圖2—64）至胸部膻中穴處，外旋上托至頭部；同時足跟下蹬，足尖翹起（圖2—65）。呼氣盡吸氣時，兩手心轉向面部，沿膽經之路線撫摩（圖2—66）下落（圖2—67），氣沉丹田，小腹隆起，兩足放鬆，恢復原狀。稍事休息，重複六次。

經絡走向：以意領氣由膽經之末穴四趾外側之竅陰穴起沿腿外側上行肩中，再沿臂外側至四指外側關衝穴。呼氣盡，吸氣時以意領氣沿膽經下行至足四趾竅陰穴。

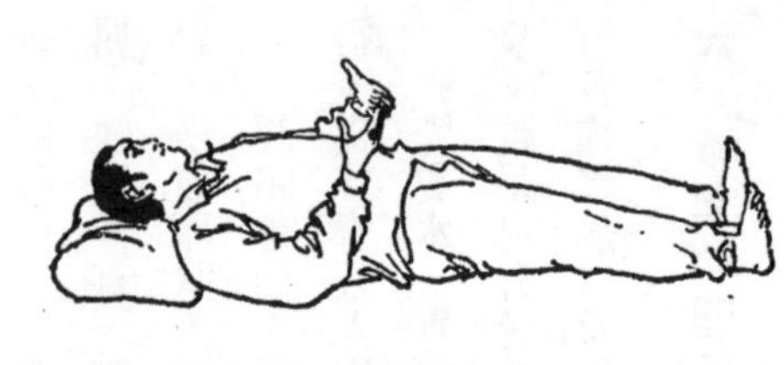

圖 2-64

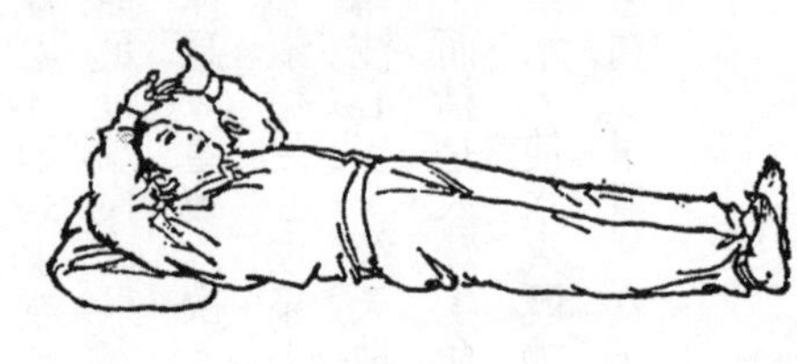

圖 2-65

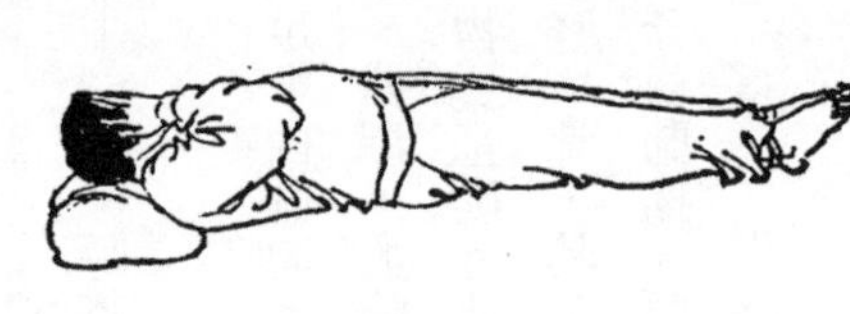

圖 2-66

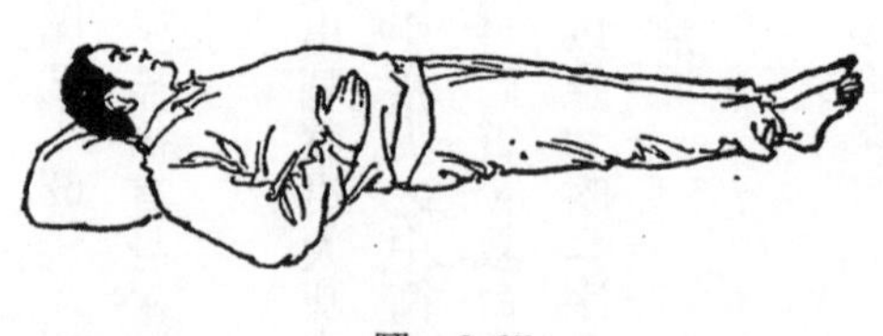

圖 2-67

練「嘻」字功可治療三焦不暢所引起的耳鳴、眩暈、喉痛、咽腫、胸腹脹悶、小便不利等病症。

附：六字訣穴位註解

㈠噓字功

• 魚際穴：在第一掌骨中側部二分之一，赤白肉際處。

主治：咳嗽、失音、氣喘、咽喉腫痛、發熱。

• 大敦：拇趾外側趾甲旁約〇・一寸。

主治：遺尿、月經過多、疝氣、子宮脱垂。

• 太衝：在第一、二跖骨結合部之前凹陷中。

主治：頭痛、目昏、癲癇、小兒驚風、目疾、疝氣、子宮出血、乳腺炎。

• 中都：內踝尖上七寸，即蠡溝上二寸，脛骨內側面正中。

主治：崩漏、疝氣、小腹痛。

• 急脈：在恥骨結節之下外側，距任脈二・五吋，在陰毛中。

主治：外陰部痛、疝氣。

• 章門：在側腹部，第十一浮肋端之下際。

主治：脾腫大、腹瀉、消化不良、嘔吐、脇肋痛。

•期門：在乳中線上，乳頭下二肋間，當第六肋間隙。

主治：胸膜炎、肝炎、脇肋痛、呃逆。

•中府：在前正中線旁開六寸，第一、二肋間隙外側。或用手叉腰時，在鎖骨外端的下緣出現一個三角形凹陷，凹窩的中心是雲門穴，雲門穴直下約一寸即是中府穴。

主治：咳嗽、氣喘、胸痛、肺脹滿、肺結核、肩背痛。

•雲門：鎖骨外端下緣，前正中線旁開六寸。

主治：咳嗽、氣喘、胸痛、胸悶、肩背痛。

•少商：在拇指橈側，距指甲角旁約○·一寸處。

主治：咳嗽、氣喘、咽喉腫痛、鼻衄、發熱、呼吸衰竭、窒息、中風昏迷。

(二)呵字功

•隱白：足拇趾內側，距趾甲角旁約○·一寸。

主治：腹脹、月經過多、崩漏、癲狂、多夢、驚風。

•極泉：在腋窩正中，腋動脈內側。

主治：脇肋疼痛、心痛、咽乾煩渴、瘰癧、肘臂冷痛。

•少海：屈肘。在肘橫紋尺側端凹隱中。

主治：心痛、臂麻、手顫、腋脇痛、肘關節及其周圍軟組織痛。

• 神門：在豌豆骨與尺骨的關節部，當尺側腕屈肌腱之橈側凹陷中、腕橫紋上。

主治：失眠、癲狂、痢症、癔病、心悸、心痛、脇痛、掌中熱。

• 少府：第四、五掌骨間，握拳時，當無名指與小指之間處。

主治：心悸、胸痛、陰癢、小便不利、遺尿、掌中熱。

• 少衝：在小指橈側，距指甲角旁約〇・一寸。

主治：熱病、中風昏迷、心悸、心痛、癲狂、胸脇痛。

㈢呼字功

• 大都：足大趾內側，第一蹠趾關節前下方、赤白肉際間。

主治：腹脹、胃痛、嘔逆、高熱、無汗。

• 太白：第一蹠骨小頭的後下方，赤白肉際間。

主治：胃痛、腹脹、身體沉重、痢疾、便秘、吐瀉。

• 公孫：在第一蹠骨基底之前下緣凹陷處、赤白肉際間。

主治：胃痛、嘔吐、食不化、腹痛、泄瀉、痢疾。

• 三陰交：內踝尖上三寸，脛骨內側面後緣。

主治：泌尿生殖系統疾病、下腹痛、腹瀉、濕疹、神經性皮炎、蕁麻疹、高血壓、失眠、能墮胎。

•血海：屈腋、髕骨上緣上二寸許。當股骨内上踝下緣、股内肌的隆起上。屈膝成直角時，以手掌按其膝蓋，二至五指向膝上，大指向膝内側，大指端盡處是穴（大腿内側，從恥骨聯合上緣至髕骨上緣作十八寸折量）。

主治：月經不調、崩漏、經閉、蕁麻疹、神經性皮炎、股内側痛。

•箕門：血海上六寸，在血海與衝門連線上，當縫匠肌内側。

主治：小便不利、遺尿、腹股溝腫痛。

•沖門：腹股溝外端之上緣，股動脈外側，平恥骨聯合上緣，曲骨旁三·五寸。

主治：腹痛、睾丸炎、精索痛、子宮内膜炎、疝氣。

•府舍：衝門穴斜上〇·七寸，前正中線旁開4寸。

主治：腹痛、積聚、疝氣、闌尾炎、便秘。

㈣呬字功

•尺澤：仰掌、肘部微屈，在肘橫紋中，肱二頭肌腱橈側。

主治：咳嗽、咳血、潮熱、氣喘、咽喉腫痛、胸部脹滿、小兒驚風、肘關節及周圍軟組織疾患。

•太淵：在腕第一橫紋後，拇長展肌腱與橈動脈搏動處之間取穴。

主治：咳嗽、咳血、咽喉腫痛、胸痛、無脈症、橈腕關節及周圍軟組織疾病。

㈤吹字功

●湧泉：在足底前、中三分之一交界處，蹺足時呈凹陷中。

主治：頭痛、休克、中暑、足心熱、小兒驚風、癲疾。

●三陰交：（見呼字功）。

●長强：在尾骨尖端與肛門之中央，伏卧取之。

主治：痔瘡、脱肛、腹瀉、腰脊痛。

●腎俞：在第二腰椎棘突下，旁開一·五寸。

主治：遺精、陽痿、遺尿、月經不調、白帶、腰痛、目昏、耳鳴、耳聾、水腫。

●俞府：在第一肋間隙與鎖骨下緣之陷中、任脈旁二寸。

主治：咳嗽、氣喘、胸痛、嘔吐、不思食。

●天池：乳頭外一寸、第四肋間處。

主治：胸悶、脇痛、腋下腫痛、瘰癧。

●天泉：上臂掌側，腋橫紋下二寸、當肱二頭肌的兩頭之間。

主治：胸脇痛、咳嗽、上臂內側痛。

●曲澤：在肘橫紋上，肱二頭肌腱尺側緣。

主治：胃痛、嘔吐、熱病、心痛、肘臂痛、手臂震顫。

•大陵：在腕橫紋中央、橈側腕屈肌腱與掌長肌腱之間。

主治：心悸、心痛、胃痛、嘔吐、失眠、癲狂、痢症、胸脇痛、腕關節及周圍軟組織損傷。

•勞宮：在第三掌骨本節後，握拳時當中指與無名指之間掌心中。

主治：癲狂、癇症、口瘡、口臭、嘔吐、呃逆、手癬。

•中衝：在中指尖端之中央處。

主治：中風昏迷、舌强不語、熱病、中暑、心痛、耳鳴、小兒驚風。

㈥嘻字功

•至陰：在足小趾外側，距趾甲角旁約〇·一寸。

主治：矯正胎位、難產、頭頂痛、目痛、鼻塞。

•足竅陰：在第四趾外側，距趾甲角旁〇·一寸。

主治：偏頭痛、目痛、耳聾、脇痛、多夢、失眠。

•委陽：在委中外側，股二頭肌腱内側。

主治：腰脊强痛、腿足拘攣疼痛。

•膻中：在兩乳之間、胸骨中線上，平第四肋間隙。

附：六字訣的配屬表

六字／屬配	噓	呵	呼	呬	吹	嘻
	肝	心	脾	肺	腎	三焦
季　節	春	夏	四季末十八天	秋	冬	
五　行	木	火	土	金	水	相火
九　竅	目	舌	口	鼻	耳、二陰	
五　音	角	徵	宮	商	羽	

主治：支氣管炎、支氣管哮喘、胸痛、胸悶、呃逆、乳汁少。

●肩井：在肩上，約當大椎與肩峰間之中點。

主治：肩背痛、頸項強痛、臂不舉、乳腺炎、乳汁減少。

●缺盆：在乳中線直上鎖骨上窩之中點，天突旁四寸。

主治：咳嗽、氣喘、咽喉腫痛、缺盆中痛。

●風池：在風府外側，當胸鎖乳突肌和斜方肌上端之間的凹陷中。

主治：頭痛、目疾、鼻疾、感冒、頸項強痛、肩背痛。

●淵腋：在腋橫紋下三寸，當腋正中線上，第四肋間隙。

主治：脇痛、腋下腫、臂痛不舉。

●環跳：側臥(伸下腿，屈上腿)，在股骨大轉子最高點與骶骨裂孔(腰俞穴)連線的三分之一與內三分之二連接點。

主治：坐骨神經痛、下肢癱瘓、髖關節及周圍軟組織疾病、風濕痺痛。

第三章　洗髓金經

第一節　概　要

《洗髓經》是昔日道家不傳之秘典，其實就是呼吸導引之術。我只見到常奉之先生的明代抄本，爲「洗髓」、「伐毛」兩部，但其內容虛玄不易理解。《洗髓經》我最初受業於清末癸卯科進士普照老人，以後悟徹大法師贈我遼寧千山抄本，二者式子不等。我根據多年的實踐和生理活動的需要，去僞存真，刪繁就簡，並改變了原來的一些神秘的名稱，整理編制爲這二十三式的洗髓經金。

《洗髓金經》在我國有悠久的歷史，相傳爲達摩所授。

宋代蘇軾和沈括的《蘇沈良方》中講的叩齒、咽津、摩兩足心、摩熨眼耳面項、按捏鼻梁、梳頭等等，書中稱爲養生訣。我認爲這就是今天的洗髓金經。

宋人司議郎蒲虔貫在《保生要靈》中談到肢體時說：「故手足欲其屈伸，兩臂欲左挽右挽如挽弓法，或兩手雙拓如拓頭法，或兩拳築空，或兩手臂左右前後輕擺，或頭項左右顧，或腰胯左右轉，時俯時仰，或兩手相捉細細捩（註：扭轉）如洗手法，或兩手掌相摩令熱，掩目摩面，事閑隨意用之，各十數過而已。每日頻行，必身輕目明，筋節血脈調暢，飲食易消，無所壅滯。體中小不佳，快爲之即解。」上述内容同我學的洗髓經有許多相似之處。

明代醫師冷謙的《修齡要指》中「十六宜」講的「面宜多擦」，髮宜多梳，目宜常運，耳宜常凝，齒宜常叩」等等，也同我學的洗髓經相仿。

第二節　特　點

洗髓金經的特點，除了第一講中提到的以外，還在於它把調整呼吸、按摩穴位和活動筋骨這三者有機地結合起來，以肢體的活動導引氣血的流行，來清除潛藏在筋骨縫中的病邪，進而使大氣運行於全身各個組織器官中。具有調整陰陽、修殘補缺的作用，氣感快而去病易。六字訣著重於吐納，先呼後吸，通調臟腑氣血；而洗髓金經則注重導引，先吸後呼。二者相輔相成，構成養氣功的基本内容。

通過洗髓金經的鍛鍊，加强某一局部的動作，可以治某一局部的病變。它的氣有的按經絡的通路走，大多數不是按經絡的通路走，而是活動某一地方，意念就注意某一地方。

第三節　治病機理

洗髓金經是通過穴位按摩，肢體扭轉屈伸，調整呼吸，來清除潛藏在筋肌骨縫中的病邪。骨頭裡最重要的是髓，是骨頭的精液，髓在機體裡有很重要的作用。髓養骨，髓竭則骨枯。腦爲髓之海，髓充足則腦健壯。髓藏於骨內，少有活動的機會，洗髓金經配合氣血運行之軌道，用肢體屈伸扭轉，以加强生理活動機能，上下左右，陰陽轉化，使全身所有骨節無一處不得到洗刷，所以謂之「洗髓」。

關節活動於外，髓液活動於內，筋肉氣血都應之而動，從而使氣血暢流於各組織器官中。經絡之末梢得以疏通，可收到骨健筋柔、髓健腦充之宏效。

第四節　功　法

預備式：兩腳平站與肩同寬，頭正項直，百會朝天，內視小腹，輕合嘴唇，舌抵上胯，沉肩墜肘，兩臂自然下垂，兩腋虛空肘微屈，含胸拔背，鬆腰塌胯，兩膝微屈，全身放鬆，頭腦清空，站立至呼吸自然平穩（圖3—1）。每節動作均起於預備式。

呼吸法：順腹式呼吸，先吸後呼，鼻吸鼻呼。吸氣有意，小腹隆起；呼氣自然。

動作要點：在清靜的情況下導氣令和，引體令柔。導引動作之快慢受呼吸節律支配，體現「氣爲元帥，手足爲兵丁」之深義，表現出「中和」之氣。每做完一節可調息一次（動作同六字訣中的調息），放鬆，恢復自然。

意念活動：意念不可没有，但又不可過於用意，要做到似有若無。肢體活動呼吸節律自然進行，不要强加意識。爲了更好地保持靜的狀態，可以讓意念指揮動作，以動作導引氣血循經絡運行。

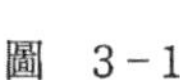

圖　3－1

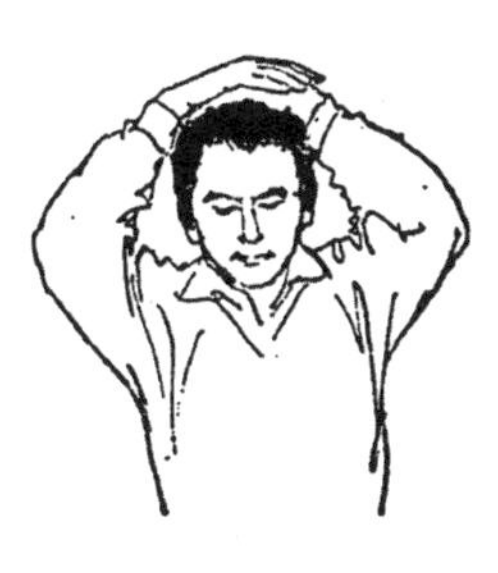

圖　3－2

一、百會運轉

動作：兩手重疊，內外勞宮穴相對（男性左手在下，右手壓左手，女性右手在下）置於頭頂，勞宮穴對準百會穴（圖3—2）推動頭皮旋轉，一吸一呼爲一息，一息轉一圈。逆時針轉八圈，吸氣時由右向左轉前半圈，呼氣時由左向右轉後半圈。如此再順時針轉八圈。然後在百會穴上按三次，按時吸，抬時呼，做時，不要低頭，頭盡量向上頂；吸氣時吸天陽下降入井；呼氣時引地陰之氣徐徐上升，由督脈而升入泥丸宮。這是道家小周天之要求。如十二正經、奇經八脈通透之後，可領氣還原。百會運轉時，下丹田隨之轉動，百會穴逆時針旋則丹田亦然，百會順時針旋則丹田順時針轉。

功理：百會穴與各臟腑經絡相通，與腦部中樞神經相連，故百會運轉有調整陰陽整體治療之大用。

神經系統的疾病，如神經性頭痛、失眠、健忘、目眩等症，都可以通過這種功法的鍛鍊得到治療，針灸歌說：「頭痛暈眩百會轉」。

我們臨床經驗，揉按百會，可以調整陰陽，血壓高者減低，血壓低者升高，頭昏迷者能清醒，兒童痴呆者可逐漸靈活，休克者能甦醒。歷史上的名醫扁鵲爲虢太子治病，取百會穴收到起死回生的效果。

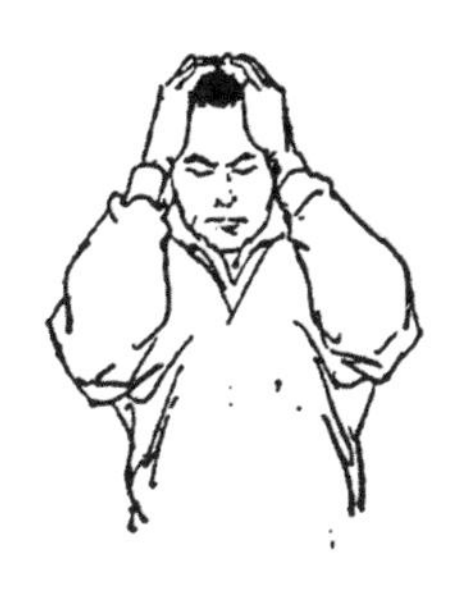
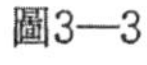
圖3—3

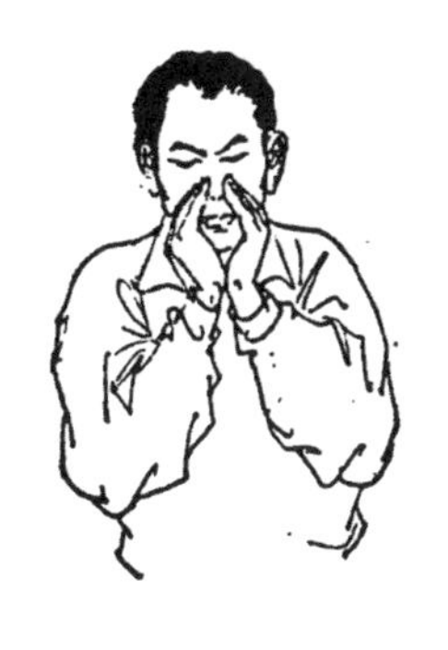
圖3—4

百會，爲督脈之要穴，是諸陽集會之處。在後髮際直上七寸，前髮際直上五寸，印堂直上八寸處，當頭頂旋髮窩中。簡便定位法爲頭正中。

主治：頭痛、目眩、鼻塞、耳鳴、中風不語、脫肛、陰挺、癲狂精神病。

二、循按鼻梁

動作：隨吸氣之勢，兩手如托球之狀，由腹部經胸前自然抬起，至前頂距髮際四寸之通天穴上（圖3—3），以劍指在穴上揉按。吸氣盡呼氣時，兩手劍指循鼻梁兩側向下按摩（圖3—4），經迎香穴、嘴角、鎖骨到胸部肺、腹部大腸部位，上下揉按三次，爾後兩手垂於體側。

功理：鼻與肺有直接關係，鼻爲肺之竅，外感內侵鼻先受之，風寒感冒鼻聲重。百會穴向前旁開一寸五分爲通天穴，通天穴是膀胱經的穴，但跟肺經有關係。可治鼻內無聞之苦，鼻孔旁五分處爲手陽明大腸經之迎香穴，有不聞香臭取迎香之說，此兩穴通則肺火得清，嗅覺靈敏，止痰嗽，增强肺臟之抗病力量，而順經按摩可排除外感之邪氣。肺與大腸相表裡，此動作還可以驅逐大腸中之外邪。此動作至少八次，可多至六十四次。

通天，是膀胱經頭頂上之要穴，又名天臼。在督脈旁一·五寸，前髮際直上四寸。內氣由此穴上通於天，外氣由此穴下入於肺，故名之爲通天。揉按此處可以瀉肺火，通肺氣。

主治：喘息難，不能仰俯，頸項難轉側。能解表外邪、治感冒傷風、鼻塞語重或鼻流清涕、鼻痔、鼻淵、鼻瘜肉。

三、揉按迎香

動作：兩手提至面部，以劍指置於迎香穴，做旋轉揉搓（圖3—5）。鼻吸口呼。吸氣時向外、向上揉按，呼氣時向裡、向下，連做八次，多可六十四次，如傷風感冒、鼻流清涕或鼻塞不通，盡可多做。

功理：迎香穴是手陽明大腸經的終結穴，與胃經相銜接。做這種揉按可以瀉肺火，治鼻炎和上呼吸道感染，還可以緩解闌尾炎的疼痛，以及治療熱症引起的頭痛、眼睛痛。

迎香穴有上下之分。上迎香爲經外奇穴，鼻唇溝上端盡處，能治鼻病及眼病。下迎香穴是大腸經之終結處，爲手足陽明之會。在鼻翼旁五分處、鼻唇溝中。所以說「鼻旁五分號迎香」。

主治：鼻塞、鼻衄、口眼歪斜、面癢、鼻流清涕；也可以緩解盲腸炎、面浮腫、唇腫、喘息不利、鼻瘜肉等疾患。針灸歌云：「不聞香臭取迎香」。

四、揉按眼部

動作：用兩手的掌根骨按在下眼眶上，指根骨按在上眼眶上，吸氣時向外、向上揉搓；呼氣時向裡、向下揉搓，連轉八次，多可六十四次。以眼部發熱、輕鬆爲宜。若肝有實證眼有火，應再反方向旋轉八次（圖3—6）

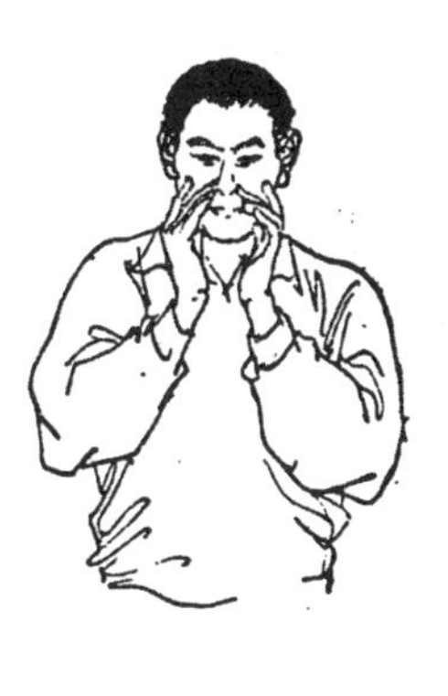

圖　3-5

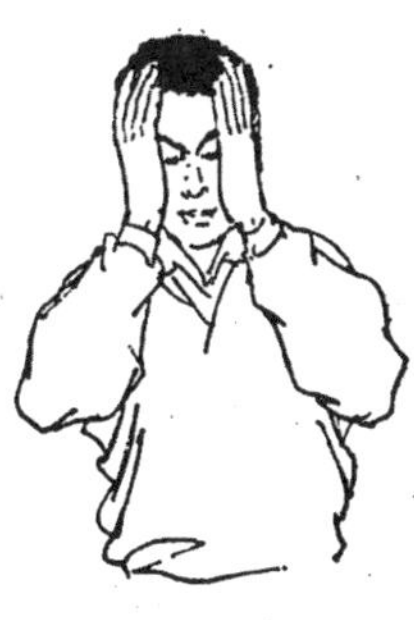

圖　3-6

功理：眼部周圍有很多穴位。《黃帝內經》中說：「肝受血而能視」。眼爲肝之竅，並與五臟都有關係。例如：瞳仁屬腎，腎氣充則有神，腎氣衰則無光；角膜屬肝，肝實病則角膜虹膜脹痛，肝虛病則內陷而困乏；球結膜屬肺，肺熱則變紅，肺虛則髮乾並無光澤；內外眦（音zì。上下眼瞼結合處）角屬心，心氣虛則眼角酸痛，心氣實熱則眼角發紅腫脹；下眼泡屬脾，脾虛則浮腫，脾實熱則腫脹而疼痛。由此可見，眼部周圍的穴位通達五臟。五臟六腑的外感內傷，可在眼部的穴位進行補瀉法。通過經絡穴位之揉按，使潛藏在骨縫筋肌中之病邪消聲匿跡。氣血暢通，不但是提高視力且有利於臟腑功能的改善。

・承泣：目正視、瞳孔直下，當眶下與眼球之間、目下7分直瞳子髎中，爲足陽明胃經與陽蹻脈、任脈之會穴。

主治；目赤腫痛、迎風流淚、夜盲、眼瞤動、口眼歪斜、遠視䀮䀮、口不能言、耳鳴耳聾等疾患。

・四白：目正視，瞳孔直下、目下一寸，當眼下孔凹陷中。

主治：目赤、痛癢、目出雲翳、頭痛、目眩、口眼歪斜、不能說話。

・球後：眶下緣四分之一與內四分之三交界處。爲經外奇穴。

主治：目疾。

・太陽：眉梢與目外眦之間向後約一寸處凹陷中。

主治：頭痛、目疾，治頭痛有顯效。

•上明：眉弓中點、眶上緣下。

主治：屈光不正、角膜白斑、視神經萎縮。

•魚腰：眉毛的中心。

主治：眉棱骨痛、眼瞼瞤動、瞼下垂、目翳、目赤、腫、痛。

•攢竹：眼眉頭凹陷中。

主治：頭痛、目眩、視物不明、迎風流淚、眉棱骨痛、目赤腫、眼瞼瞤動。

•睛明：在目內眦、赤白肉際（目內眦外一分宛宛中），是手足太陽、足陽明、二蹻五脈之會穴。爲膀胱經之始點。

主治：目遠視、白內障、迎風流淚、魚肉攀睛、小兒眼瘡、老人氣眼流淚。

•瞳子髎：目外眦五分處，爲手太陽、手足少陽三經之會穴，又名魚尾。

主治：青光眼、夜盲不能視、遠視晾晾、赤痛流淚、頭痛喉閉。

•絲竹空：爲三焦經之終結穴，在眉梢處凹中，爲手足少陽之會穴。

主治：偏頭痛、目赤頭眩、視物恍恍不明、眼眉倒下、目戴上。

五、揉按瞳子髎、太陽穴

動作：兩手以食指、中指和無名指按於瞳子髎穴和太陽穴上（圖3—7），隨吸氣之勢向上、向前揉按；呼氣時向下、向後揉按。如此旋轉揉按至少八次，多可六十四次，最好至頭腦清醒、眼內發熱清亮、舒適爲宜。

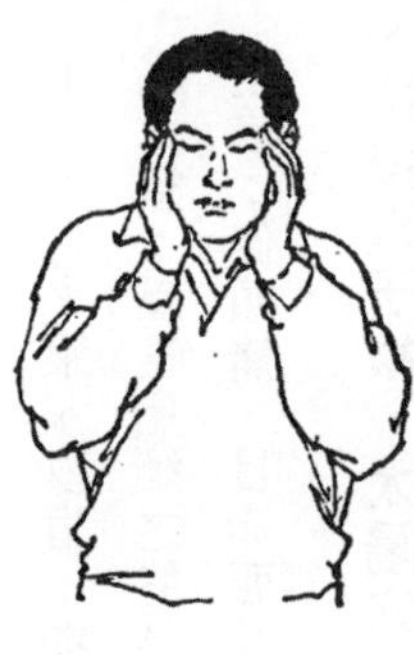

圖 3-7

功理：瞳子髎爲膽經之首穴，分布著顴眶動、靜脈、並有顴面神經與顳顬神經，膽經盤桓於上下。膽爲陽木，木盛則生風而爲偏頭痛之患，或顏面神經麻痺。肝與膽相表裡，治肝先治膽是由表及裡的方法。所以，這個功法可以熄肝風而解暈眩，還能治療偏頭痛，顏面神經麻痺、視神經萎縮、角膜炎、青光眼、遠視、青年近視、視網膜出血以及夜盲症、屈光不正等眼病。

• 瞳子髎：目外眦五分處、爲手太陽、手足少陽三經之會穴，又名魚尾。

主治：青光眼、夜盲不能視、遠視晾晾、赤痛流淚、頭痛喉閉。

• 太陽：爲經外奇穴，眉梢與目外眦之間向後約一寸處凹陷中。

主治：頭痛、目疾、治頭痛有顯效。

六、乾擦臉

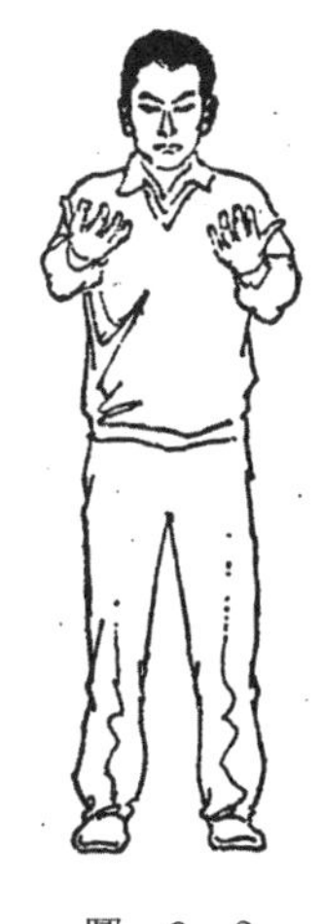
圖　3－8

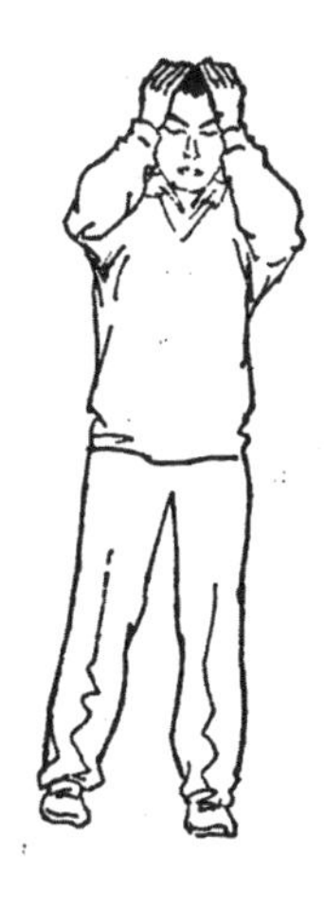
圖　3－9

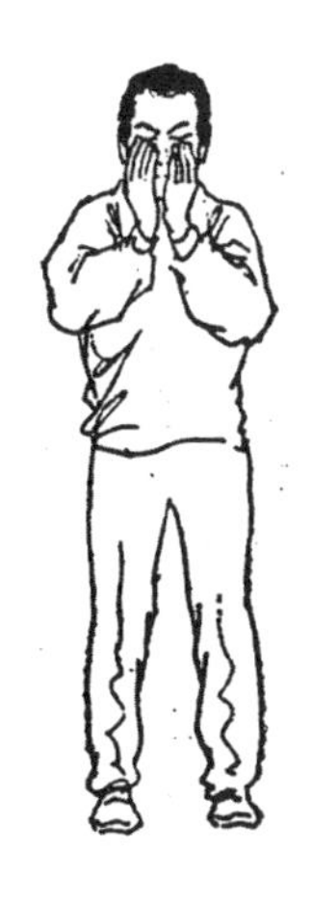
圖　3－10

動作：隨吸氣之勢，兩手心向上如托球狀經腹胸徐徐抬起（圖3—8）舉至額角，勞宮穴對準頭維穴（圖3—9），輕輕揉按至吸氣盡。呼氣時，兩手下行，經面部循胃經向下撫摩，中指經胃經的第一個穴位承泣（圖3—10），五指舒開撫於面部如擦臉之形，下行經口角旁之地倉，拇指經頰車穴下按，直至勞宮穴對準乳中穴時，兩手指尖轉而向下，拇指相對經胃部用力下推（圖3—11）食指經不容、承滿、梁門、天樞、水道、歸來、直至氣衝（圖3—12），引氣至次趾尖端之厲兌穴內。連續做八次，多可六十四次，以胸腹舒適爲宜。

功理：手三陽經榮於面，胃經的脈絡布滿面部，本動作可使榮於面之三陽都活動起來，其主流則爲多氣多血之胃經、胃經的氣血旺，

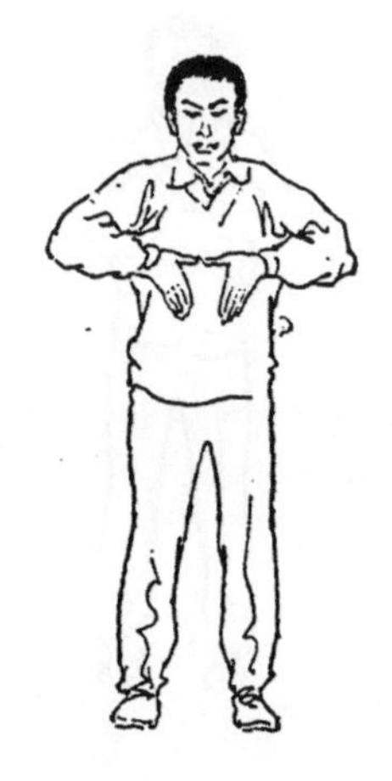

圖 3－11

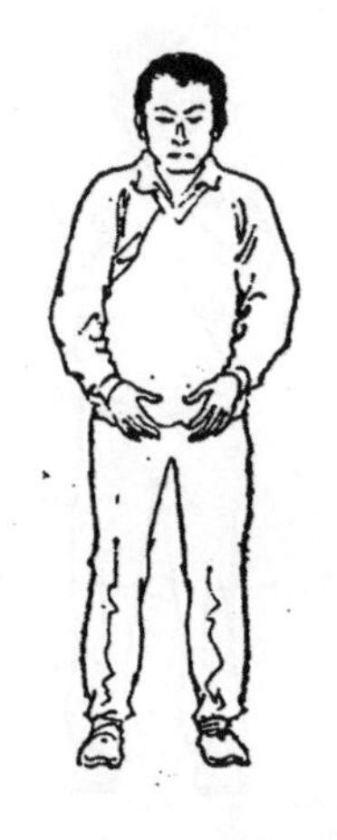

圖 3－12

則可疏通胃部的鬱悶脹滿而增進食慾。所以，保健中宮（胃）是治病的重要方法。勞宮穴是心包經，屬火，胃經屬土，火能生土。所以，練此式可以通調脾胃，對胸滿腹痛、便血便秘、疝氣及頭痛、眼痛、婦科病也有療效；還可以治局部疾患——顏面神經麻痺。孫思邈衛生歌云：「子欲不死修崑崙，雙手摩擦常在面。」

•頭維：爲足陽明胃經之穴位，在額角髮際直上五分。針灸甲乙經：在額角髮際，夾本神穴兩旁各一·五二寸。

主治：目眩、頭痛、目痛、流淚、眼瞼瞤動。

•承泣：目正視、瞳孔直下，當眶下緣與眼球之間。

主治：目赤腫痛、迎風流淚、夜盲、眼瞼

瞤動、口眼歪斜、遠視晾晾、口不能言、耳鳴耳聾等疾患。

●勞宮：在手掌心橫紋中。第二、三掌骨之間、中指尖下。爲心包經之滎穴。

主治：心痛、狂癲、癇症、嘔吐、口瘡、口臭。

●乳中：在乳頭中央。

主治：不能針灸，揉按可治乳腺癌。

●地倉：在角旁四分。

主治：口角喎斜、流涎、眼瞼瞤動。

●頰車：下頜角斜上方一橫指凹陷中。合口有孔、開口即閉。

主治：口喎、齒痛、頰面腫、口噤難言。

●不容：臍上六寸、旁開二寸。

主治：嘔吐、腹脹、胃痛、食慾不振。

●承滿：臍上五寸，旁開二寸。

主治：胃痛、吐血、脇脅下堅痛、腸鳴腹脹、食慾不振。

●梁門：臍上四寸、旁開二寸。

主治：胃痛、嘔吐、腹脹泄瀉、食慾不振。

●天樞：臍旁二寸。

主治：腹脹腸鳴、繞臍痛、便秘、泄瀉、痢疾、月經不調、症瘕。是大腸經之「募」穴。

●水道：臍下三寸、旁開二寸。

主治：小腹脹滿、小便不通、月經痛、不孕。

●歸來：臍下四寸、旁開二寸。

主治：腹痛、疝氣、月經不調、白帶、陰挺、陰冷痛。

●氣衝：臍下五寸、旁開二寸。

主治：腹痛腸鳴、疝氣、陰腫、陽痿、月經不調、不孕。

七、乾梳頭

動作：兩手隨吸氣之勢上抬，手心向上，以小指尖置於睛明穴上，輕輕揉按三至五次（圖3—13）。吸氣盡，隨呼氣之勢五指舒開，指尖用力循膀胱經之攢竹、眉沖、曲差、五處、通天（圖3—14），膽經之陽白、頭臨泣、風池，由頭部向下循按（圖3—15），經淵腋穴（圖3—16），指端向胸腹按至日月穴，漸轉向下，繼續按至環跳穴，兩手自然垂於體側引氣下行，直至膽經之足竅陰、膀胱經之至陰穴內。

功理：乾梳頭可以活動頭部的經絡，引氣下行，用來瀉足太陽膀胱經和足少陽膽經的

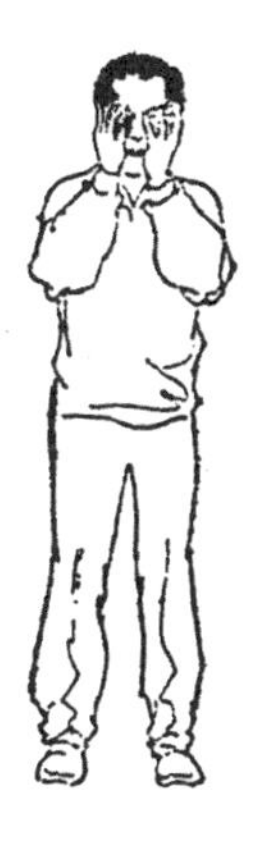

圖　3－13

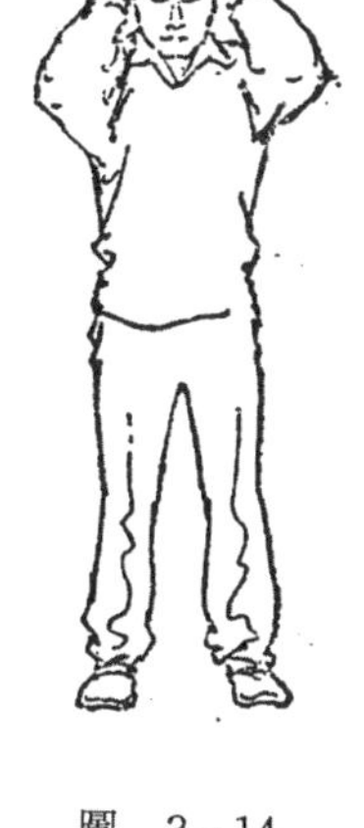

圖　3－14

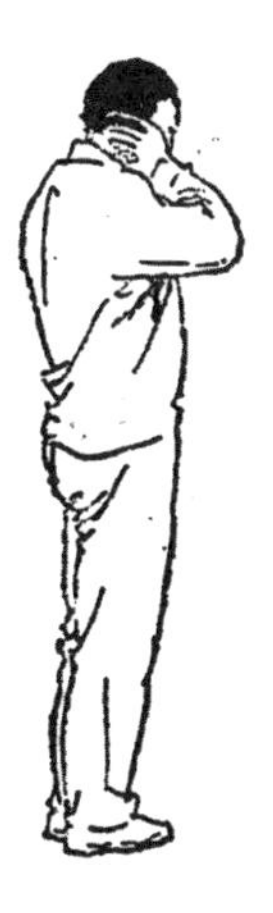

圖　3－15

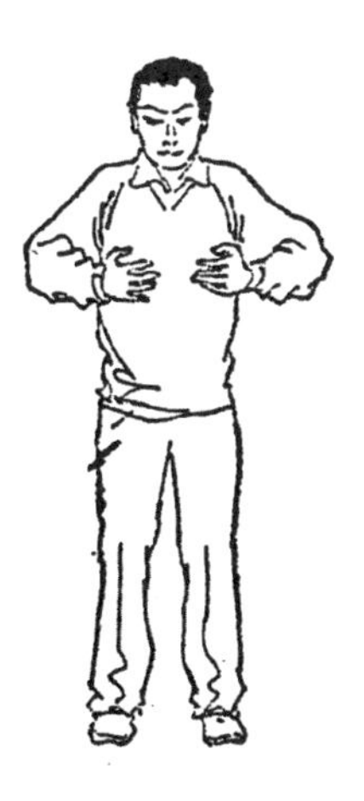

圖　3－16

邪火，通調肝膽的氣血，降低血壓，對腦動脈硬化、腦血栓症都有療效。兩手沿著膽經按摩的時候，手宜稍重，氣宜和緩，頭懸，頂竪，鬆腰塌胯，提肛縮腎，這樣可收到水火相濟的良好功效。名醫孫思邈李東垣都主張「髮宜常梳」。

•睛明：在目內眦、赤白肉際（目內眦外1分宛宛中），是手足太陽、足陽明、二蹻五脈之會穴。爲膀胱經之始點。

主治：目遠視、白內障、迎風流淚、魚肉攀睛、小兒眼瘡、老人氣眼流淚。

•攢竹：眼眉頭凹陷中。

主治：頭痛、目眩、視物不明，迎風流淚，眉棱骨痛、目赤腫、眼瞼瞤動。

•陽白：目上視、瞳孔直上、眉上一寸。

主治：頭痛、目痛、目昏、眼瞼瞤動。

•頭臨泣：陽白穴直上、入髮際五分。

主治：目翳多淚、頭痛、鼻塞、小兒驚風反視。

•眉沖：眉尖直上、神庭穴旁。

主治：頭痛、暈眩、鼻塞、癇症。

•曲差：神庭穴旁開一·五寸。針灸《甲乙經》：挾神庭兩旁各一·五寸，在髮際。

主治：頭痛、鼻塞、鼻衄、目視不明。

•五處：上星旁開一·五寸。

主治：目眩、頭痛、癲癇、瘈瘲（小兒驚風病）。

•通天：是膀胱經頭頂上之要穴，又名天臼。在督脈旁一·五寸，前髮際直上四寸。內氣由此穴上通於天，外氣由此穴下入於肺，故名之爲通天。揉按此處可以瀉肺火、通肺氣。

主治：喘息難、不能仰俯、頸項難轉側。能解表外邪、治感冒傷風、鼻塞語重或鼻流清涕、鼻痔、鼻淵、鼻瘜肉。

•風池：胸鎖乳突肌與斜方肌之間，與風府穴平行。

主治：頭項强硬、目赤腫痛、鼻衄、耳鳴、癲癇。

•淵腋：舉臂、腋中線上、第四肋間隙。

主治：胸滿、腋腫、脇痛、臂痛不能舉。

•日月：期門直下一肋、乳頭直下七肋間隙，是膽經之「募」穴。

主治：吞酸、嘔吐、脇肋痛、呃逆、黃疸。

•環跳：股骨大轉子與骶骨裂孔連線的三分之一與內三分之二交界處。當提肛斂臀時塌陷。

主治：風濕痺痛、下肢癱瘓、腰胯痛、膝脛痛、站立不穩。

•足竅陰：第四趾外側指甲角旁一分處。

主治：頭痛心煩、耳鳴耳聾、喉痺舌强、脇痛咳逆、月經不調。

• 至陰：足小趾外側指甲角旁約一分處。

主治：頭痛、目痛、鼻塞、鼻衄、胎位不正、難產、胞衣不下。

八、揉按風池

風池：位置與主治疾患見七。

動作：兩手劍指（食指和中指）置於風池穴上（圖3—17），隨呼吸之動作在穴位上揉按，吸氣時向外向上，呼氣時向裡向下。針灸大成云：按之引於耳中。因此穴爲手足少陽、陽維之會穴，揉按時目內有清涼感、熱感，耳中有氣衝感。連做八次（圖3—18），熱脹感達到前額陽白穴爲佳。如果氣感不明顯可增至六十四次。

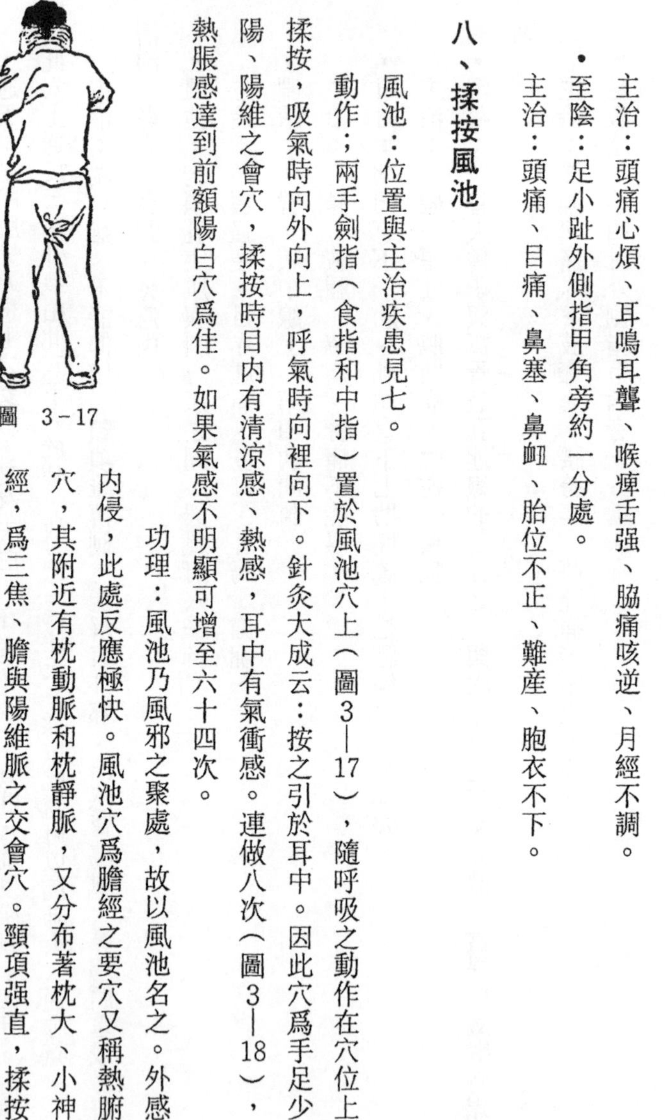

圖 3－17

功理：風池乃風邪之聚處，故以風池名之。外感內侵，此處反應極快。風池穴爲膽經之要穴又稱熱腑穴，其附近有枕動脈和枕靜脈，又分布著枕大、小神經，爲三焦、膽與陽維脈之交會穴。頸項强直，揉按之則邪散而氣通。所以這個動作對治偏頭痛、中風感冒，頭項强直、目眦奇腫、淚易出、鼻出血、熱病汗

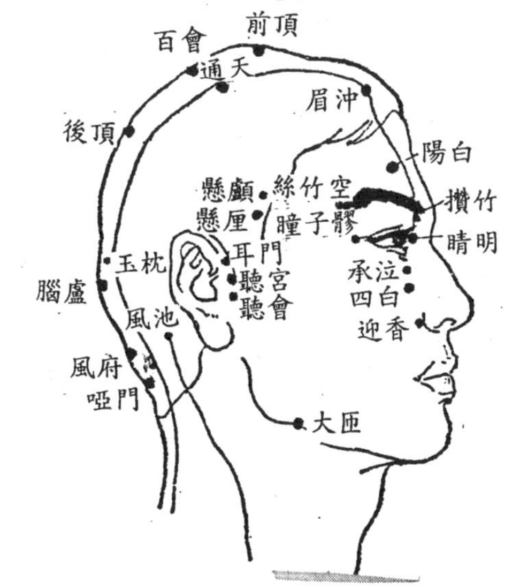

圖　3－18

不出、中風不語、肩背壓痛、肝氣怒發、突然耳聾、神經衰弱、失眠等症均有療效。

九、拿玉枕

動作：先將在左掌放在大椎穴之上、五指朝同一個方向（圖3—19），隨吸氣之勢，全掌如抓物之狀用力緊握頸部，並向腦後上提。呼氣時，手放鬆。連續做八次，再換右手，重複上述動作。如此左右轉換，多可六十四次，應感到熱氣由督脈上衝直達頭頂，然後到印堂穴下至任脈沉於丹田。以頭腦感到清爽爲宜。動作要任其自然，用力抓拿不可矜持。

功理：玉枕關爲通小周天之重要關卡，玉枕關並非玉枕穴，而是指大椎穴之上到風府穴之下的整個部位，是脈氣上升的關卡，此處經絡錯綜複雜，只靠督脈之自由衝擊，歷時需

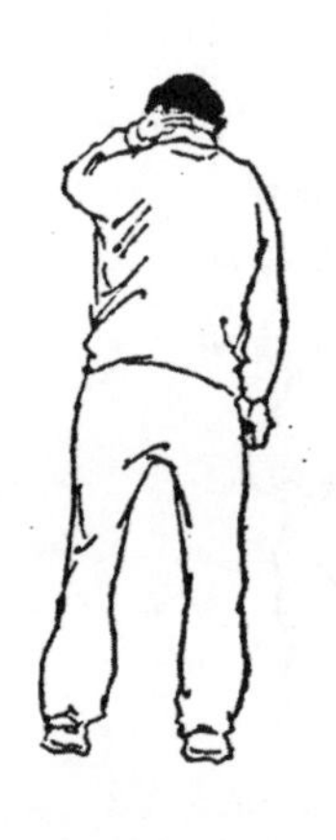
圖3—19

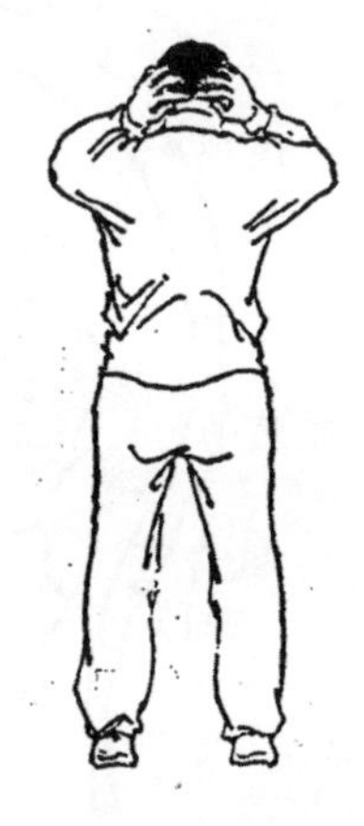
圖3—20

久，「拿玉枕」，就是用外力和內意導引促使經絡通暢則成效較速。可改善腦動脈硬化，緩解腦充血，對於高、低血壓療效均有效。

•風府：在後髮際正中直上一寸。

主治：頭痛、項強、目眩、鼻衄、咽喉腫痛、中風不語、半身不遂、癲狂。

十、擊天鼓

動作：兩手掌將耳翼向前壓伏貼住耳孔，十指相對放在脖子後邊，以中指和食指敲擊風府、啞門兩穴，則耳內有咚咚響聲（圖3—20），至少敲擊三十六次。手指之敲擊動作快慢以舒適自然爲原則。

功理：由耳針圖可以了解，耳部經穴通連各臟腑，然平時活動較少，風府穴爲督脈、陽維脈、足太陽膀胱經的交會穴，對它敲擊可以使面部和五官的疾患得到治療。蘇東坡說：「耳宜常彈」。「擊天鼓」的功法使耳翼及耳內外各部肌肉組織活動起來，就可以治療全身各臟器之疾患，對耳鼓膜塌陷、耳內蟬鳴能起改善作用。

•風府：在後髮際正中直上一寸。

主治：頭痛、項强、目眩、鼻衄、咽喉腫痛、中風不語、半身不遂、癲狂。

•啞門：在後髮際正中直上五分。針灸《甲乙經》：在後髮際宛宛中，《素問》王冰註：去風府穴一寸。

主治：聾啞、項强、精神分裂症、神經官能症。

十一、撐耳孔

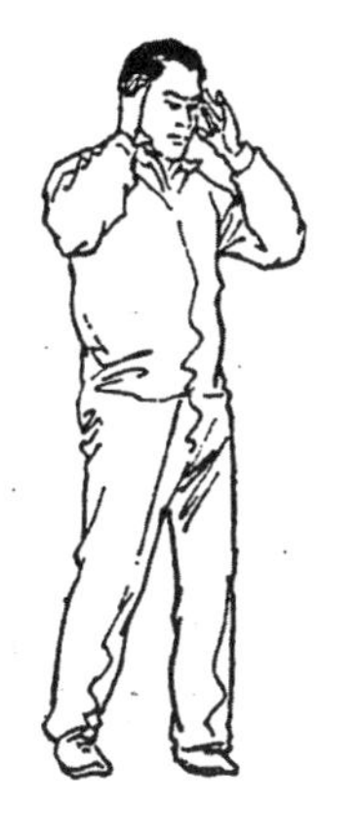

圖　3－21

動作：兩手中指按在膽經的懸顱、懸厘兩穴之間，拇指按在胃經之大迎穴上，食指插入耳孔（圖3—21），吸氣時稍用力上撐，耳內嗡嗡作響。呼氣時稍用力下扒感到耳內有熱氣向外冒，做8次，多可64次。

功理：食指撐孔可牽動耳膜增强其抵抗力，

可治療耳鳴耳聾症。按摩大迎穴可固齒止痛。懸顱、懸厘兩穴受到按摩可使頭腦清爽。

•懸顱：在頭維穴至曲鬢穴弧形連線的中點。

主治：偏頭痛、目外眦痛、耳聾。

•懸厘：在頭維穴至曲鬢穴弧形連線的下四分之一與三分之四交界處。

主治：偏頭痛、耳鳴。

•大迎：在下頜角前一·三寸骨陷中。咬肌前緣、閉口鼓氣時，即出現一溝形之下端，動脈應手處。

主治：口眼喎斜、口禁、頰腫、齒腫痛。

十二、揉按聽宮

動作：本動作是用劍指（或食指）揉按與耳聽力有關的耳屏前之耳門、聽宮、聽會三個穴位。吸氣時向前向上，呼氣時向後向下（圖3—22）。以感到耳內有隆隆聲爲宜，連續做八次，多可六十四次。

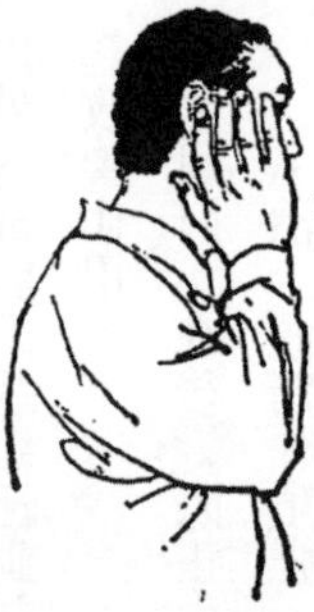

功理：聽宮爲手太陽小腸經之穴，可影響小腸之盛衰，揉按之，不但可醫治心腹滿痛，還可醫治耳聾、耳內

圖 3－22

蟬鳴、耳生瘡、齲齒、脣吻難、齒痛惡寒物、中風口喎邪、手足不隨。

- 聽宮：是手太陽小腸經之穴位。在耳屏前、下頜骨髁狀突的後緣，張口呈凹處。

主治：耳鳴、耳聾、齒痛、癲狂。

- 聽會：耳屏間切跡前、下頜髁狀突的後緣、張口有孔。

主治：耳鳴、耳聾、頭痛、口眼喎斜、齒痛、口噤。

- 耳門：耳屏上切跡前、下頜骨髁狀突後絕凹陷中。

主治：耳鳴、耳聾、聹耳、齒痛、頸頷痛。

十三、叩　齒

動作：兩唇輕合，上下牙齒相叩，格格出聲，連叩36次，爲「小周天」之法。自覺有熱氣上衝於腦爲宜，如無，則叩齒次數加倍。舌下生出津液，以意送入丹田，汩汩有聲（圖3—23）。

功理：祖國醫學有「腎爲主宰，齒爲先鋒」之說，腎主骨，齒爲骨之餘，腎衰則齒動搖，齒固則有益腎之功，齒有力則益咀嚼而助消化。

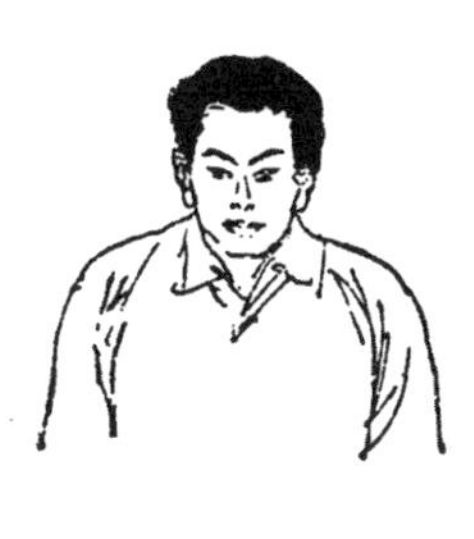

圖　3－23

十四、赤龍攪海

動作：將舌伸出齒外，上下唇輕合使舌不外露，舌尖由右頰向左頰轉動，一吸一呼轉一圈，左轉八圈後再右轉八圈。爾後，縮舌至牙齒內並抵齒，再左右各轉八圈，多可六十四圈。內外轉畢，津液滿口，分三次汩汩咽下。

功理：舌在口內轉動，可以活動腮腺、下頜腺和舌下腺以及無數散在的小唾液腺，以分泌唾液助消化，現代醫學認爲，唾液能增强免疫功能，能消除致癌物的毒性，能起返老還童等作用。此外，舌和臟腑經絡有密切的關係。舌爲心之苗，心病都與舌有關。脾經連於舌根、散於舌下。腎經也通舌根。肝經行頰裡環繞口唇。喉嚨發音更離不開肺氣。舌的活動還牽扯到任脈。所以說，舌的活動對臟腑的一切疾病都有補益。

十五、頸項活動

動作：以頸椎爲軸，先將臉轉向右（圖3—24），吸氣時低頭並向左轉動至面向左（圖3—25、3—26）。呼氣時仰頭由左向右轉動（圖3—27）回至起式。一次呼吸轉一圈。如此轉動八圈後，再依此要領反方向轉動八圈。可左右輪流旋轉至六十四周。旋轉之幅度要儘量前低、後仰，但要自然，速度應完全受呼吸節律的支配。切勿氣斷脫節，旋轉

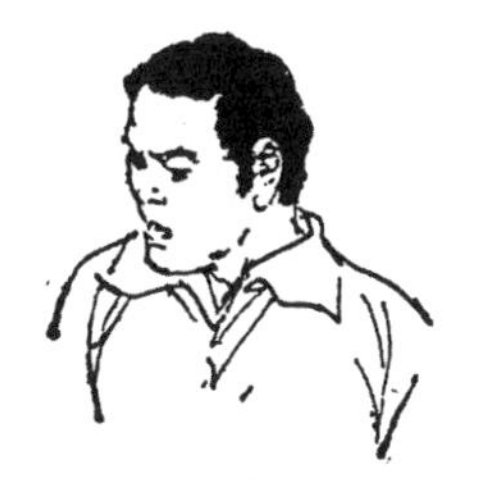
圖　3－24

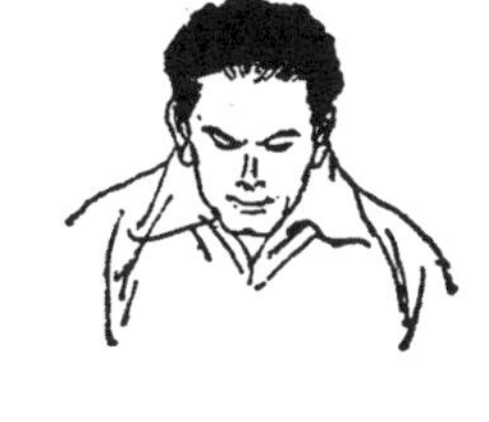
圖　3－25

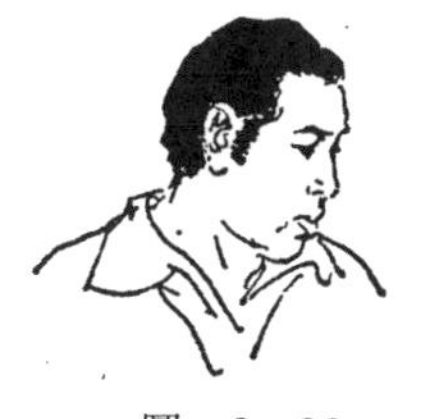
圖　3－26

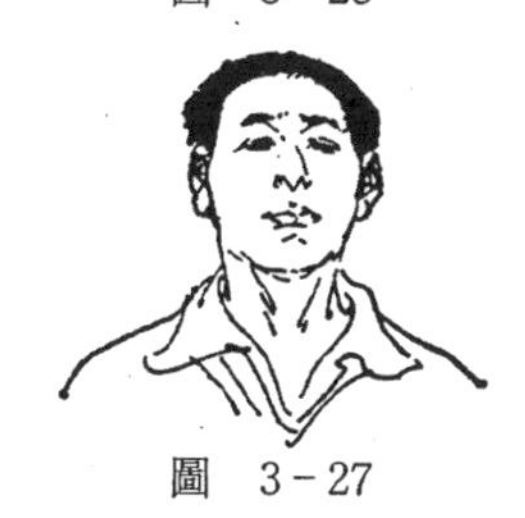
圖　3－27

之幅度任其自然而不用力。轉動時眼睛自然轉動。

功理：頸項爲任督二脈之樞紐，頸項爲十四經之通路，全身經絡與頸項都有關係，外感內侵則頸項強直，內傷過重外現則頸項下垂或後傾。活動頸項可使經絡疏通，血流旺盛，減少供血不足疾患。對咽炎、甲狀腺腫大、喉嘶啞疼痛、頸項強直、骨質增生、半身不遂等均有療效。

十六、旋轉指腕

動作：兩臂向前平伸，掌心向下，沉肩墜肘，保持肩、肘、腕關節鬆弛（圖3—28），隨吸氣之勢，兩手同時依小指、無名指、中指、食指、到拇指之順序屈指呈握空拳狀，並順勢轉腕使手心向上，五指舒開（圖3—

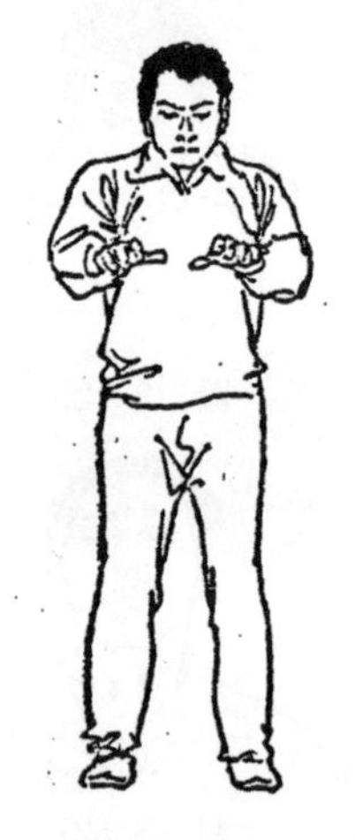
圖　3－28

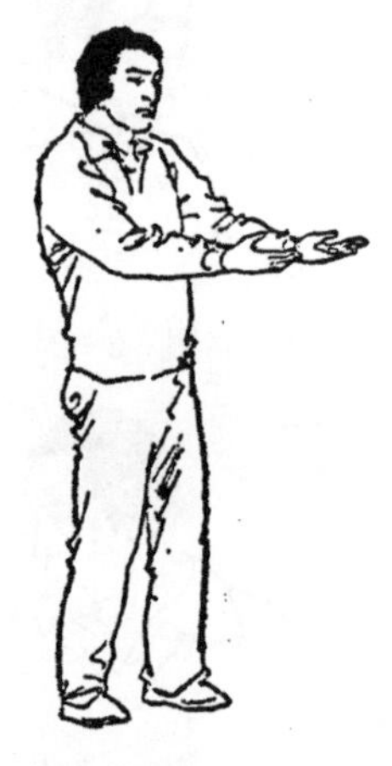
圖　3－29

29）。呼氣時，仍按小指至拇指的順序逐個內旋，使手腕旋轉變爲手心向下，恢復起勢。依此動作要領重複八次，可多至六十四次。呼吸力求深、長、細、勻，動作柔和而有節奏。

功理：兩手手指爲手三陰、手三陽的井滎穴位，是神經末梢。指腕活動可疏通手三陰、手三陽，腕部活動可牽動陽溪、陽池、陽谷、腕骨、太淵、神門等穴。此式對腕關節和指關節畸形腫痛療效顯著，堅持鍛鍊，可以使手指氣血暢旺，反應靈敏。故此式對指腕疼痛、紅腫無力、屈伸不靈、前臂痛、脇痛及上述穴位相關的疾患都有療效。

十七、肘部活動

動作：隨吸氣之勢，以意著肩催肘、肘催手，使左臂向前平伸，腕高與肩平，手心向下

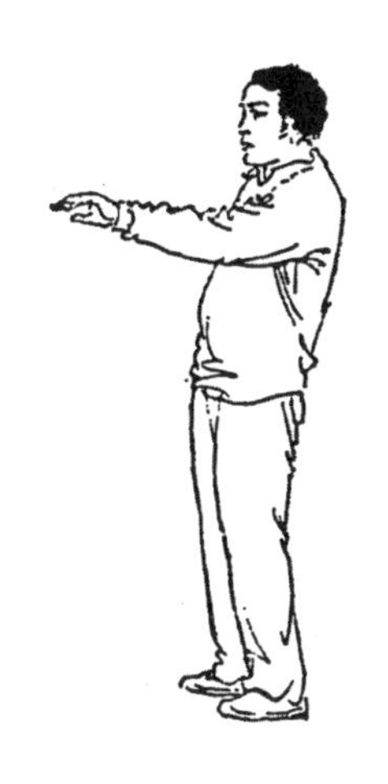

圖 3－30

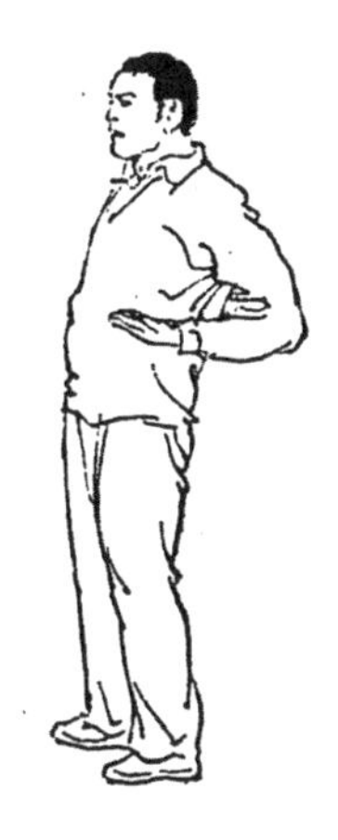

圖 3－31

（圖3—30）。呼氣時，伸出之手屈肘向後拉，並旋腕轉臂使手心向上，置於肋下章門穴處（圖3—31）。然後隨呼吸依同樣要領活動右肘，如此兩臂、兩肘交替活動各八次，可多至六十四次。

功理：肘爲上肢主要關節，手三陰、手三陽經之合穴都在肘部，外感風寒侵襲關節時，肘關節容易疼痛麻木。本式可以通利關節，改善血液循環，祛風止痛，同時牽動尺澤、小海、曲澤、曲池、少海、天井等穴，可醫治其相關疾病。

十八、肩部活動

動作：肩關節向前轉動和肩關節向後轉動。

肩關節向前轉動起式：兩臂徐徐抬起，手

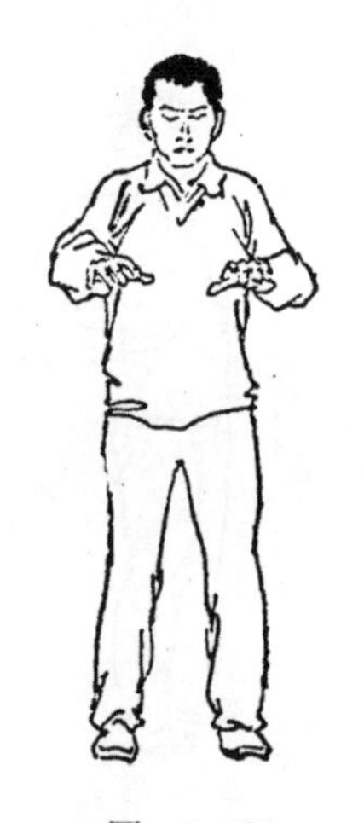
圖 3－32

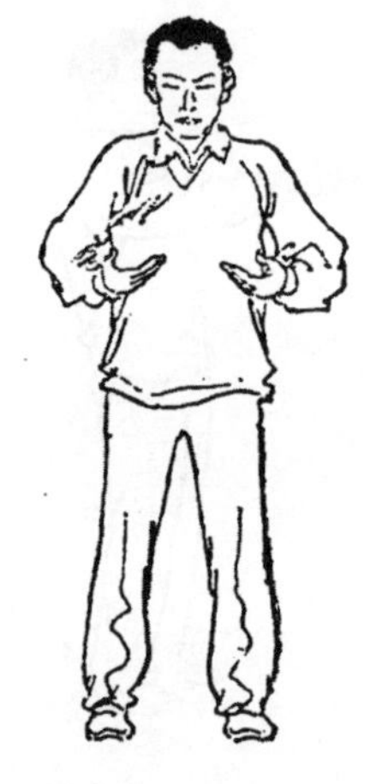
圖 3－33

心朝下（圖3—32），吸氣時，兩手翻轉手心向上，向後拉至淵腋下（圖3—33），隨即兩肩上提帶動兩臂旋轉，使手心向裡置於中府、雲門兩處（圖3—34），吸氣盡。呼氣時，兩臂內旋，肘高與耳齊，兩手背自然夾於兩腮旁，指尖向下，轉而向前伸平，形成手背相對指尖向前之式（圖3—35），呼氣盡，此爲肩關向前動之式。然後兩臂外旋翻轉手心向上，如此動作連續八次。

向後旋轉：向前旋轉完畢，兩臂在體側自然下垂。隨吸氣之勢，兩肩向前扣向上提帶動兩臂旋轉，使手背相對（圖3—36），提至鎖骨處（圖3—37），呼氣時，兩肩向後張，兩手掌翻向上如捧荷花（圖3—38），順兩脇下行恢復預備式（圖3—1），連做八次。

功理：可活動手三陰、手三陽，對肩周

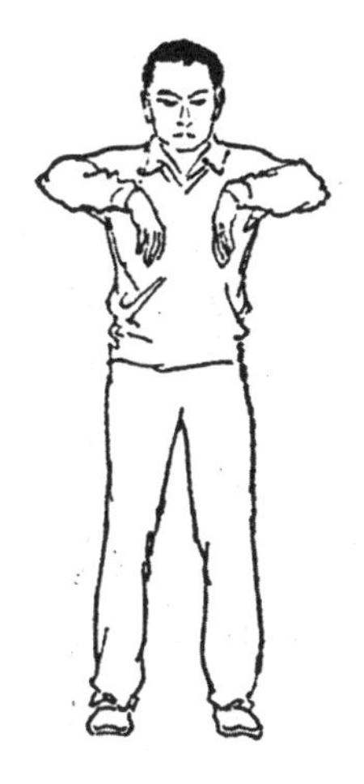

圖　3－34

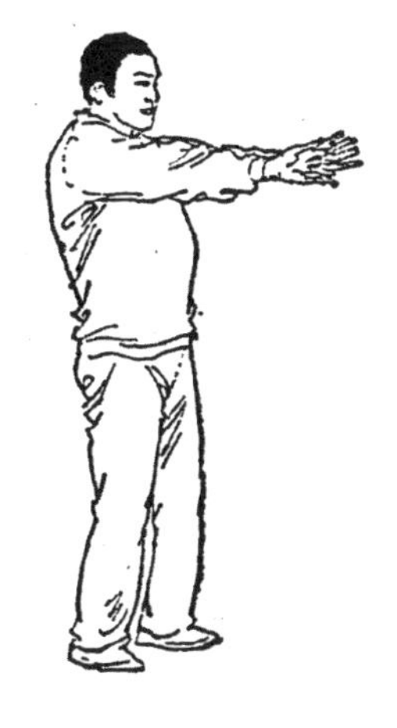

圖　3－35

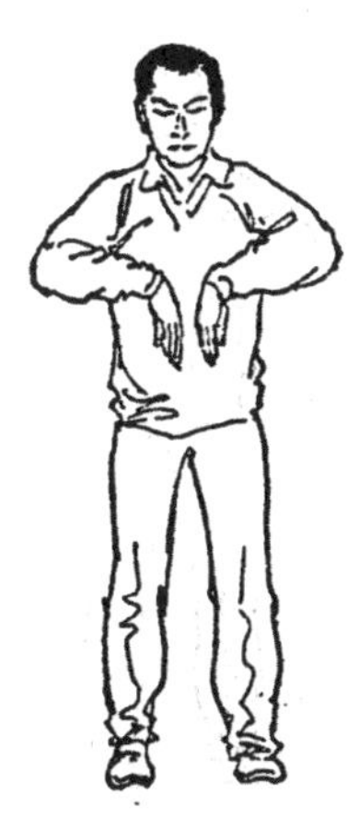

圖　3－36

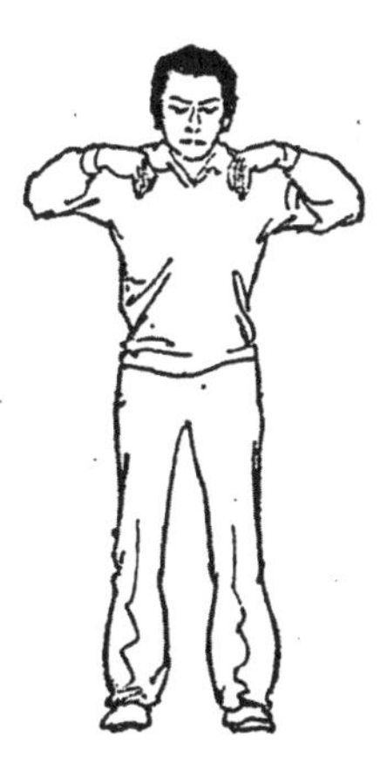

圖　3－37

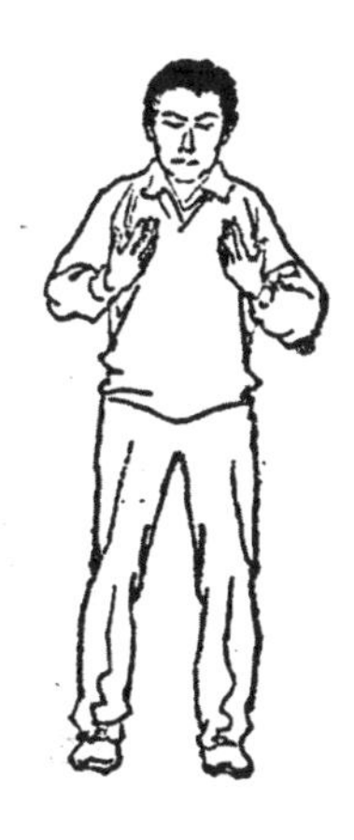

圖　3－38

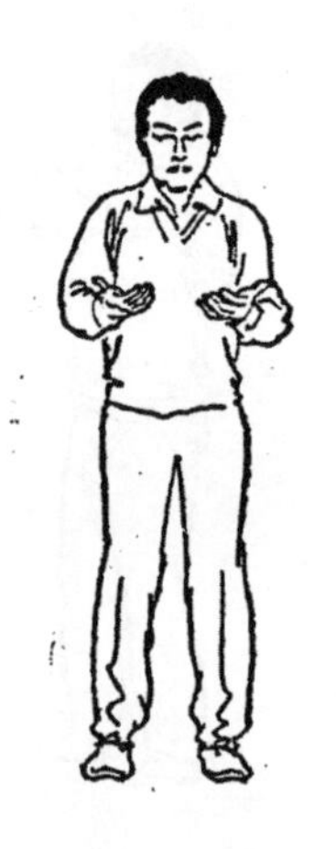

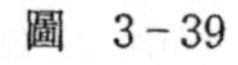

圖 3－39

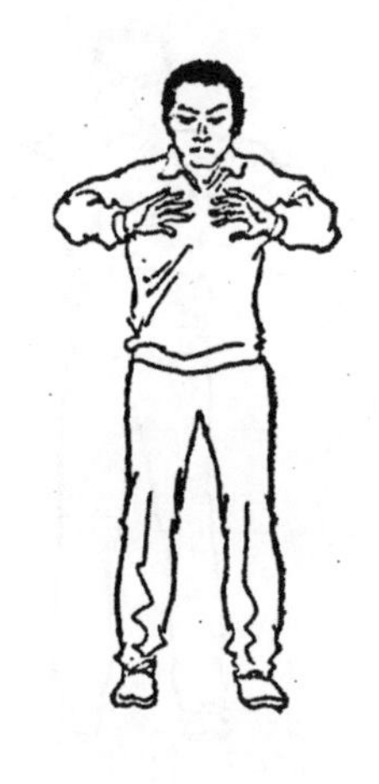

圖 3－40

炎、骨質增生等肩部疾患都有顯著療效，由手導引和牽動淵腋、雲門兩穴，故對心肺疾患和胸膜粘連也有療效。

十九、展臂寬胸

動作：隨吸氣之勢，兩臂由體側上提至章門穴上，手心向上，向前平伸（圖3—39），肩、肘、腕保持自然鬆弛，腕提至與肩同高時，吸氣盡；呼氣時，兩臂內旋翻轉手心向外、橫掌（圖3—40），並向兩側展臂直至體後側，劃圓弧（圖3—41），兩手收回置於腰間，手心向上（圖3—42），然後再向前平伸，重複八次。最後一次，展臂於體側自然垂下，多可做至六十四次。

功理：可散胸懷之鬱悶，並可防治弓腰駝背，對肩周炎、胸膜粘連、肺氣腫、骨質增生

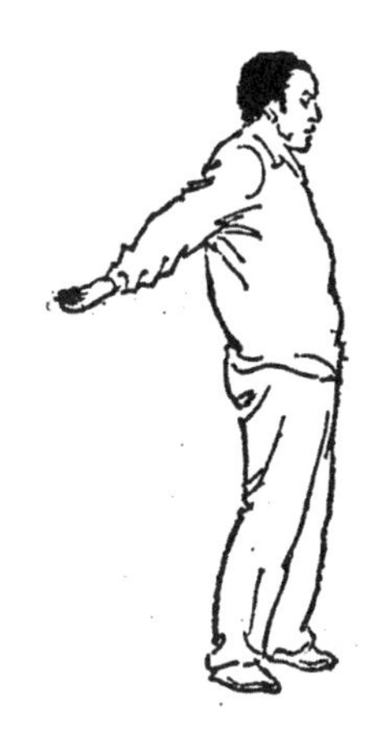
圖 3－41

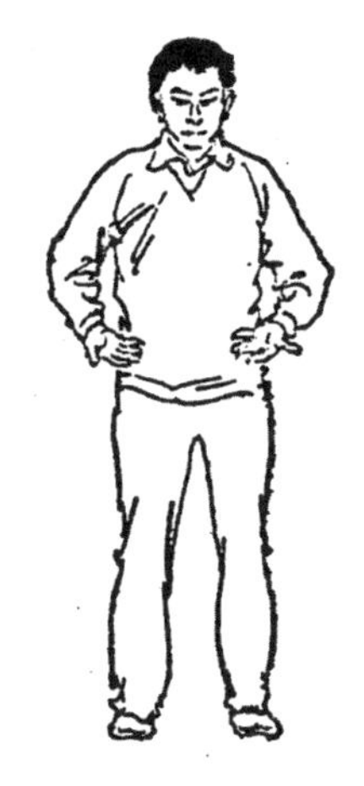
圖 3－42

也有較好療效。

二十、神龍絞柱

動作：屈膝下蹲。吸氣時，軀幹以腰爲軸向左轉動，右臂由體側經胸前向左劃弧（圖3—43），使右手小魚際置於左肩之井穴處，手心向內向上，眼隨手走至肩井穴處，轉向正後方；同時左臂由身體左側擺向身體右後，手心向上向後，指尖直達秉風、曲垣之間（圖3—44）。呼氣時，身體向右轉動，左手由身後向身體甩至右肩井穴處，右手由身體甩向身體左後（圖3—45）。如此隨呼吸左右轉動，兩臂活動如神龍之絞柱，至少八次，多可六十四次。

功理：本動作牽動任督二脈，大幅度的旋轉，使脊柱與胸骨等都得到活動，腹部隨之起

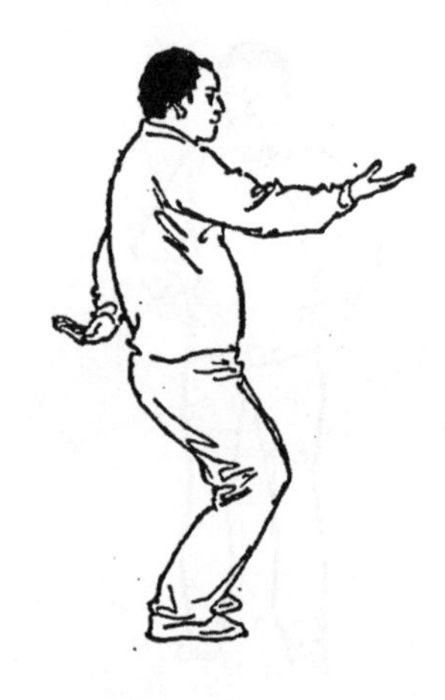
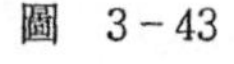

圖　3－43

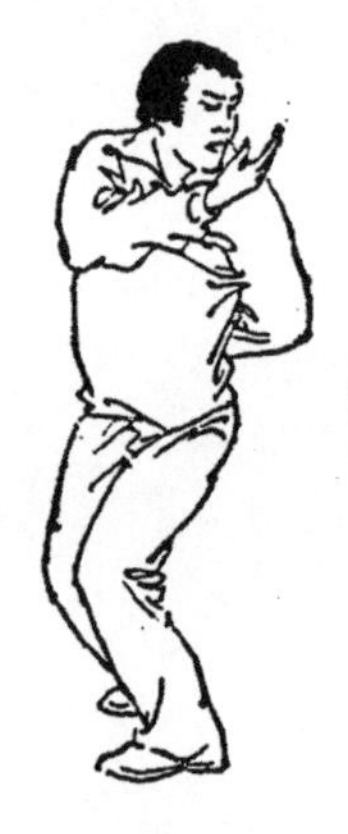

圖　3－44

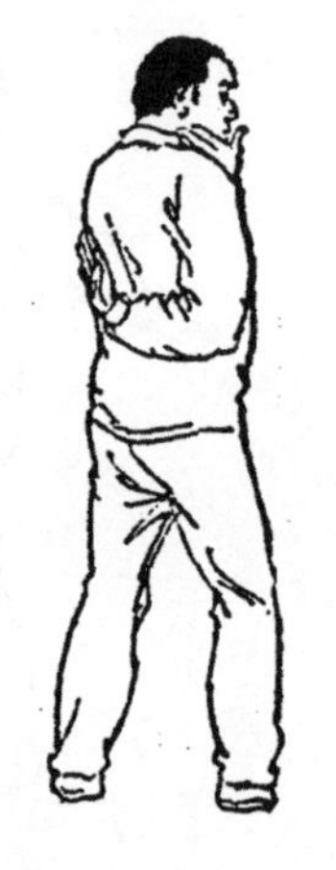

圖　3－45

伏，有助於通小周天，對於血液疾患、癌症、肩背勞損、植物神經功能紊亂都有補益，對全身各關節之骨質增生都起治療作用。對癌症也可防治。

二十一、腰胯活動

動作：兩手叉腰，拇指在前，四指按在腎俞穴上（圖3—46），吸氣時，腰胯作逆時針轉動，向右、向前、向左（圖3—47）；呼氣時，向後、向右轉動，一個呼吸轉一周，連做八次（圖3—48，3—49）。再以相反的方向轉動八次，左右轉動可多到六十四次。轉動時，要求頭頂項豎，不能搖頭晃腦。

功理：腰爲腎之府，腎爲先天之本，腎有病則腰疼，腎氣充則腰强有力。腰爲軀幹的主宰，腰胯旋轉加上呼吸，對臟腑起按摩强健作

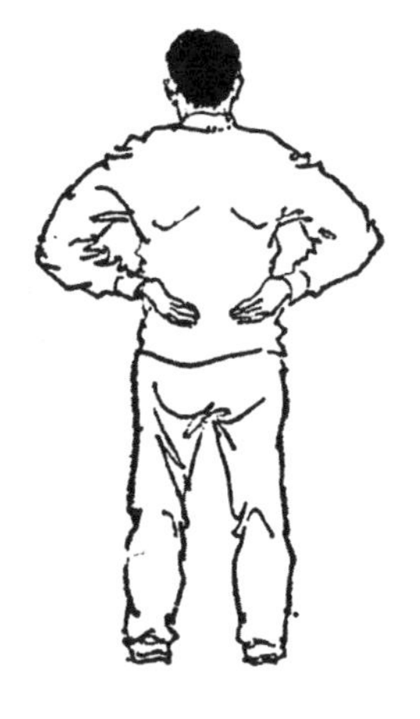
圖　3－46

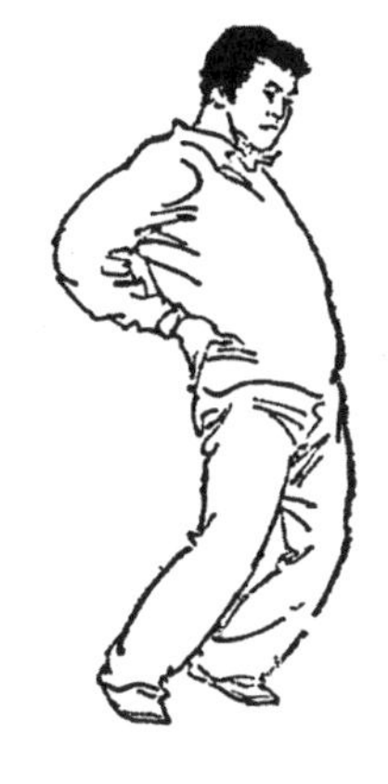
圖　3－47

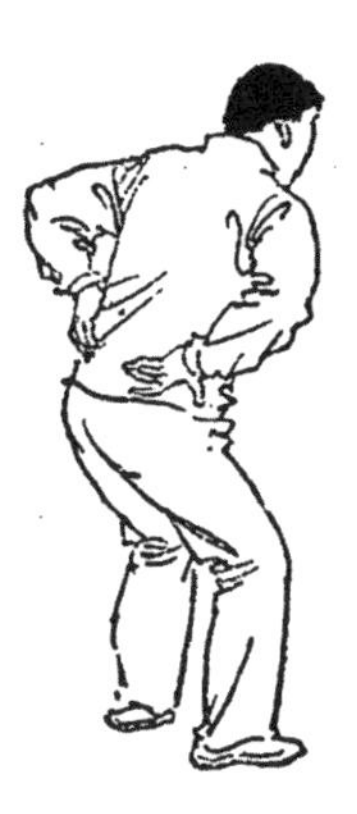
圖　3－48

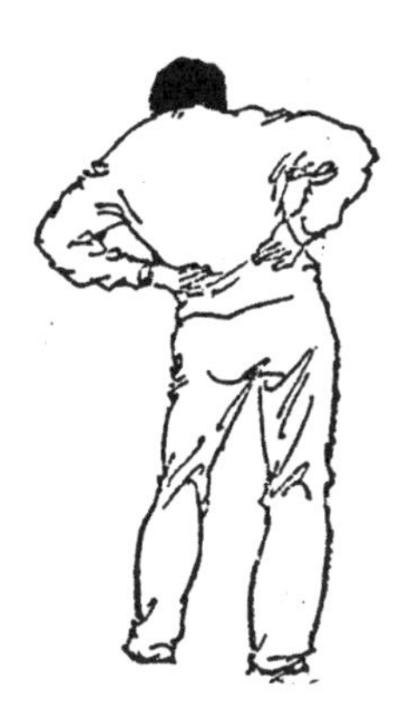
圖　3－49

用。能促進腸胃蠕動，增進消化功能，並可強腎，醫治血液疾患。治療腰椎骨質增生，效果更爲顯著。

腎俞穴：在第二腰椎棘突下，旁開一·五寸。

主治：遺精、陽痿、遺尿、月經不調、白帶、腎虛腰疼、目昏、耳鳴、耳聾、水腫

二十二、膝部活動

動作：兩腳並攏，膝蓋微屈，膝蓋不能超過足尖，兩手分別置於兩膝之上，勞宮穴對鶴頂穴，食指和無名指分別置於膝眼和犢鼻之上（圖3—50）。隨吸氣兩腿屈膝旋轉，先由右向前、向左轉動，食指、無名指用力扣提（圖3—51，3—52）。呼氣時，由左向後，兩腿伸直再向右轉動，手指放鬆，掌心稍用力下按（圖3—53）。如此轉動八次，然後以相反方向旋轉八次。左右轉膝可多至六十四次。動作的快慢隨呼吸而定，自然用力，氣沉丹田。

功理：膝爲腿之柱，腿爲腎之路。外感侵襲使膝關節疼痛麻木。如果腎虧，則膝關節屈伸不靈。本式可以治外感侵襲引起的膝部腫痛、麻木、屈伸不靈，還可以驅腎邪，起滋腎清熱的作用。對鶴頂、犢鼻、膝陽關、陽陵泉、足三里、陽谷、曲泉等穴相關之疾患均起治療作用。

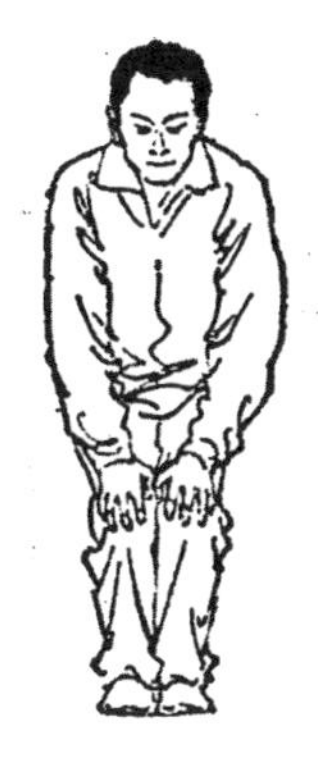

圖　3－50

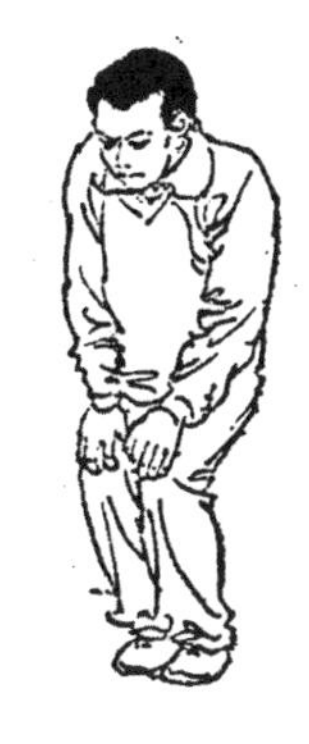

圖　3－51

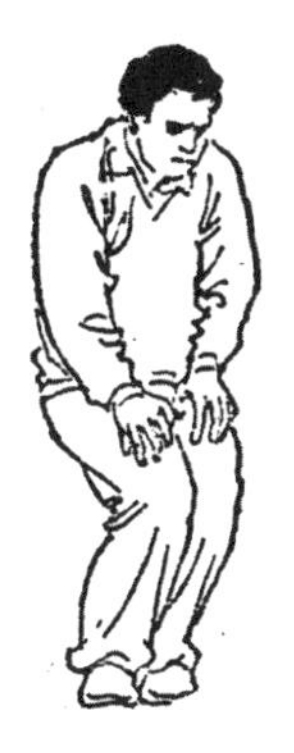

圖　3－52

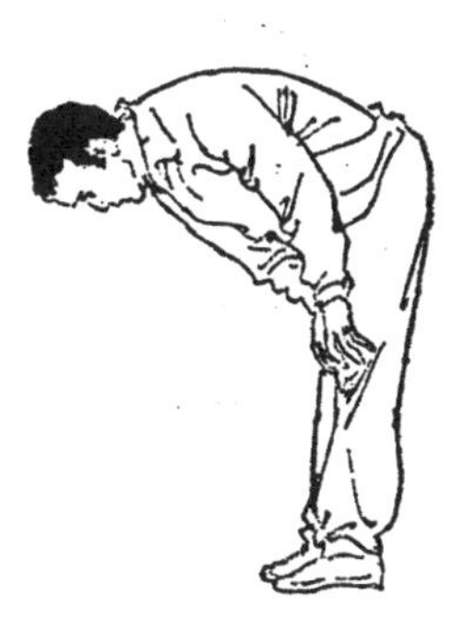

圖　3－53

•犢鼻：髕骨下緣，髕韌帶外側凹陷中。

主治：膝腫痛、腳氣。

•鶴頂：髕骨上緣正中凹陷處。

主治：膝痛、足脛無力、癱瘓。

•膝眼：髕骨緣兩側凹陷中。

主治：膝痛、腿腳重痛、腳氣。

二十三、足部活動

動作：兩手叉腰或扶於支撐物上，抬起左腳離地約二十公分，並伸向前方。隨吸氣之勢，腳向裡向下扣，腳背稍用力繃直，使足三陽經絡之氣下降（圖3－54）。呼氣時，左腳向外向上翻起，腳跟稍用力下蹬，促使足三陰經絡之氣上升（圖3－55）。如此隨呼吸節律旋轉，促足三陰三陽之氣一升一降，達到調整陰陽之作用，如此左腳轉動八次，再換右腳轉動，兩腳輪流活動可多至六十四次。年老體弱者，也可坐在凳子上鍛鍊。

功理：「人老先從腿腳老」。老年多腎衰，腎衰則常患腳跟痛、神經炎、脈管炎。足部腳趾端爲神經之末梢，又連足三陽、足三陰，反映敏感，加强足部活動，可促進腳部氣血通暢而消除疾患。煉功日久，足掌雞眼、腿涼、腳冷之病消失，冬天腳不裂口了。

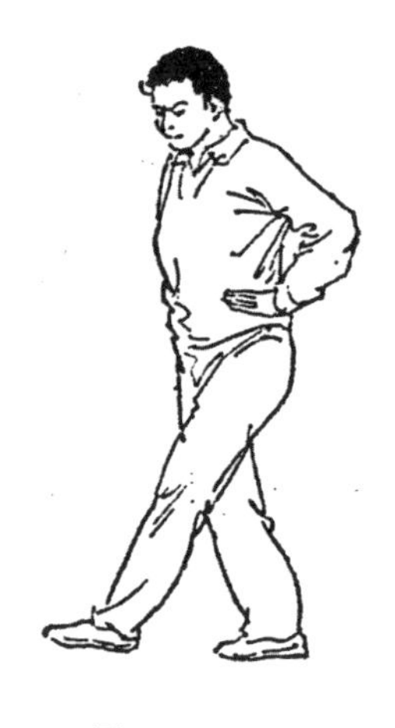
圖　3－54

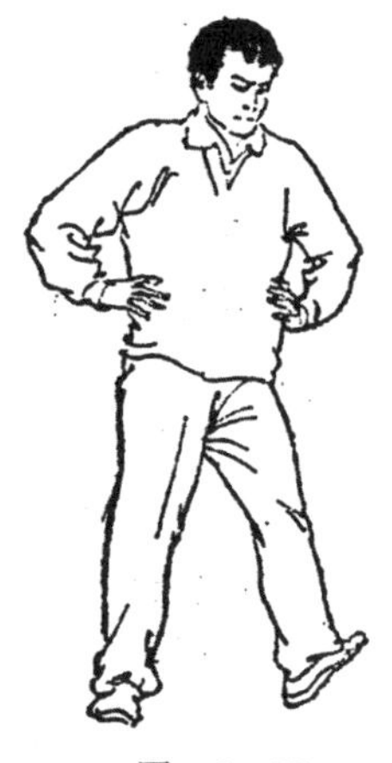
圖　3－55

‧解溪：在足背與小腿交界處的橫紋上，當趾長伸肌腱與拇長伸肌腱之間陷中。

主治：頭痛、下肢癱瘓、踝關節及周圍軟組織疾病。

‧僕參：外踝後下方，崑崙直下，當跟骨凹陷處。

主治：下肢痿弱，足跟痛。

‧申脈：外踝下緣下五分凹陷處。

主治：癲癇、頭痛、眩暈。

‧太溪：在內踝與跟腱之間凹陷中，平內踝尖。

主治：神經衰弱、腰痛、泌尿生殖系統疾病、齒痛、咽喉痛。

‧照海：在內踝正下緣下1寸凹陷中。

主治：月經不調、咽喉痛、失眠、小便頻數、癲癇。

- 丘墟：在外踝前下緣，當趾長伸肌腱的外側凹陷處。

主治：踝關節痛、下肢痛、肝脾區痛。

- 中封：在內踝前1寸，當商丘與解溪之間靠脛骨前肌腱之內側凹陷處。

主治：陰莖痛、遺精、小便不通、疝氣。

- 商丘：沿內踝骨前緣及下緣，分別作一直線，交點處取穴。

主治：踝關節及周圍軟組織病變、腹脹、舌強。

- 崑崙：在外踝最高點與跟腱之中央凹陷部。

主治：下肢癱瘓、腰痛、坐骨神經痛、踝關節及周圍軟組織疾病、頭痛。

第四章　太極功

第一節　概　要

太極功是我整理創編的一套功法。

我在幾十年演練研究太極拳、形意拳、八卦掌等內家拳的基礎上，並根據運用中醫、太極原理的臨床實踐經驗，總結武術、氣功之精華，加上自己的體味，創編了這套祛病健身、延年益壽之功法。

本功法是以太極陰陽轉化、動靜相生、對立統一之原理，擷取行意拳內三合（心與意、意與氣、氣與力）與外三合（手與足、肘與膝、肩與胯）之技擊形式，達到內外兼修、身心健壯、自衛禦侮之奇效。常練這套功法，可使體弱多病者變得身強力壯；老態龍鍾者煥發青春活力；白髮老人頭髮變黑……。總之，誰練誰能受益。它被稱爲返老還童之術。

第二節 特點

㈠體現動靜兼修。形體動而頭腦靜，無極的靜而生太極的動，動中求靜，達到精神內守而執中，使大腦皮層得到抑制性保護，從而起到鍛鍊形體，怡養精神之目的。

㈡滲透「天人合一」之理論。用踵息法，充分體現了飲地陰領氣上升，吸天陽沉氣下降，以天地之精氣，補養人的氣血，爲中和之大用。

㈢運用傳統醫學經絡理論和陰陽五行轉化的原理，以發揮意識呼吸的作用，以意導氣，以氣引形，意氣相隨。按人體經絡走向，隨動作的陰陽變化，虛實轉換，起落翻轉，左右運行，升降開合，上下貫通，陰升陽降，陰收陽發，開源導流，以動引氣，以氣推動肢體，意到而氣力隨之。

㈣要求呼吸和動作緊密配合。以呼吸結合動作導引之術，吸引、呼發，氣爲元帥，手足爲兵丁，氣盡而式成。即以氣支配動作。由快而慢，深、細、勻、長，逐漸使肺活量加大，代謝旺盛起來，致中和參天地之化育，守寧靜而氣血流通。無論任何招式，都與呼吸配合，一動無有不動，「一以貫之」，從而收到整體治療强身之實效，扶正祛邪之目的。

「犯而不校」，陶冶性情，坦蕩胸懷，消除塊壘，使浩然之氣常存，溢於面則色潤神豐，盎於背則軀幹健壯，施於四肢則動作敏捷，而不是計較於形式招數之間。

㈤動作要純任自然。但是，手、眼、身、法、步五個關要一絲不苟，一氣呵成，勿使中斷。要柔和緩慢，氣貫四梢（人的血肉筋骨末端叫做梢，毛髮爲血之梢，舌爲肉之梢，牙爲骨之梢，指甲爲筋之梢。另有一說、四梢爲四肢之梢節）。虛實轉化，陰陽變幻，上虛下實，剛柔相濟，柔中寓剛，使中和之氣發而至剛，達到無堅不摧之境地。要做到內三合（心與意、意與氣、氣與力）、外三合（手與足、肘與膝、肩與胯），誠於中，形與外，以達到內外兼修，完整如一之目的。

㈥擇取太極拳、行意拳中簡而易學、動作姿勢與呼吸能配合的幾個式子，讓它爲氣功服務。通過這種有節奏的活動，以達到練精化氣，練氣化神、練神還虛之境界，能對神經、心血管、呼吸及消化等系統產生良好的影響，所以它能健身強腦，修殘補缺，收效較快。

真氣循行於經絡隧道之中，通過肢體活動、姿勢導引，可以改變血流量，促進新陳代謝，能使全身各個器官極細微的毛細血管，都得到擴張與通調，組織細胞就會發生變化更新。淤者通，結者解，木者活，硬者柔，意亂者安，心煩者靜，融太極行意於一爐而出新，道家所謂「伐毛」、「洗髓」旨在於斯。

式子簡而易學，動作柔和易練，老弱病殘都能習練。

第三節　練功的基本要求

一、調　息

調整呼吸。根據個人的體質、病情和日常習慣，保持呼吸自然，不要因爲練功而引起呼吸急促，該呼就呼，該吸就吸，不要憋氣。首先要使呼吸保持從容不迫，舒適自然，並且注意循序漸進。使吸起呼落，開吸合呼，使呼吸與動作自然配合。太極功係採用逆腹式呼吸，吸氣時收腹提肛，呼氣時小腹自然放鬆隆起，這種呼吸方式適合動作的要求與生理需要，能提高排濁吸清量，使膈肌與腹肌的力量加强，加大腹壓的變化，改善腹腔血液循環，減少體內淤血，同時易於做到「氣沉丹田」。進一步就是練精化氣。

二、凝　神

凝神就是精神集中。《內經》謂之「精神內守」，孟子謂之「不動心」，孔子謂之「定而後靜」。劉緯祥先生說的「泰山崩於前而不動，猛虎嘯於後而不驚。」靜時要如此，動時也要如此。人體依靠神經系統的活動使體內各個系統與器官機能活動按照需要統一起來。所以精神集中對增强中樞神經系統的機能就有良好的保健意義。不但「無極式」如此，每一動作都要注意精力集中，由心而眼神、四肢、軀幹上下照顧完整，一氣不能散亂。

《拳經》云「手眼身法步，內外緊相隨」「心意爲元帥，氣血爲先鋒，拳腳爲兵丁。」眼神的貫注，有助於精神的集中，心神不亂就能提高運動的效果，所以《拳論》也主張「眼爲先鋒」。對病弱的人、眩暈病人或極度神經衰弱者，可以「眼若垂簾」，似睜非睜，似閉非閉。對體內氣血變化的感覺較爲明顯，並能促使精神內斂，注意精力集中。對大腦活動起到良好的訓練作用。

三、肌肉放鬆

太極功與其它武術運動、體操運動不同，定式也好，轡武也好，全身肌肉都要放鬆，連骨骼關節也要使之放鬆毫不用力。在行功之前，要求人體的脊柱呈自然形態直立，使頭、軀幹、四肢等部分都要進行鬆散舒適的活動。所以我們在練太極功之前，往往要作洗髓金經，以活動筋骨關節。因爲放鬆自如，真氣易於流通。

孟子曰：「持其志，勿暴其氣」，又說：「蹶者趨者則動其氣矣。」這裡所指肌肉放鬆，就是《拳經》所云：「純任自然，毫不用力」，「肌肉鬆弛，如肉欲墜。」

四、頭項雲領

《拳經》云：「頭如泰山壓頂，領如高著浮雲」，又有「頭頂懸」、「虛靈頂勁」、「提肛吊頂」。這些要求都是說明頭向上頂，頸項豎直，要避免頸項僵直與頭的自由搖晃，更不能左歪右斜，任意動作，而要隨著身體的轉動，方向變換與軀幹旋轉連貫一起，協調動作。因爲頭頂項豎，真氣才能由督脈上升。項豎直，下頦微向後收；口輕閉舌上捲舔上腭，才能行功時舌下生津（即金津玉液）。此乃人體五臟精華隨脾氣上升而產生，「白玉齒邊有玉泉，涓涓育我度長年」。歷代養生家都很重視，稱它爲「甘露」。

五、含胸拔背

行功時不能挺胸，也不能過分內縮，應順其自然。背部肌肉要自然舒展，胸部肌肉也自然鬆弛，不能緊張，兩臂下垂，兩肩微向前扣，胸部自然，稍有內含的意思，胸向內含，則背部自拔，足踵踏地，則兩肩自然內扣，而兩臂自然下垂。

《內經》云：「至人之息也以踵」，其純任自然之精意所在。含胸拔背則大氣由脊柱直上而下歸丹田，氣功要領就在於此。

六、沉肩墜肘

沉肩墜肘是骨骼肌放鬆的具體要求。如果骨骼肌不放鬆，則肩不能沉，肘不能墜，氣血運行也就不能暢快，肌肉骨骼也得不到濡潤滋養，發麻發脹的感覺不易出現，肩部的充分放鬆，才能使上體輕鬆靈活，下肢沉實穩當。肩要鬆沉靈活，肘關節必須保持微屈，即下垂的意思，是爲了更好地鬆沉肩關節，肩爲臂與軀幹的連接的結構，肩能鬆沉則臂自靈活；兩肘下垂則兩肱自圓。氣自沉小腹，便於屈伸和虛實轉換，前臂被制必用肘化，大臂被制必用肩化。肩肘不能鬆沉，則上肢都脫離不了僵化的境界。

七、正脊鬆腰

在行功時，身體要中正安舒，不偏不倚，支撐八面。《拳經》云：「刻刻留心在腰間，腹內鬆靜氣騰然」。脊爲屋樑，腰爲車軸。又云：「腰脊爲一身之主宰」，這都說明腰脊對健身的作用。脊爲督脈循行之途徑，脊正直鬆弛，大氣由會陰穴直轉長强穴上升泥丸宮穴。腹部有意識地向下鬆沉，以幫助大氣的運行，腰鬆弛則進退旋轉、虛實轉煥靈活自如，無往而不適。隨時注意腰腹不能前挺，這樣可以增加兩腿的支撐力，使下盤穩固，動作趨於靈活完整，可掃除頭重腳輕之病象。

八、提肛虛步

練太極功的提肛，並不是用力控制，而是隨呼吸有意識的自然調整。因爲吸氣時提肛，能幫助大氣上升，維持脊椎的直豎。使氣沉丹田之內，從而邁步如貓行，達到輕靈的目的。

虛步就是《拳經》上說的「邁步如貓行」。在邁步時隨著提膝（鬆膝）而提起足跟。邁左步時以右腿爲支柱，鬆左膝，提起左足使其靠近右腿踝骨，然後再向前邁步。邁右步時亦同樣要求。前進時，足跟先著地，足尖徐徐著地。後退時足尖先著地，足跟徐徐落地。《拳經》云：「其根在腳，發於腿主宰於腰，形於手指。」這些具體的要求，進退的變換，發力的根源，身體的穩定，都以腳和腿的作用最爲重要。而虛步又是對腳腿最有規律的訓練，是鬆弛的有力印證。

九、虛實分清、重心穩定

這方面的要求與太極拳大致相同。在動作上，不外乎虛實變換，重心轉移的掌握而已。每個姿勢的銜接位置和方向的改變比太極拳簡練，而氣血的運行則比太極拳要通順。所以步法的變換和重心的轉移，處處都要顧及氣機的舒暢與否。虛實變幻，既要分明，又要連綿不斷。動作與呼吸綿綿起伏，如行雲流水，自始至終一貫到底。《拳經》云：「邁步如貓行，運動如抽絲」。在這種姿勢變換、進退旋轉的變化過程中，身體要保持中正之式，重心移動要穩健，腿部支撐要牢固扎實，而不能東倒西歪。一動則全身俱動，由局部而牽動全身，同時又沉靜、穩健，給人以中正大方和順的形象。

十、氣沉丹田

丹田乃針灸穴位名。腹部臍下的陰交、氣海、石門、關元四個穴位都別名丹田。此處指下丹田，在眉間的叫上丹田。《內功經》云：「一吸一提，大氣歸臍，濁升清下，氣歸臍下。」《汪昂集一秤金》云：「……吸清氣一口，以意用力同津送至臍下丹田」。道家吐納之法也都說是臍下。所以我們也以臍下爲丹田之所，不必計較幾寸之範圍。我們要求氣沉丹田，就是練功時將真氣下沉到丹田之內，從起式直到結束每一個動作，吸氣時會陰輕輕用意上提，氣升頭頂，呼氣時放鬆，氣沉臍下丹田之內。行功日久，則小腹有氣團結成。但氣沉丹田不能急於求成，千萬不能做成「氣貫丹田」或「力入丹田」，要注意沉與貫不同，沉出於自然，貫出於勉强。沉就像東西在靜水中隨著地心的引力徐徐下降，貫字則附加外力就會破壞呼吸自然。所以氣以直養爲宜。

《拳經》要求「虛心實腹」，而氣沉丹田就是這一些要求的具體體現。

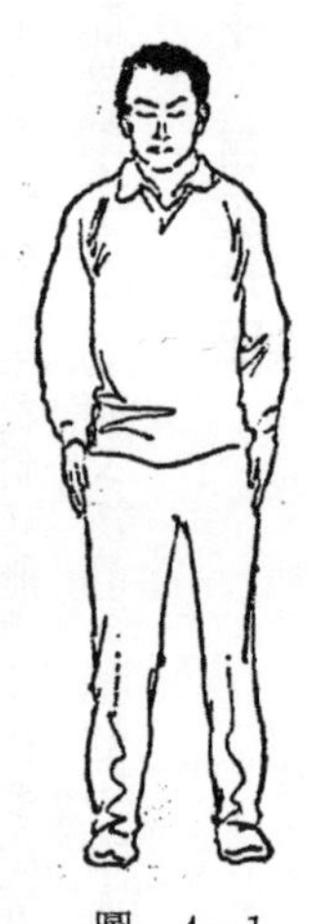

圖 4－1

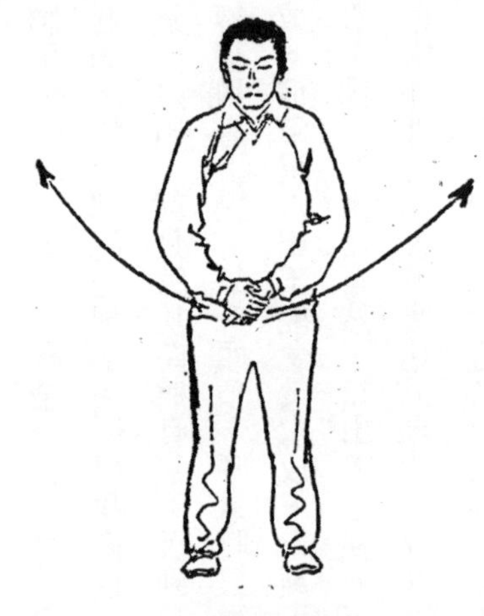

圖 4－2

第四節　功　法

一、無極式

歌曰：

無極站式寓陰陽，天地未分氣礴磅，
渾然太空無物我，虛無空靜理潛藏。

晨起，太陽未出，面向東方練功，謂之「寅賓東日」，如午時練功則面向正南，謂之「離火當空」。夕陽西照面向西方練功，謂之「寅餞納日」，夜半練功面向正北謂之「取坎填離」（拱向北辰）。

動作：兩腳開立，寬與肩齊，膝微屈，鬆腰塌胯，含胸拔背，沉肩墜肘，頸豎頭懸，眼平視而返視內照，兩臂自然下垂於兩腿外側，虛腋，寧靜自然，自頭頂至足心全身肌肉放鬆，有如肉之欲墜，一切純任自然，毫不用力。頭頂如高著浮雲，足重如鐘鼎之穩重。調整呼吸勿令耳聞，排除雜念，腦海清空，無思無慮，無物無我，渾然太空與天地合而爲一，寓陰陽未分「中和」之氣（圖4—1）。兩手重疊，內外勞宮相對，覆於丹田之上，左手（男左女右）魚際穴壓在肚臍邊上（圖4—2）。呼吸八次，吸氣時，提肛縮腎，小腹內收；呼氣時，小腹放鬆自然隆起，以意領氣下沉丹田（全套動作自始至終按此呼吸，不再贅述），此爲無極式。

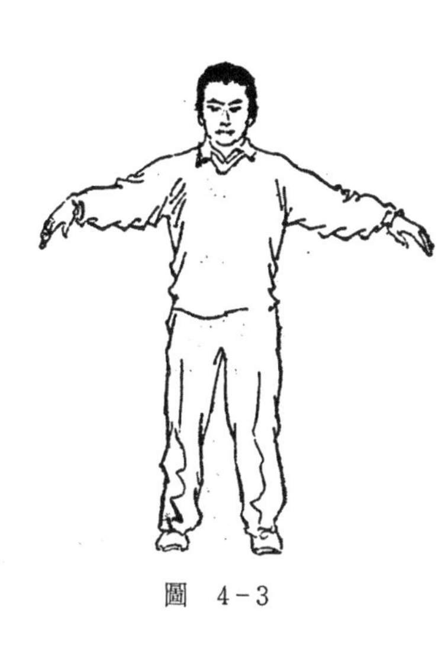
圖　4－3

二、太極式

「生之謂道，陰陽呼吸」，由此而生太極，太極起式，形判陰陽，輕清上浮者爲天，重濁下凝者爲地。陰氣上升，陽氣下降，陰陽調和，水火既濟。

吸氣時則足三陰之氣上升，由足三陰轉注手三陰；呼氣時，手三陽之氣下降，轉注於足三陽直趨趾端，此乃陰陽轉化之理，也是太極功行氣指導之原則。

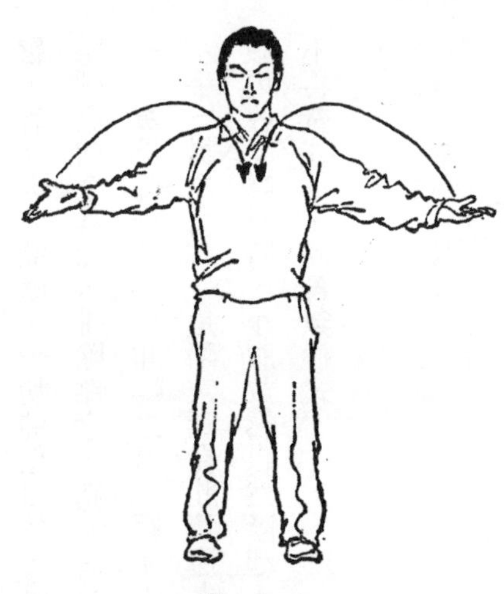
圖 4-4

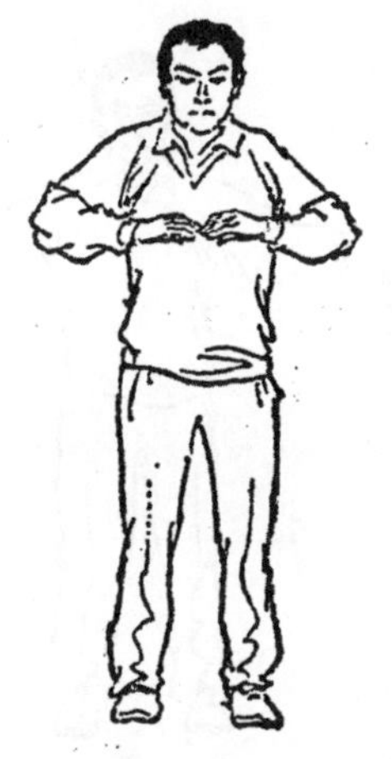
圖 4-5

吸氣時，兩臂由身體兩側徐徐抬起，如鳥翼張開，沉肩墜肘提腕，掌心向上引地氣而上升，如有重物繫於掌心之中，手腕抬至高與肩平（圖4—3），以肘爲軸轉小臂變爲掌心朝上（圖4—4）。呼氣時，兩小臂內旋向胸前合，隨呼氣之勢，兩手心轉向下經膻中穴（圖4—5），向下按至丹田穴。呼氣盡，兩手自然下垂於身體兩側成預備式。如行全套功可銜接兩儀式。初練習時可連續作八次。本動作由陽（手背朝上）轉變爲陰（手心朝上），又由陰轉化爲陽。起落開合隨自然之勢，配合呼吸不加絲毫勉强，練習既久，則水到渠成，氣歸丹田之內。

三、兩儀式

當太極式成，呼氣已盡，兩臂落在兩腿外

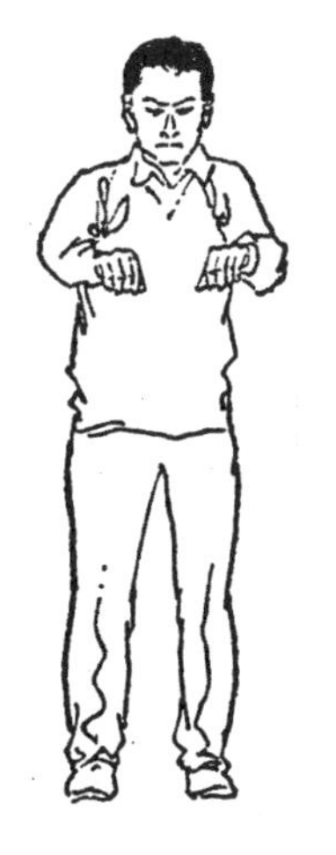

圖　4-6

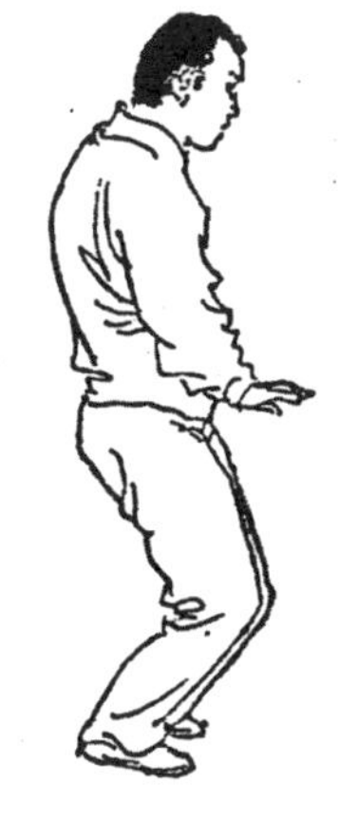

圖　4-7

側之時，手心朝裡。吸氣時，兩臂向前方徐徐抬起，肩鬆而下沉，肘墜而內合，順其自然之勢，兩臂盡力前伸掌心朝下，目平視而垂簾內照，頭腦空而意守丹田，聽其自然，不用意追求，也不用力控制，吸氣盡時，兩腕抬至高與肩平（圖4—6）。

呼氣時，兩腿屈膝下蹲（膝與腳尖垂直），兩手隨下蹲之勢徐徐下按，直至腹前呼氣盡則下蹲畢（圖4—7）。如行全套功可銜接下式。如初學則可一抬一按連續作八次。

此爲太極生兩儀之象，陰陽起落，動靜變幻，式雖簡而內氣騰然。當吸氣時，足三陰之脈氣，由外氣之吸引，循經絡上行，肝經之脈氣上升入肺，脾經之脈氣上走入心，腎經之脈氣上入心包。水火既濟，陰陽協調，則百病可消。而手三陽經之真氣，也調動起來榮於頭面。式雖簡易，然而卻在機體內起著調整氣血，修復病殘之大用。「至人之息也以踵」是說明陰升之用，氣沉丹田是陽復之行。

四、左掤式

太極生兩儀，兩儀陰陽也。兩儀生四象，四象爲掤、捋、擠、按，寓四時之春、夏、秋、冬的生、長、收、藏之節序，爲形象太極之用法。

兩儀式成時呼氣盡，即隨之變爲吸氣，以腰爲軸，身軀右轉（圖4—8），左腳收至右腳內側，足尖著地成虛步，似戰馬歇蹄之狀。右臂隨軀幹之轉動，屈臂抬至胸前變爲橫式之平弧形，掌心朝胸如抱球狀，目視右手虎口，如同一個半圓放在胸前。同時，左手隨左腳內收由左前方向下、向上劃弧屈臂轉至掌心朝上，置於下丹田處，如托球之狀（圖4—9）。

呼氣時，左腳向左前方邁出，足跟先著地，身體重心逐漸前移，成左弓步，左臂隨呼氣之勢向左前方掤出，高與胸平，臂成爲橫式平弧形，前臂與膝蓋腳尖成爲垂直線，即「臂與膝合」，「膝與足合」，上下正直，重心在左腿，左腿弓，右腳蹬，左腿在前發揮二蹻之力，右腿在後，發揮二維之能。與此同時，右臂隨身軀左轉由胸前向下按至肚臍，掌心向下，拇指靠近肚臍，呼氣盡左掤式成（圖4—10、11）。這一動作手三陰、手三陽

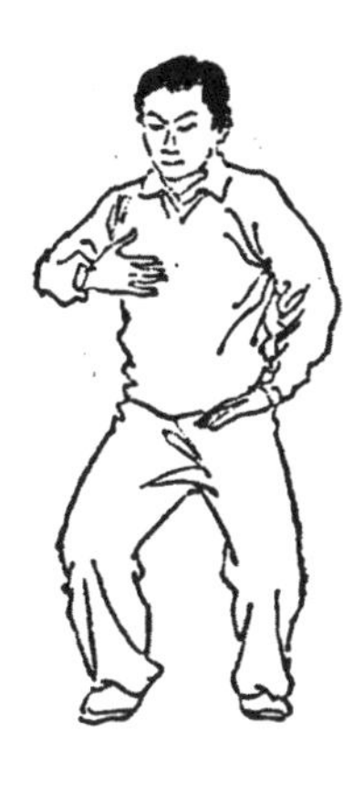

圖　4－8

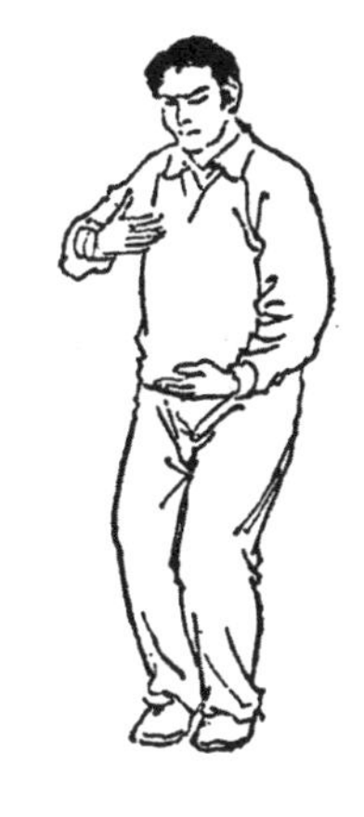

圖　4－9

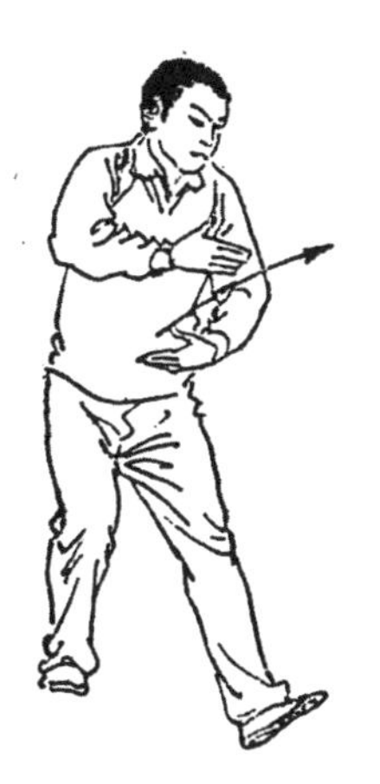

圖　4－10

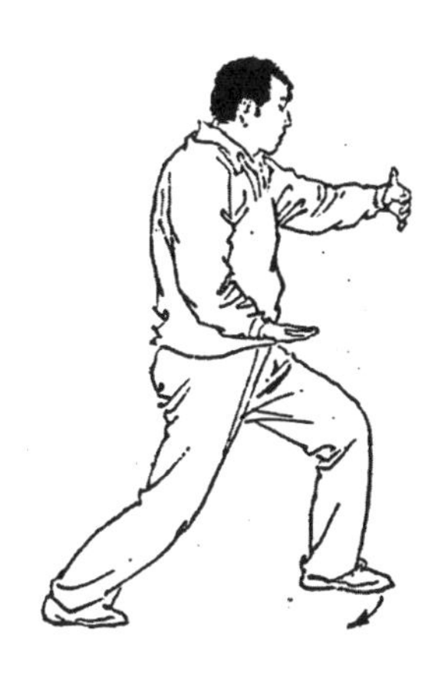

圖　4－11

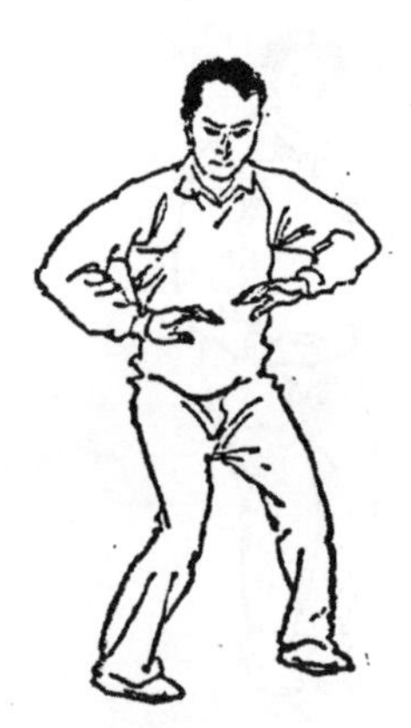
圖 4－12

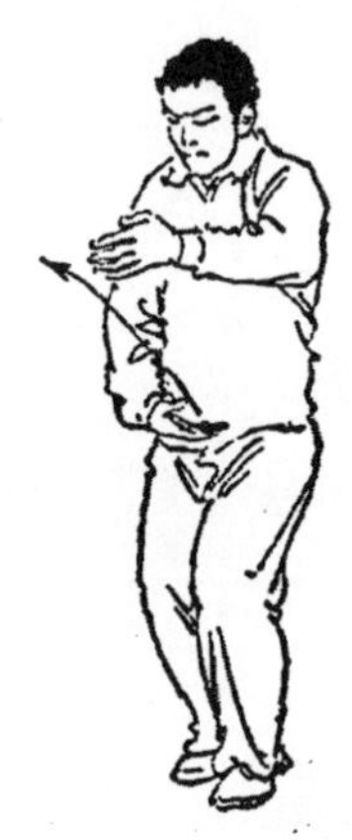
圖 4－13

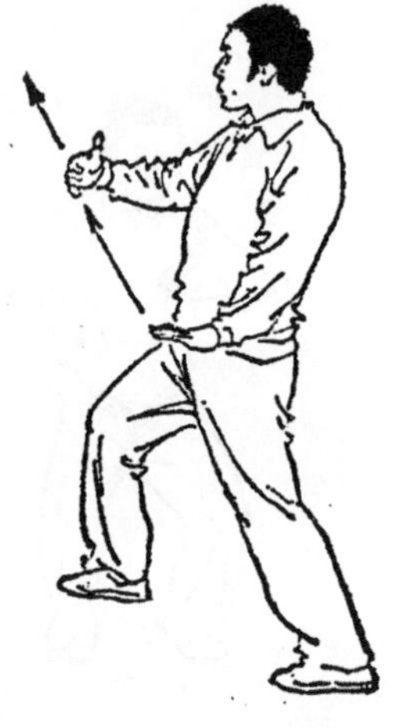
圖 4－14

、足三陰、足三陽都活動起來，諸脈溝通，衝脈領起，二蹻二維都在活動。

當由兩儀變四象之時，先由意動，以意領氣，帶脈往復，衝脈上下，使氣血流通，胸腹大小脈絡都獲得疏通，氣血得到調整。在初學練功時，應在這幾個式子上多下功夫。

五、右掤式

承左掤之式，吸氣時重心後移至右腳，左腳尖向裡扣與右腳構成內八字形（圖4－12），身體重心再回移至左腳，隨重心回移右腳同時回收至左腳内踝骨處，腳尖著地成虛步，配合上面的腿動作，身體以腰爲軸，先向右再向左移動。收腿轉體的同時，屈左臂置於胸前掌心朝胸如抱球狀，右手隨身軀轉動向右前方向下、向上劃弧，使掌心朝上置於下丹田

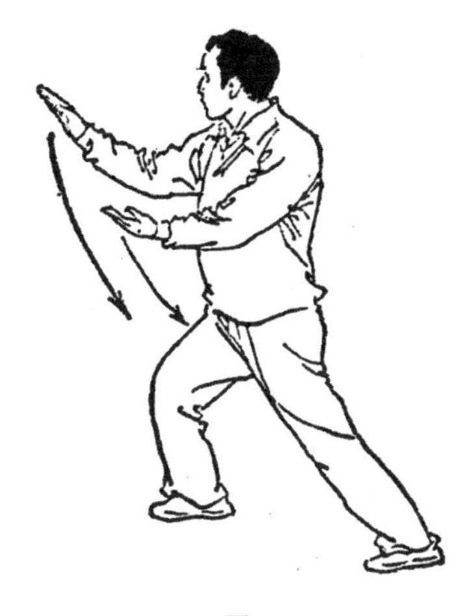

圖　4－15

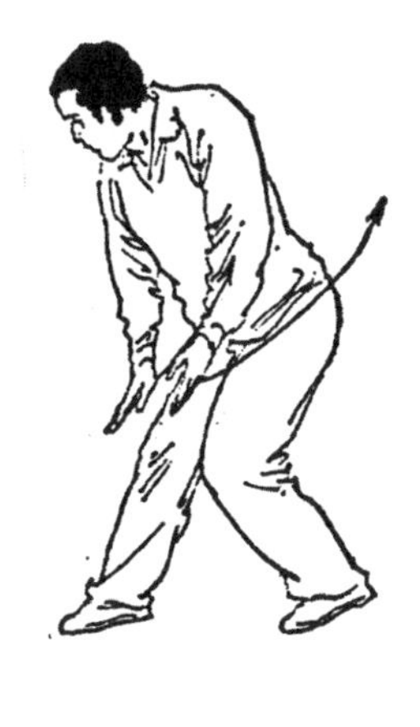

圖　4－16

如托球狀（圖4—13）。十二正經，奇經八脈都活動起來，周天運轉，體健筋柔。

呼氣時，右腳隨呼氣之勢向右前方邁出成右弓步，同時右臂向前方掤出，高與胸平成橫式平弧形，掌心朝胸，並做到「臂與膝合」、「膝與足合」，其餘動作和要求與左掤式同，雖左右方相反（圖4—14）。

六、捋　式

接上式，吸氣時以腰帶動身體微向右轉，兩臂隨吸氣之勢同時翻掌向右上方伸展，右手在前在上，掌心向下，鬆肩墜肘，腕與肩同高，左手在後在下，掌心向上（圖4—15）。呼氣時，身體重心後移，臀後坐，體重移至左腿。兩手隨呼氣之勢而下捋至小腹前，呼氣盡而式成（圖4—16）

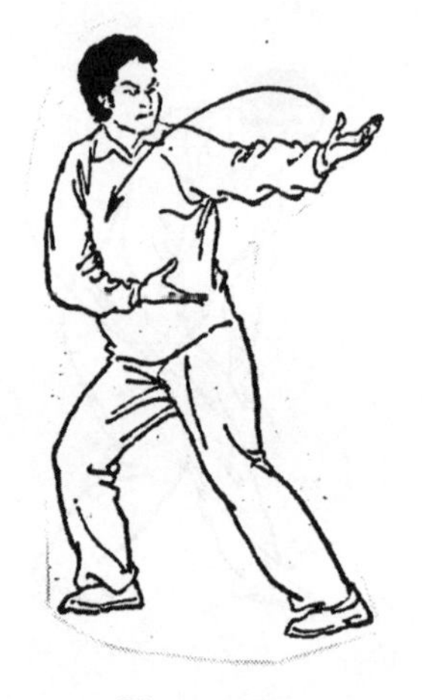

圖 4－17

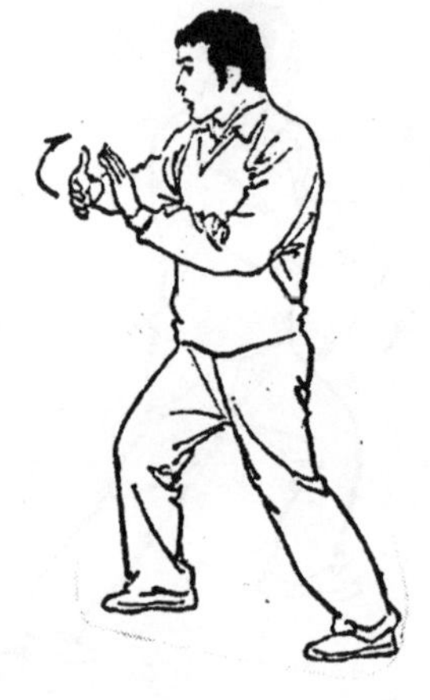

圖 4－18

七、擠 式

當呼氣盡捋式成後，變爲吸氣，兩臂隨勢向左後上方劃弧，左手掌心斜向上向外與肩同高，右臂平屈於胸前，掌心斜向胸，眼視左手（圖4—17）。呼氣時，上體微向右轉，左臂向前劃弧屈肘折回，左手附於右手腕裡側，掌心朝外成立掌式，隨上體繼續右轉，向右臂徐徐擠出，右臂掤呈半圓形掌心朝胸，同時重心前移成右弓步，體重前七後三，右臂之小臂與右足尖、右膝蓋垂直（圖4—18）。在寧靜安祥之中行動時能體察出手三陰手三陽之脈氣的自然流動，手臂手指之氣感極强。

八、按 式

接上式，吸氣時，右手以肘爲軸旋轉小

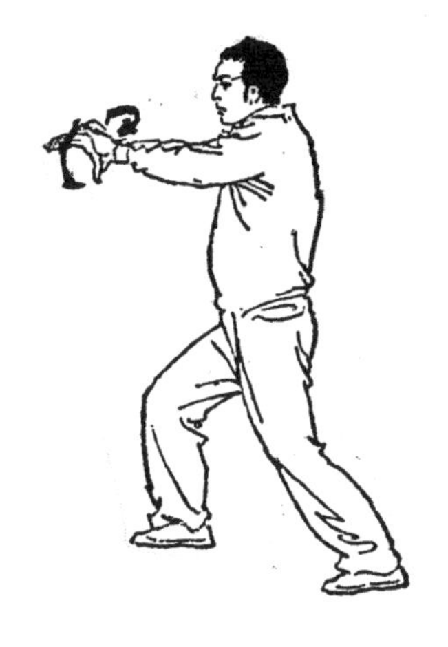

圖　4－19

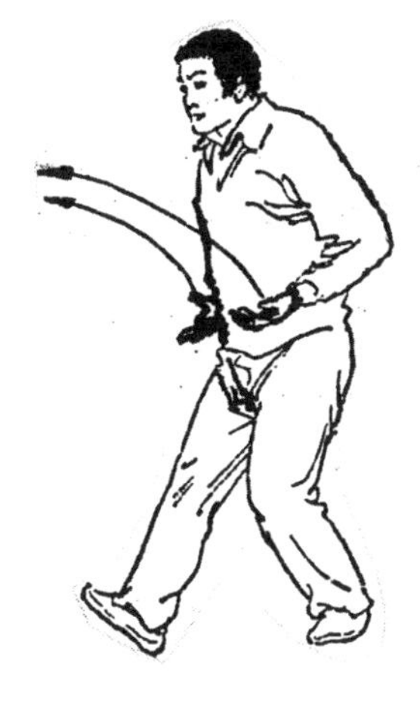

圖　4－20

臂，掌心斜向下，同時左手經右腕內側，掌心斜向下，兩臂撐圓（圖4—19），隨左腿屈膝，上體慢慢後坐，身體重心移至左腿，右腳尖蹺起，兩手同時外旋翻掌朝上成弧形屈肘回收至肋下，眼向前平視（圖4—20）。

呼氣時，兩臂內旋，翻轉掌心斜向前，隨身體重心前移徐徐按下成弧形前推，在意念中多向下少向前發出按的含義，右腿前弓成右弓步，眼平視前方（圖4—21）。

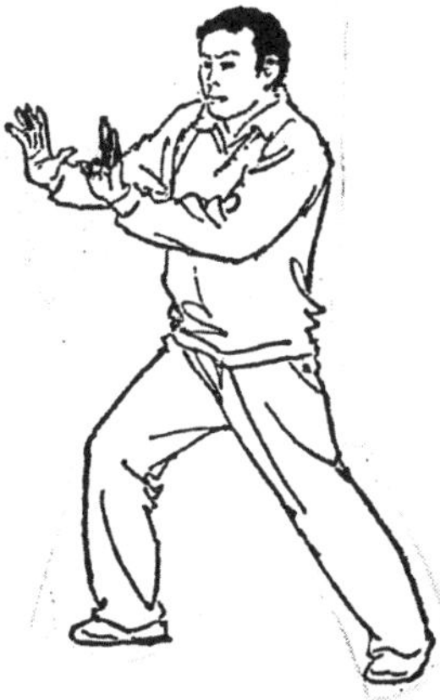

圖　4－21

按時兩手陰陽變化，外氣隨陰陽轉化之動作，而達到調整血液流量，兩腿虛實轉換，循環往復，右腿弓，陽蹻之脈行，左腳蹬，陰維之脈動，極盡柔筋活肌之作用，達到濡養筋骨之目的。

九、單鞭式

承上式，吸氣時，上體後坐，身體重心移至左腿，右腳尖向裡扣，左腳以腳尖爲軸腳跟向裡轉；同時上體向左轉，兩手隨腰向左弧形運轉，左臂向左劃弧行於上，右臂向左劃弧行於下，兩掌心向後，眼視左手（圖4—22、23）。

呼氣時，身體重心漸移至右腿，上體隨之右轉，左腳收於右腳內側腳踝處，腳尖著地，同時右掌向右上方劃弧至右側方成立掌，掌心向左，左手向下經胸前向右上劃弧停於右胸前，置於右肘內側，掌心向右，兩手掌心相對如捧物之狀（圖4—24），右手高與眉齊，左手與胸平，兩臂彎屈，均爲弧形。此爲包裹式。兩手三陰、手三陽之脈氣隨勢起伏波動，上下流通。

呼氣盡時，手勢不停，隨吸氣向左轉90度，兩手在胸前疊爲十字形，掌心均朝胸，右手在外，左手在內，身體保持正直之式（圖4—25）。

呼氣時，左腳向左側前方邁出成左弓步，在身體重心移向左腿的同時，右手由胸前變

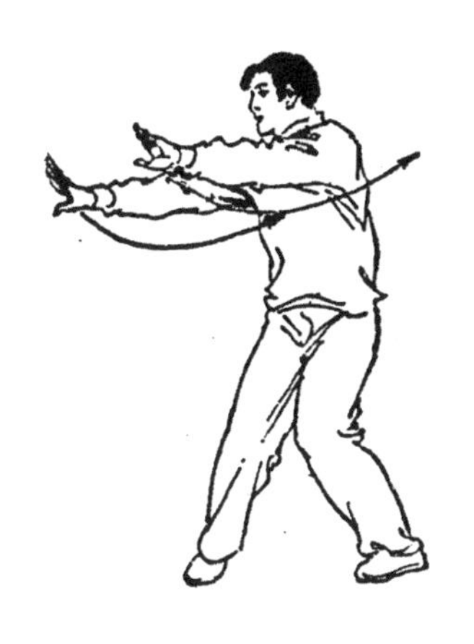
圖　4－22

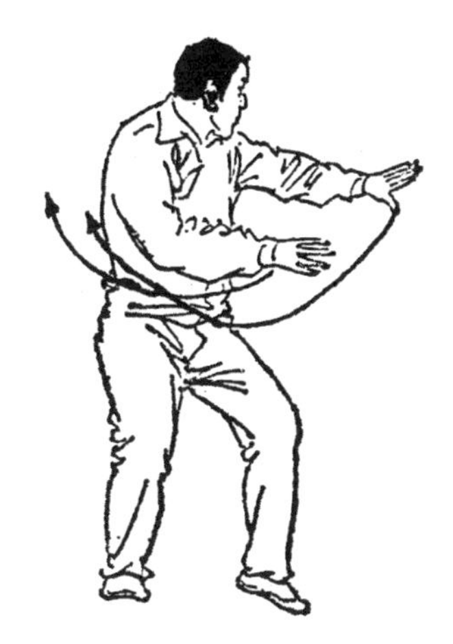
圖　4－23

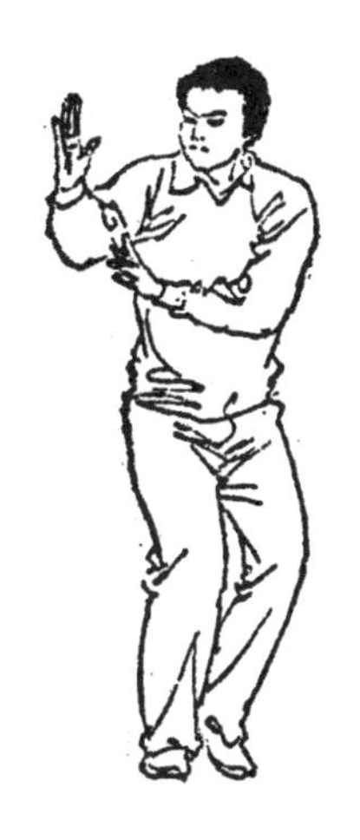
圖　4－24

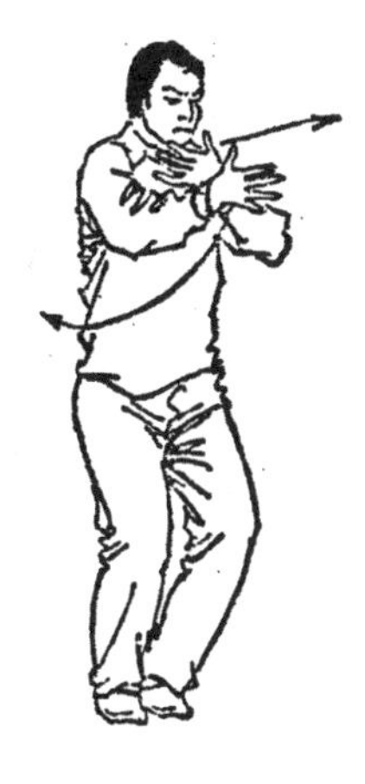
圖　4－25

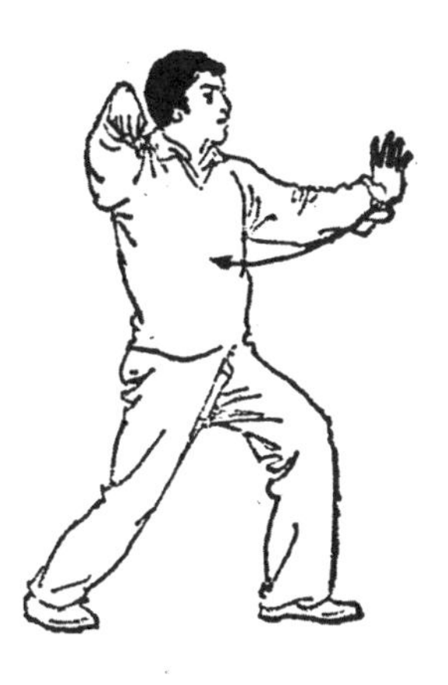
圖　4－26

鉤手向右、向後弧形撕展，同時左手拂面而過，隨上體左轉之勢，內旋左臂，手慢慢翻轉向前推出成立掌，眼看左手指尖高與眉齊（圖4—26）。此式應儘量發揮小腸經之內蘊。四個動作，兩吸兩呼，氣勢舒而筋肌展，手三陰手三陽回循徐行，二蹻二維都能發揮其本能之活力。

十、雲手式

吸氣時，身體重心移至右腿，上體漸向右轉，左腳尖向裡扣，左手由左向右水平劃弧至胸前，與鼻尖相對掌心向右成立掌，眼視左手（圖4—27）。

呼氣時，左手掌心翻轉朝胸拂面而過，以立掌之勢向左前方劃弧，掌心轉向朝外，同時右手鉤變掌經右下方劃弧轉爲掌心向上，繼續劃弧至左胸前，翻掌下按，置於臍旁，氣沉丹田。同時右腳收回至左腳內側，前腳掌著地成右虛步，眼視左手（圖4—28）。此爲雲手之左式。

吸氣時，左手劃弧下落至腹前，掌心向上；右手隨吸氣劃弧經左胸上升，拂面而至正前方，掌心朝面（圖4—29）。

呼氣時，左手繼續劃弧至右胸前翻掌下按，置於臍前，同時右手劃弧翻掌向右前方成立掌之勢，掌心朝側前，身體重心落於右腿，左腳尖著地成左虛步，眼視右手，氣沉丹田

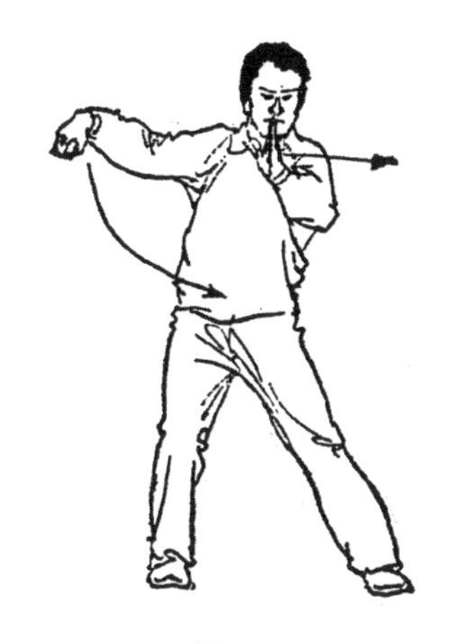
圖　4－27

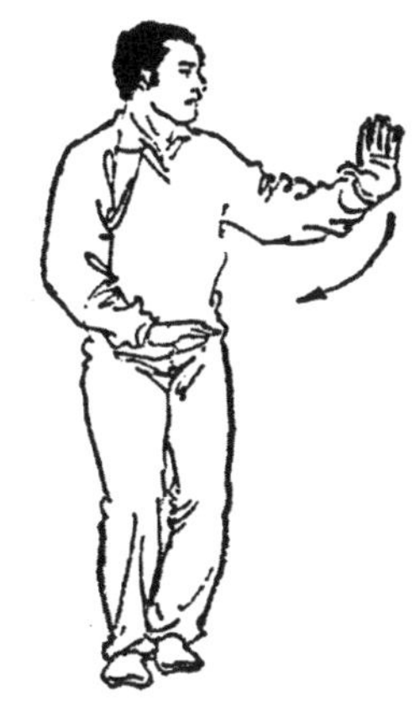
圖　4－28

（圖4—30）。此爲雲手之右式。

吸氣時，左腳向左橫跨一步，腳尖先著地，右手劃弧下落於胯旁，左手隨吸氣劃弧經右胸前上升拂面而至正前方，掌心朝面，同時體重漸移至左腿（圖4—31），呼氣時，重心完全移至左腿，右腳收回至左腳內側，腳尖著地成右虛步，手式與雲手之左式同（圖4—32），左右雲手式連續做十次。

雲手要求兩手同時動作，不能有丟掉之形。手三陰、手三陽互爲演變，陰陽轉化大氣鼓蕩於中，極盡自然之勢。足部之陰陽上下貫通，表裡影響，使臟腑之生機，魚躍鳥飛各隨其形，開源導流，通淤導滯，左旋右轉，大有欲罷不能之意。

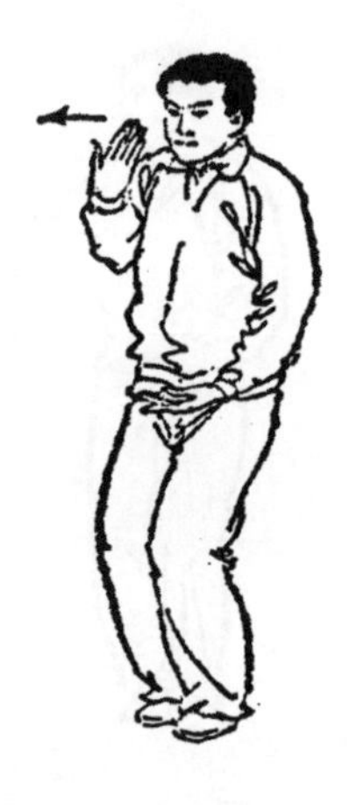

圖　4－29

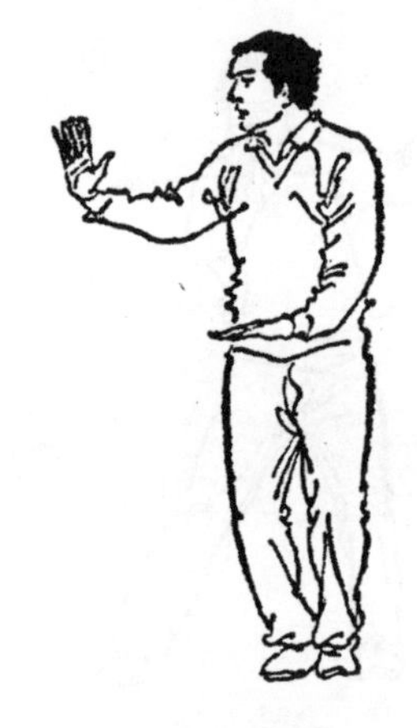

圖　4－30

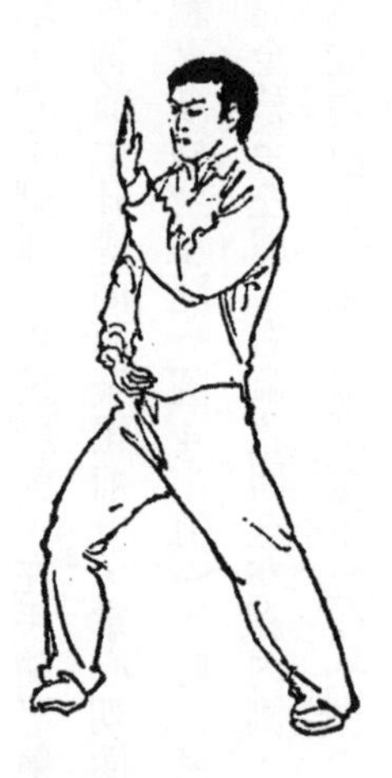

圖　4－31

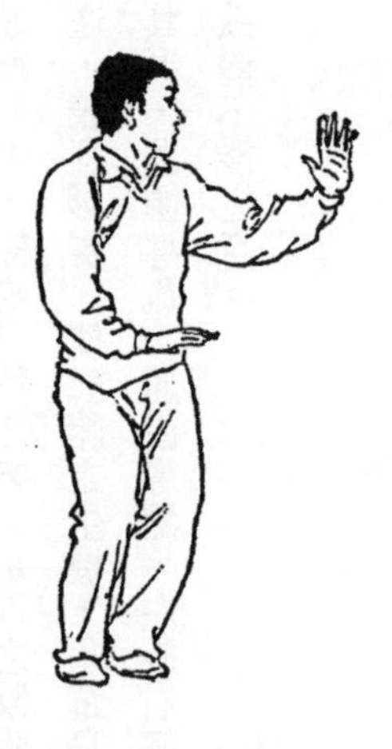

圖　4－32

十一、摟膝拗步式

右摟膝拗步：當雲手左式成，趁吸氣之勢，右腳隨之向右後撤出約兩腳半之距離，左臂外旋掌心斜朝上，右臂內旋掌心向下停於腹前（圖4—33）。呼氣時，左右腳尖都隨身體向右後轉，重心漸移至右腿成右弓步，同時右手由右膝前劃弧摟膝而過，置於膝外側，掌心向下，形如虎爪。左手趁拗步之勢屈小臂由耳側弧形向前方推出與胸同高，目視左手（圖4—34、35）。

左摟膝拗步：吸氣時，左腿屈膝，重心後移，右腳尖外撇，腰向右轉體180度，左腳跟提起成交叉步，同時兩臂向右後方劃弧，右手展至與耳同高，掌心斜朝上，左手屈小臂置於右胸前，掌心斜向下，左腳收至右腳內側，腳尖著地，眼看右手（圖4—36、37、38）。呼氣時，左腳提起向左前方邁出，重心漸移向左腿成左弓步，同時左手由左膝前劃弧摟過，置於膝左側，掌心向下，形如虎爪，右手趁拗步之勢屈小臂由耳側弧形向前方擊出與胸同高，眼視右手（圖4—39、40）。如此左右摟膝拗步動作連續做十次。

摟膝拗步不論左式還是右式，動作不能過於矜持，追求形式之優美，要以氣血通暢爲主。腰如車軸隨意氣之轉動，手足隨之而變化，猶兵丁之隨主帥，孟子云：「夫志，氣之帥也，氣，體之充也」。行意拳譜云：「腰爲主帥，手足爲兵丁」。所以在動作時要以腰

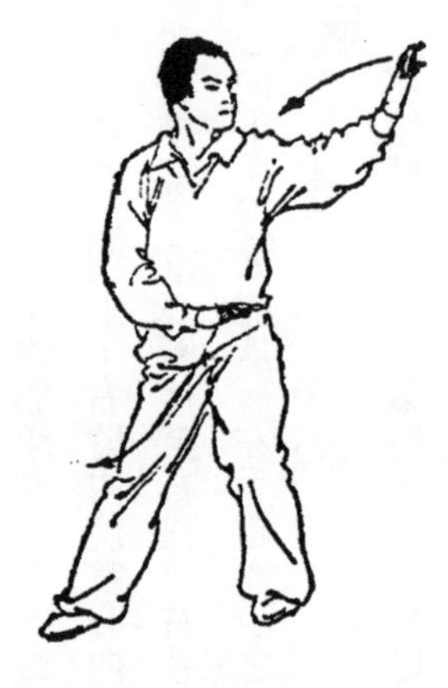

圖 4－33

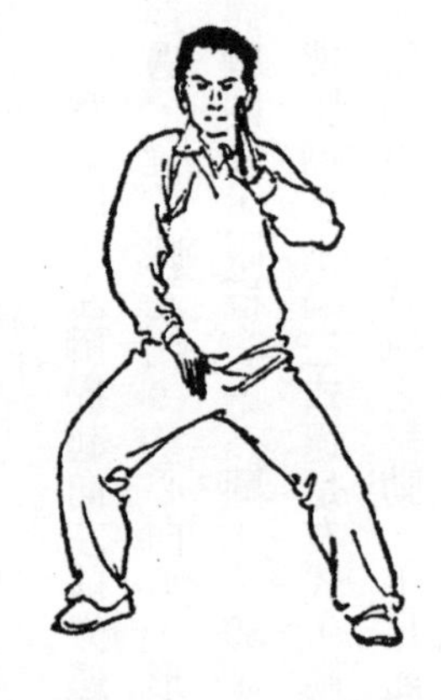

圖 4－34

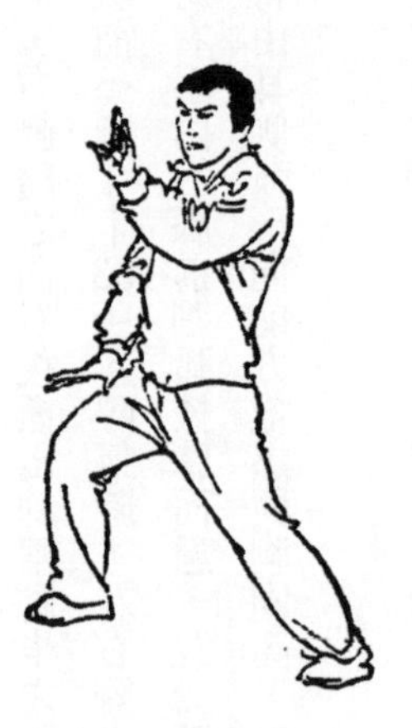

圖 4－35

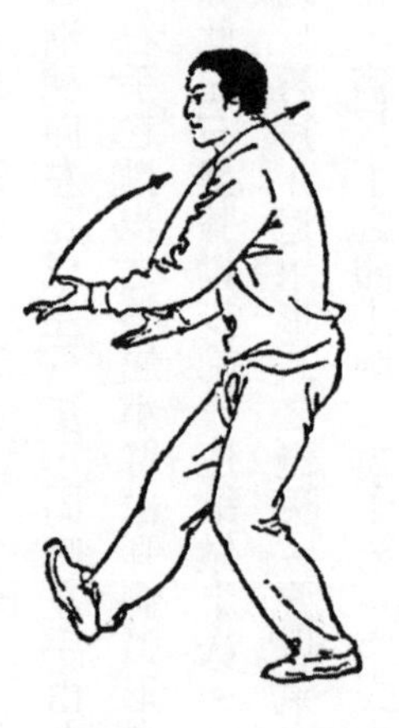

圖 4－36

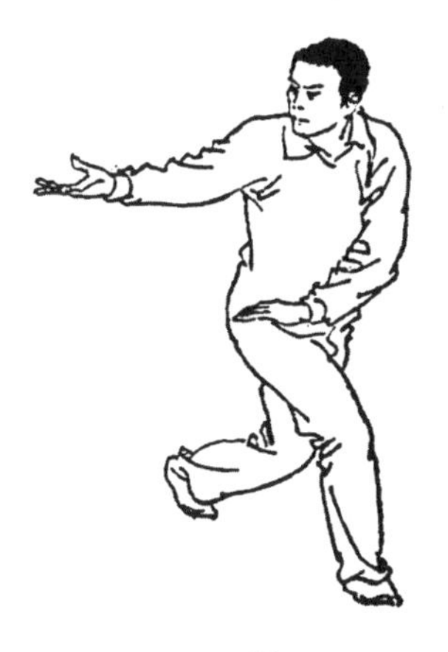

圖　4－37

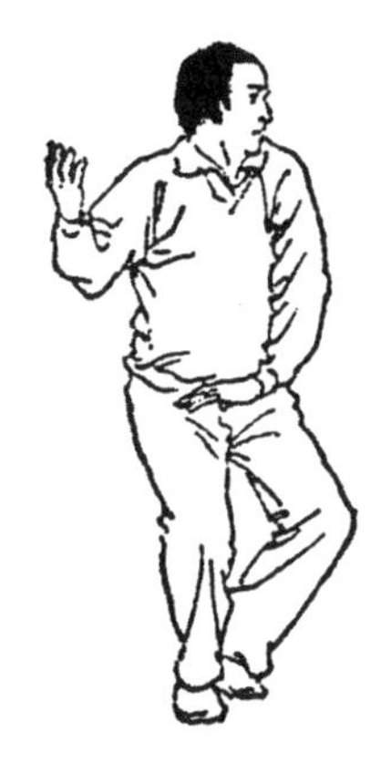

圖　4－38

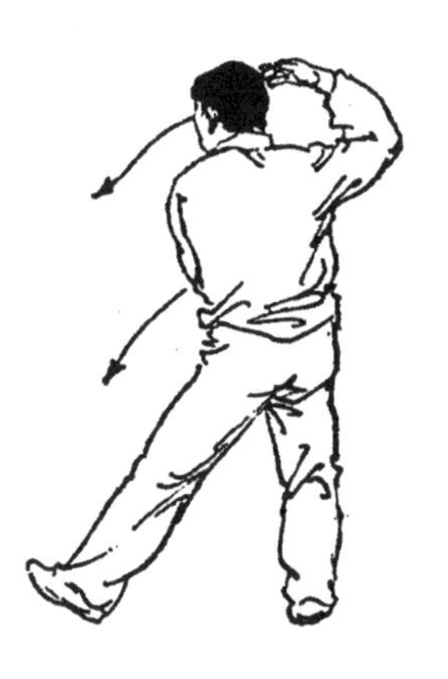

圖　4－39

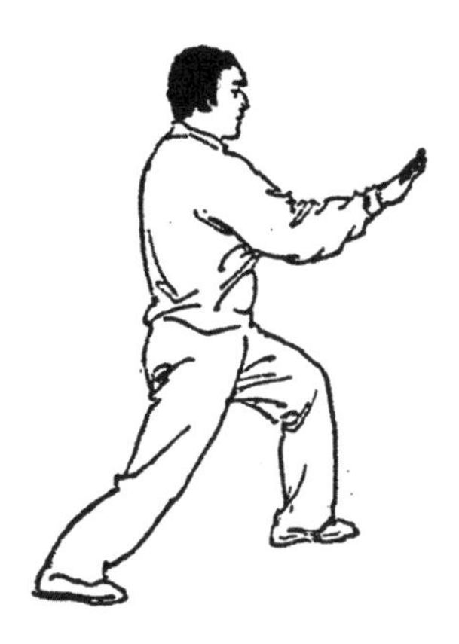

圖　4－40

爲主宰，手足隨之而動作。邁步時提肛縮腎，勢如貓行，既輕靈穩捷，又持重安舒，方得太極功之奧義，而達內外兼修之目的。以下各式其基本要求與此式同，不再贅述。

十二、玉女穿梭式

轉身動作：當摟膝拗步進行到第十式時，正好是左腿在前。吸氣時，左臂提起腰向右轉，兩臂外旋，掌心向下，兩臂撐圓，左裡、右外在胸前交叉，左臂在裡，右臂在外，兩掌心均向上（圖4—41）。呼氣時右腳跟裡輾，左腳尖裡扣，使兩腳趨於平行成馬步，同時兩臂內旋，兩肘外撐，兩掌下按如摸魚之狀，吸氣時，向右後轉身180度成右弓步（圖4—42、43）。左腳跟進至右腳即全腳著地成實步，右腳跟隨之提成虛步，同時兩手隨身體右後轉之勢，劃弧向外旋腕轉臂握拳，收至腰間置於臍旁，拳心向上（圖4—44）。以下凡兩式間的轉身動作，皆同此式，不再重複。

當轉身動作完成之時，吸氣盡。呼氣時，右腳向右前方邁出，身體重心前移成右弓步，同時右拳在胸前上鑽至鼻尖，左拳升至右肘內側，拳心均朝胸，隨弓步之勢，右臂內旋上撐，右拳變翻轉掌心向外，橫於額前有如防敵人來擊，翻轉而撐出之狀，左拳隨之變掌由胸部向前推，擊敵人之前胸（圖4—45、46）。以練法而論兩腳之動作使足三陰、足三陽都能發揮其性能。而兩手動作，因陰陽變換收縮伸張起落之勢，也都得到鍛鍊，一動

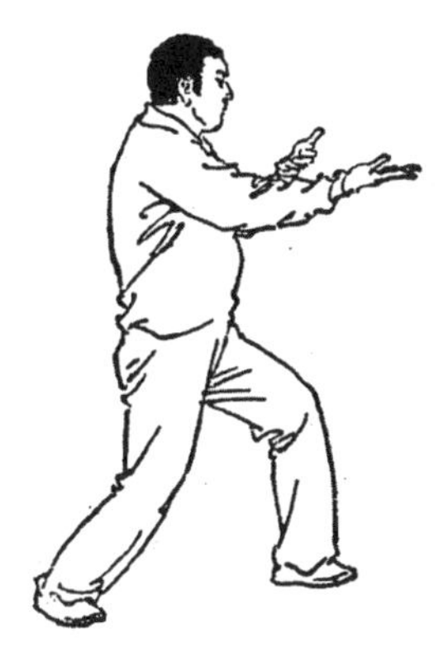

圖　4－41

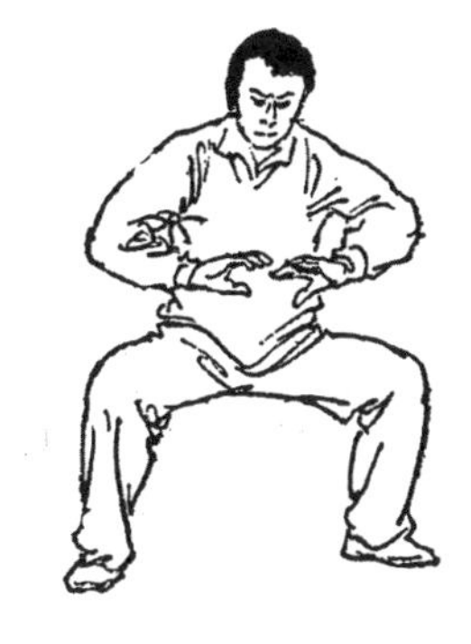

圖　4－42

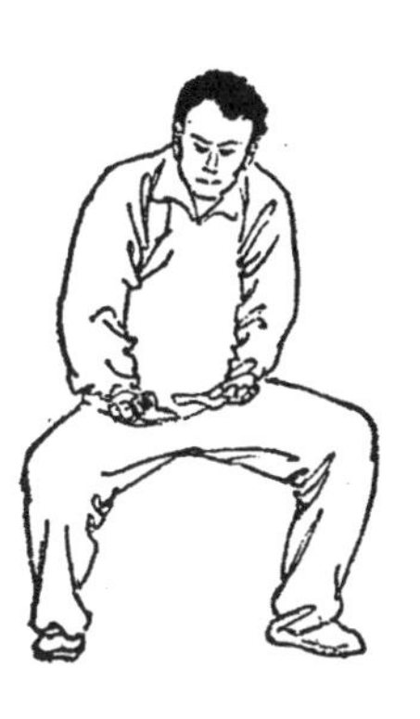

圖　4－43

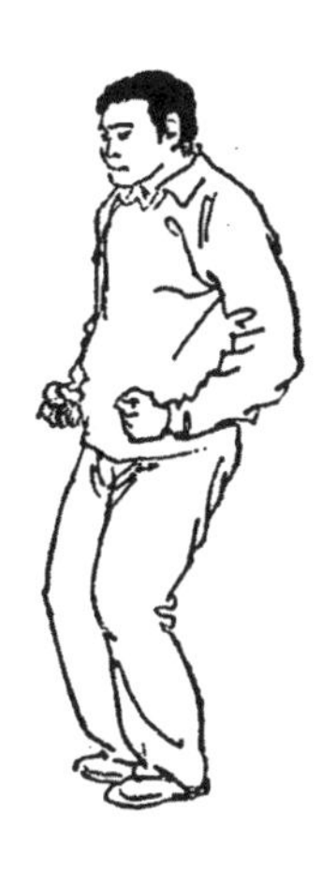

圖　4－44

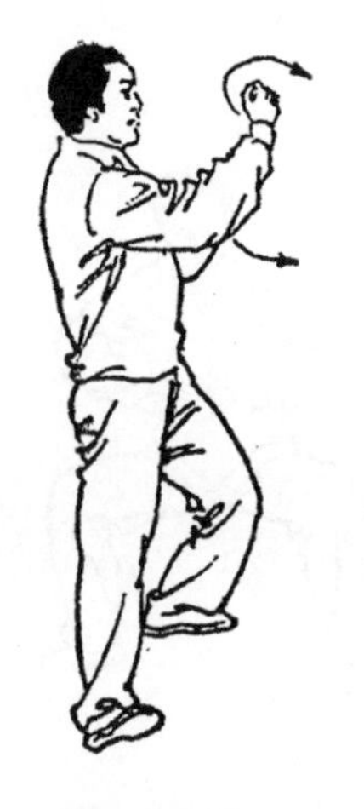
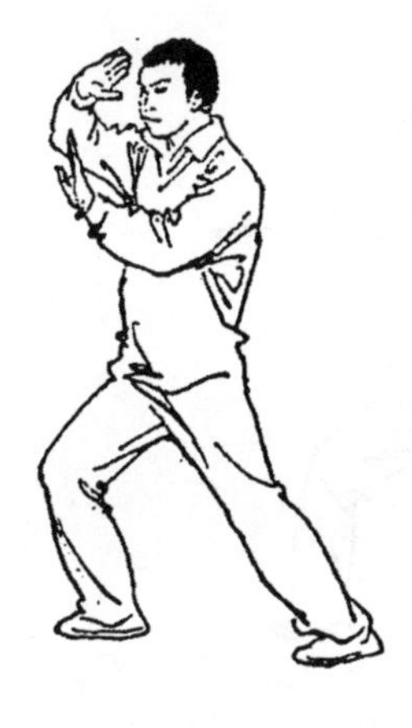
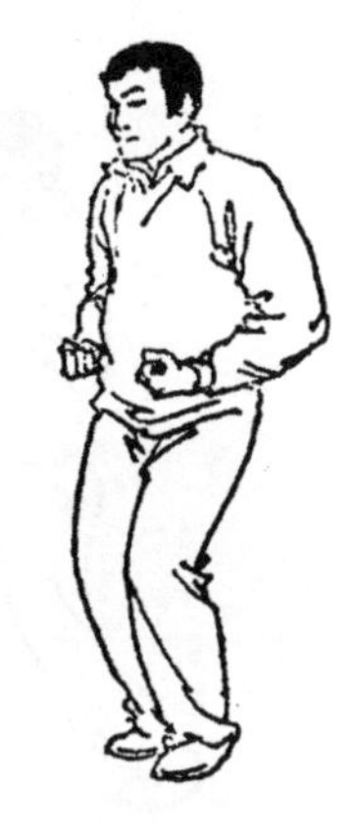

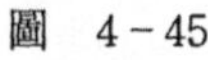
圖 4－45　　圖 4－46　　圖 4－47

而無處不動，十二正經、奇經八脈，整體的經絡氣血都獲通暢與調整，此爲玉女穿梭之右式。

當吸氣時，左腳提至右腳內側腳尖著地成左虛步，兩臂外旋下落，握空拳收至腰間臍旁，拳心向上（圖4—47）。呼氣時，左腳向左前方（如面向東北，則向西北方向）邁出，其餘動作與右式同，唯左右方向相反。此爲玉女穿梭之左式（圖4—48、49）。如此左右連續交替進行十次。

十三、打虎式

當上式進行到左腳在前之時，隨吸氣之勢作轉身動作。當轉身動作完成，成右虛步，吸氣盡（圖4—50、51、52、53）。呼氣時，右腳向右方邁出，腳跟先著地，身體漸移至右

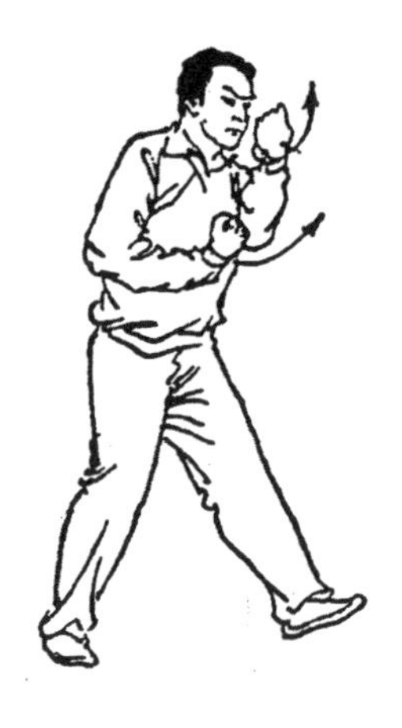
圖　4－48

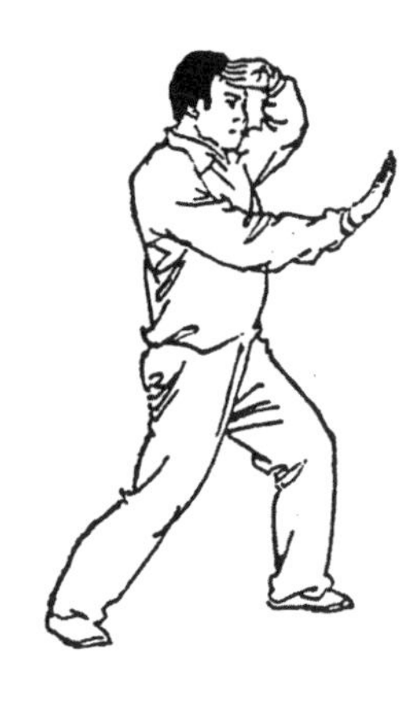
圖　4－49

腳，變爲右弓步，同時右拳在胸前上鑽至鼻尖，左拳升至右肘內側，拳心朝胸隨弓步之勢，右臂內旋上撐橫於額前，拳眼向下，拳心向外，臂成弧形。左拳由胸前翻轉下按至臍前，拳心向下，拳眼對臍，成打虎之勢，眼視左前下方（圖4－54），此爲右打虎式。此式可使心包經之脈絡異常通調，式成之後穩定而自然，所以又名曰「定心拳」。

吸氣時，左腳提至右腳內側，腳尖著地成左虛步，兩臂外旋下落由拳變掌，收至腰間臍旁變活拳，拳心向上（圖4－55）。呼氣時，左腳向左前方邁出，餘下動作與右打虎式同，唯左右相反（圖4－56）。如此左右交替連續做十次。

弓蹬步要求弓腿的膝蓋與腳尖相垂直，這種步法能牽引二蹻二維之脈氣，並使足太陽和

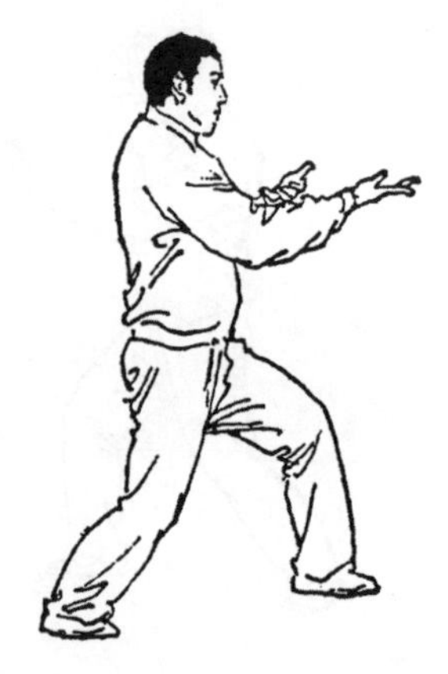

圖 4－50

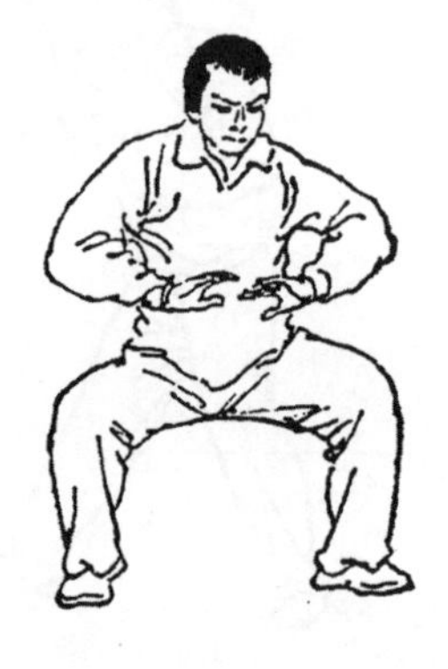

圖 4－51

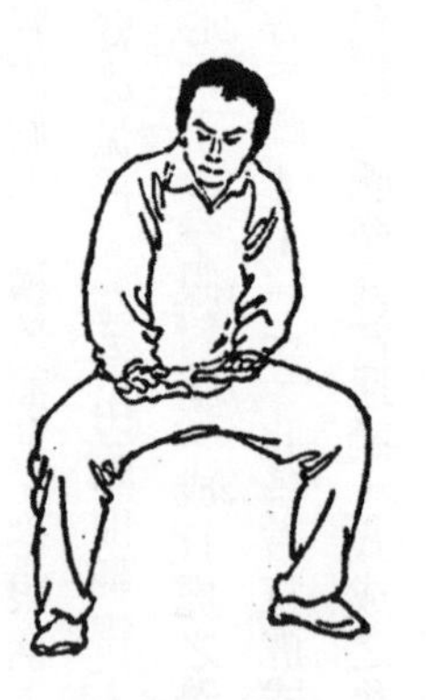

圖 4－52

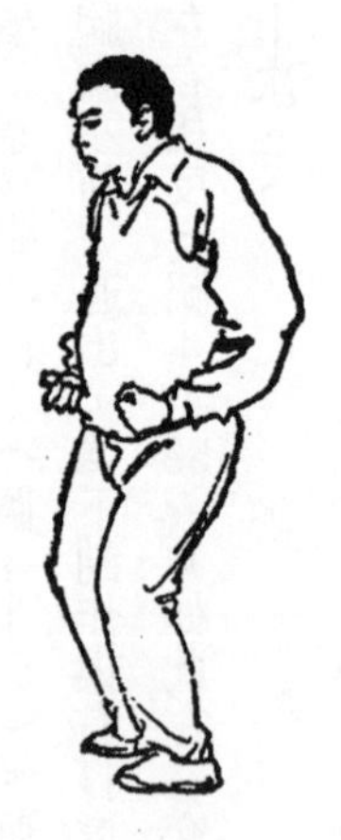

圖 4－53

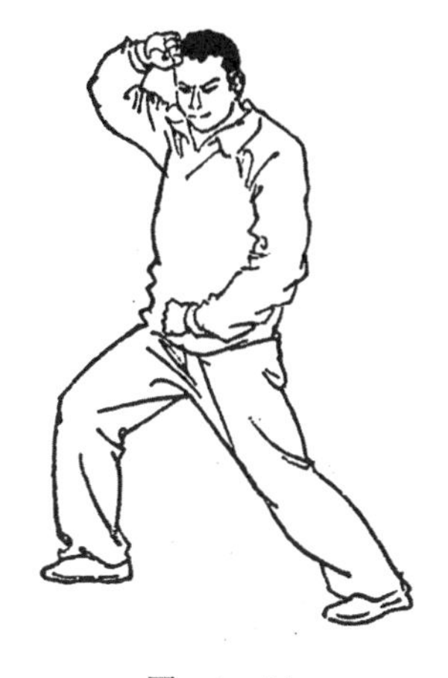
圖 4－54

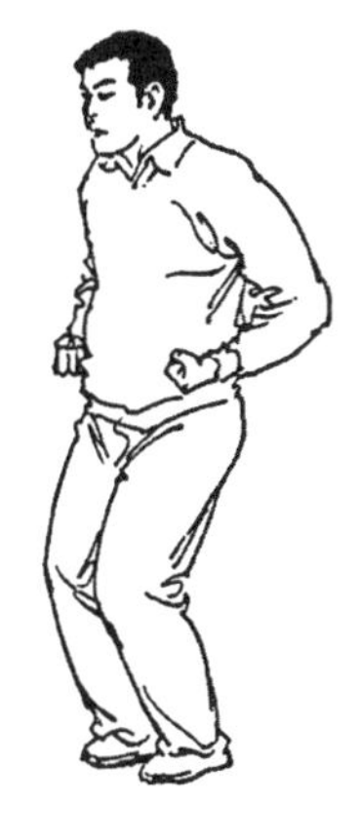
圖 4－55

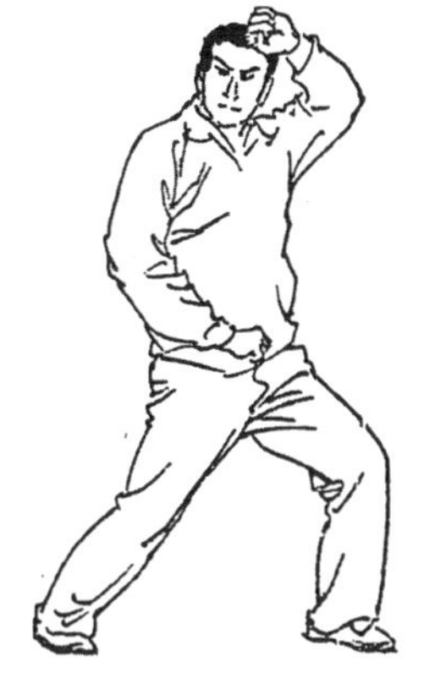
圖 4－56

足少陽經絡獲得通暢。

十四、彎弓射虎式

當打虎式做到第十式左腳在前之時，隨吸氣之勢做轉身動作，當轉身動作完成之時吸氣盡成右虛步（圖4—57、58、59、60）。

呼氣時，右腳向前方邁出變爲右弓步，同時兩拳劃弧變掌在胸前交叉，隨弓步之勢，兩手在胸前由掌變拳，左撐右拉徐徐展開成拉弓射虎之狀，兩手虎口向上如持弓曳弦，拳心向胸，目視左手虎口，展胸舒臂，純任自然，氣沉丹田。此爲彎弓射虎之右式（圖4—61）。

吸氣時，左腳收至右腳內側，腳尖著地成左虛步，兩臂外旋下落收至腰間臍旁，拳心向上（圖4—62）。呼氣時，左腳向左前方邁出成左弓步，餘下動作與右式同，唯左右相反

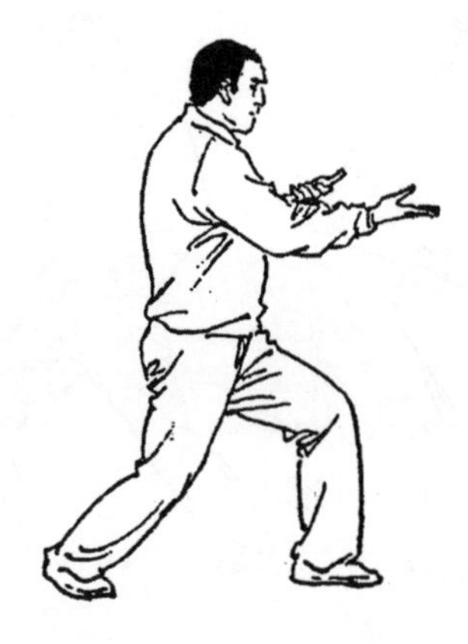

圖 4－57

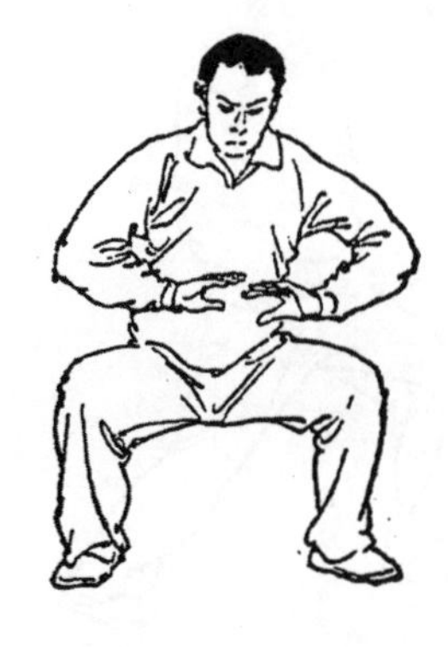

圖 4－58

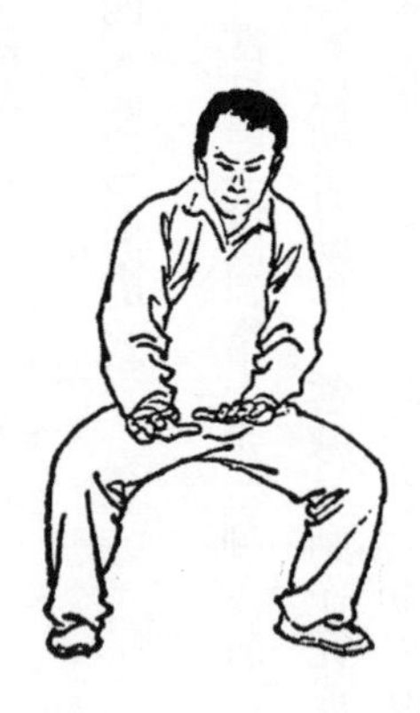

圖 4－59

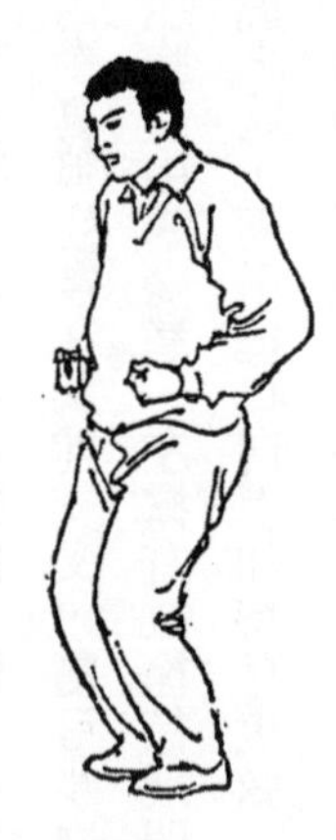

圖 4－60

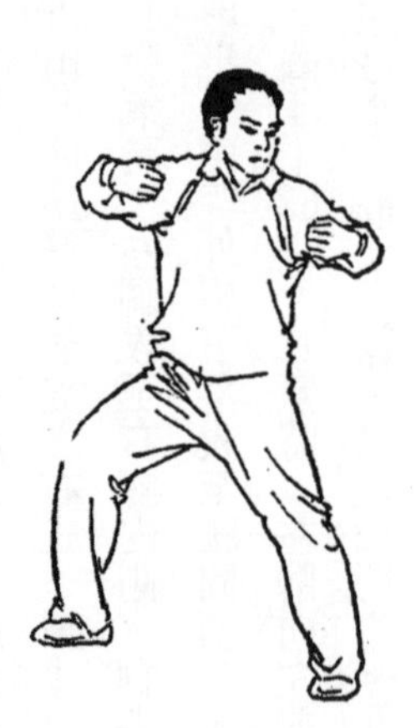

圖 4－61

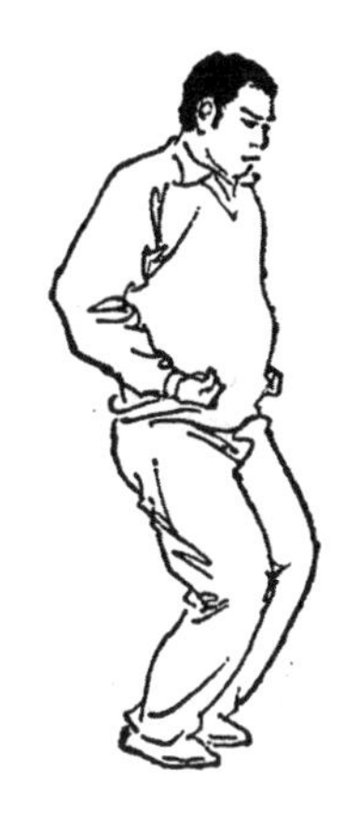

圖　4－62

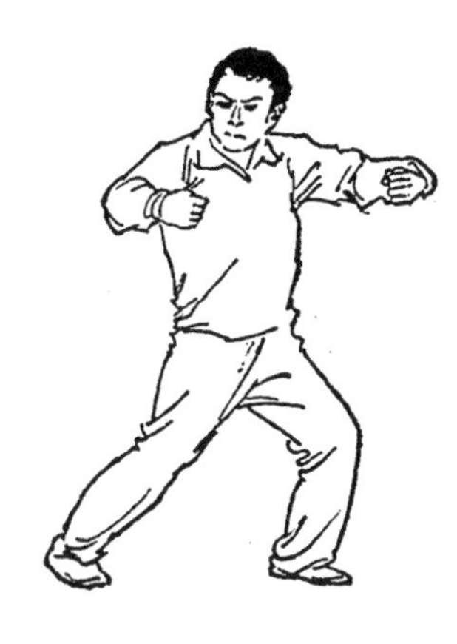

圖　4－63

（圖4—63）。如此左右交替動作連續做十次。

十五、餓虎撲食式

當上式做完第十式時，隨吸氣之勢接著做轉身動作，當轉身動作完成時，成右虛步吸氣盡（圖4—63、64、65、66、67）。

呼氣時，右腳向右前方邁出，變爲右弓走，同時兩拳向左胸前上伸，拳心朝胸，隨弓步之勢以腰帶動身體，兩拳內旋翻轉變掌向前撲按，高與胸齊，掌心向前，兩掌虎口相對，正落在敵人前胸成餓虎撲食之狀，全身重量移於右腿之上加重了前撲之力，眼視前方，此爲右式（圖4—68、69）。

吸氣時，左腳收至右腳內側，腳尖著地，成左虛步，兩臂外旋下落收至腰間臍旁，拳心

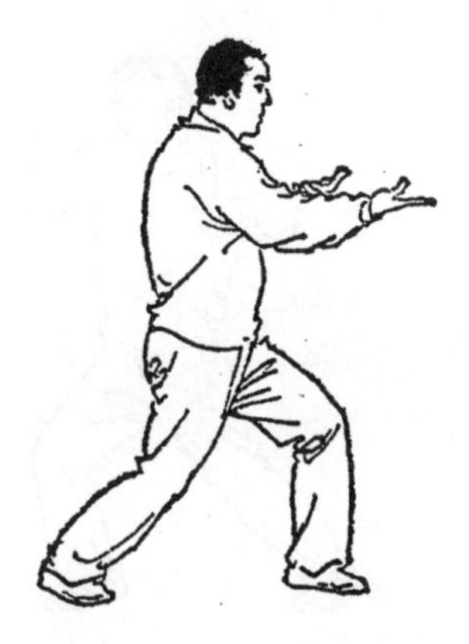

圖 4－64

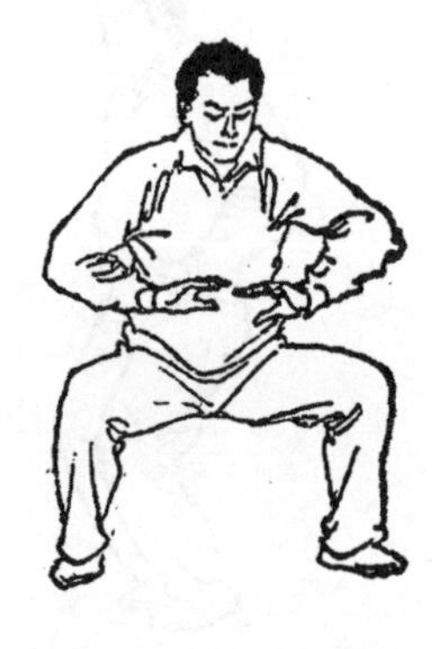

圖 4－65

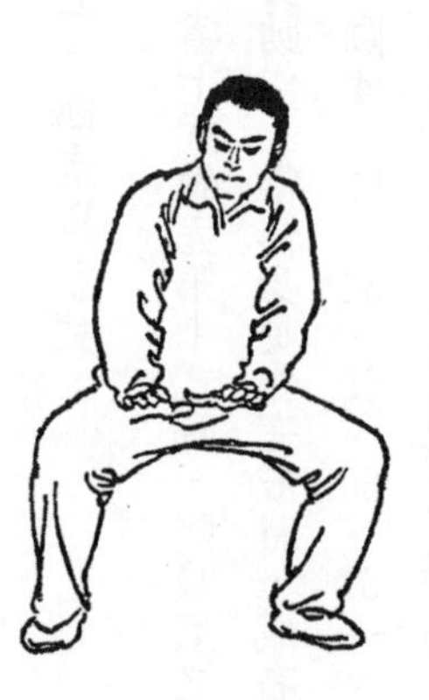

圖 4－66

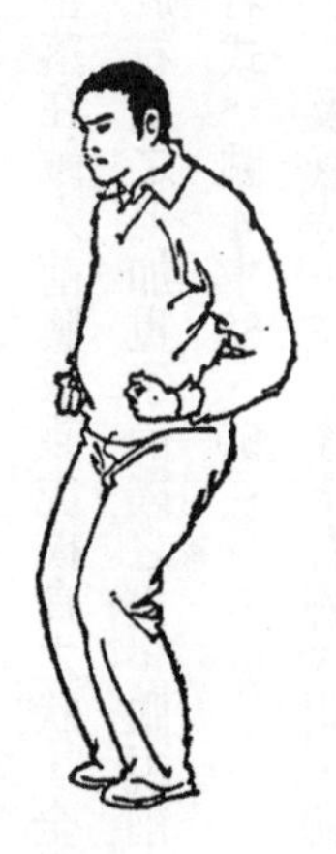

圖 4－67

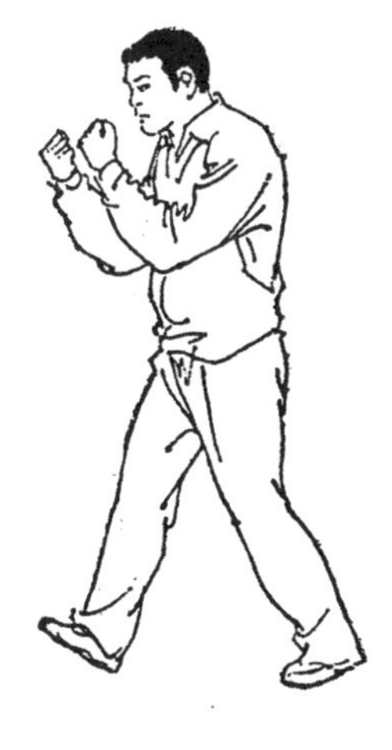

圖　4－68

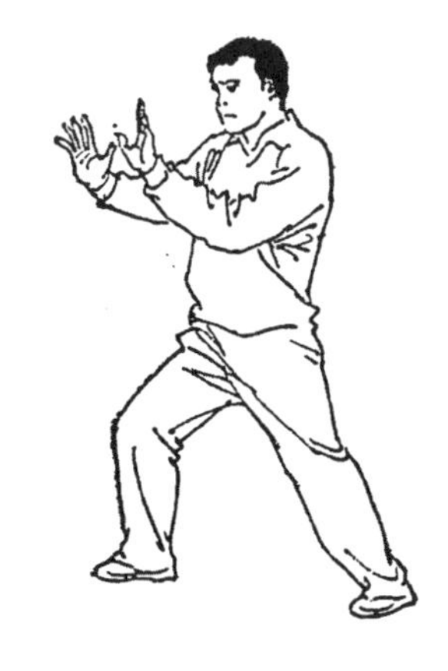

圖　4－69

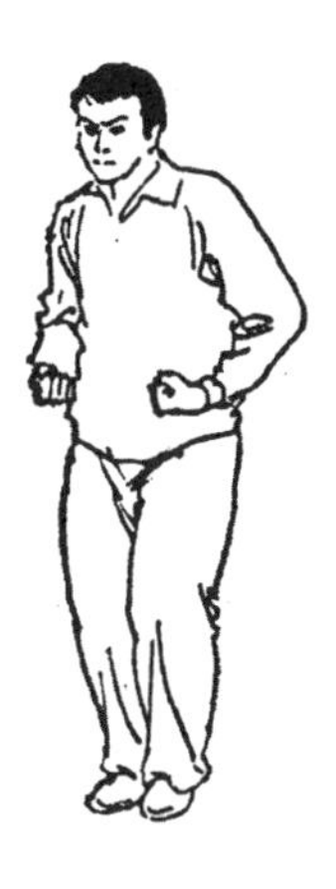

圖　4－70

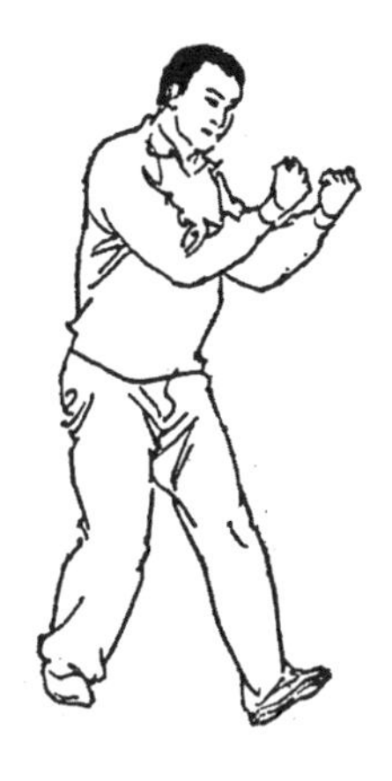

圖　4－71

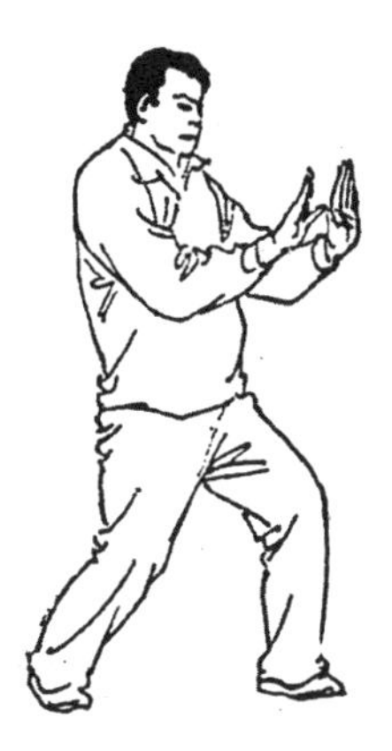

圖　4－72

向上（圖4—70）。呼氣時，左腳向左前方邁出成左弓形，餘下動作與右式同，唯左右相反（圖4—71、72）。如此左右交替動作連續做十次。

此式不僅手足之陰陽得到調理，氣血暢通，而且脊背足太陽之經絡連同督脈同時獲得通調之大用。

十六、野馬分鬃式

當餓虎撲食式進到第十式即左足在前之時，隨吸氣之勢做轉身動作，兩臂外旋，左裡右外在胸前疊交，兩掌心斜向上，左臂在上，右臂在下（圖4—73、74、75）。呼氣時，屈膝下蹲成馬步；同時兩臂內旋，兩肘外撐，兩手下按由左至右劃弧如摸魚狀，向右轉體90度，面向起式相反方向。

右野馬分鬃：吸氣時，左腳跟進至右腳旁，即全腳著地步成實，右腳跟提起成虛步，同時兩臂劃弧交叉於胸前，左手在上，掌心朝前緊貼於右耳外側護臉，右手在下掌心朝上，插在左脇下。眼視右前方，腿微屈而腰微彎，成蟠龍之勢蓄力待發（圖4—76）。

呼氣時，右腳向右前方邁出，身體重心漸移至右腿變爲右弓步，同時右手隨腰之轉動向前方撥出，掌心斜朝上，左手向下撕置於臍前，掌心向下，指尖向前，使兩手之陰陽脈絡，極盡其生發之本能。目視前手中指。猶如野馬奔騰、馬鬃紛飛之形式（圖4—77）。

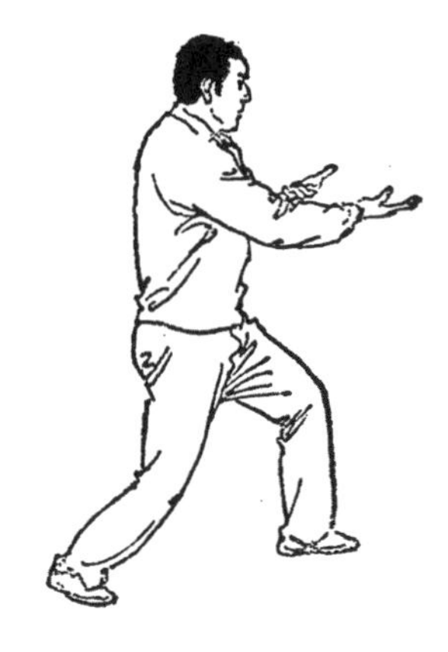

圖 4－73

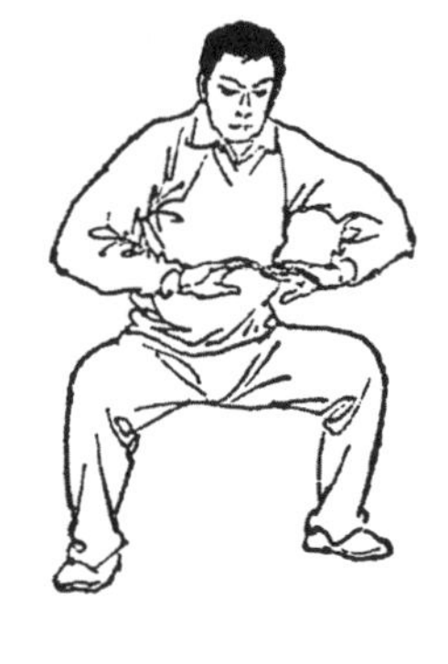

圖 4－74

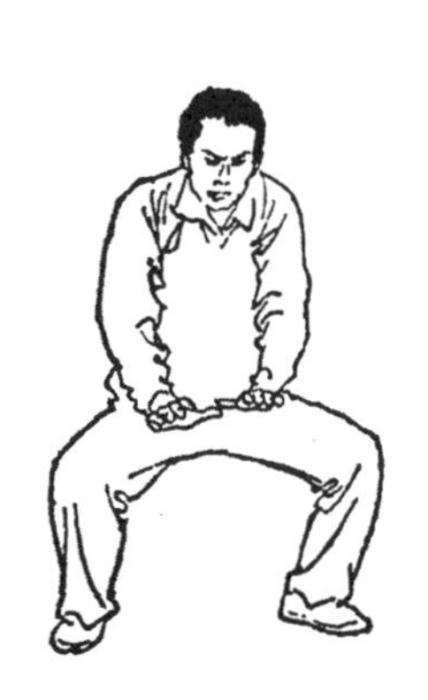

圖 4－75

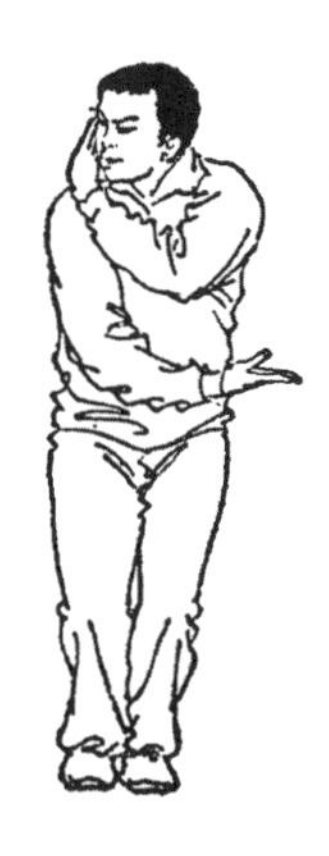

圖 4－76

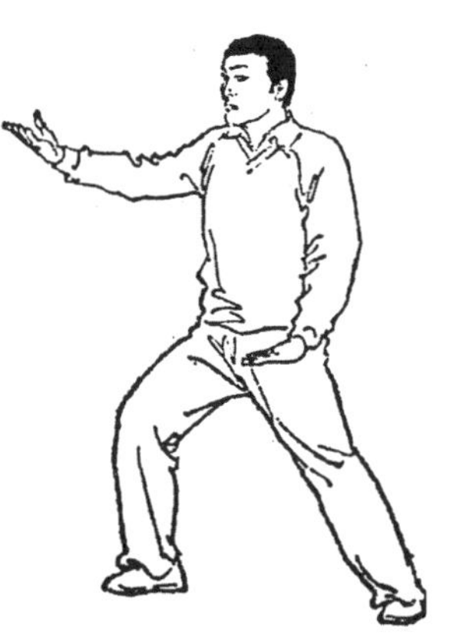

圖 4－77

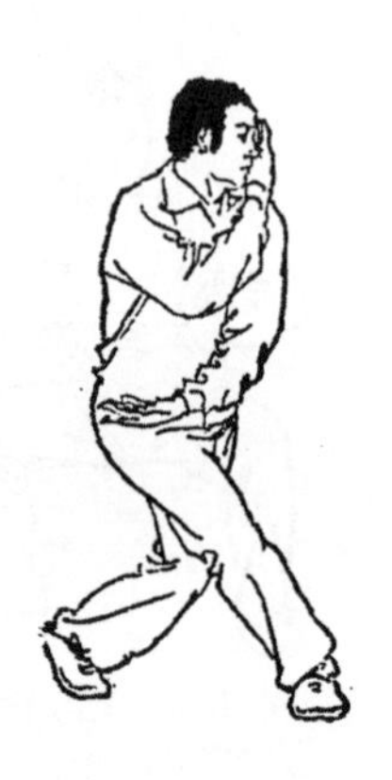
圖 4－78

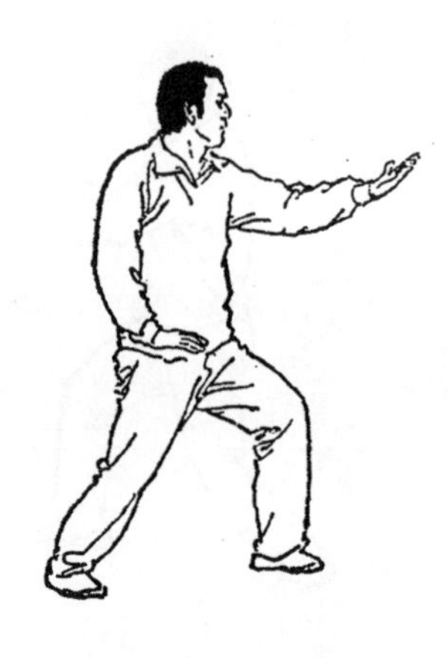
圖 4－79

承上式，當吸氣之時，體重後移，右腳以腳跟爲軸外撇變爲橫腳，左腳跟隨之提起外旋，兩腿如剪子般支撐成歇步，同時兩臂置於胸前，右手在上，掌心向前，緊貼於左耳外側護臉，左手在下，掌心向上插在右脇下，此爲過渡式，名爲「懷抱陰陽」，目視前方。

呼氣時，左腳向左前方邁出，身體重心漸移至左腿變爲左弓步，同時左臂如撥物之形隨腰之轉動向前方撥出，掌心斜朝上，右手向下撕按於臍前，指尖向前，目視左手中指，此爲左式（圖4—78、79），如此左右交替動作連續做十次。

十七、倒攆猴（又名倒捲肱）式

左腳在前，吸氣時上體微向左轉，右腳跟稍向外輾，左腳隨之撤回至右腳內側，腳尖著

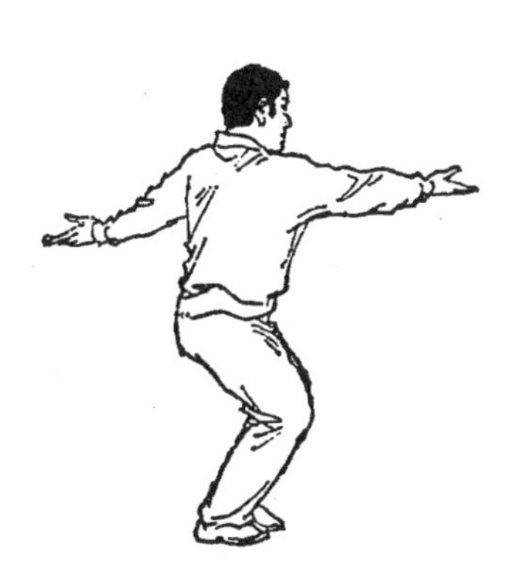
圖　4－80

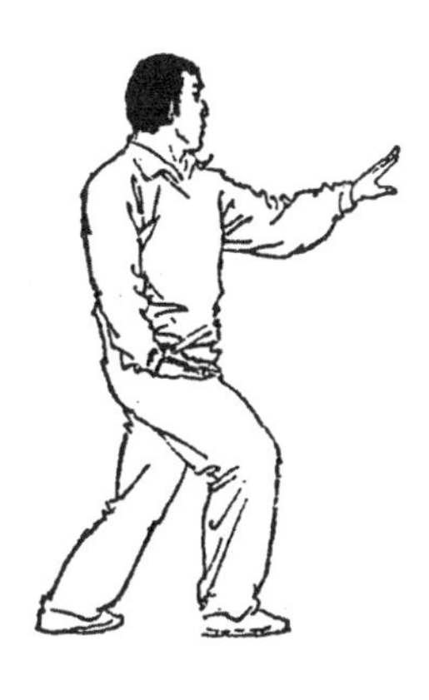
圖　4－81

地成丁虛步，左手隨之劃弧到身後平展掌心向上，右手前伸翻轉掌心向上，兩臂前後展開，如鳥張翼，眼視前方（圖4—80）。

呼氣時，左腳向左後方撤步，變爲右弓步，右手小臂內旋翻掌向下劃弧按至右膝外側，左臂屈肘由耳側向前推出與右膝足尖成垂直線，眼視左手（圖4—81）。

吸氣時，上體微向右轉左腳跟稍外轉，右腳隨之撤回至左腳內側足尖著地成丁虛步（圖4—82、83），餘下動作與上式同，唯左右相反。如此左右交替連續做十次。

十八、雙峰貫耳式

當上式連續做到第十式，左腳在前之時，吸氣時以左弓步之勢，右腳提至左腳內側，腳尖著地成丁虛步，同時兩掌變活拳，劃弧收置

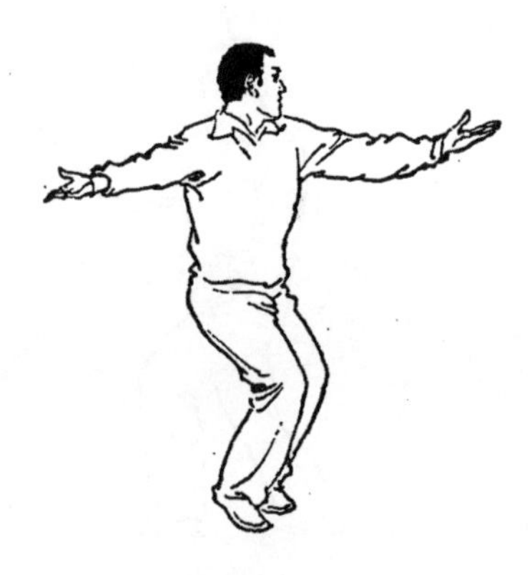

圖 4－82

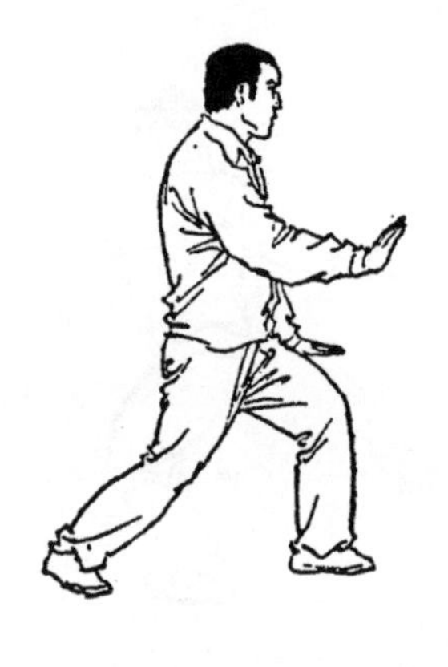

圖 4－83

腰間臍旁，拳心向上（圖4—84）。

呼氣時，右腳向前方邁出，腳跟先著地，變爲右弓步，同時兩拳隨兩臂之內旋外翻，從體側向後向前上方弧形貫出，兩拳拳面相對虎口斜朝下，相距約一橫拳，高度與耳平成鉗形，眼視右拳（圖4—85）。此爲雙峰貫耳之右式。

當吸氣時，左腳收至右腳內側，腳尖著地成丁虛步，同時兩拳劃弧收至腰間臍旁，餘下動作要領與右式同，唯左右相反（圖4—86、87）。如此左右交替動作連續做十次。

當兩拳向前貫出進擊之時，兩臂不能抬起，肩要鬆沉。兩臂旋翻陰陽變換，能牽引到足部陰陽經絡，氣血流通，所以在鍛鍊時要力求圓、綿、柔和，破除僵勁，否則效果難收。

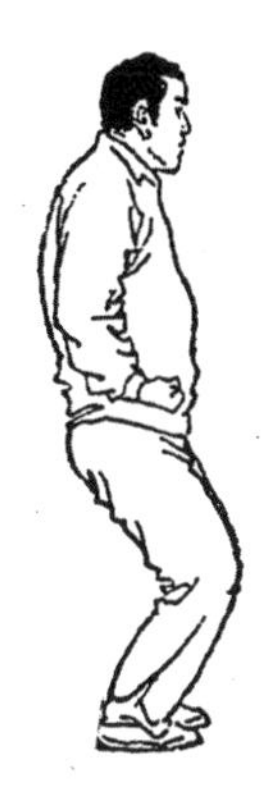

圖　4－84

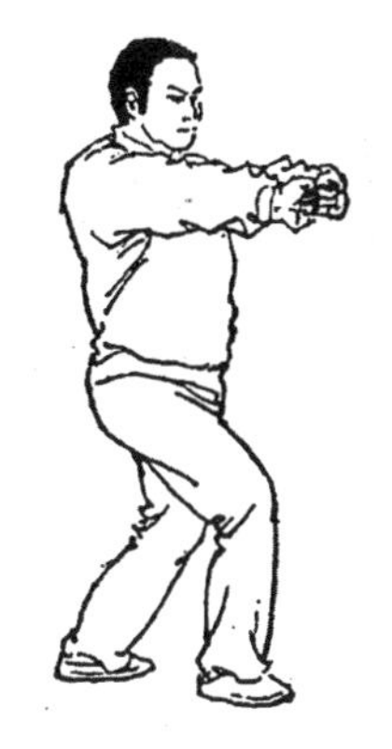

圖　4－85

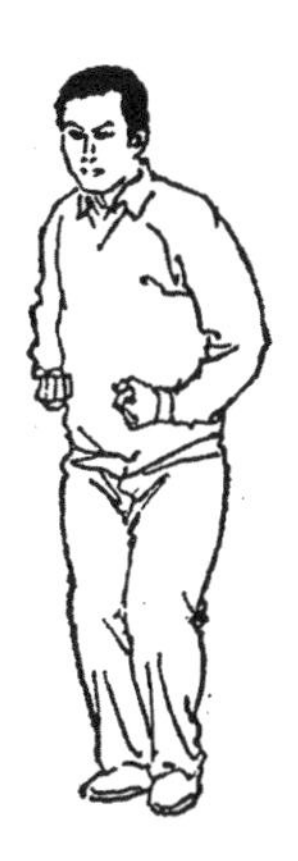

圖　4－86

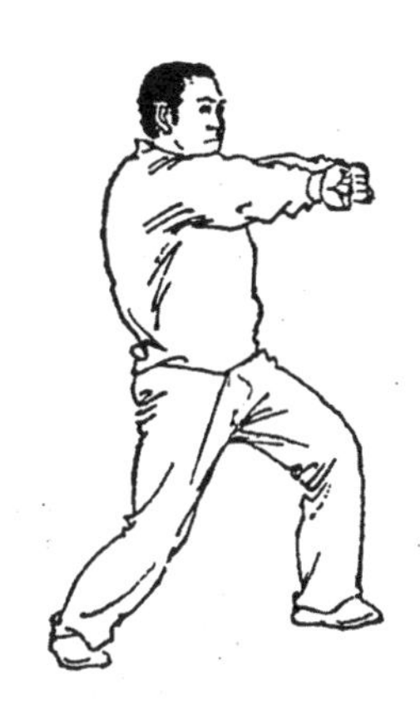

圖　4－87

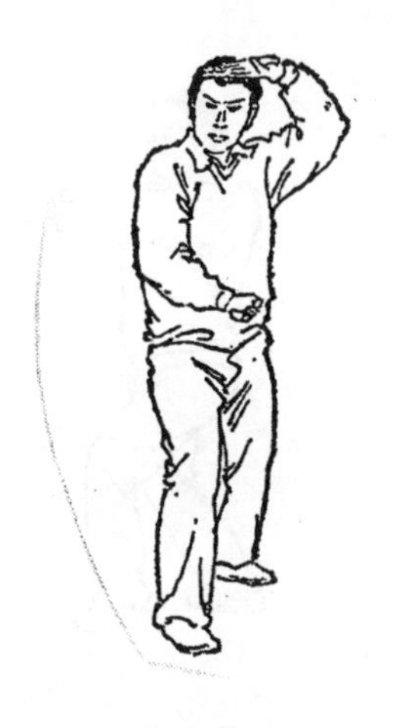
圖 4－88

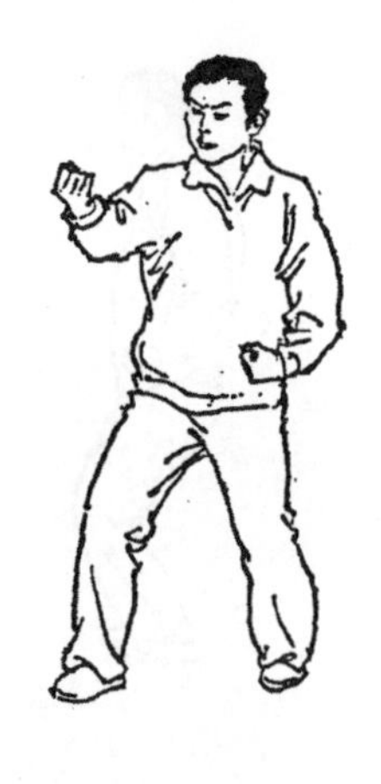
圖 4－89

十九、撇身捶式

當上式進行到第十式時，左腳在前，吸氣時右腿彎屈，身體重心後移於右腿，左腳尖內扣，身體右轉，左拳變掌手心向外護於左額前上方，右拳下落於臍前，拳眼對臍（圖4—88）。呼氣時，身體繼續右轉，右腳掌外撇成右弓步，同時右掌由臍前向右前方翻轉撇出，拳心朝上，左掌下落變拳收於臍旁，拳心朝上，眼看右拳（圖4—89）（此式如動作熟練，身體素質較好，可以在吸氣時右臂右拳隨轉體掄向身後，如有人由背後襲擊轉身翻打之勢），當轉身之時右腳掌隨吸氣之勢外撇轉向後方，吸氣盡右臂右拳伸展，拳心向上，左拳下落於胯旁（圖4—89）。

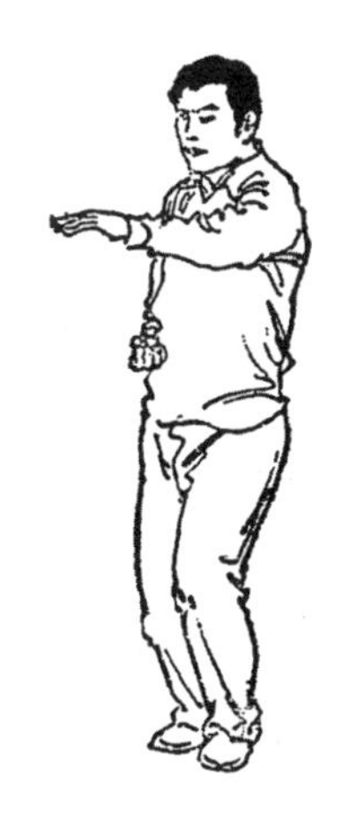
圖　4－90

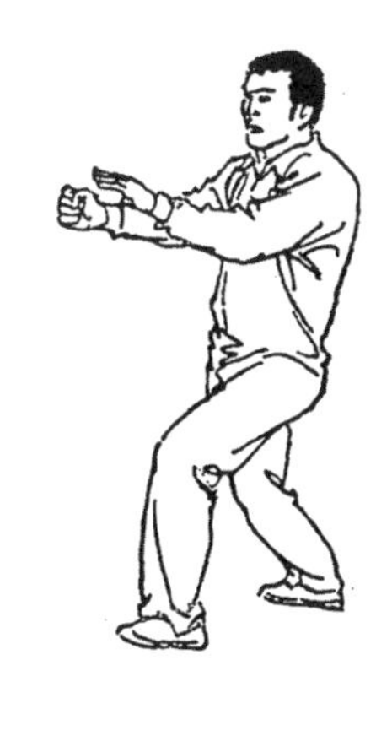
圖　4－91

二十、搬攔捶式

當上式呼氣撇拳之勢，吸氣時，身體微向右轉，左腳收於右腳內側腳尖著地成左虛步，同時右拳向右劃弧並裡旋翻轉拳心朝下，再外旋收到右脇旁，變為拳心向上，左拳變掌向前弧形攔出，手心朝右側前（圖4—90）。呼氣時左腳向前邁步，右拳隨左腿前弓成弓步之勢向前打出，拳眼向上，高與胸平，左手內旋翻掌下按回收於右小臂裡側，眼看右拳（圖4—91）。

承前式，當撇身捶落，吸氣引進之時，體重前移至右腿，左手左腳隨呼氣之勢邁向前方奪取敵人之地位，成弓步，左手攔劫敵人進擊之手臂，同時右手由左手下向前方進擊，拳眼向上，左手收於右前臂裡側，眼視右拳。十

九、二十兩式，一吸一呼完成之。

二十一、蹬腳式

吸氣時，身體重心後移，左腳尖蹺起，兩臂向兩側展開如鳥之展翅（圖4—92），隨之左腳尖外撇，變爲横腳，腳尖向起式方向，此時全身重量位於右腿之上，盡發二維二蹻之力，隨之身體微向左轉，體重前移於左腿之上，右腿屈膝提起，成金雞獨立之形，同時兩臂向下展劃一圓圈，合於胸前，右手在外，左手在內，手心朝胸疊成十字手（圖4—93）。

呼氣時，右腳隨呼氣之時向右前方蹬出，腳尖回鉤，同時兩臂向前後立掌展開，沉肩墜肘，手心向前，眼視右手。此爲右蹬腳式（圖4—94、95）。

吸氣時，右腳收回在體前横落，腳尖指向起勢相反方向，身體微向右轉，體重前移於右腿上，左腿屈膝提起，成金雞獨立之形，同時兩臂向下展劃一圓合抱於胸前，左手在外，右手在內，手心朝胸，疊成十字手（圖4—96）。

呼氣時，左腳隨呼氣之勢向左前方蹬出，腳尖回鉤，同時兩臂向前後立掌展開，沉肩墜肘，手心向前眼視左手（圖4—97、98）。如此左右旋轉蹬腳十次。

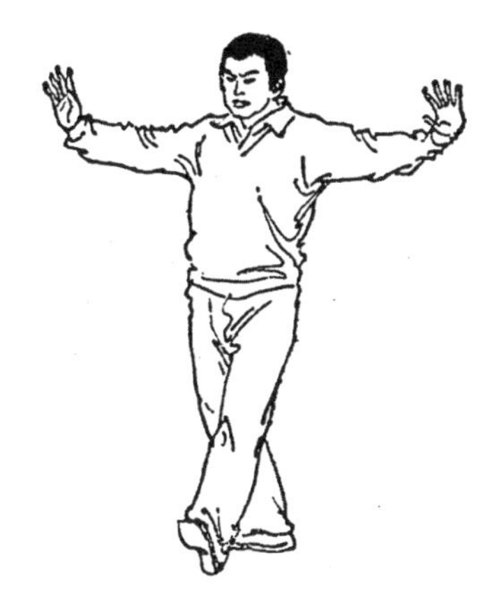

圖　4－92

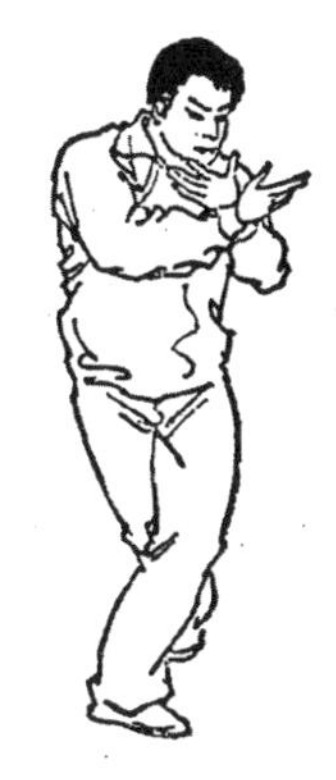

圖　4－93

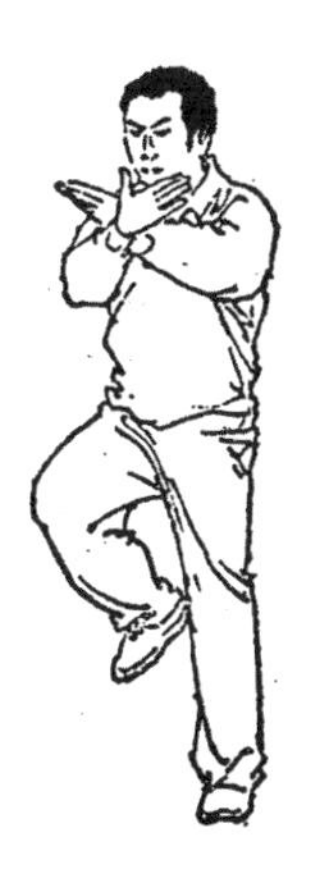

圖　4－94

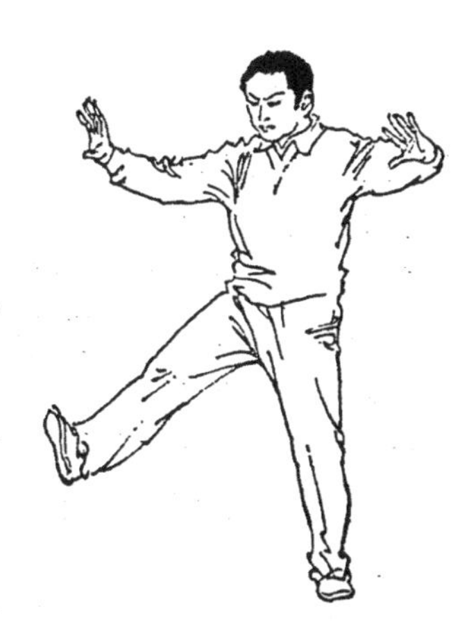

圖　4－95

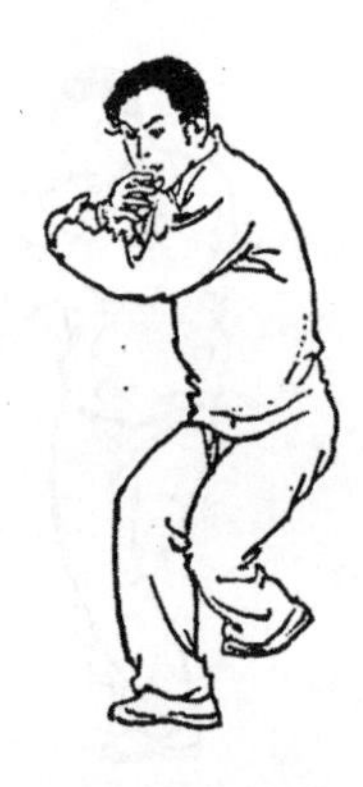

圖 4－96

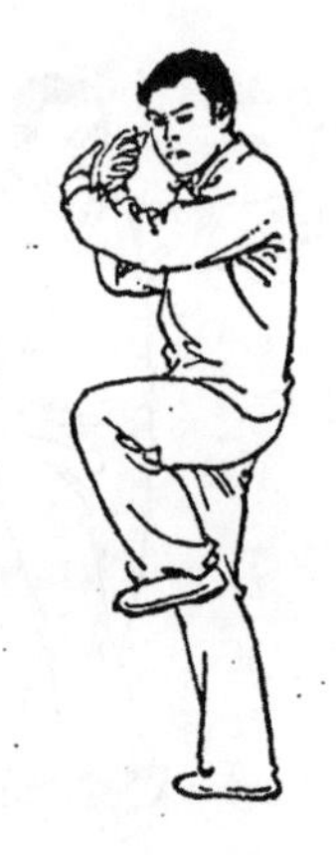

圖 4－97

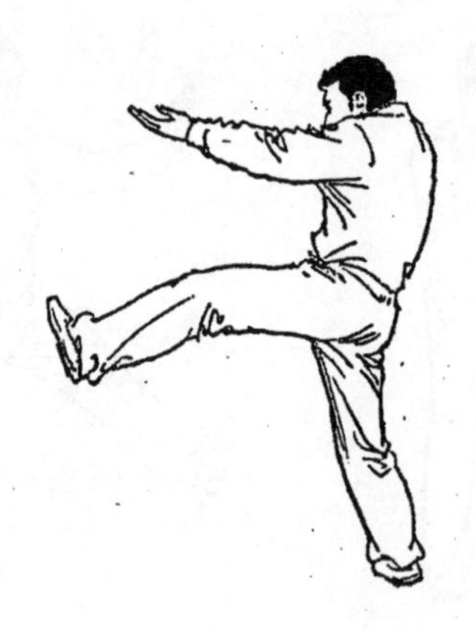

圖 4－98

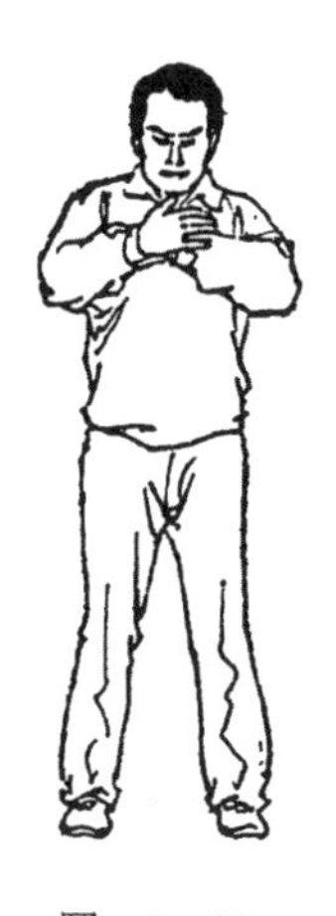

圖　4－99

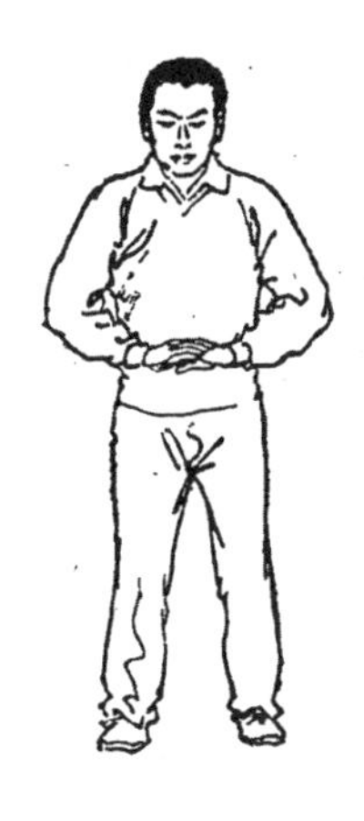

圖　4－100

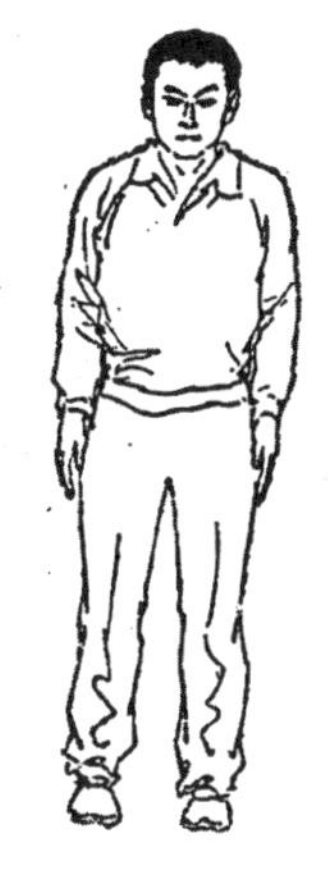

圖　4－101

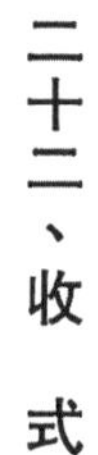

二十二、收　式

接上式，當吸氣時左腳在體前橫落，腳尖朝起式方向，身體重心移向左腿，上身向左轉體，右腳跟至左腳旁平行分立，與肩同寬，兩腿逐漸伸直成開立步，同時兩臂向下，兩手經腹前劃弧交叉合抱於胸前疊成十字手，右手在外，掌心均朝胸，眼視前方（圖4—99）。呼氣時，兩臂內旋向外翻掌，左右分開，掌心向下徐徐下落於兩腿外側（圖4—100、101）。然後作兩個太極式，全身放鬆，復歸於原極。兩臂自然下垂恢復預備式，意守丹田，靜站片刻，然後兩眼遠視，意念散開，緩慢走動休息。或按洗髓金經之乾擦臉、乾梳頭動作收功，效果也很好。

總之，不宜立即做激烈活動。

第五章 行 功

第一節 概 要

行功在養氣功中很重要。行功是利用各種不同的步法，以通利關節，活動筋骨，疏通經絡，達到祛病延年的一種方法。由於邁步的幅度大小不同，斜正姿勢不同，落地輕重不同，著地部位不同，故對筋骨和經絡的影響也就不一樣。行功就是利用不同的步法，使全身關節、各個臟器都活動起來，以達到調整陰陽，補陰補陽，疏通氣血的作用。

行功的動作簡單易學，練習也比較容易，不過要達到理想的效果也必須下一番工夫。氣功的要求離不開鬆、靜、自然。鬆，就是全身肌肉關節都要鬆弛，但又要求鬆而不懈；靜，就是心情要安靜，神態要從容，排除一切雜念，專心練功；自然，就是不要矜持，不要緊張用力，僵硬做作。此外，動作要領要正確掌握，起承轉合要柔和連貫，幅度、路線要適度，動作快慢要恰如其分。呼吸既要强調深、長、細、勻，又不可過分追求。在看來簡單的步法中，要達到這些要求，確實又有一定難度，但在學習了前面幾種功法的基礎上，用心練習是可以收到理想效果的。

第二節　功　法

行功的各種步法都要從預備式起。預備式和行功要做到：

一、**鬆靜**：將要起步時，要注意鬆肩墜肘，含胸拔背，鬆腰塌胯斂臀，頭頂雲領，嘴唇輕閉，舌抵上腭。

二、**調息**：用逆式的腹式呼吸，但要做到自然不憋氣，目視前方三、五步處，以平直爲宜（圖5—1）。

三、**行走時要提肛縮腎**：當邁步時，先吸氣，同時提肛、收腹、縮腎，呼氣時放鬆，氣沉丹田。邁步配合呼吸，或一步一呼吸，或兩步一呼吸，但都要氣沉丹田，行走時則收視反聽，達到神不外馳的神定心靜之境地。

一、濟陰步

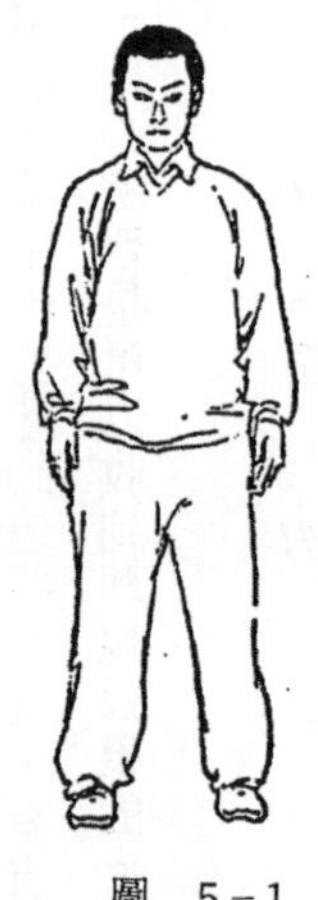
圖 5-1

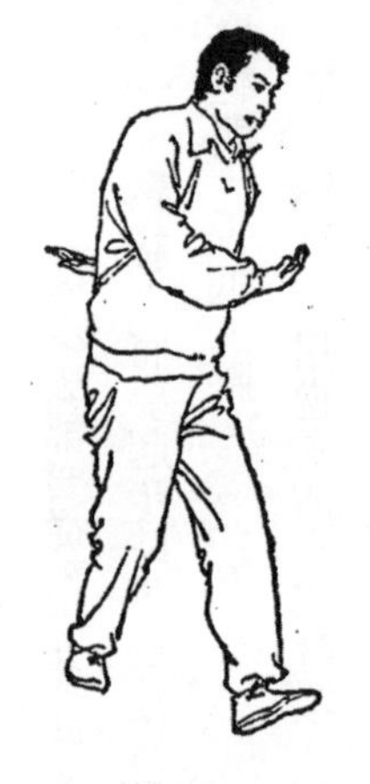
圖 5-2

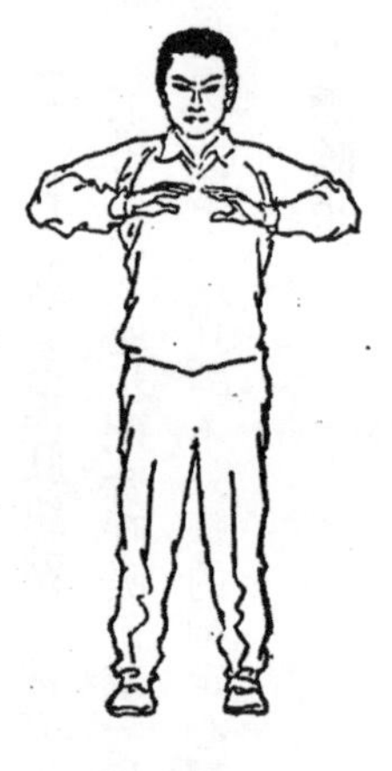
圖 5-3

動作：起於預備式。吸氣時，左腳向前邁步，腳跟著地，腳尖上翹，同時右手隨腰胯轉動甩向身前置於在左十一肋端的章門穴處，左手甩向身後置於右臂俞穴處，掌心均向上，要求做到腳手協同一致，腳著地，吸氣盡（圖5—2）。呼氣時，身體重心移至左腳，右腳徐徐跟進，至兩腳平站，與此同時，兩臂從體側弧形抬起，兩掌心向下，抬至與肩同高時變爲掌心向上並向面前合掌，兩手指相對應，徐徐下按至丹田（圖5—3），呼氣盡，恢復預備式。右腳動作與左腳同，兩腳交替前進100步以上。

全部動作要求安、重、舒、徐。取其靜而厚重之義，即抬腿落腳要安穩，足跟著地要重實，動作姿勢要舒展大方，邁步移動要徐徐而行。

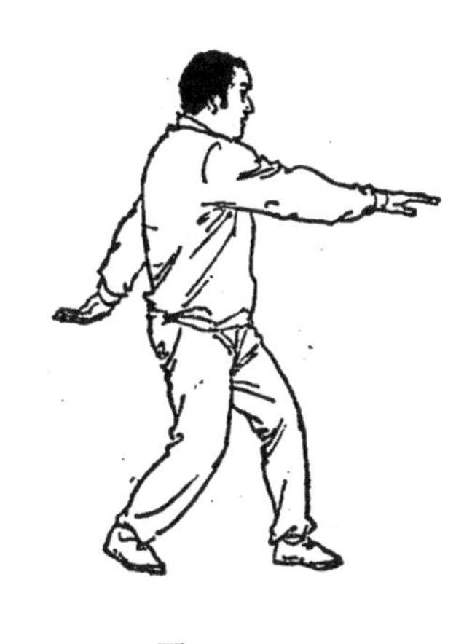

圖　5－4

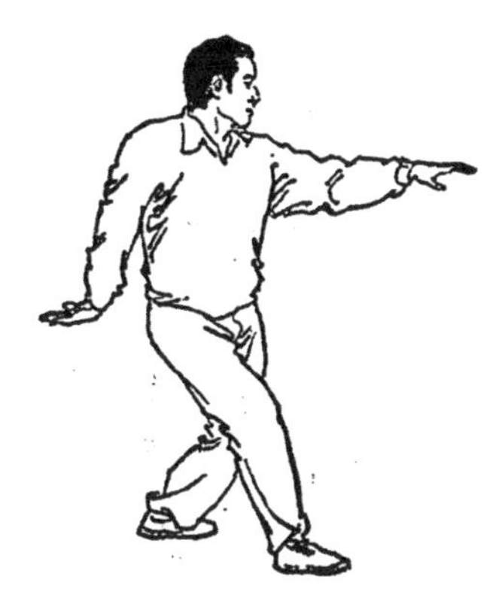

圖　5－5

此功法主要牽動足三陰、手三陰之經脈，使陰經之氣上升，陰虛之患者宜多練之。

此功適宜於脈象沉遲而細軟，面色蒼白無光，血色素低，常有低燒之陰虛患者，每天練一小時以上，效果良好。

二、濟陽步

動作：起於預備式。吸氣時，左腳向前邁進，腳面繃直，腳尖先著地，同時兩臂自然前後擺動，右臂向前掌心向下，左臂向後掌心斜向上（圖5－4）；呼氣時，移重心至左腳，右腳輕輕提起跟進，兩臂自然回落至身體兩側。接著隨吸氣再邁右腳，動作同上（圖5－5）。如此兩腳交替前進100步以上。

濟陽步要求做到輕、靈、鬆、靜。取其輕清上浮之義。此功法是利用四肢動作牽動手足

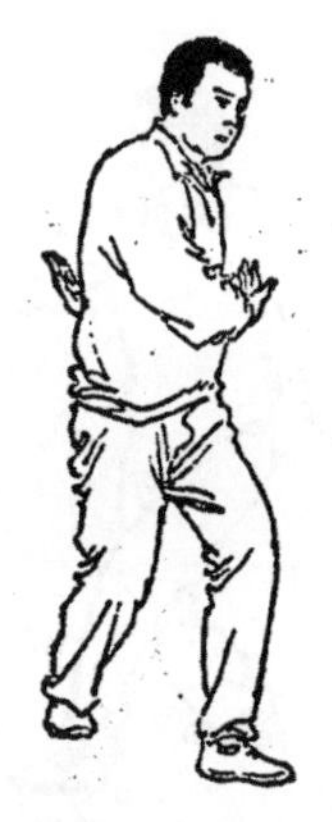
圖 5-6

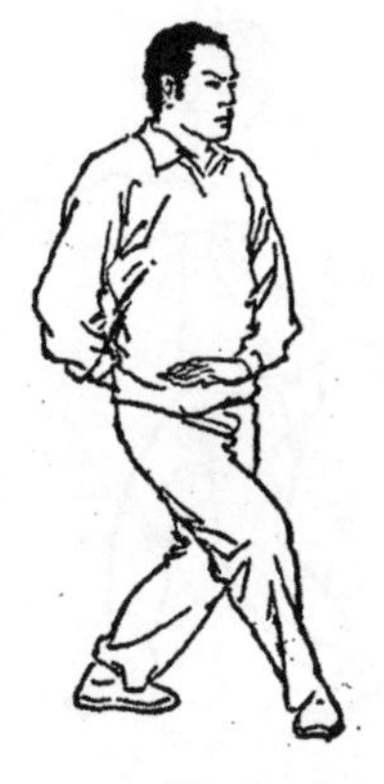
圖 5-7

的陽經，促進其經絡的通暢，氣短陽虛者應用此功補之。

三、乾坤步

動作：起於預備式。吸氣時，左腳向前邁進，腳尖向外撇，横腳落地，身體重心前七後三，兩臂儘量擺動，右手置於左肋下章門穴處，左手置於右肋後京門穴處，掌心均朝上（圖5－6）。

吸氣時，右腳向前邁進，腳尖向外撇橫腳著地，身體重心前七後三。兩臂儘量擺動，左手擺至右章門穴，掌心向下，意向下按；右手擺至右腎俞穴，手心向下，意向下按（圖5－7），如此隨呼吸左右擺動，徐徐前進。

乾坤步，通過兩手掌的陰陽變換和兩腳的橫落。使二蹻二維之脈氣得以轉換，帶脈得以左右流動，脊椎得到活動，促使在膀胱經上的臟腑諸俞穴都在活動。全身脈氣陰升陽降得以調整，五臟六腑之活動機能都得到加强。

四、鶴形步

動作：起於預備式。吸氣時，左腳提起，大腿盡力上抬，小腿自然下垂，腳尖朝下，同時兩臂由兩側上提，掌心向下，手腕提至與肩同高（圖5—8）。呼氣時，左腳向前邁鶴翔步，即高抬大腿腳尖遠探似邁大步，但跨距甚小，徐徐下落著地，與此同時，旋臂墜肘兩手變爲掌心向上（圖5—9），向內劃弧，然後雙手由胸前徐徐下落到小腹前，移重心至左腳（圖5—10）。再隨吸氣右腳提起，其動作要領與左腳同，左右交替前進，不少於一〇〇步。

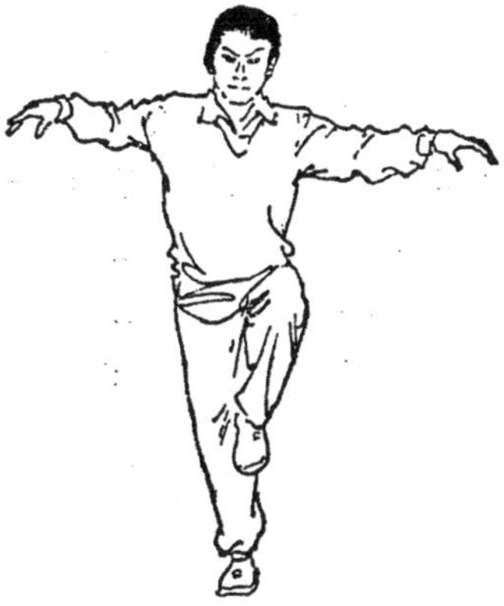

圖　5－8

鶴形步呼吸要緩慢，體現輕盈穩重，舒展自然。以意領氣，促進經絡暢通，氣血運行，培育真氣，達到强身治病之目的。

五、龍形步

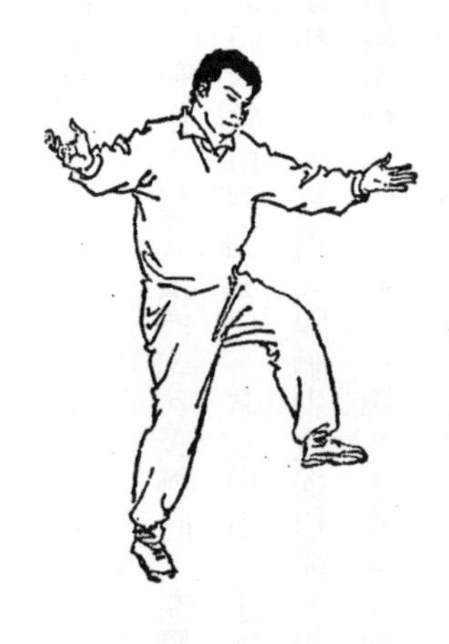
圖 5-9

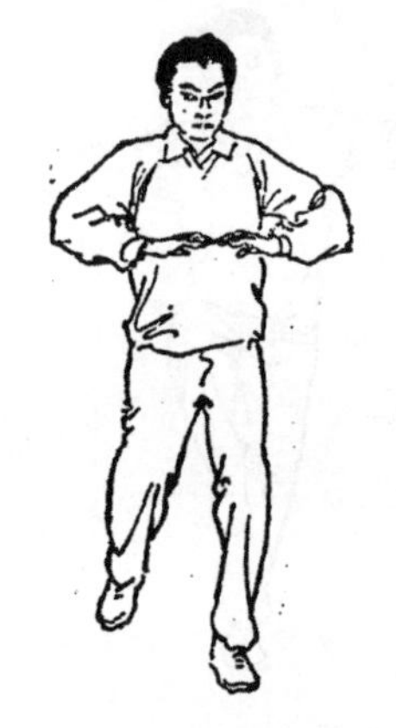
圖 5-10

龍在神話中飛騰潛伏，變化莫測，身體的大氣運行也變化無窮，通過龍行步導引，氣在周身都普遍了。行意拳十二形中以龍爲首，主要鍛鍊督脈之起伏屈伸、二蹻二維之升降轉換。故取之爲行功之一，取其動作柔和、舒筋洗髓，大氣鼓蕩，動而能靜，靜而能動，爲練精化氣之工法。

動作：起於預備式。半面向右轉，左腳向正前方，右腳在後爲斜橫步，兩腳相距五十公分左右即可，右腳微屈成半蹲姿勢，膝蓋與足尖上下相對，左臂前伸，掌心斜向前，右手按置於日月穴旁，目視左手指，此即三體式（圖5—11）。吸氣時，兩手由掌變拳，左拳回拉至肋下，右拳由胸部貼近下頦部，掌心向裡向上衝拳，高與鼻齊，同時右腳提起腳尖回勾，腳心斜向前，眼視前方（圖5—12）。當呼吸

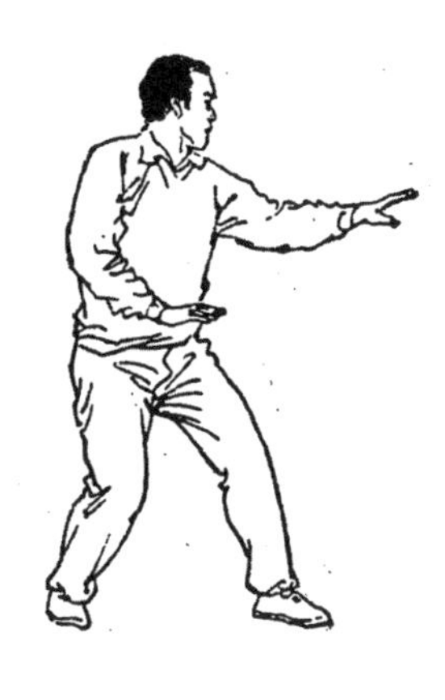

圖 5－11

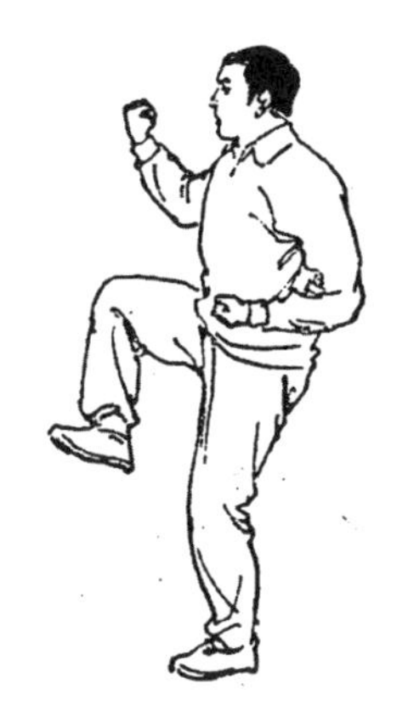

圖 5－12

時，右腳向前蹬出，右手由上而下劃一弧形按在右肋下急脈穴處；同時左手由左肋下向上向前伸出，由拳變掌前推，身體稍向右斜。目視前方（圖5—13）。呼吸與動作緊密配合，此爲龍形之右落式。左落式動作與右落式相同，唯方向相反。如此左右交替連續進行六十四次（視練功者體質進行增減）。

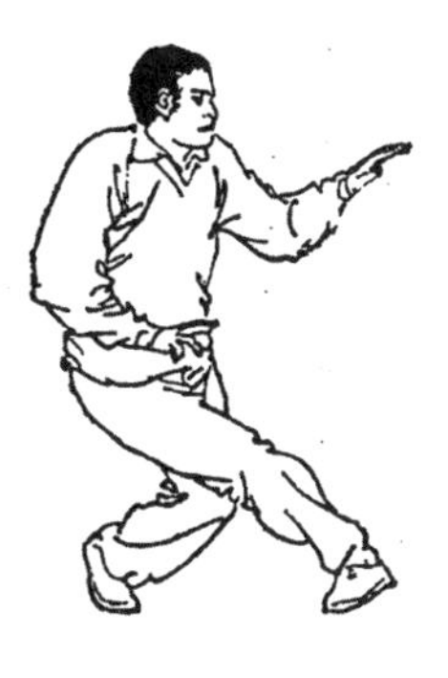

圖 5－13

六、虎形步

虎形主要模仿虎的凶猛威嚴和爬山跳澗撲食野獸之形象。虎伏臥靜如山岳，虎撲捉動如雷霆，練虎形久則提得起，放得下，能達到不動心之境界，可安神益智。

動作要求：身體要保持平穩，前進時要迅速凶猛，足落地穩定不動搖。兩手由胸口前鑽出，向前向下，手足同時落下，兩肘和肋骨摩擦貼緊肋下，行意拳經云：兩肘不離肋，兩手不離心，出洞入洞緊隨身。

動作：起於三體式（圖5—14）。吸氣時，左腳向前墊步，右腳跟進落於左腳內側踏實，手握拳收至腰間，拳心向上（圖5—15）。呼氣時，左腳向左前方邁一步，右腳隨勢跟進，腳跟提起重心主要在左腿，同時兩拳經腹胸上鑽至腮邊向前撲，掌心向前，虎口相對，高與胸平，目視前方（圖5—16）。此為左虎形步。

右虎形步：吸氣時，左腳向前墊步，右腳跟進提起懸靠在左腳內側，兩手下落拉回腰間握拳，拳心向上（圖5—17）。隨呼氣，右腳向右前方邁一步，左腳隨勢跟進，腳跟提起，重心主要在右腿，兩拳經腹胸上鑽到腮邊，向前撲，掌心向前，虎口相對，高與胸平，目視前方（圖5—18）。如此左右交替連續進行六十四次。

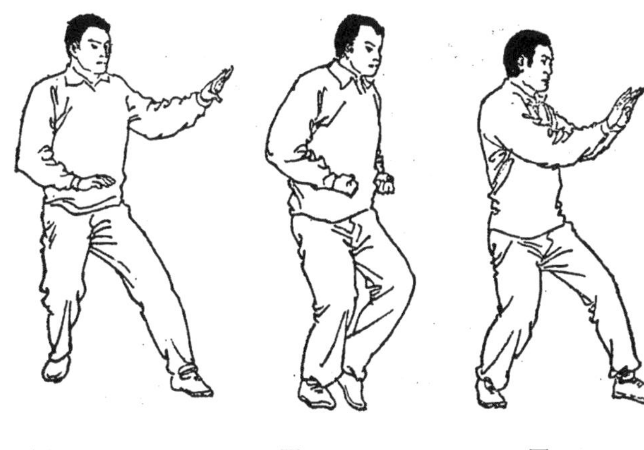

圖 5－14　　圖 5－15　　圖 5－16

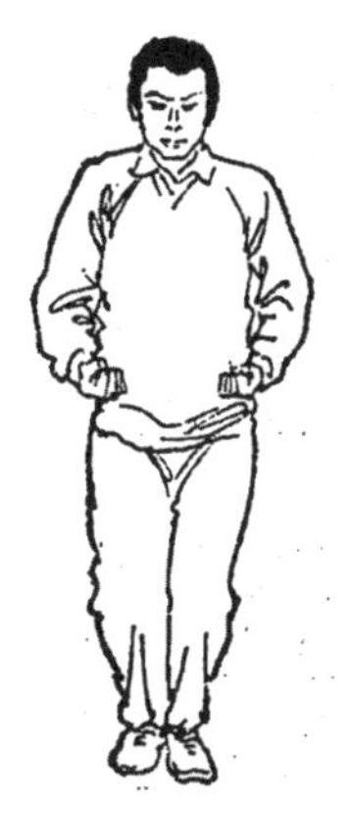

圖 5－17

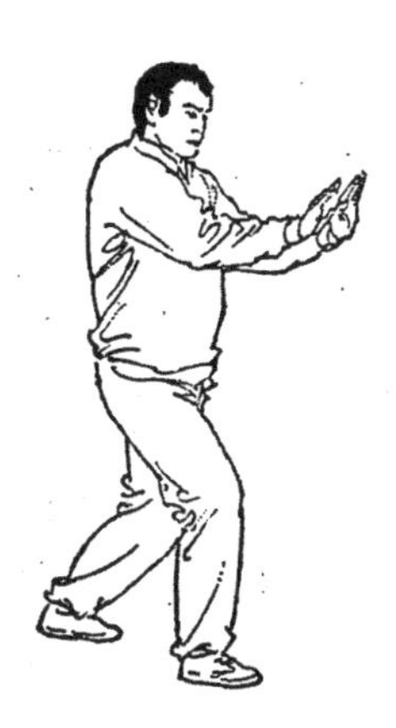

圖 5－18

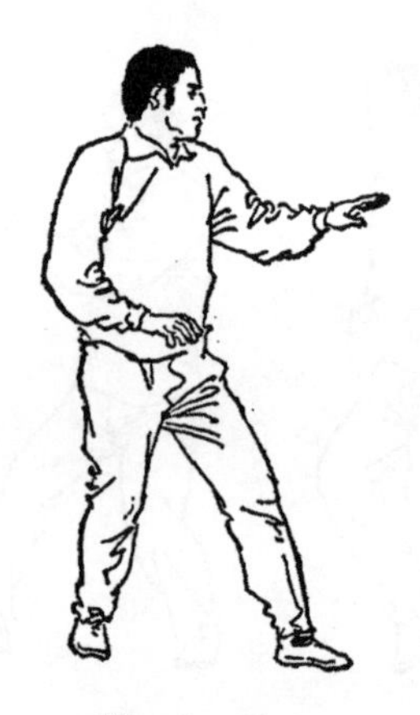
圖 5－19

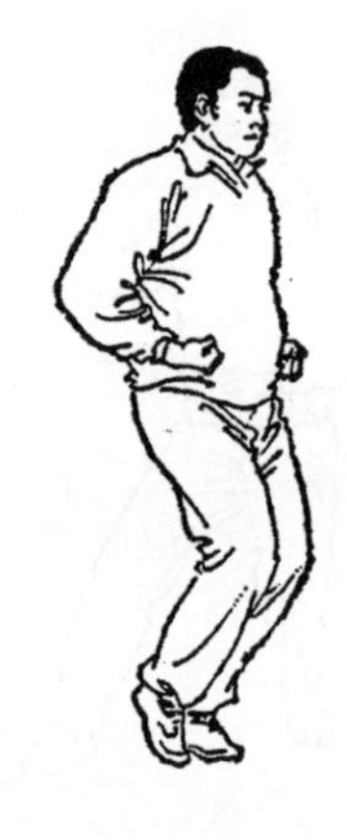
圖 5－20

動作要協調，手與足、肘與膝、肩與胯上下在一垂直線上。注意背脊要圓，兩臂要圓，虎口要圓，眼要睜圓。

七、熊形步

動作：起於三體式（圖5—19）。吸氣時，右腳跟進，腳尖著地成虛步，靠在左腳踝骨處，兩手握拳，拳心向上，收提至臍旁（圖5—20）。呼氣時，右腳向右前方邁一步，身體隨即前屈約45度，並向右側偏扭；同時，左拳向右腳拇趾上方處衝拳，虎口向後，拳心向左。右拳向後拉至右章門穴處，拳心向下，目視前方，氣沉丹田。此爲右熊形步（圖5—21）。

左熊形步：吸氣時，左腳跟進靠在右腳踝骨處，腳尖著地成虛步，兩拳收提至臍旁，拳

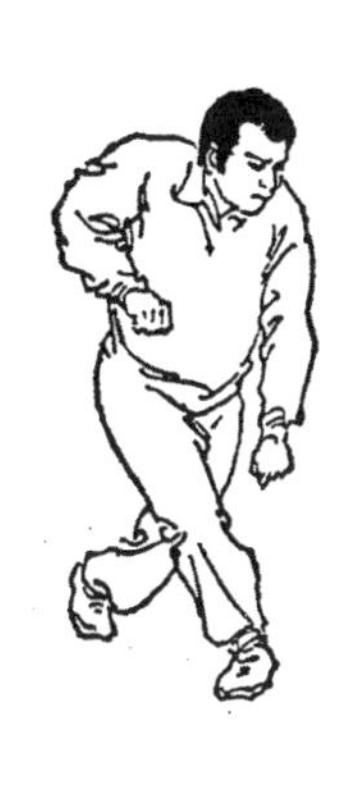

圖　5－21

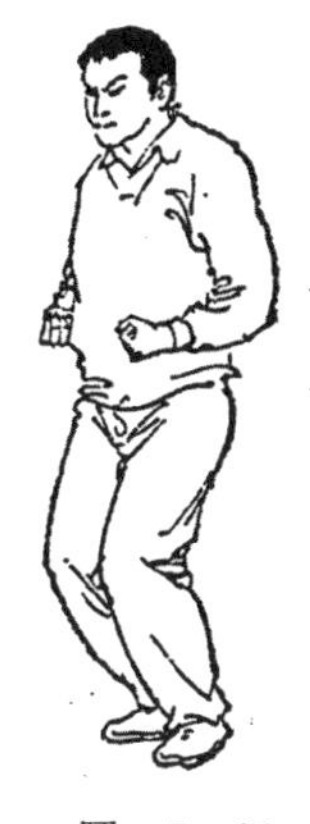

圖　5－22

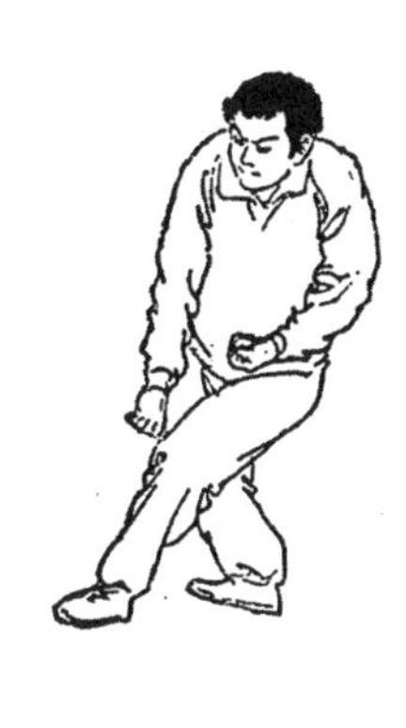

圖　5－23

心向上（圖5—22）。餘下動作與右熊形步要領相同，唯方向相反（圖5—23）。如此左右交替連續進行六十四次。

在行功中要做到頭有上頂之勁，肩有下沉之勢，鬆腰塌胯圓襠，氣沿帶脈左右旋轉，並沉入丹田。熊的消化能力很强，此式可調和脾胃，健脾健胃。

八、鼉（音駄tuo）形步

鼉爲水中動物，狀如鱷魚，長丈許，甲堅如鎧，浮游水面靈活而穩定。練此步功時，要求手、眼、身、法、步上下協調，沒有僵直死板的現象，周身活發而富有彈性，用腰胯的旋轉，帶動全身，發揮大周天之效用。左旋右轉，連貫不停，如鼉之浮游水面，既有翻江撥水之力，又有輕浮水面之能。

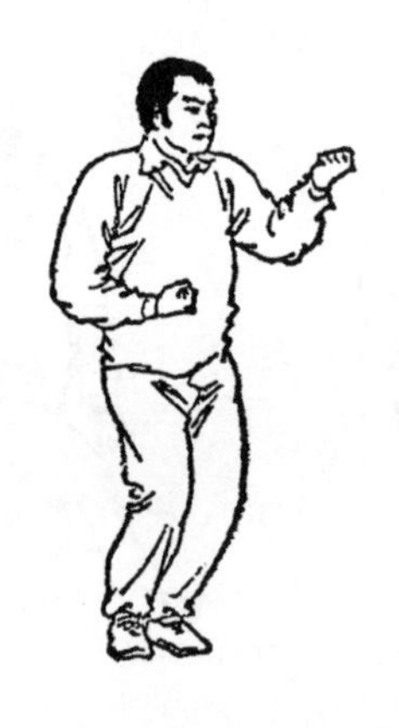

圖　5－24

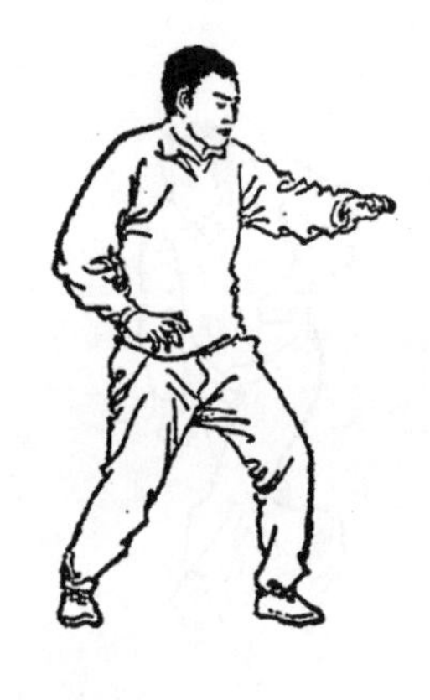

圖　5－25

動作：起於右三體式。吸氣時，右腳向前墊步，左腳跟進靠在右腳內踝骨處，腳尖著地成虛步，左掌沿腹胸向上穿至與眉齊，右掌抬至左肘處，手心均向裡，目視前方（圖5—24）。

呼氣時，左腳向左前方邁步，右腳隨勢跟進，左掌內旋使掌心向下，向左前方橫伸，右掌同時向右橫拉至右章門穴處，掌心向下，目視左手（圖5—25）。此爲左鼉形步。

右鼉形步：吸氣時，左腳向前墊步，右腳跟進靠在左腳踝脛處，腳尖著地成虛步，右掌沿胸向上鑽抬與眉齊，左掌抬至右肘處，掌心均向裡，目視前方（圖5—26）。

呼氣時，右腳向右前方邁進，左腳隨時跟進，右手內旋，使掌心向下向右前方橫伸，左掌同時向左橫拉至左章門穴處，掌心向下，目

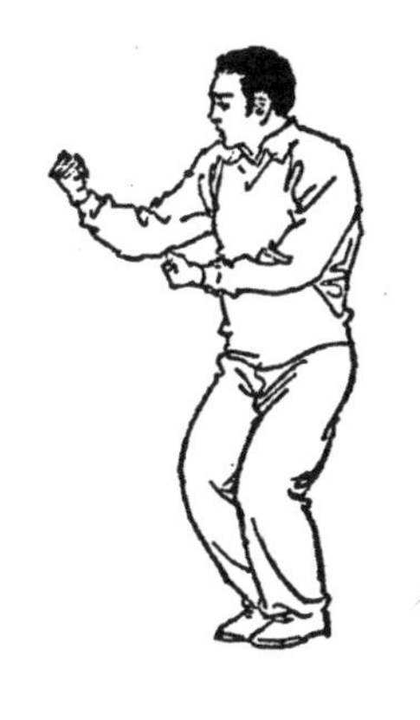
圖　5－26

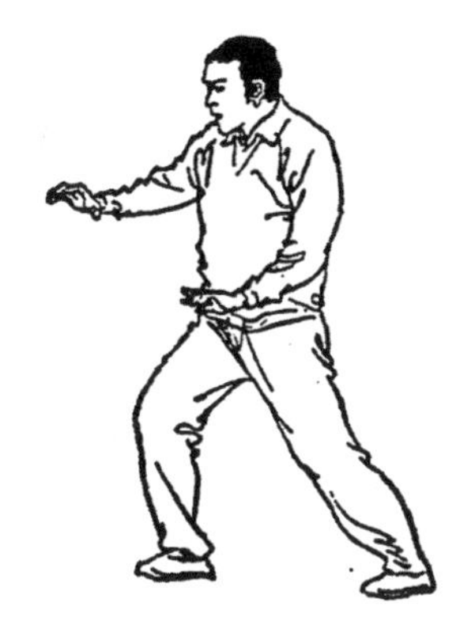
圖　5－27

視右手（圖5—27）。如此左右交替進行，連續進行六十四次。鼉形步要求拇指、食指伸直，虎口要圓。

式子要求勇、猛、狠，動作要輕靈，氣突然發，對治眼病很有益處。

第六章　站　功

第一節　概　要

「站樁」爲武術界基本功法之一，也是氣功界練靜功的常用姿勢。就站的身體形態講，其姿勢千姿百態，變化無窮。

我曾想從養氣的觀點出發把武術、氣功之站樁式統一起來，一九四二年與王薌齋、常奉之兩先生和悟徹大師探討過：吸收武、氣功之長，融合儒、釋、道三家功法之妙，兼收並蓄，融於一爐，以創新編制出一些健身、祛病新功法。一九七九年回京，諸友均作古，只得根據個人多年的實踐，總結經驗，整理了一些簡便易學、收效顯著的動靜兼修的站式功法，總稱爲站功式。

站功的特點是兼備强身和治病之作用。自然樁、乾坤樁、三體式以鍛鍊人的肌體耐力爲主，兼收靜心養氣之效。動靜兼修的站功八式，則爲動中求靜，肢體導引的動靜相兼的站式功法，可達疏通經絡、培育真氣，從而實現祛病延年的目的。

站功八式中的某些動作，從形式上看同六字訣相仿，然其呼吸法係鼻吸鼻呼，可收到在六字訣的基礎上，有針對性地充實內臟真氣的效果。習練者根據個人體質，可用順式腹式呼吸；也可用逆式腹式呼吸。

第二節　自然樁

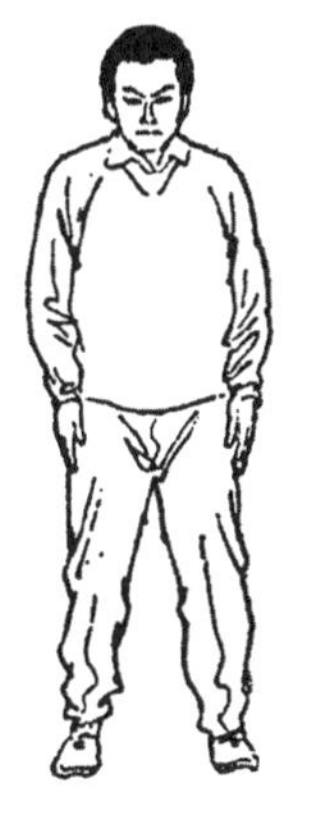

圖 6－1

一、姿勢和要求

兩腳自然開立同肩寬，項頸自然豎直，眼似合非合，口似閉非閉，舌舐上腭，呼吸純任自然，由粗而細，由快而慢，由有而無，兩臂自然下垂，兩膝似屈非屈；全身肌肉關節放鬆，頭腦除盡一切雜念，意想小腹之氣隨呼吸而起伏動蕩，四肢之氣則上下流通，自覺手腳指（趾）尖有氣沉之感，以達清醒狀態下，高度的安靜、養精、養氣、養神（圖6—1）。

二、站功歌

一九四三年，我同常奉之先生、悟徹大師一起練站功時曾編一歌訣，歌中對站功的要領和功效都講清了。現抄錄如下：

學站功，極容易。心要靜，肉鬆弛，身體正，頭宜直。純任自然，毫不用力。任督脈，舌連起。眼微閉，唇微啓。齒微叩，鼻微息。拔背含胸氣自沉，意守丹田雜念去。唯精唯一要執中，無惡無怨中和氣。靜至極時動機生，洗髓伐毛新天地。陰陽修補法自然，扶正袪邪疾病去。且莫助長與矜持，若有若無虛亦實。誠意正心身修齊，安貧樂道有奇趣。非僧非道非神仙，率性修命通天易。無聲無息還我自然軀，無邪無淫樂得百歲去。

第三節　乾坤樁

一、姿勢和要求

兩腳同肩寬平行開立，足心空起，如行泥地。兩臂徐徐抬起，兩掌心朝裡，在胸前如抱球狀。兩膝微屈，膝蓋不得超過腳尖。含胸拔背，頭頂如懸，項豎直，脊肯正直，全身肌肉放鬆，頭腦入靜，心誠意正，任大氣周身流行毫無阻礙，呼吸自然，氣沉小腹（圖6—2）。

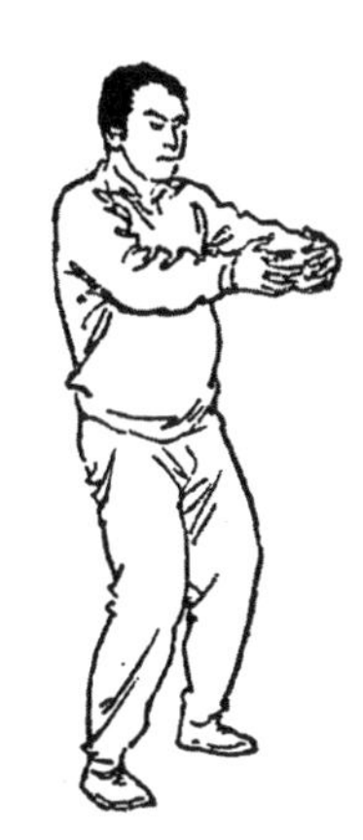

圖 6－2

按姿勢要求站好後，全身都不用力，鬆軟而不懈怠。《内功經》云：「一羽不能加，蚊蠅不能落」，就是形容乾坤樁站好時身體輕靈到如此地步。

二、調息行氣

調整呼吸，肌肉放鬆，頭腦空清，萬念俱消。腹空如久飢之狀，四肢輕鬆，聽氣血之流動。待呼吸自然、不緊不迫之後，舌頂上腭，以意領氣，升清降濁，由印堂而趨華蓋穴，盤旋膻中穴，下中庭穴，走巨闕穴，過石門穴而入丹田。

氣通行後，兩臂自然落下，左手掌心（内勞宮）覆蓋丹田上，右手掌心加蓋於左手背上（外勞宮）（女子則右手在下左手在上），鬆肩墜肘，心空靈而腹充實。《内功經》

云：「虛其心而實其腹」。

這時呼吸逐漸深、長、勻、細，若有若無，微覺有一股熱氣由上而下，這是「調息行氣」的初步過程，堅持一兩周，一天也不能間斷，順大氣通內外，而身心自覺舒適（每天站二十分鐘或半小時，多者不限，以不覺疲勞爲原則），若得其中滋味，入其美善之境界，尚需較長時間之鍛鍊，等到「欲罷不能」則功夫又進一步。

三、意守丹田

調息行氣之功，已經收到明顯之效果，氣注丹田之內，在覺境中已經有了認識，這時需堅定不移，「守而不失」即《內經》所謂「精神內守」。《大學》所謂「止」、「定」、「靜」、「安」的境地。這時呼吸不需再用意下送，呼吸微微聽其靜止，以免發熱太甚，壯火食氣。

四、真氣衝動

站功時真氣衝動，不自覺地神經興奮，開始於某一部位跳動，繼之手舞足蹈，轉身搖頭，好像失控一樣，不緊不慢，似乎有意識地作舞蹈運動或太極拳活動。運動激烈起來，超過平常的體力，有節奏地活動停止，並不自知，非但不疲勞，精神反舒適。

這種真氣衝動的現象，不能强求也不能制止，如果遇到這種情況不必懼怕，要聽其自然。大概這種情況每發生於精神旺盛，興高采烈俗塵清掃的境界中。它是循經活動，有時牽動奇經八脈，衝過即止，不制自停。

第四節 三體式

此爲行意拳之樁法。行意爲內家拳，相傳始自岳武穆，有可考者則爲清代山西省戴龍邦。河北省深縣李洛能先生師侍戴先生得到行意拳之真諦，與人較技，不論技術之高深無不應聲而倒，所以人稱「神拳李老農」，在武術技擊方面大放異彩，故後人有內家拳之稱。李先生傳郭雲深、劉奇蘭、車毅齋、宋世德、張林德、宋世榮、白西園等十數人。郭雲深傳劉緯祥先生，余幼年師侍張占魁先生，站樁未下功夫，三十年代從劉先生後，與同學謝一飛、劉書琴等較技輒敗北，先生笑曰：練拳不站樁，吃飯没有倉，三劈不如一站，站樁是行意拳的基本能，你要從頭學起。從此我才下功夫練站樁。

秦重三編《氣功療法》中的「三合式」，王薌齋編的《大成拳》都脱胎於此。

一、三體式（又名三才式）動作

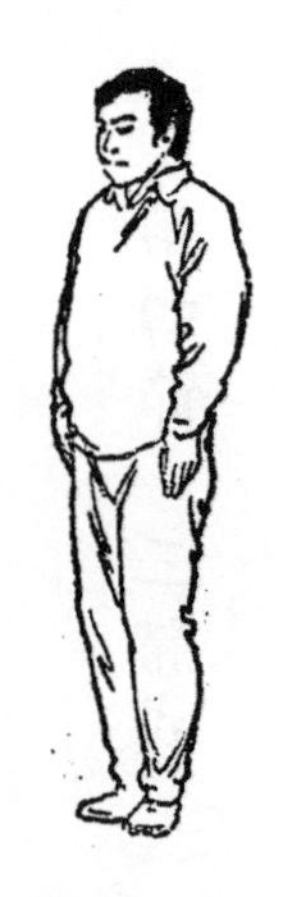

圖 6-3

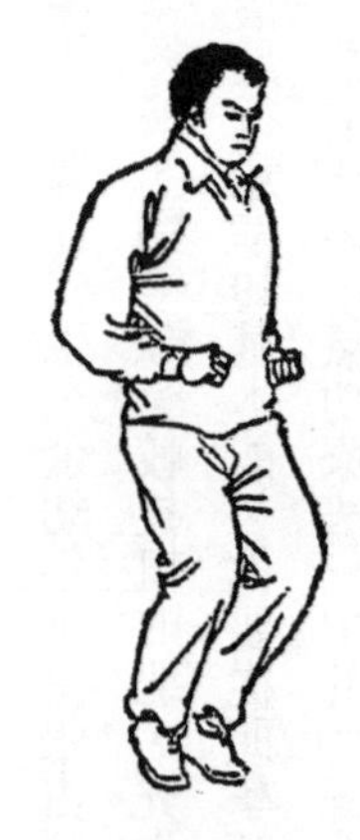

圖 6-4

預備式：起於立正姿勢，以兩腳跟爲軸，半面右轉四十五度，左腳尖向正前方（圖6—3）。兩腿微屈成半蹲，膝蓋與足尖上下相垂，兩手握拳而緊靠胯外側，拳眼向外（圖6—4）。注意兩腳向右轉時，在以意領氣的支配下，身體隨之轉動，内外完全一致。

吸氣時，右拳上提，緊貼肋骨由心口窩向上高舉，拳心向面部，拳高與鼻齊，左拳貼於左肋，拳心向上，吸氣盡而式成（圖6—5）。

呼氣時，左拳摩擦左肋上提經右拳上變掌向前劈出，同時左足向前邁出一步，兩腳距離約爲兩腳或兩腳半的長度。左手向前劈出的同時，右拳下落並向内旋轉，變掌下按置於右日月穴旁。要求手與腳同時隨呼氣之勢而下落。呼氣盡而式成。式成時，左腿膝微屈，膝蓋與

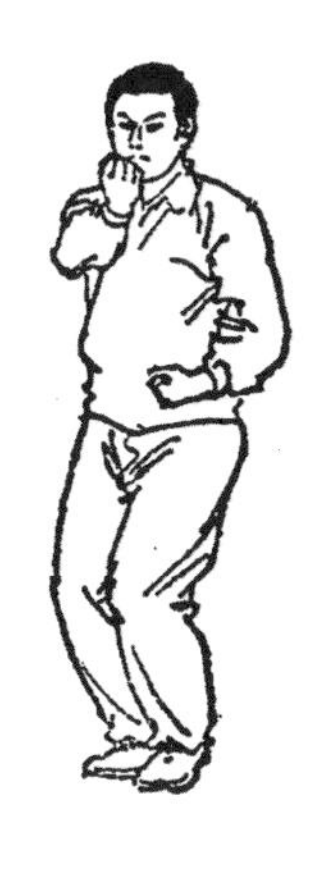

圖　6－5

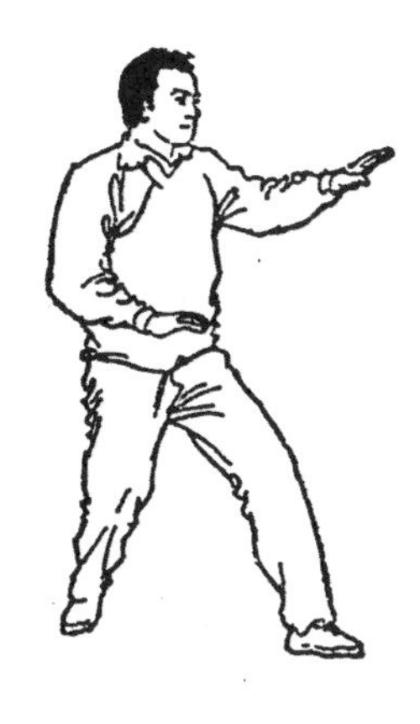

圖　6－6

肘尖、腳跟成垂直線。右腿膝亦微屈，膝蓋與腳尖成垂直線，肩與胯成垂直線（圖6—6）。

站的姿勢要做到行意拳經所謂之「外三合」：手與足合，手指與足趾上下對正；肘與膝合，肘與膝上下對正；肩與胯合，肩與胯上下對正

這個式子站成，則全身的重量分在兩腿之上，爲前三後七。當左腿在前方時，左臂肘屈一三五度左右，合乎沉肩墜肘之要求。當左臂前劈時，左肘向外扭轉，手掌向掌心內轉並成虎爪形，虎口爲半圓。食指高度與視線平。當右手由拳變爲陽掌向下按時，左掌盡力前按，右掌盡力向後撕落於右肘之下，緊靠右肘作護助之用。

練此站樁式，在氣功中能幫助定靜。「定

而後能靜」，只要能定，思想就能寧靜下來，所以還可鎭定神經錯亂。古人名之爲：「定若鐘鼎」。當呼氣時，如箭在弦，百發百中。《内經》云：「伏如橫弩，動若發機」，形容氣與力合「維妙維肖」。因爲有這種形式，所以：氣沉丹田息貫全身，大而五臟六腑，小而毛髮指齒無處不到。當吸氣時猶如一人張弓，萬夫拔河，渾身上下毛髮皆開。

二、三體式的重點要求：

1.内三合：心與意合，心動順意隨，集中精神不能「三心二意」；意與氣合：以意領氣，隨著自己的意志來活動，讓其上升則上升，讓其下降則下降，使體内大氣之運行隨著自己的意識流動，則逆氣不能產生，呼吸陰陽純任自然而無阻滯；氣與力合：就是當下降時，内臟要隨之鬆弛，氣上升則隨之而緊縮，動靜相隨，内外一致。

2.外三合：手與足合，肘與膝合，肩與胯合。

3.三圓：背圓，如虎背熊腰——含胸拔背；手圓，掌心空如抓圓球，形如虎爪；足圓，腳心空如行泥地。

4.頭頂項豎：頭頂，如泰山壓頂，用力上頂。項豎，如猛虎爭食。定如鐘鼎，動若發機。

5.提肛、收腹：此爲三體式樁法的要求。就肛門的括約肌有意識地收縮向上提，這樣臀部受到約束就不能向外突出，前部小腹也就自然收斂。《行意拳》經云：「谷道內提，大氣歸臍，丹田氣滿，充滿身軀。」

三、功理（三體式優點）：

因為三體式的要求嚴格，容易使學者精神集中，進而能使心血調融，改善血壓高、動脈硬化、心跳過快等症狀。由於站樁在調整氣息時血液循環不受任何障礙，故氣能直達五臟六腑，及經絡的末梢，以意領氣，循三陰三陽、奇經八脈之通道，下湧泉，上泥丸，息息相通，周流無間，小周天、大周天隨心所欲「無入而不自得」，捲之則退藏於密，放之則塞乎天地之間。

三體式，行意拳謂之劈拳，劈拳似斧，斧屬金，所以養肺。拳經云：劈拳高舉出雲門，肺葉舒張氣暢伸，少商指引意中氣，修殘補缺效如神。

第五節　內外兼修的站樁八式

預備式：同自然樁。

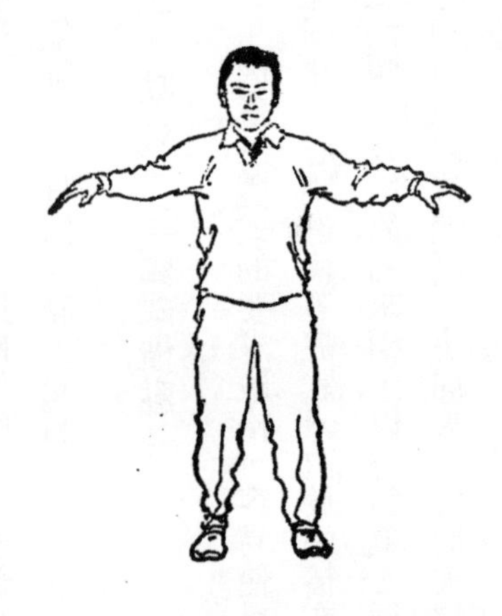
圖 6-7

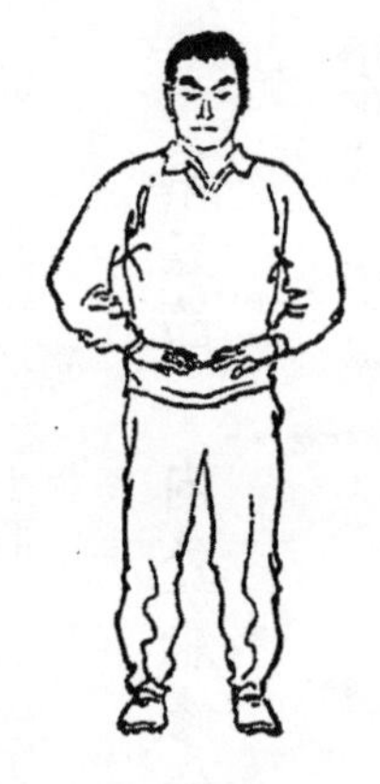
圖 6-8

一、大鵬展翅

口訣：展伸兩式判陰陽，墜肘垂肩鳥翼張。

呼吸陰陽和術數，百年長壽樂安康。

動作：兩臂隨吸氣之勢由體側沉肩墜肘向上抬至腕與肩平（圖6—7）。吸氣盡呼氣時，兩手外旋由手心向下轉爲手心向上，兩臂漸漸向胸前合，隨兩臂內合之勢逐漸變爲手心向下，然後徐徐降落於腹前（圖6—8），呼氣盡，兩手自然放於身體兩側。如此重複八次，多至六十四次。

功理：此爲太極之起式，吸起呼降，吐故納新，是導引術之基本功。《內經》云：「大道化生，天地同始，生之謂道，陰陽呼吸。」一言以蔽之，養生之道別無妙法，只是陰陽呼吸之運用，順之則長生，逆之則病死。千言萬

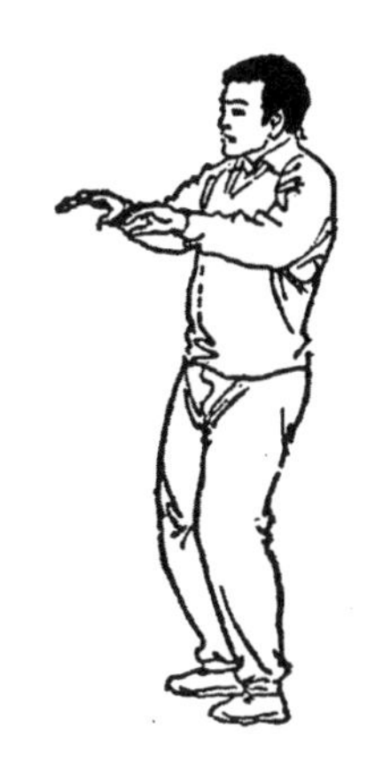

圖　6－9

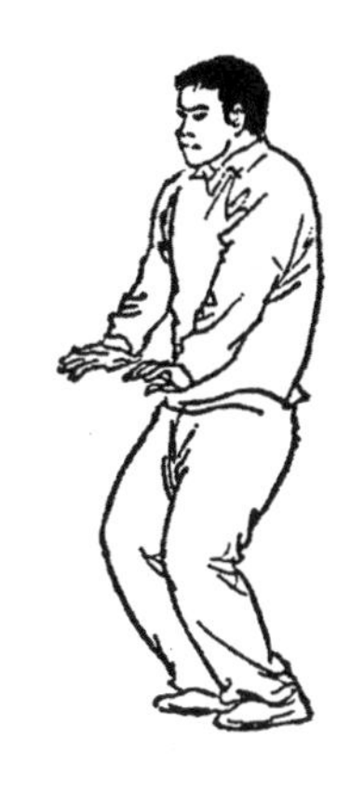

圖　6－10

語只在於斯，千變萬化不離呼吸。注意：站功八式，爲定式練精化氣之功法，兩臂下落之時，由耳側直接下落，如鳥之張翼，落地亦可，以動作自然爲原則。

二、平沙落雁

似大雁自然地落在沙土地上。

口訣：兩臂前伸法兩儀，納清吐濁隨呼吸。
　　陰陽變化正而奇，道法自然二豎驅。

動作：隨吸氣之勢兩臂向前向上抬起，掌心向下，沉肩墜肘，抬至腕與肩平（圖6—9）。吸氣盡呼氣時，屈膝下蹲，兩手下按至腹前（圖6—10）。吸起呼落，隨呼吸而動作。如此動作少則八次，多至六十四次，視身體之强弱，以舒適爲度。

吸入大自然之清氣，呼出臟腑之濁氣，此

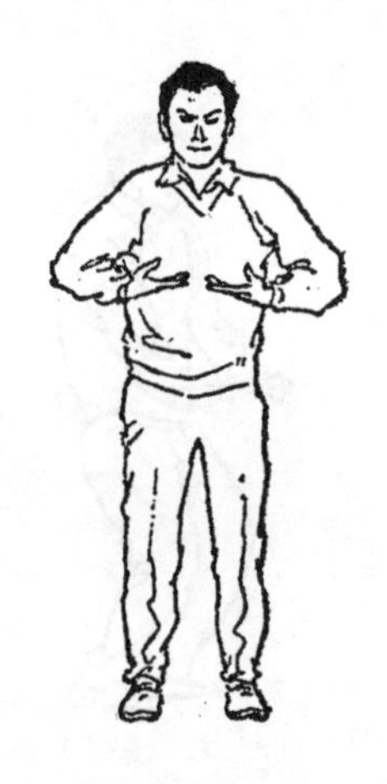

圖 6－11

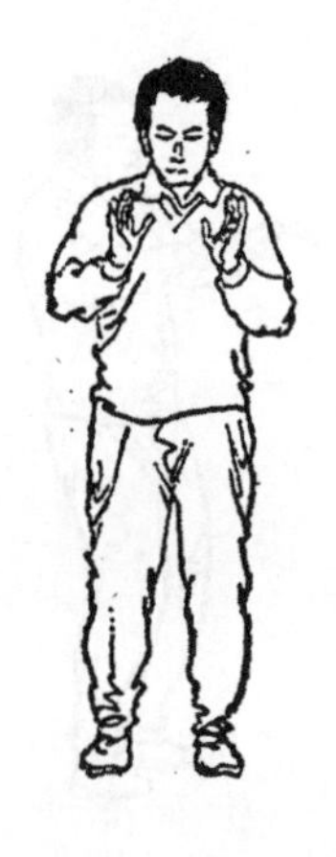

圖 6－12

爲太極功兩儀式之動作，式子簡單，收效甚大。

三、孔雀開屏

仿效孔雀開屏的姿勢，排除胸中鬱悶之氣。

口訣：屈伸兩臂擴胸腔，理肺舒肝正氣張。

上下流通歸海底，清風明月伴陰陽。

動作：吸氣時，兩手在體前如捧物狀上抬至膻中穴（圖6—11），翻轉掌心向外（圖6—12），兩臂向左右平伸，吸氣盡，兩臂伸至盡處，（圖6—13）。呼氣時，兩臂下落垂於體側（圖6—14）。如此往復循環八次，多則六十四次。

動作時，自覺胸腔擴充，呼吸自然，送氣下降直趨丹田，推動真氣全身周轉。

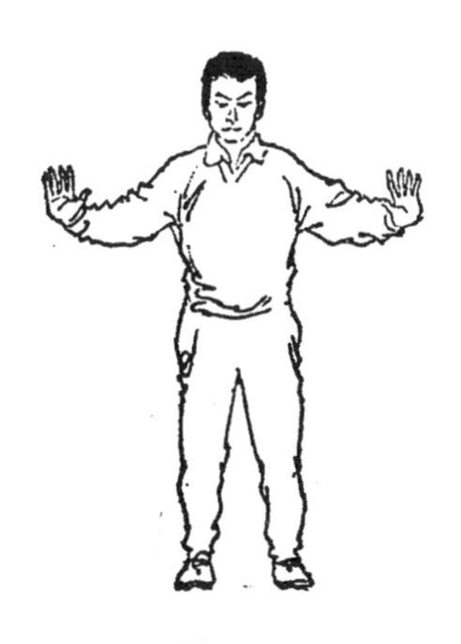

圖 6－13

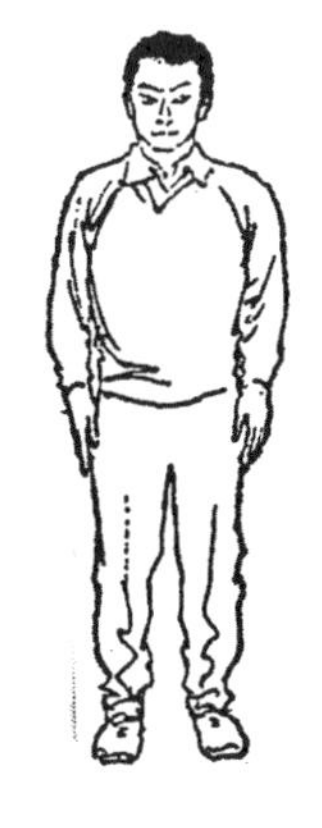

圖 6－14

四、擎天玉柱

口訣：單手高擎脾氣升，精微營養此中生。

漫雲腎氣生人本，還要後天精氣充。

動作：吸氣時，兩手在體前如捧物狀，經腹部上抬至膻中穴處（圖6－15）。左手外旋上托至頭頂（注意沉肩），右手內旋下按至衝門穴處（圖6－16）。

呼氣時，兩手翻轉，掌心向裡，上手下落，下手上穿，在膻中穴處交叉，左手在外，右手在裡（圖6－17），翻掌下按經腹前（圖6－18）垂於體側。再以同樣要領右手上托，左手下按，如此左右交替重複八次，多則六十四次。

此式一升一降，可助脾胃之氣而加强消化之力。

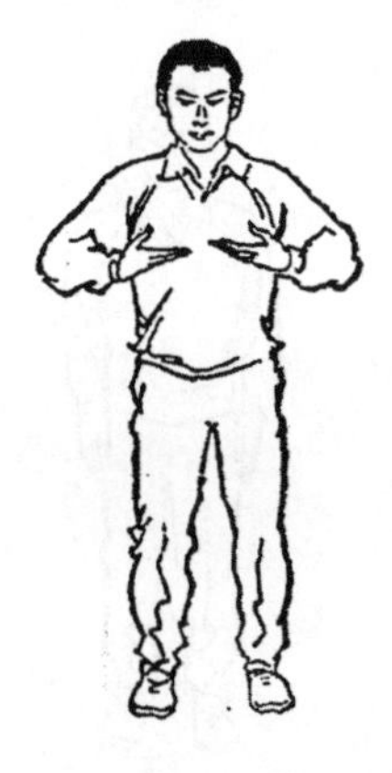

圖 6-15

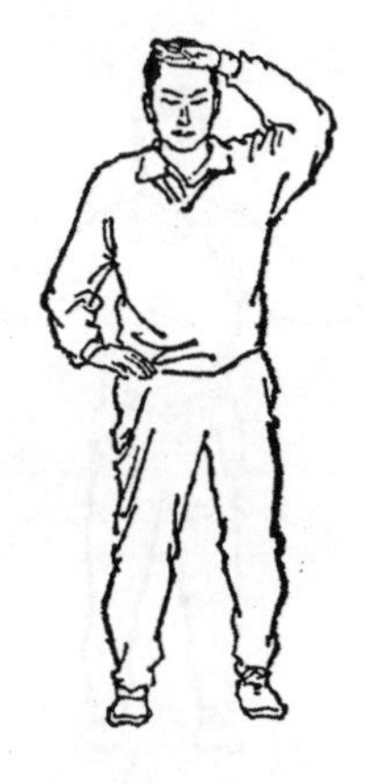

圖 6-16

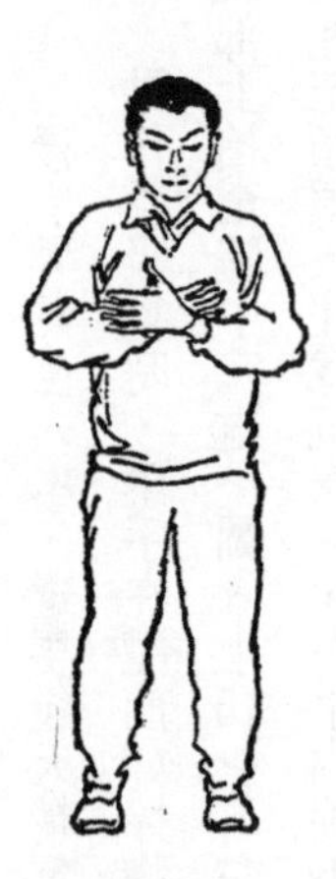

圖 6-17

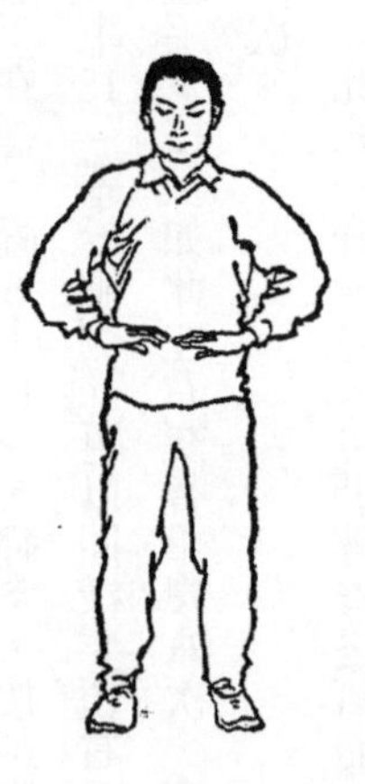

圖 6-18

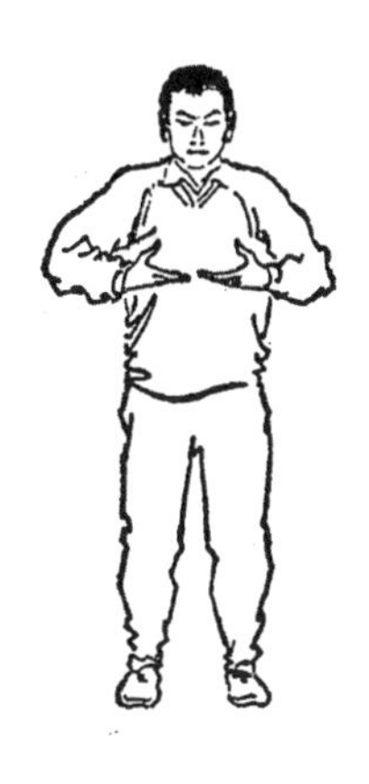
圖 6－19

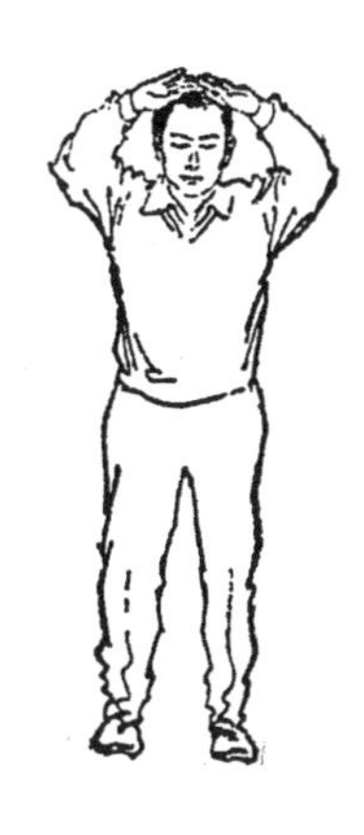
圖 6－20

五、霸王舉鼎

口訣：霸王舉鼎托天力，上托下按要用意。
陰陽變換濁氣吐，三丹相通三焦理。

動作：吸氣時，兩手在體前如捧物狀，經腹部上抬至膻中穴處（圖6—19），兩臂外旋上托並撐圓，成霸王舉鼎之勢（圖6—20）。

呼氣時，兩臂內旋使掌心向裡，經面部下拉（圖6—21），至膻中穴處翻掌下按，過腹部（圖6—22）垂於體側。左右交替重複八次，多則六十四次。

六、海底撈珠

口訣：雙手攀足固腎腰，三陰三陽自然調。
俯仰吸呼能理氣，命門精鎖顯神著。

動作：兩手隨吸氣由體側向上向前（圖6

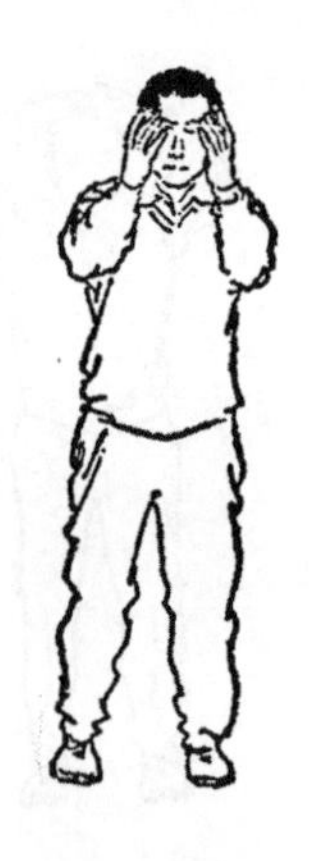
圖 6－21

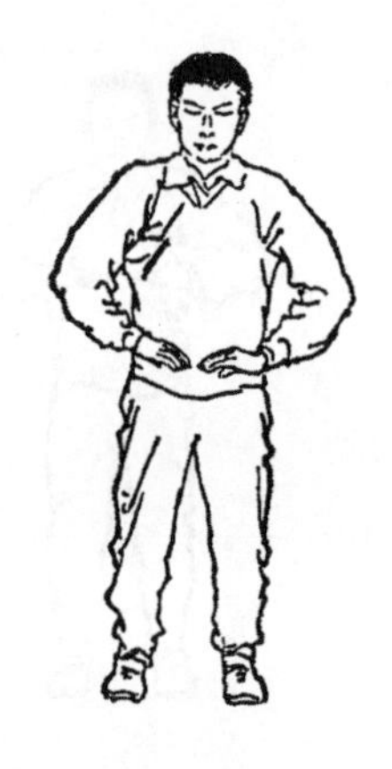
圖 6－22

—23），並隨彎腰屈體之勢，下落於足前（圖6—24），吸氣盡呼氣時，兩臂內旋，掌心向上如撈物之形（圖6—25），隨身體直起沿腎經走向而上提至俞府穴處（圖6—26），翻掌下按，經腹前垂於體側。左右交替重複八次，多則六十四次。

這個彎腰攀足的動作，可以固命門治遺精。

在站功八式中，本式可以和「霸王舉鼎」聯合練習，既可理三焦之氣，又可固命門之火，效果良好，但彎腰時應注意膝膕，勿令彎屈，以達疏通足太陽之脈氣，袪腎邪、表正而裡順之目的。

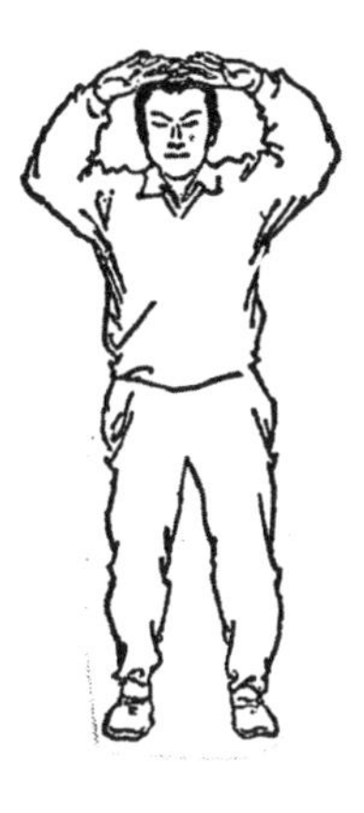

圖　6－23

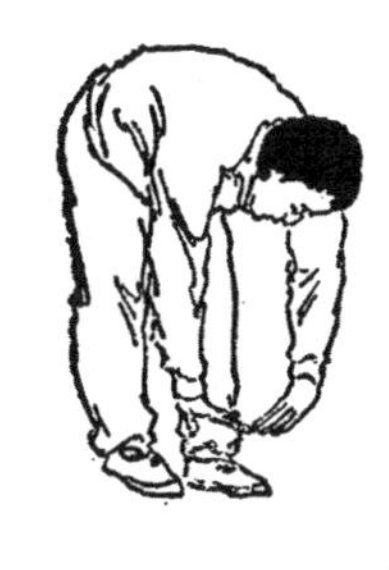

圖　6－24

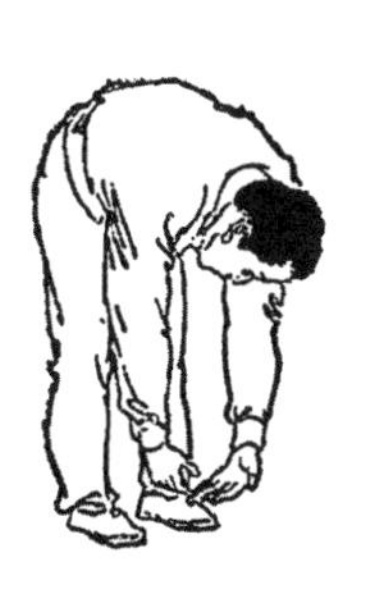

圖　6－25

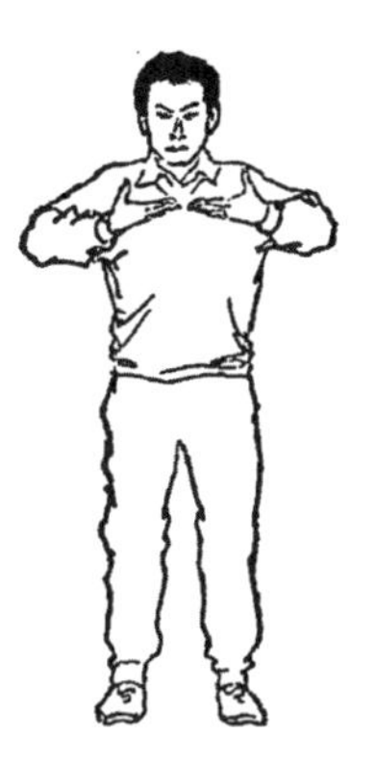

圖　6－26

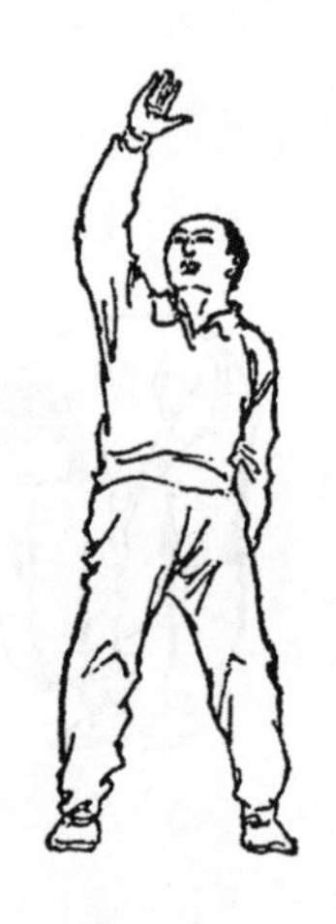

圖 6－27

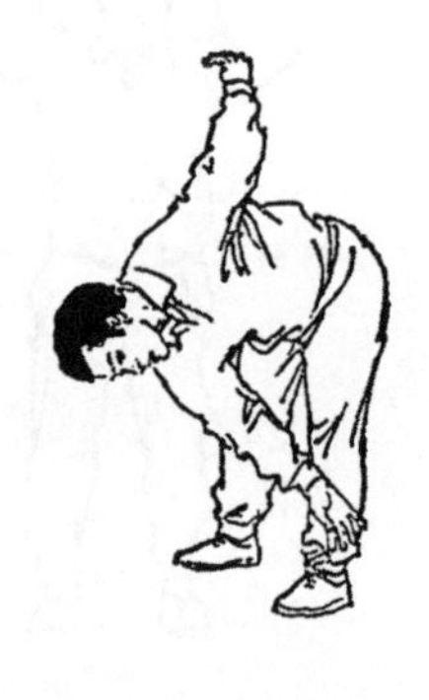

圖 6－28

七、彩鳳凌空

口訣：彩鳳凌空體態輕，臂隨呼吸勢飛騰。

莫含一點紅塵意，方識「真人」本靜鬆。

動作：吸氣時，腰向後左彎，右手由右向左經頭上劃弧置於頭上，左臂落於左後側（圖6—27）。

呼氣時，隨扭腰之勢右手在體前劃弧，下落於左外踝骨處，掌心向外，左手向後向上高舉，指尖向上，掌心向前（圖6—28）。

吸氣直身，右手上提，左手下落，由左向右劃弧，動作同前，唯方向相反。如此左右交替重複八次，多則六十四次。

此功可使四肢輕鬆，天君安定而獲得「意守丹田」之真諦。

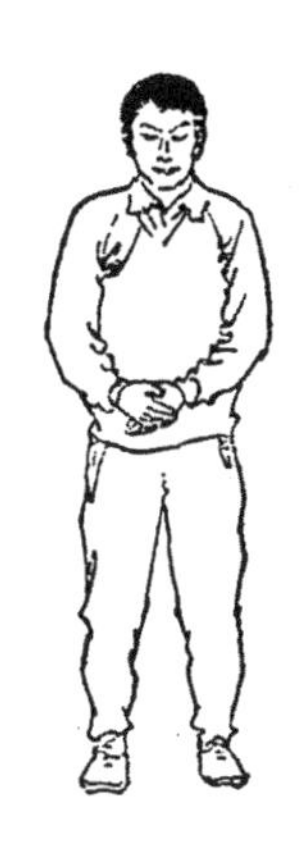

圖　6－29

八、旋轉乾坤

口訣：旋轉乾坤火煉丹，清升濁降火歸源。

要識個中玄妙諦，提肛踵息是真傳。

動作：兩手內、外勞宮穴相對疊於小腹丹田之上（男性左手在下，女性右手在下），吸氣時提肛縮腎，兩手由下向左向上按摩；呼氣時由上向右向下按摩，如此一吸一呼轉動一圈（圖6—29），旋轉八圈之後，再向相反方向旋轉八圈，多則六十四圈。

逆呼吸時，一吸便提，氣息歸臍，此係火煉金丹之法，爲氣功之不二法門。注意提肛縮腎不用强力，吸氣時不要憋氣，保持呼吸自然。

第七章　坐　功

第一節　概　要

坐功是靜功裡最要緊的一個環節，不管是道家、佛家、儒家，都是用坐功來入靜，坐功是入靜的第一步。

坐功有靜坐功和動靜兼修之坐功。

第二節　靜　坐

靜坐功爲一般養生者大同小異萬法歸宗之妙諦，宋儒理學派提倡靜坐，說是涵養性中天，周、程、朱、張以及邵康節都是在靜坐上驗功夫。程頤閉目靜坐，楊時不敢進門驚擾，站在門外等著老師收功。天下大雪，楊時立在雪中，等程頤收功時，門外雪盈尺許。所以學術史上有程門立雪的掌故，楊時成爲宋代大儒，其尊師學道之誠爲後世楷模。

釋家有坐禪法要，道家靜坐修行載於許多典籍中，如《周易參同契》、《性命圭旨》、《性理大全》、《太上道法經》、《大成捷要》、《盤山語錄》、《太清觀天經》等，釋道兩家爲出世之人，其環境與儒家不同，他們採取五心朝天、子午合十等坐法，比較難，一般人不必如此，只要在蒲團或床上坐穩，舒適自然，使大氣運行於十二正經、奇經八脈之中，無阻礙淤滯之處，則疾病不生，從而獲得益壽延年之效。

一、自由式

坐在凳子或床邊上，其高度以大腿放平，小腿與其垂直，舒適自然爲宜。兩腿分開，寬與肩同，兩腳踏地，兩手置於鶴頂之上（圖7—1）。另外還有一種姿勢，兩手放在肚臍下，掌心朝上，左手在下，右手在上（女性右手在下），使心火下降（圖7—2）。還可以兩腿稍向前伸，左腳放在右腳面上（圖7—3）。總之以舒適自然不加勉強爲原則。道法自然，率性之謂道。

二、盤膝式

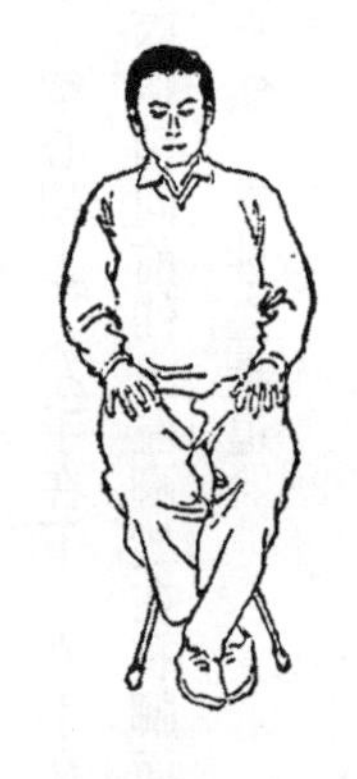

圖 7-3

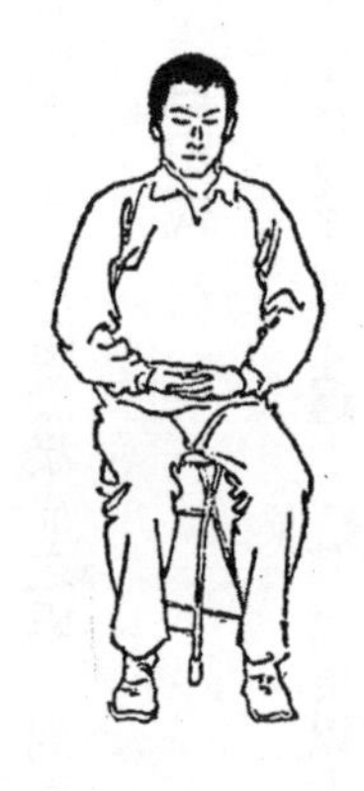

圖 7-2

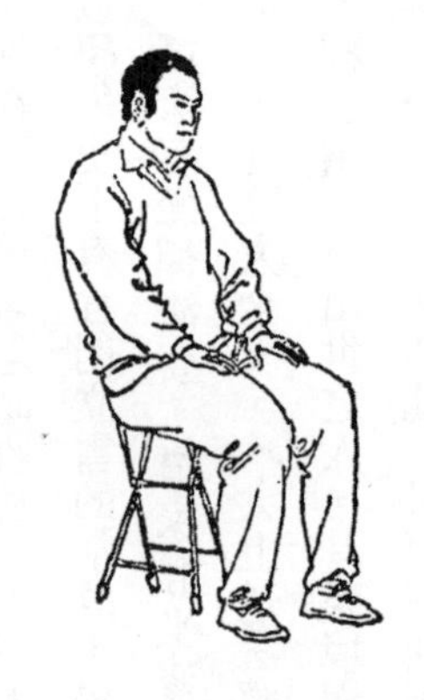

圖 7-1

坐在蒲團或床上均可，將左腳屈膝放在右腿之上，右腳壓左足，左腿壓右足。上身自然端正，頭頂天如泰山壓頂，舌抵上腭，沉肩墜肘，含胸拔背，目視鼻端。如朱熹所云：「鼻端有白，我自觀之。」心住靈台，神不外馳。張靜虛云：「神一出即便收來，神返身中氣自回」。曹真人云：「神是性兮，氣是命，神不外馳氣自定。」明代儒醫李中梓很重視這兩個人的說法。實際上這就是靜坐收心法。孟子一再强調「求放心」。蘇東坡閉氣法、唐代柳宗元等所謂服氣法，都是在定靜中下功夫。蘇東坡爲了收心入靜教人數息，數至數千，氣息微微若有若無，方得靜中之興趣。

我幼年習靜坐有咒語，假神仙以正人心，普照老人告我以「天行健，君子以自强不息。」都是以一念代萬念，精神集中，排除雜念之方法（圖7—4）。

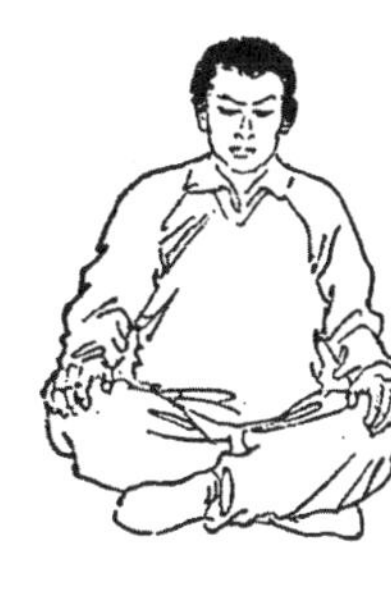
圖 7－4

靜坐功有意守之說。有的說守上丹田，兩眉中間，謂之玄關，也叫天心。有的說守中丹田，臍下一寸三分或三寸，有的說守肚臍，謂之空竅，也叫祖竅。有的說守外景，也有的說守湧泉或會陰，名之爲下丹田。其實，百花齊放，百家爭鳴，守什麼都可以，這都是一種設想、止觀、收心入靜的方法，其歸根是一，其終結是無，了解爲空。儒家謂之至善，各是其是則可，是己非人則非。

第三節　動靜兼修之坐功十一式

動靜兼修之功法，是以肢體活動，變幻屈伸，導引氣血流通暢旺，以意領氣，因勢利導，十二正經、奇經八脈，通行無阻，周遍全身，大而五臟六腑，細而毛髮皮膚，無一處不通過氣血獲得營養。靜則平，易通行，靜中生動，是自然之動煥發生機。亂動強動，誘發的動，則耗損真氣。孟子說：「今夫蹶者趨者則動其氣矣。」氣動則傷耗，必須補養。養氣功之動靜兼修，是在有節序的運動中授以自然流通，因勢利導之方法，動中求定靜，比一味枯坐者收心容易，這是儒家必有事焉而後正，求放心之捷徑。

我在幾十年的臨床實踐中發現，靜坐功入靜困難者，用動靜兼修之坐功，短期即能收效，且進一步能收到關節活動、筋柔而骨强之顯著效果。晚間坐在床上披衣解帶未睡之前，與清晨起來揭被披衣未下床之時，將這套功法練一遍，晚可解一日之疲勞，睡易安穩，晨可振作精神，頭腦清醒而步履輕捷，式簡而易行，功效立見。

一、四聰運轉

四神聰爲經外奇穴，在頭頂正中百會穴前後左右各一守。這四個穴有疏通經絡、調整陰陽、清醒頭腦之大用，能增强肢體運動功能。針灸處方：配曲池、合谷、足三里可治半身不遂；配大陵、神門、湧泉可治神經衰弱之頭疼暈眩。針灸歌云：「頭疼暈眩百會好。」因爲百會穴居頭頂之中，配該穴可發揮調整陰陽起死回生之用。扁鵲治虢太子病，就用這個穴。凡神經系統之疾患、失眠、頭痛、高血壓、低血壓、堅持鍛鍊，都有顯著療效。

動作：兩手內外勞宮相疊置於百會穴上（男左手在下，女右手在下），全掌置於四神聰之上，配合呼吸，右轉八次，一個呼吸轉一周。如時間、體力允許，可轉六十四次。吸氣時陽氣下降，小腹隆起。呼氣時，小腹塌陷，吐出臟腑內污濁之氣（順腹式呼吸）。用

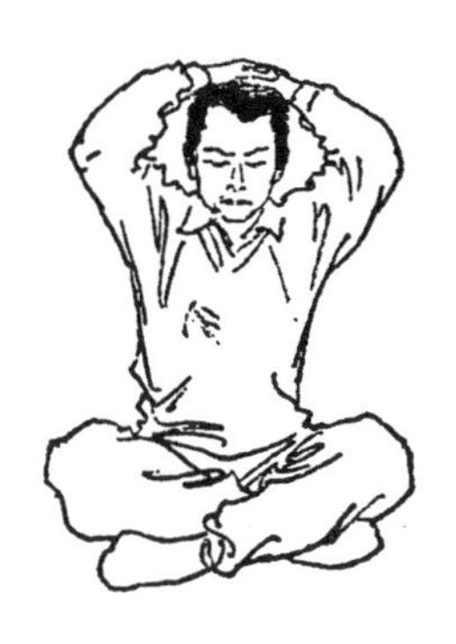
圖 7－5①

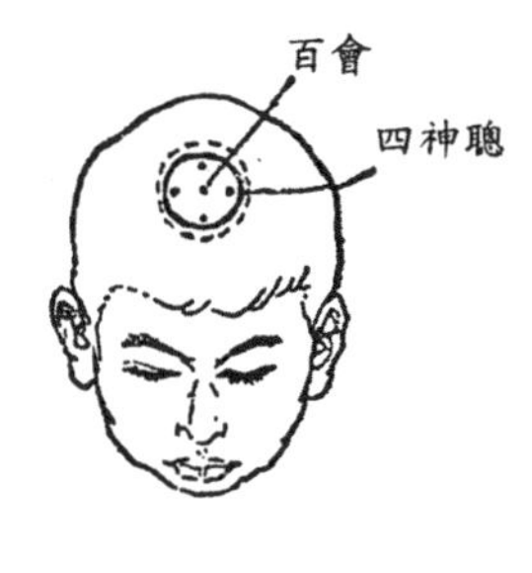

圖 7－5②

外呼吸鼓蕩內呼吸，習之既久，則用丹田呼吸支配手掌在頭皮上動作。始而頭部有涼熱感，有麻脹感，繼而有清鬆感；用功日久，則周身發熱，現於面，盎於背，施於四肢，變頭重腳輕之勢而爲上虛下實之象。運轉八次後，再用手掌在頭頂重按三次，按時吸氣，小腹隆起，呼氣時小腹塌陷，由沖脈引氣上行。以動作緩慢、深、細、勻、長爲宜（圖7—5）。

二、日月通明

日月通明就是乾洗臉之動作，歷代儒醫講養生之術者都重視乾擦臉這個環節。因爲「三陽榮於面」醫家詳言之。如足陽明胃經之脈絡起自承泣穴，轉而上升至額角上之頭維，下經頰車、地倉，伸入胸腹，布滿面部。而手陽明大腸經之脈，由食指尖端之商陽穴，循兩臂走向肩部，伸入面部鼻兩翼旁之迎香穴。手太陽小腸經由小手指尖端之少澤穴起，沿臂至肩胛，歷肩貞、秉風、曲垣，入頸部天窗、天容，繞面部顴骨至耳屏之聽宮。手少陽三焦經之脈，起於無名指尖端關衝穴，沿臂走向頭部，歷陽池、外關、循支溝、四瀆出天井，入清冷淵、天牖轉耳後翳風、瘈脈至耳尖處之角孫、耳屏前之耳門、和髎，入眉梢處凹陷中之絲竹空。足少陽膽經之脈，起於面部目外眦之瞳子髎穴，上行入額角，轉至耳後。足太陽膀胱經之脈，起於目内眦之睛明穴内，上升入巔頂。而足厥陰肝經之脈經面部上入眼球而升於腦。乾擦面部之動作可以加强經絡氣血的運行，日代表陽，月代表陰，通過乾擦臉之按摩活動，陰經陽經都能通順，所以謂之日月通明。

尤其是年老氣血衰微者，面色焦枯，皺紋出現，經過乾擦臉可以變焦枯爲紅潤，減去皺紋防止早衰。通過按摩之導引動作，經絡氣血可以直達指和趾的末梢，能治療冬天腳腿冰冷，指甲焦倦，及末梢神經炎等疾患。

動作：當吸氣時兩手由身側抬至面部，掌心向裡，掌根骨放在顴骨下，掌心放在顴骨上向上推，使中指達到前頂穴處如洗臉之勢，至吸氣盡（圖7—6、7）。呼氣時兩手用全掌按摩面部（圖7—8），下行至胸前之乳中穴（圖7—9），逐漸轉爲手指尖向下（圖7—10），行氣至腹股溝之氣衝穴（圖7—11），以意領氣直達足次趾端足陽明胃經之歷兑穴。一呼一吸爲一次，可按八的倍數盡情進行。這一動作涉及到許多經絡，而收效

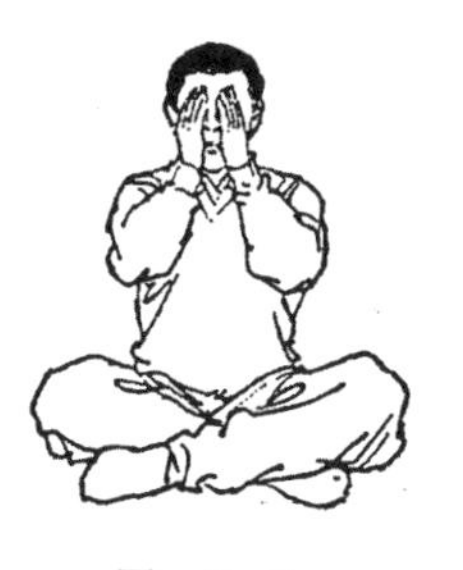

圖　7-6

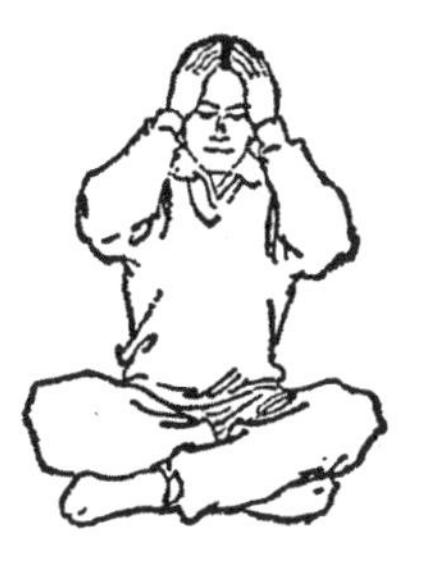

圖　7-7

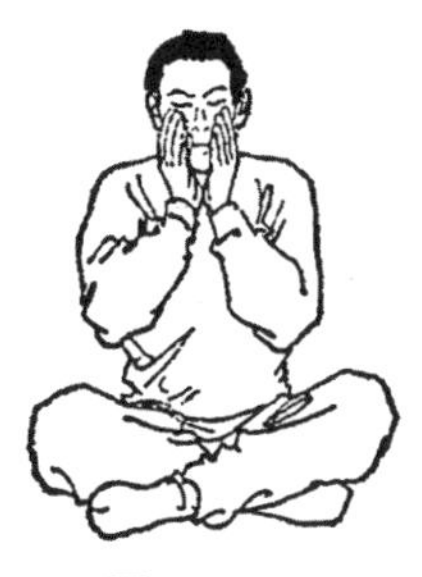

圖　7-8

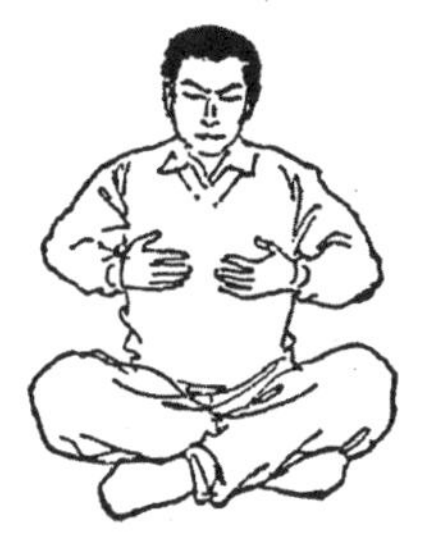

圖　7-9

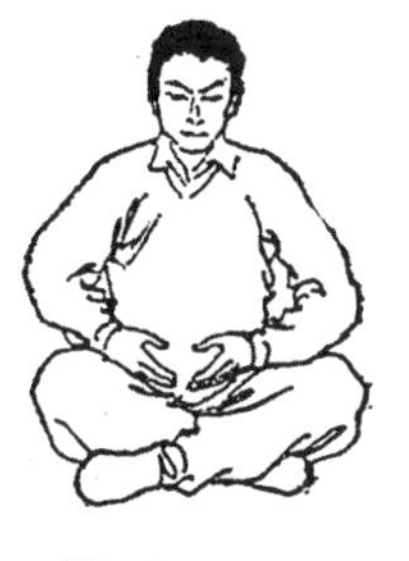

圖　7-10

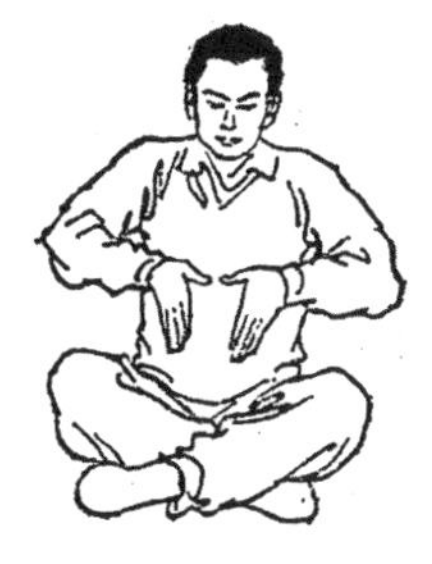

圖　7-11

大者是足陽明胃經。乾擦臉還可以作保健中宮之輔助功。

三、雙陽下降

雙陽下降就是乾梳頭的動作。頭爲一身之主宰，乃清空之府，諸陽所會，百脈所鍾，因此要特別修持，否則肝陽上越而頭重腳輕，陽木發越則半邊頭痛而發生暈眩，膀胱經有病則頭頂痛而昏沉。

近年來所謂之腦充血、腦動脈硬化、腦溢血諸症，無一不與肝膽膀胱陽升而不能下降有關。雙陽下降之動作，是以兩手循足少陽足太陽經絡導氣下行，延及

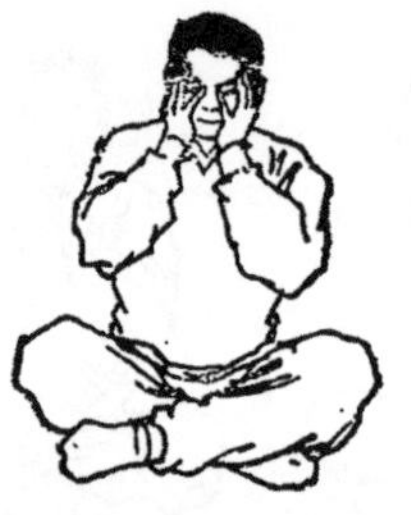
圖 7－12

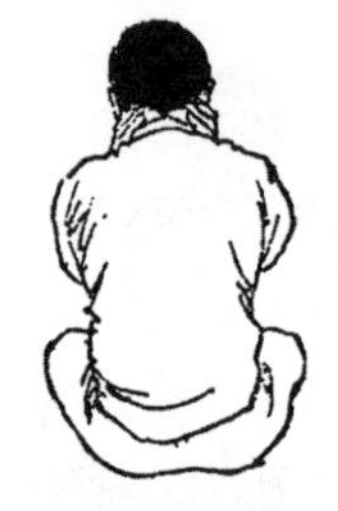
圖 7－13

手三陽之經絡，淤者通之，結者解之，蘊藏之寒、熱、風、濕隨氣血的暢通而解表。氣行則血行，虛者不期補而自補，實者不言瀉而自泄。張仲景云：「四肢才覺重滯，即吐納導引、按蹻、針膏，勿令九竅閉塞，旨在於斯。」這一動作引足少陽、足太陽之氣流通旺行，既可以瀉少陽與太陽之邪火，也可以通調有關臟器所有的氣血，所以謂之雙陽下降。

動作：隨吸氣之勢，兩手由身側上舉，以小手指肚按在兩眼睛明穴上（圖7－12）。睛明穴爲足太陽膀胱經之起點，引氣上行由頂巔而下（手不能接觸而氣勢自行，沿脊柱兩旁，下至足小趾尖端之至陰穴）。兩手向下循按膽經之風池穴（圖7－13），過鎖骨，歷淵腋、日月、京門、環跳諸穴（圖7－14、15），以意領氣直達足四趾尖端之竅陰穴和五趾端之至陰穴。

動作時要注意頭頂項豎，鬆腰塌胯，提肛縮腎，氣自然下沉，兩手下按時要自然放鬆，純任自然，不許有絲毫勉強。此動作至少做八次，多至六十四次。

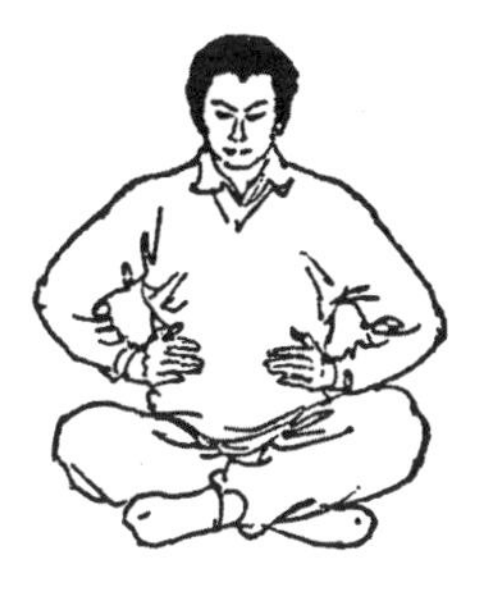
圖　7－14

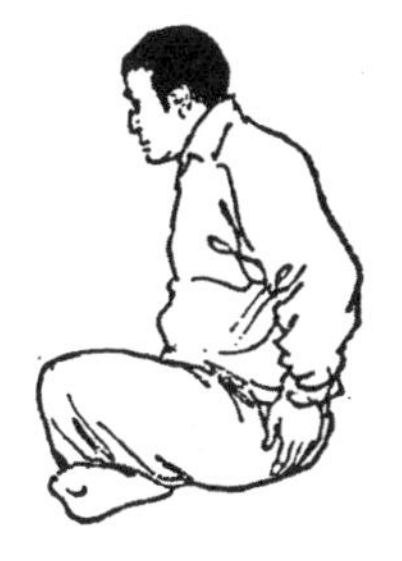
圖　7－15

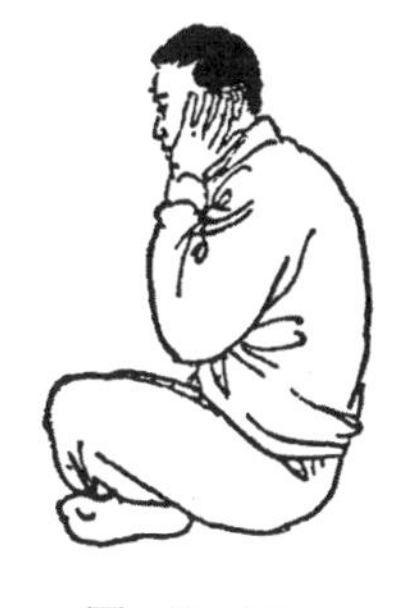
圖　7－16

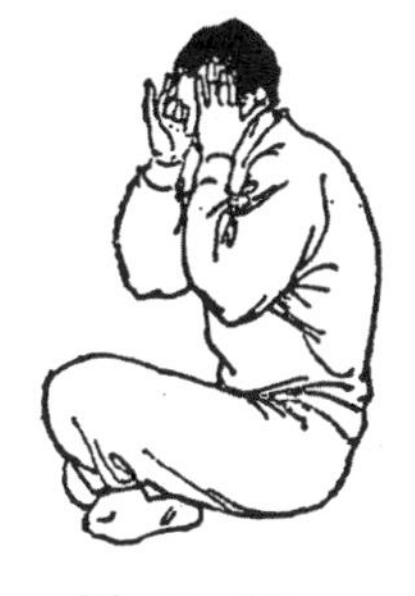
圖　7－17

四、翻轉聽宮

這裡所說的聽宮，不是指耳屏前之聽宮穴，而是指整個主管聽聲音的器官，也可以說是耳朵的全體。中國醫學早就說明各條經絡都直接或間接與耳部有關，所以耳針能治多種病。近年來已將耳針穴位製成模型供臨床上應用。人體各部位在耳廓上反應部位，如同一個倒立的人，所以對外耳進行揉按可以調整或恢復機體相應部位的生理機能，刺激神經，調節全身的功能，這就同於耳針的療效。

動作：隨吸氣之勢，兩手上

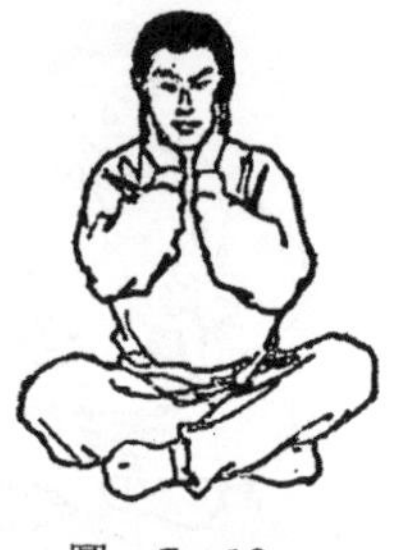

圖 7－19

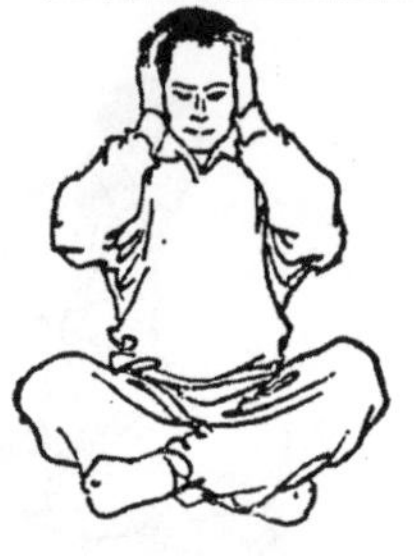

圖 7－18

舉至耳部，以劍指按住小腸經之聽宮、膽經之聽會（圖7—16），向上推按，經三焦經之耳門，達於頭維、臨泣（圖7—17、18）。隨呼氣之勢，兩手魚際穴壓在耳屏上，使耳轉向前翻，以兩手小指根之後溪穴順顱息、瘈脈、翳風向下揉按，轉至手指經耳輪下部，呼氣盡爲一次（圖7—19）。再隨吸氣之勢，重複上述動作。如此反覆揉按，少則八次，多可六十四次。

五、五輪運轉（眼部活動）

根據中國醫學理論，五臟之氣都上通眼部，如腎有病則瞳子昏暗，甚至失明；肝有病則顯現於角膜、虹膜之上，肝實則角膜、虹膜脹痛，肝虛則內陷而困乏；肺熱則結合膜變紅，肺虛則乾澀而無光澤；心氣虛則眼角乾澀酸痛，心有實熱則眼角發紅而腫脹；脾虛則眼瞼浮腫，脾實熱則眼瞼脹痛。眼周圍之穴位通於五臟，如臟腑之內傷外感都可以在眼部驗之，所以揉按眼部穴位可通調五臟之經絡，抵抗外感風寒暑濕之侵襲而驅逐病魔，消除病灶，恢復健康。同時能治療頭痛頭昏，對防止近視、遠視、白

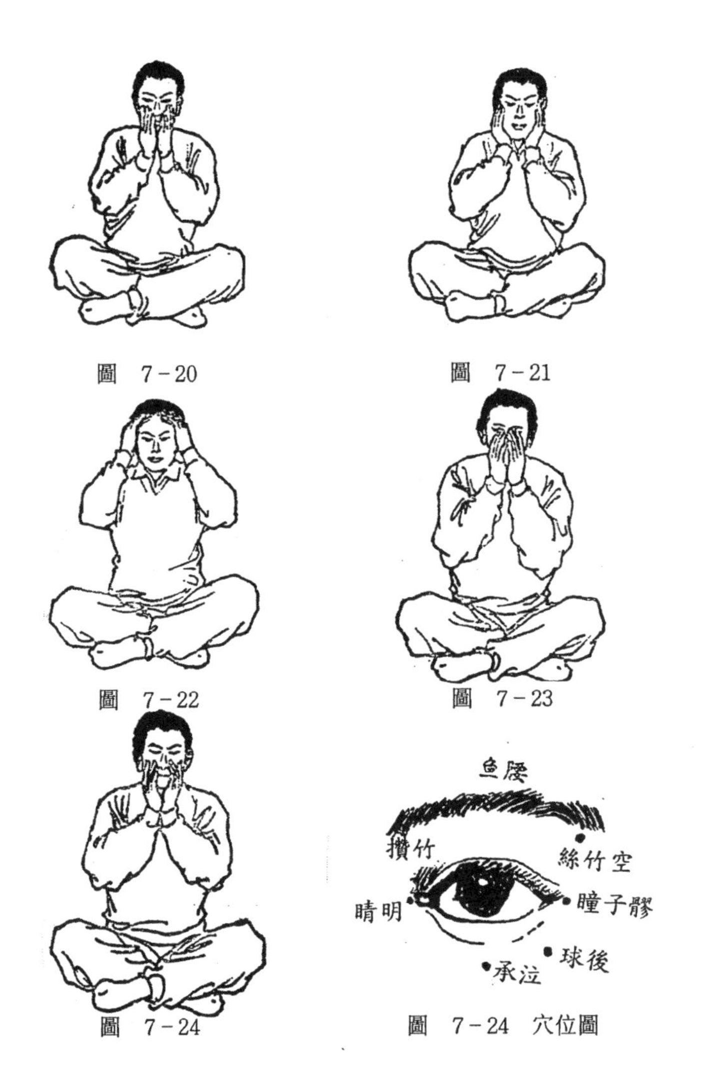

圖　7－20

圖　7－21

圖　7－22

圖　7－23

圖　7－24

圖　7－24　穴位圖

內障、青光眼等眼疾都有一定的作用。

動作：隨吸氣之勢兩手上舉，以劍指按在眼眶下胃經起點之承泣穴上（圖7—20），繞到膽經的瞳子髎穴、上魚尾、絲竹空、魚腰、陽白，直達額前膽經之頭臨泣穴（圖7—21、22），至盡。隨呼氣吸氣之勢，劍指向內向下，經眉沖、曲差、入攢竹，揉按眼角之睛明，順鼻梁而下（圖7—23、24）。一吸一呼為一次，連續八次，多可六十四次，以眼發熱，輕鬆舒適為度。

六、敲上消蟲（叩齒）

根據中國醫學理論，腎主骨，齒為骨之餘，腎虧則牙齒動搖而脫落；腎氣充足則牙齒堅强而有力。而牙齒除咀嚼食物外，活動的機會太少，在歷代養生文獻中對於牙齒活動特別重視。如蘇東坡全集第十六冊曰：「……其效初不甚覺，但積累百餘日，功用不可量。比服藥其力百倍。……其妙非言語所能形容。……若信而行之，必有大益。」又云：「其法至簡易，惟應常久不廢，即有深功，若試行一、二十日，精神自覺不同，感覺臍下發熱，腰腿輕快，面色有光。」金元四大家李東垣，在東垣十書中有如下記載：「夜半收心，靜坐片時，……積精生氣，積氣生精，此自無而之有也。練精化氣，練氣化神，練神還虛，此自有而之無也。」又云：「髮宜多梳，面宜多擦，目宜常運，耳宜常彈，舌宜抵髎，齒宜數叩……。」因此經常堅持叩齒，則可以强固牙齒，促進消化系統之機能。要想保護牙齒之堅固，還必須節制房勞。

動作：吸氣時上下牙齒相叩擊，呼氣時上下牙齒離開，如此八次。接著叩齒三十六次，格格有聲，動作宜慢，自覺有熱氣通於腦內，如無熱感可加倍叩擊。

七、火煉金丹

腎臟爲人身體中極爲重要之臟器，在十四椎之下，左右各一個，當中爲命門。命門爲充氣之所聚，五臟六腑之本，十二經脈之根，呼吸之門，三焦之原。中國醫學認爲是腰眼在腰之正中。火煉金丹是道家之術語，用命門之火鍛鍊真精，可以結丹。動作是用兩手按在命門與腎俞之上，自上而下按摩。

本節功有散風祛濕、驅寒溫肌、調和氣血、疏通經絡、聰耳明目、固精益腎、培養元氣、强壯腰肌、挽救虧損勞傷、補益命門之火和止痛等作用。對防止腰肌萎縮、腰腎勞損、腰部扭傷，效果較好，對於椎間盤突出症、坐骨神經痛也有一定的療效，同時還有助於防止遺精，早泄、陽萎、痛經、月經不調等症。

動作：坐於硬木板床上，解開腰帶，身前伏，兩腿彎如圓弓，用手指摩腳心，這是預備式（圖7—25）。吸氣時，兩手沿足太陽膀胱經之脈，引氣至膀胱經之至陰穴（圖7—

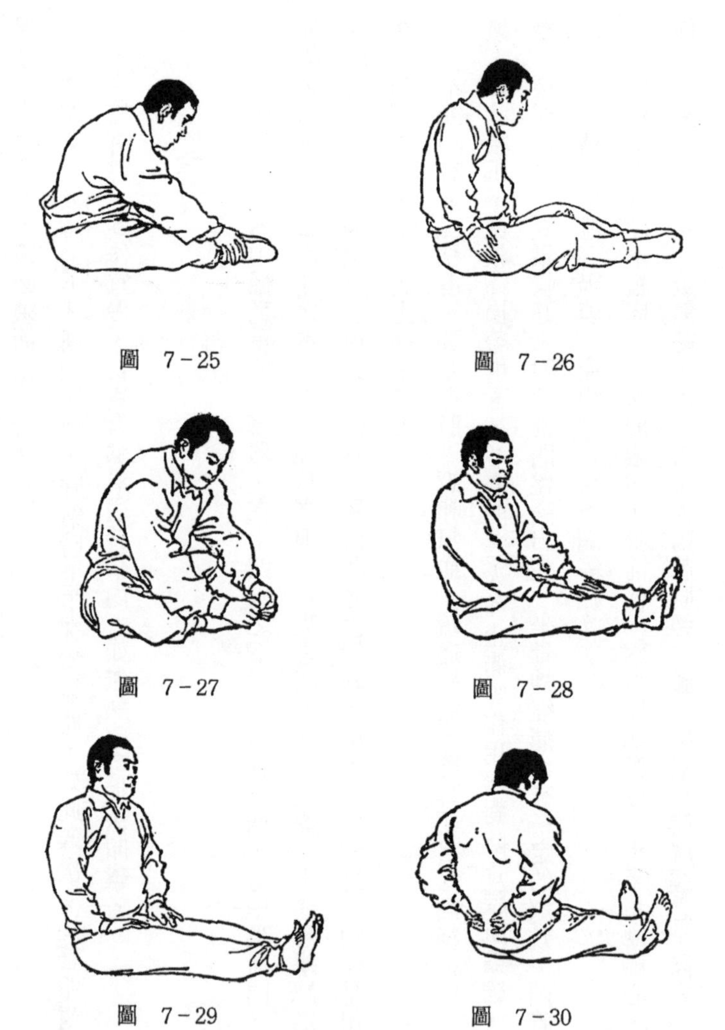

圖　7－25

圖　7－26

圖　7－27

圖　7－28

圖　7－29

圖　7－30

26、27）。當呼氣之時，兩腳趾上蹺，腿漸伸直，兩手隨呼氣之勢，由腳心湧泉穴，沿腿內側腎經之脈，提腎水上升入於命門，至呼氣盡（圖7—28、29、30）。一吸一呼爲一次。此動作至少八次，多可六十四次。

汲腎水濟命門之火，水火既濟，百病全消。

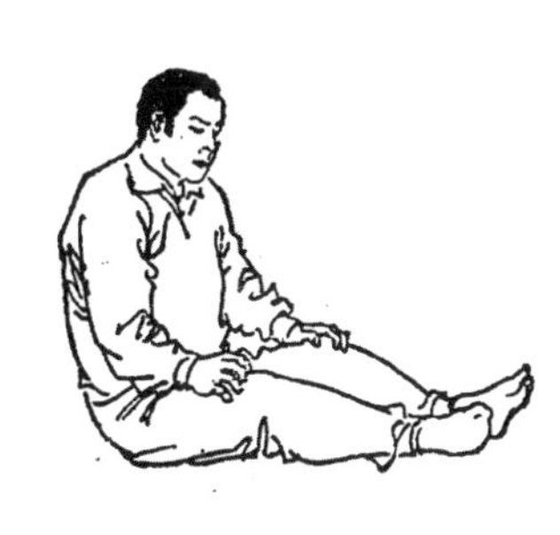

圖　7－31

八、熱消鶴頂　寒逐犢鼻

兩膝蓋上下左右之穴位，爲足三陰三陽合穴之所鍾，外感內傷留聚於此。通過膝關節之活動，補正氣驅邪氣，收效極快。

動作：以兩掌勞宮穴按在兩膝蓋之鶴頂穴上，以兩手食指和無名指分別扣住臏骨下的膝眼和犢鼻（圖7—31），隨吸氣之勢由裡向外揉按；隨呼氣之勢由外向裡揉按。吸氣上提，呼氣放鬆，一吸一呼揉按一圈，以膝部發熱，舒適爲度。此動作少則八次，多可六十四次。

中醫實踐經驗認爲，腿爲腎之路，膝爲腿之柱，外感侵襲則膝腫痛麻痺，腎臟虧損則膝軟而無力，屈伸不靈，故膝關節疾患應練之。

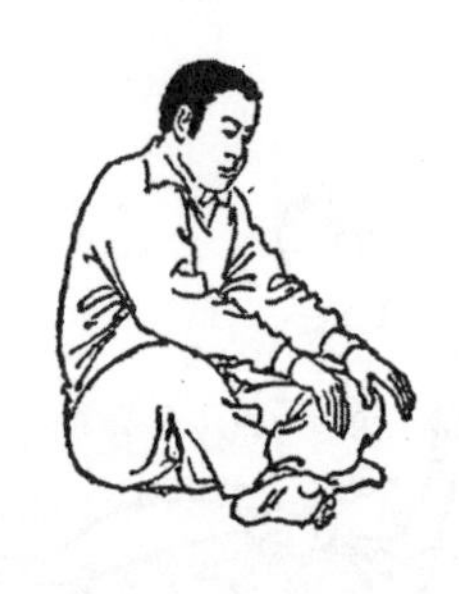

圖 7－32

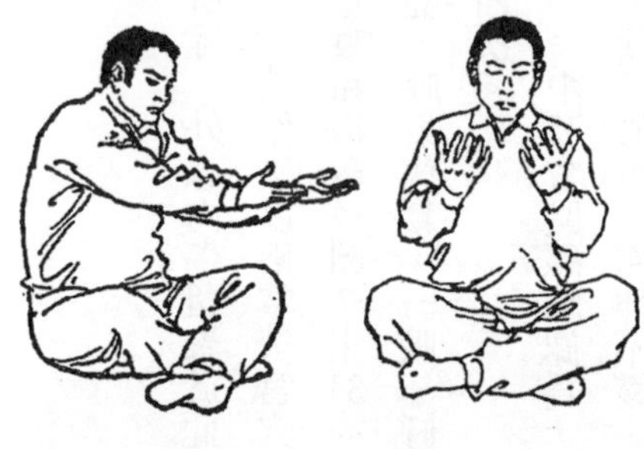

圖 7－33　　圖 7－34

九、旋轉乾坤

本式動作能活動肩、肘、指、腕及胸背各部筋肌，疏通上肢所有的經絡，都是圓的動作，所以名之爲旋轉乾坤。對於肩周炎、露肩風、上肢各關節之拘攣麻痺、胸懷脹滿鬱悶都有較好的療效。

動作：隨吸氣之勢，兩手陽掌（圖7—32），向前向上抬，邊抬邊旋轉，抬至胸前變爲陰掌（圖7—33），邊曲臂，兩手變爲爪形戳至膽經之肩井穴處（圖7—34、35）。隨呼氣之勢兩手沿氣户穴由腋窩向身後展開，掌心向上合谷貼於腎俞穴上，五指舒開（圖7—36），身向前俯彎腰，兩臂儘量向後展開，至呼氣盡（圖7—37）。隨吸氣之勢，兩手隨臂經兩側向前上方劃弧（圖7—38）至胸前，兩掌外旋，轉變爲掌心向裡向下，勞宮穴對準曲澤穴（圖7—39）。

吸氣盡隨呼氣之勢兩掌内旋，五指舒展開，翻掌向外，

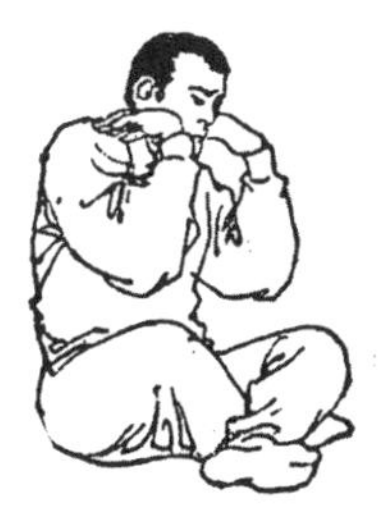

圖 7－35

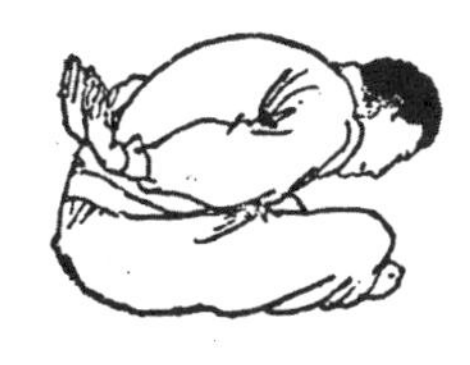

圖 7－36

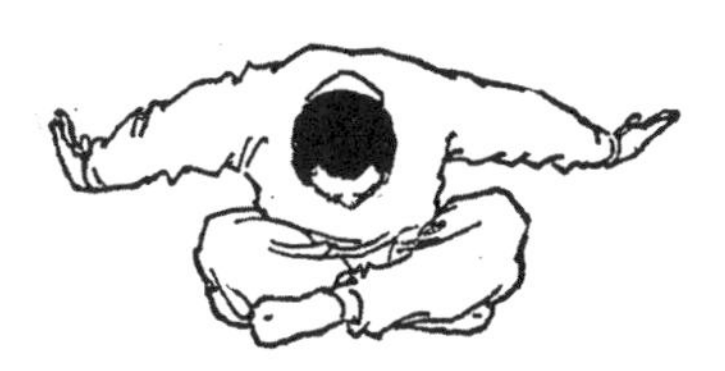

圖 7－37

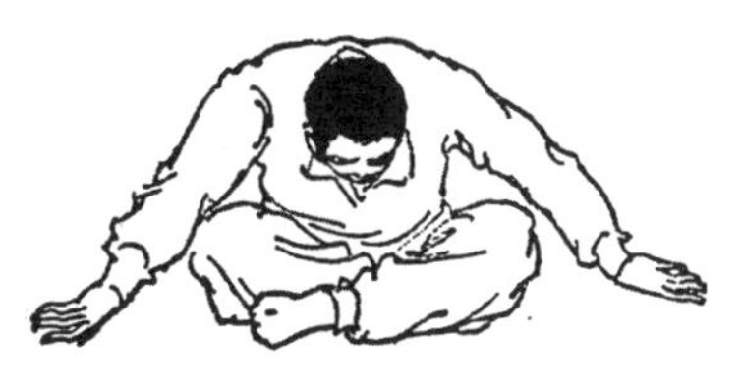

圖 7－38

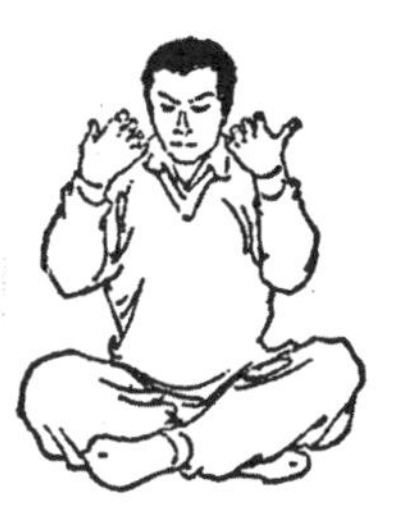

圖 7－39

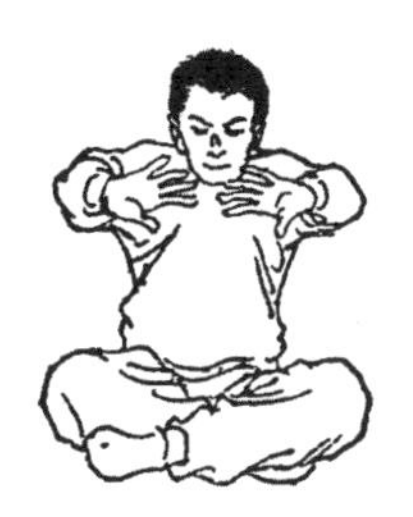

圖 7－40

指尖相對向前推，兩臂撐爲乾坤形，高度與膻中齊，兩眼平視外勞宮（圖7—40）。此動作也可以用併式呼吸。初學者二呼二吸爲一次，熟練後，可一呼一吸爲一次，至少八次，多可六十四次。

動作要求柔和，不要矜持發出僵勁。

十、神龜探穴

這一動作爲加强任督二脈之活動，可爲小周天之補助功。

動作：兩腿放平，坐於硬板床上，兩手置於腰後命門穴處（圖7—41），隨吸氣之勢，兩手沿膀胱經和膽經向下循按（圖7—42），順彎腰之勢，兩腿彎屈，兩手沿腿外側膽經之脈推至腳背，四指向前，大拇指壓在公孫穴上，同時頭向前探，下頜盡力向前伸，兩手握住腳尖向裡扣（圖7—43），隨即搓腳心之湧泉穴，至吸氣盡，呼氣時，兩手由兩腿內側向上循按（圖7—44）至小腹，兩手收回置於命門穴處，腰和頭也恢復原來姿勢。此爲一次神龜探穴動作，至少八次，多可六十四次。

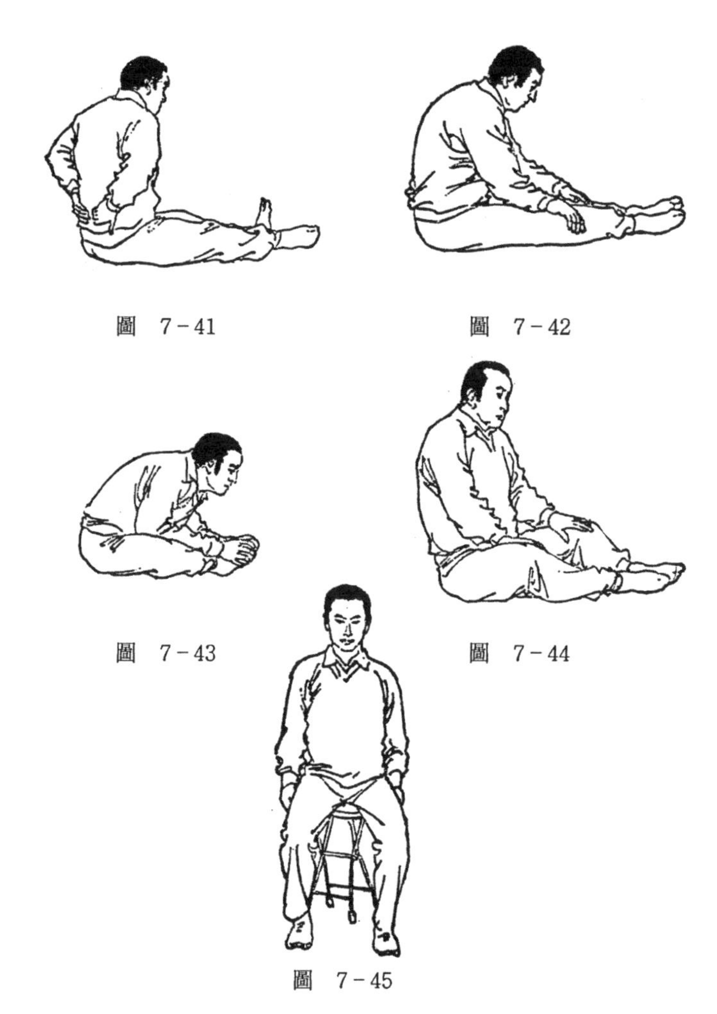

圖　7－41

圖　7－42

圖　7－43

圖　7－44

圖　7－45

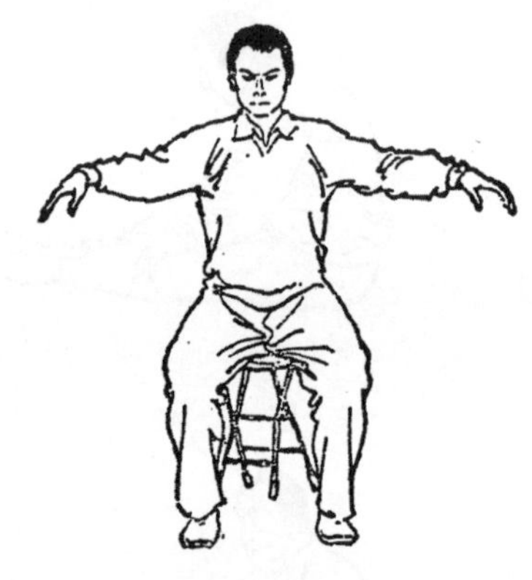

圖 7－46

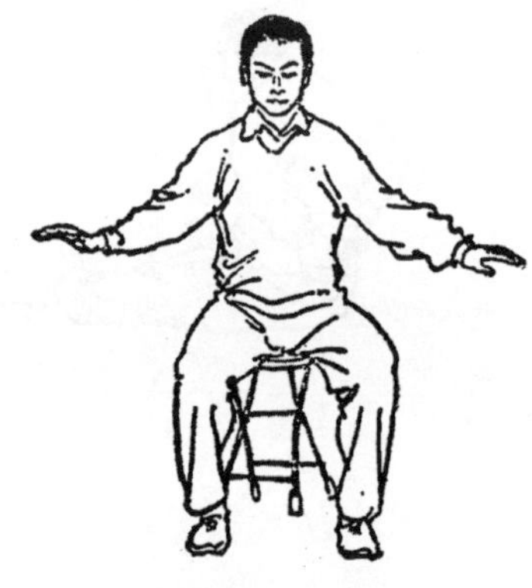

圖 7－47

十一、仙鶴騰空

這一動作，順式逆式都可以。爲自然收功之式。

動作：坐於床沿或凳上均可。大腿放平，小腿與其垂直，兩臂自然放鬆下垂於身側（圖7—45）。隨吸氣之勢，沉肩墜肘，兩臂自然抬起，掌心向下爲陽掌，抬至高與肩平，吸氣盡（圖7—46）；隨呼氣之勢，兩臂自然徐徐下落（圖7—47），如仙鶴展翅騰空，動作輕舒而柔軟。

起落自然，沉肩墜肘，含胸拔背，氣達四肢末梢，心境自然安舒。

第八章 臥 功

第一節 概 要

臥功來源於普照老人和我幾十年的實踐。當年普照老人教我對體弱患者施以臥功進行調息養氣，我在臨床實踐中依據中國醫學的經絡論，對不同疾患在其病灶處進行導引並疏通其相連的經絡，取得了理想的效果。正如宋朝《聖濟總錄》的自我運氣療法一篇中所說：「其有宿疾，以意併氣注之患處，不過三五日必癒。若四肢有患，亦可以意攻之，其病遂散。」

臥功式的特點：一是適應久病體弱不能起床或半身不遂的患者，以及由於其他原因不便行其他功法的人。二是簡便易學，稍加指導或用心自學都可學會，凡患者肢體尚能自我活動就可習練此功。三是效果比較顯著，一般經指導練習的患者，每日堅持鍛鍊兩三小時以上，百日後其肢體活動和臟腑功能都可獲得改善。飯後、睡前練此功，既能解除疲勞又易入睡，對胃下垂或消化系統之疾病收效良好。

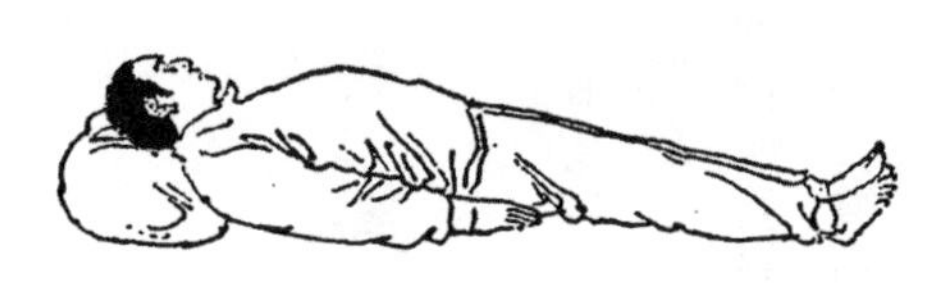

圖 8-1

準備動作：

預備式：仰臥在硬板床上，兩腿平伸，兩足分開與肩同寬，兩腳尖自然向兩側傾斜，兩手自然放在大腿兩側風市穴處，手指自然微屈，虎口呈圓形，枕頭的高度以能目視腳趾，呼吸自然爲度。解衣扣，鬆腰帶（如能只著內衣，行功效果更好）。排除一切雜念，情志恬靜而愉快，無思無慮，無物無我，渾然太空與天地合而爲一（圖8—1）。

調息：調息即調整呼吸，其意義如前述。當仰臥床上時，全身肌內放鬆，舌舔上腭，目視鼻尖，內外如一，似浸沉在大氣團中，精神集中，腦海內清靈空虛，一塵不染，數胸腹間呼吸之數，在萬物皆空的意念境界中達到「定而後能靜」，氣息自然，上下往復周流。藉著胸腹肌的收縮膨脹，橫膈膜的升降，隨著自然呼吸而消除腦力和體力的疲勞，力求做到「鬆」、「靜」、「空」、「正」的自然境地，再進行練功。

行氣：氣功主要是鍛鍊大氣的運行工作。練硬功者說「運氣」，儒家說「養氣」，道家說「練氣」，實質都是行氣，都是用調息的方法推動與生俱來的元氣，使大腦皮層高度發揮它的調節作用；用肢體活動來吸引自己的注意力，使精神集中於一而排除雜念，配以呼吸，引導真氣運行。氣沉丹田，慢慢地使大腦皮層由動而靜，發揮其保護性的抑制作用，以旺盛其生理機能。

第二節 靜 臥

靜功是靜中求動，外形是靜，然採天地之精華變化氣質就是動。當疲倦之時，運用靜臥，使情志恬憺，胎息綿綿，解除疲勞，收效較易。靜臥功分仰臥、側臥兩種。

一、仰臥

姿勢與預備式相同（參見圖8—1）。要求澄淨俗塵，心清如水，無物無我，渾然太空，凝神調息，舌舔上腭，意守下丹田。然後默念：「天行健，君子以自强不息」，或只念：「天行健」。吸氣時，兩足趾向上徐徐翹起，足跟下蹬。呼氣時，足趾慢慢恢復原位。吸氣時，自覺三陰之經氣隨之上升，即腎水由腳心之井中湧出，沿脊背上至頭頂，入泥丸宮。呼氣時，自覺有一股熱氣流由泥丸宮走印堂穴到鼻端，下入胸腔，至心口窩環繞一周，下行入巨闕穴，經三脘、神闕而漸至下丹田。

初練時，没有什麼感覺，以後覺得有如蟲爬，頭皮有時發麻發癢，有時似腫脹。每日行功三次，每次二十分鐘或半小時，若堅持一個月以上，則覺得全身發熱，發脹，或酸困。遇有沉疴宿疾，其病灶處會有不適或麻脹之感，甚至刺痛，且時隱時現，這是一困知勉行階段，此時往往容易半途而廢。一定要堅持下去，戒煙酒，絕房事，半年之後會有大的變化，漸進而突變，轉羸弱而康强，性格上、思想上都會有異常的感覺。

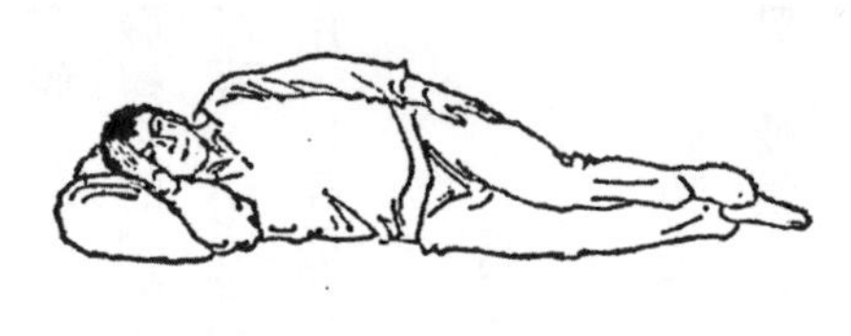

圖 8－2

二、側　臥

側臥式之調息凝神等都與仰臥式相同。右側向下臥，右腿微屈，屈左腿置於右腿之上，右臂曲肱，將手置於頭之前方枕頭上，或托住右腮，如臥佛寺臥佛之形，手心向上，手指自然微屈，左手放在左腿之環跳穴上，掌心向下（圖8—2），目視鼻，意守丹田，排除雜念，舌舐上腭。內功經云：「側臥弓形，托腮搭胯，俗塵消盡，性入天象」。默念「天行健」，以意領氣。

《論語》云：「飯疏食，飲水，曲肱而枕之，樂亦在其中矣」。這正是形容「養氣功」之樂境，也就是臥功的形象。這個樂是有內在物質的，那就是真氣的鼓蕩運行，其溫暖活潑，恬靜自怡，非親嘗者無法體會。正如莊子所云：「人不知魚之樂其樂也。」道家謂之「自在」；釋門謂之「如來」；儒家謂之「性中天」。用現代話說，就是：大氣在體內運行，身心舒適，外呼吸消失，內呼吸若有若無，耳無聞，目無視，一點靈光住在神闕之內，得到無限的安靜休息，無窮的自然運轉，汗孔盡通，毛髮氣生。也就是道家的「伐毛」、「洗髓」，釋家的「明心見性」，儒家的「致中和天地位焉」。個中之樂趣，誰能易之，所以顏回曰：「不改其樂也」。

第三節　動靜兼修之臥功

一、水升泉底　火降勞宮

動作：在做完準備工作的基礎上開始動作。隨吸氣之勢腹部隆起，兩足尖向裡合向下扣，兩手握拳以中指尖抵住勞宮穴（圖8—3）。吸氣盡呼氣時，提肛縮腎，兩足跟向下蹬，足掌向外翻向上翹，兩拳鬆開，手自然放鬆（圖8—4）。此為一次動作，稍事休

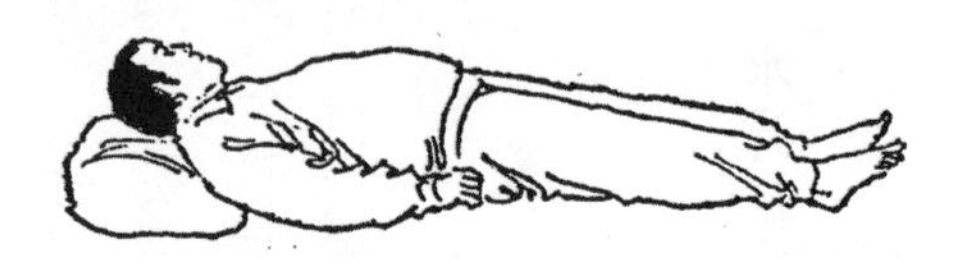

圖 8-3

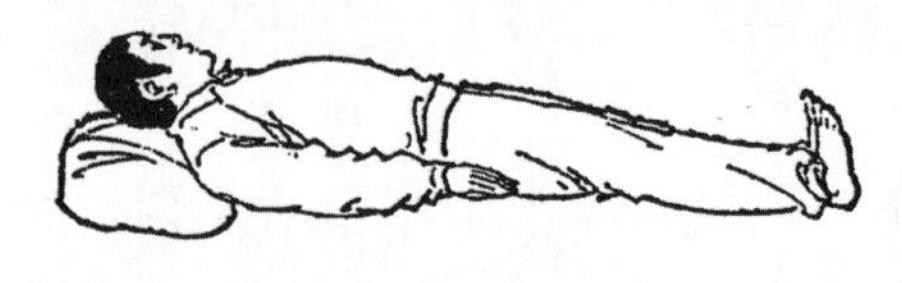

圖 8-4

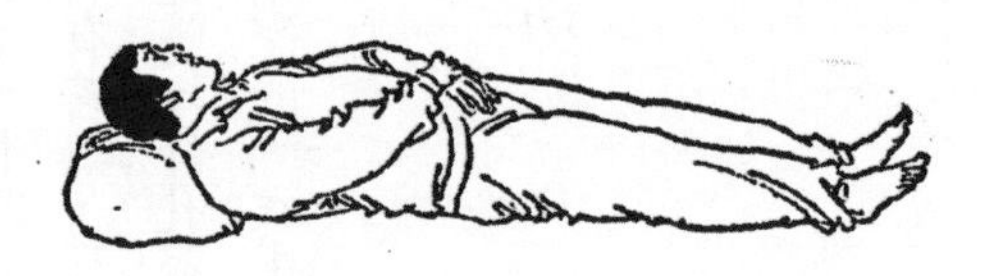

圖 8-5

息，再做第二次，共做八次爲一遍。

做完一遍後，兩手重疊於丹田之上並意守丹田，聽任小腹之起伏（圖8—5）。如此休息一分鐘左右，再做第二遍。若一遍未做完而感到疲勞時，也可隨時按上述要領休息一分鐘左右再做（以下各式之休息均同於此式）。

功理：這一功法是水火既濟的良方，主治心腎不交的神經衰弱、失眠頭痛、腎虧性的腰痛腿軟、血壓高及各種心臟病。每天早晨練一次，晚上睡前練一次，每次堅持半小時以上，午間加練二十分鐘，百日必能生效。這一式，足三陰肝、脾、腎之經氣隨足下蹬、足趾上翹之勢而上升，以達「肝脾之氣宜升」，「腎水上升以濟心火」，陰升陽降之實效。

《針灸經》云：「足三陰由足走胸，足三陽由頭走足。」腎經之湧泉穴爲升腎水之處，即水升泉底。《針灸經》云：「手三陰由胸走手；手三陽從手走頭」，手三陰之經氣隨兩手握拳之勢由胸間趨向指端。勞宮穴爲手厥陰心包經之滎穴，主治心痛、癲狂、嘔吐、口瘡。心屬火，心包衛之，兩手緊握直壓勞宮則心火下降，故曰火降勞宮。人身水火爲根基，醫學典籍言之頗詳。火上升水下降則「水火未濟」而疾病叢生；火下降水上升則「水火既濟」而百病皆消。這一式由足蹬手握而使腎水上升，心火下降，肝脾之氣隨之而上升。正如《內經》所云：「肝脾之氣宜升」，同時手三陰之經氣隨動作之勢達於指端，轉而趨入三陽上達頭面，即「三陽滎於面」。注意扣腳、蹬腳、握拳動作不可用大力。以意領氣，吸氣時小腹受橫膈肌下降之力自然鼓氣，呼氣時橫膈肌上升小腹收縮。

二、肝膽相照　意氣相通

動作：在做完準備工作的基本上開始動作。隨吸氣之勢腹部隆起，兩手由目外眥之瞳子髎穴起（圖8—6）沿膽經向下推按，經淵腋（圖8—7）、日月、京門至環跳（圖8

—8）；同時兩腳向裡合向下扣。呼氣時提肛縮臀，兩腳掌向外翻向上翹，足跟下蹬；同時兩手由急脈穴處起（圖8—9）沿肝經向上按摩，過章門、期門，轉而入肺經之中府、雲門。由中府、雲門穴處起，兩臂如鳥張翼向下向左右展開，手爲陰掌，手心向上（圖8—10），恢復預備式，稍事休息，再做第二次，共做八次爲一遍，休息和做功時間同第一式。

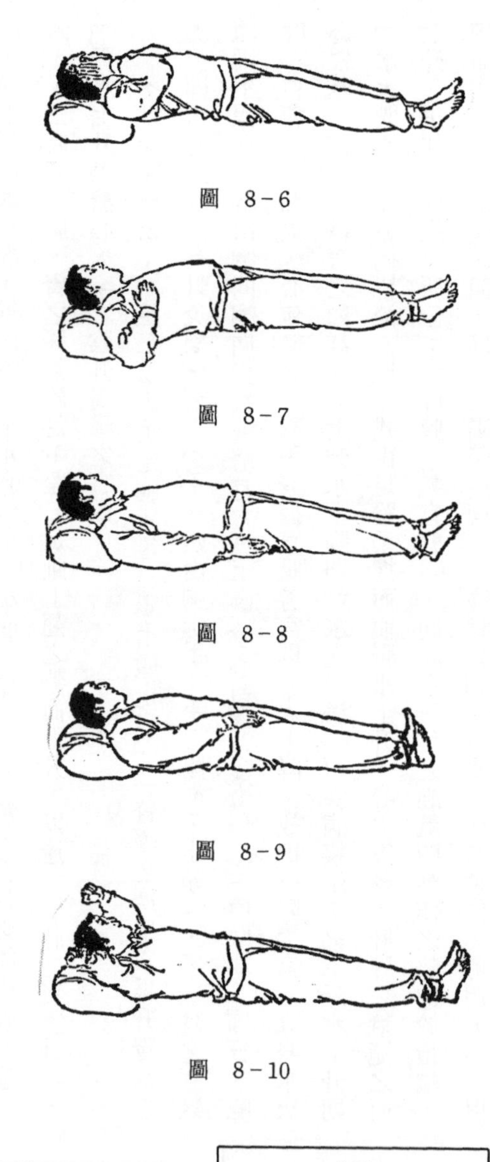

圖 8－6

圖 8－7

圖 8－8

圖 8－9

圖 8－10

功理：隨吸氣兩腳向裡扣時，足少陽膽經之氣下降，足陽明胃經之氣也下行入脾經。隨呼氣兩腳向外翻時，引導肝經之氣上升入肺而敷布全身，脾經之氣也上升注入心經並入房室以濡心神。此式由於足部外翻裡扣而使肝膽之木隨其條達之性，外翻能疏泄鬱抑難伸之氣，裡扣能平抑過亢之情。

肝膽相照得其中和，能使筋肌之痙攣屈伸不利者變爲柔和通暢。心爲肝之子，肝氣悠暢則心火下降而無肝陽上越之虞。肝氣舒平則血壓下降，頭暈目眩隨之而減輕，腦充血、腦溢血得治；脾胃屬土，肝氣平則木不克土而脾胃消化功能增强。

腎爲肝母，此式能影響腎水，促其上升，則可濡木。木條達則肝氣疏通，硬化者可轉化爲柔，暴躁者可轉化爲安靜，心情愉快，體健筋柔，戰勝衰老，延年益壽。

三、調和脾胃　保健中宮

動作：在做完準備工作的基礎上開始動作。吸氣時腹部隆起，兩手由頭維穴起（圖8—11），循胃經向下推按，經乳中穴由手指向上漸轉手指向下（圖8—12），過不容、天樞、水道直至氣衝，同時兩腳向裡合向下扣（圖8—13）。呼氣時提肛縮，腎兩腳跟下蹬，腳掌外翻上翹，同時兩手由衝門穴起（圖8—14）沿脾經向上按摩，經大橫至胸部時左手外旋上托至頭部，右手內旋下按至衝門穴處（圖8—15、16）。呼氣盡，兩手轉掌心

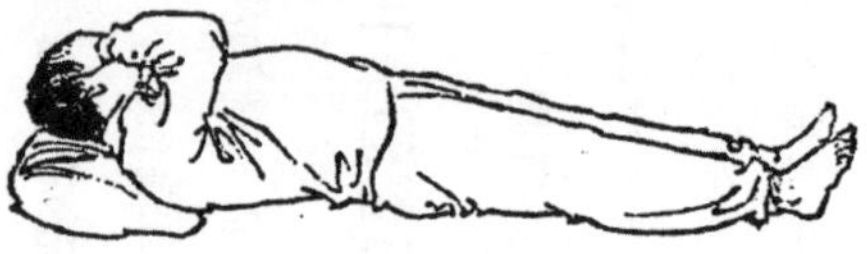

圖 8－11

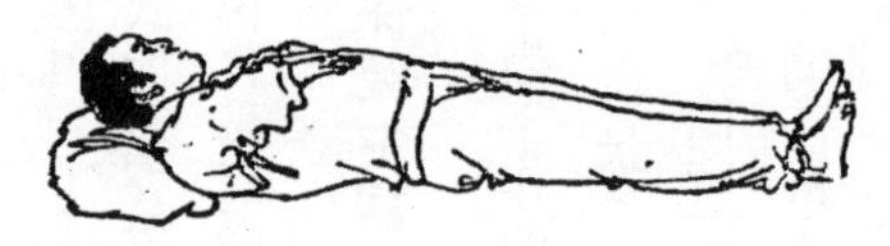

圖 8－12

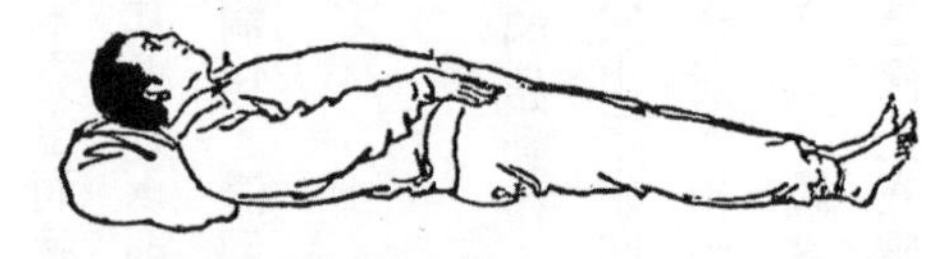

圖 8－13

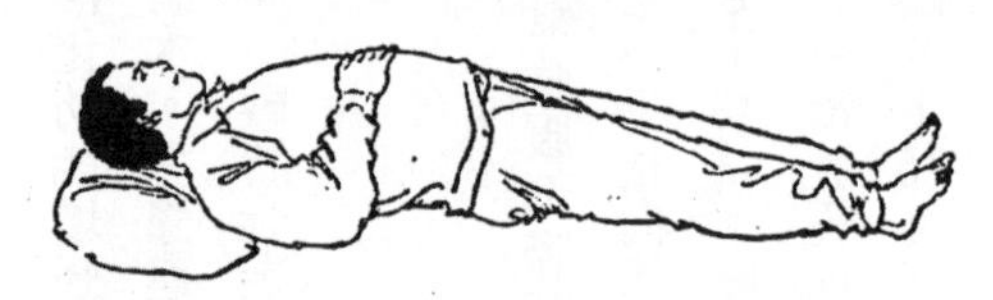

圖 8－14

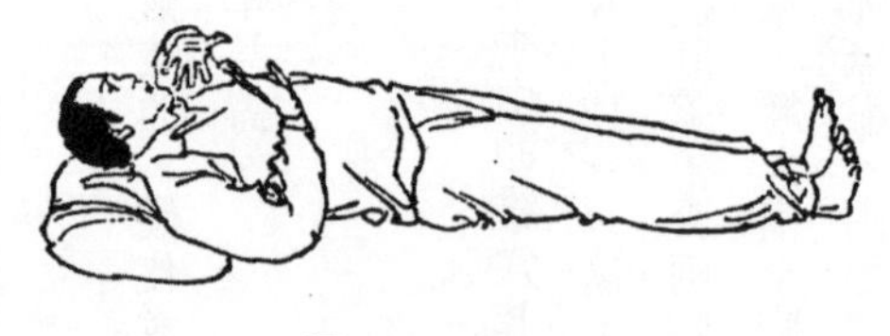

圖 8－15

向裡，左手由面前下落，右手經腹前上穿，兩手在胸前交叉，左手在外，右手在裡（圖8—17），兩手內旋下按至腹前，自然落於體側，恢復預備式。稍事休息，再做第二次。第二次呼氣時右手上托，左手下按，其它動作同第一次。如此左、右交替共做八次爲一遍，休息同上述各式。

輔助動作：下列幾種胃病患者，在做完本功後可加做相應之輔助動作：

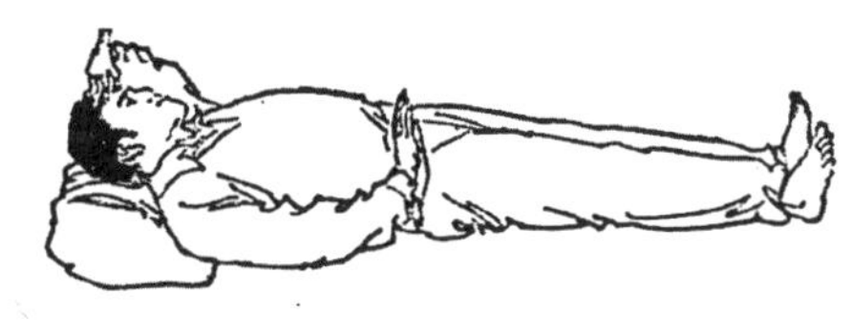

圖 8－16

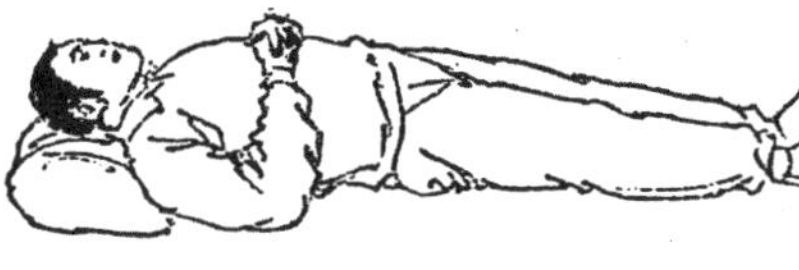

圖 8－17

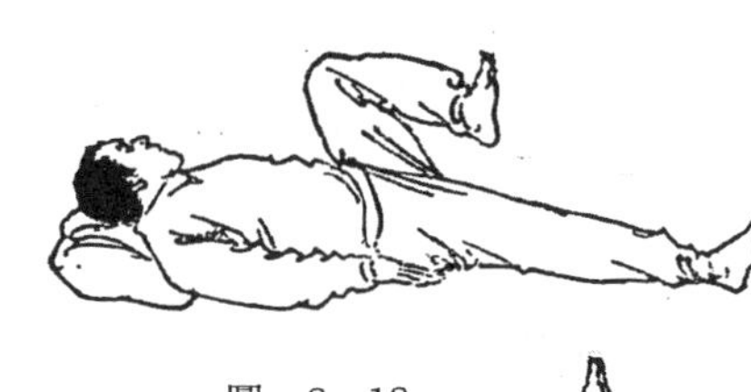

圖 8－18

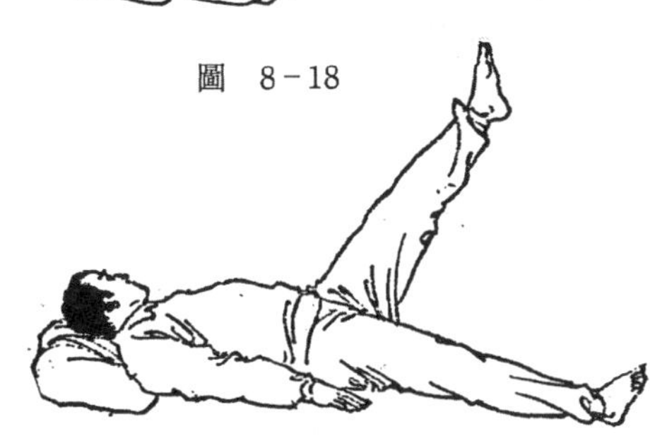

圖 8－19

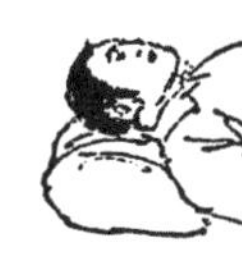

胃下垂：做屈腿蹬腳動作。呼氣時提大腿屈小腿向腹部壓（圖8—18）。吸氣時向上蹬腳，然後下落放平（圖8—19）。兩腿可以輪流進行，也可同時進行（圖8—20、21），至少八次。

胃痙攣：兩手循胃腑彎曲之形做旋轉推按。吸氣時，兩手拇指尖相對，按在胃上口之賁門處（相當於任脈之鳩尾穴）向下推按（圖8—22）；呼氣時由胃下部向上推按（圖8

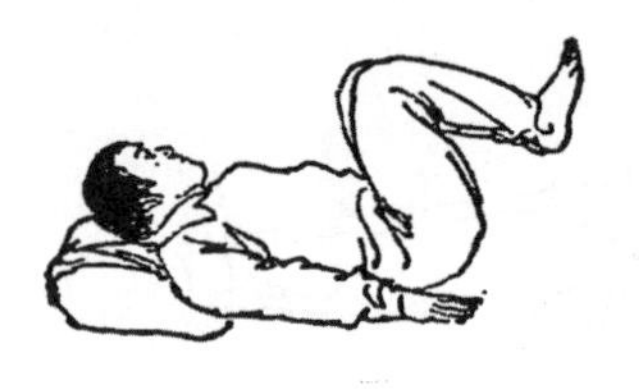

圖 8－20

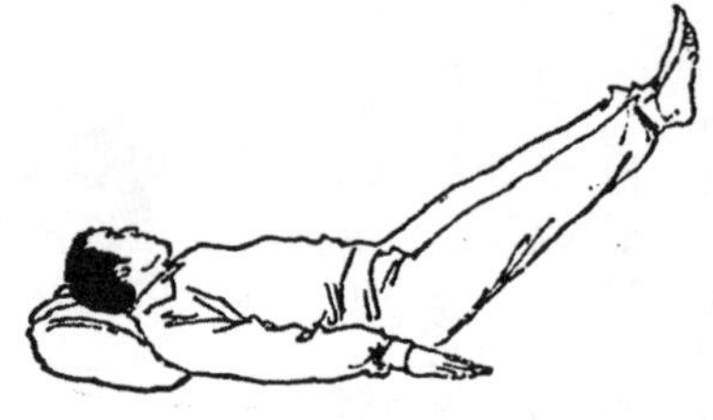

圖 8－21

—23）。如此旋轉推按至少八次。

腸胃虛寒或停食、宿水、小腸鳴、腹瀉：兩手分別做旋轉推按。吸氣時兩手由胃上口賁門處向下推按，過丹田至氣衝（圖8—24、25）；呼氣時由氣衝起繞丹田向上推按至起始位置（圖8—26）。如此旋轉推按至少八次。

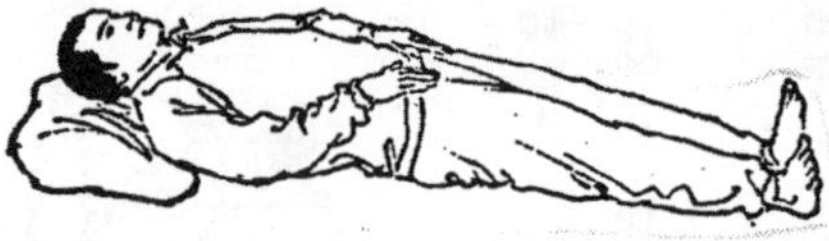

圖 8－22

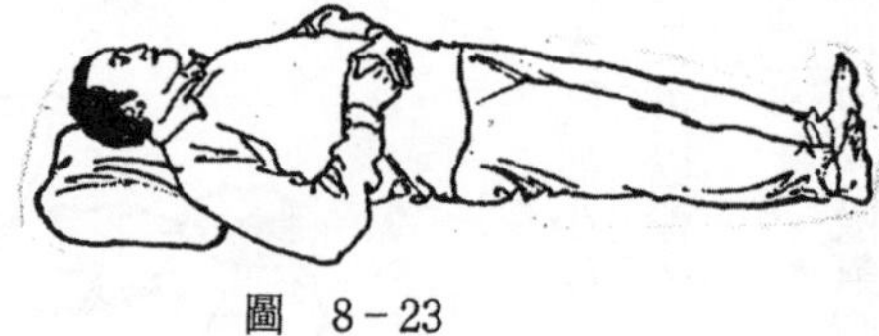

圖 8－23

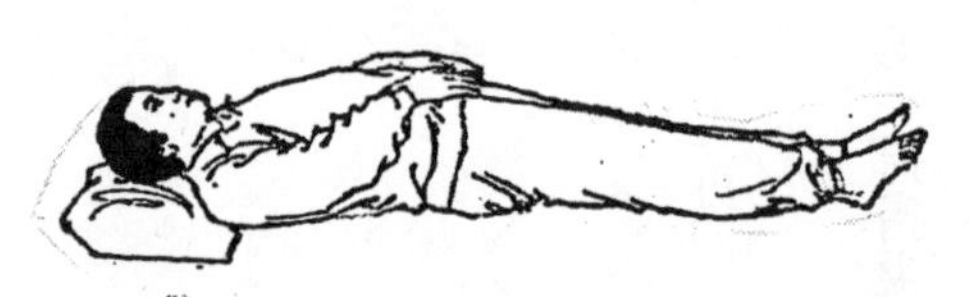

圖 8－24

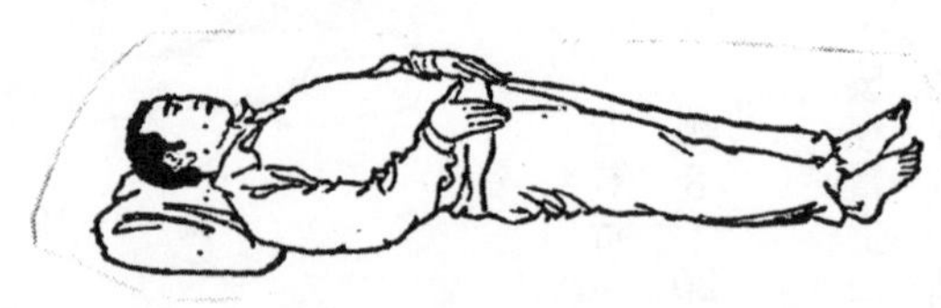

圖 8－25

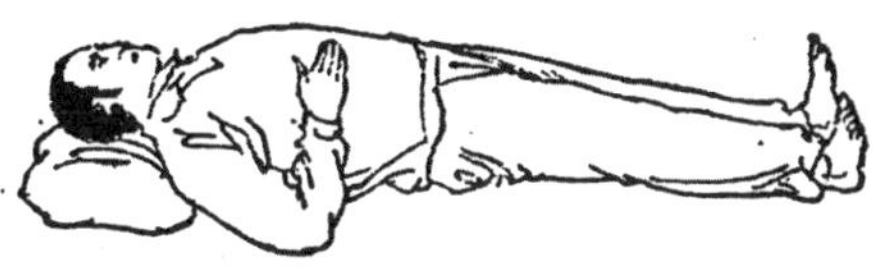
圖 8－26

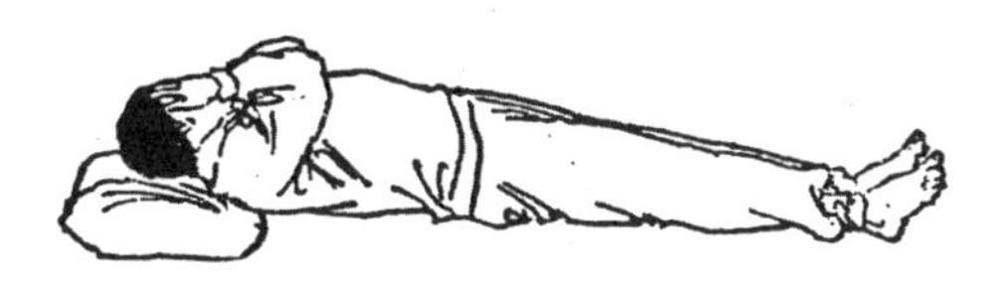
圖 8－27

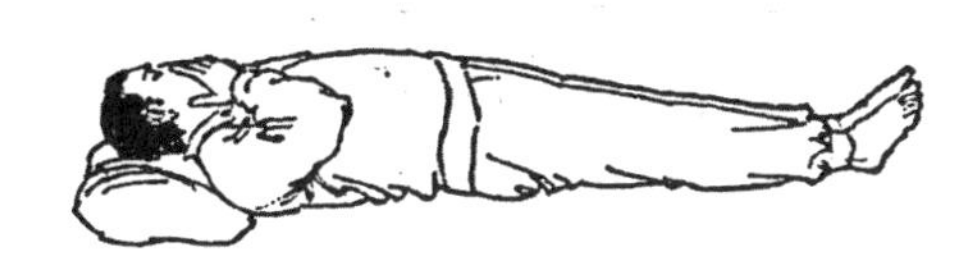
圖 8－28

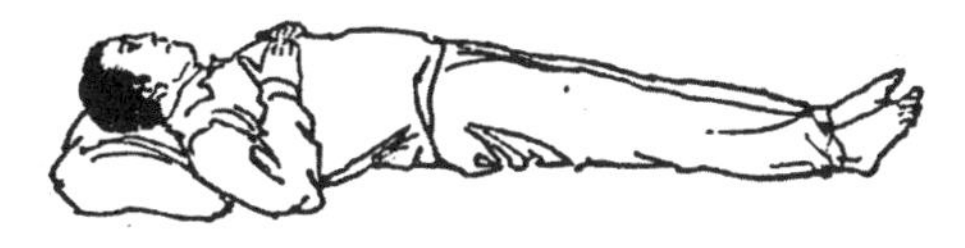
圖 8－29

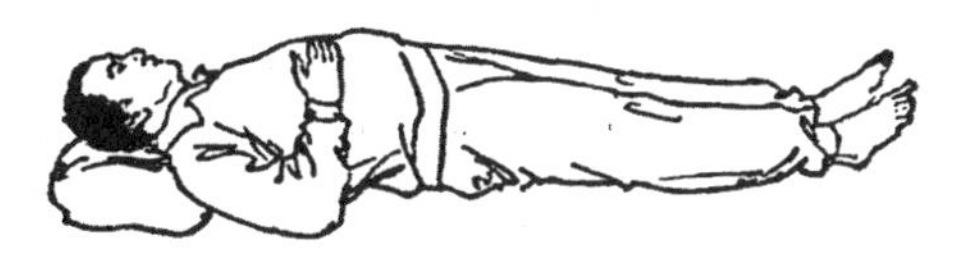
圖 8－30

功理：這一式能增加脾胃之熱能，驅逐虛寒邪祟，化淤通滯。習練百日，胃潰瘍、胃下垂、胃痙攣、脾腫大等脾胃病均可治癒，急腹症用本式也可大便利下，痛苦解除。氣上逆、腹脹滿也可逐漸消失。

總之，本式可調整脾胃之氣機，疏通腸胃之淤滯，消熱毒驅寒邪。

四、宣通肺腑　咳喘安寧

動作：起於預備式。吸氣時腹部隆起，兩手如洗髓金經中之循按鼻梁，由通天穴起（圖8—27）向下循按，過鼻梁（圖8—28）、肺部（圖8—29）、大腸部（圖8—30）直至恥骨處；同時兩腳掌向裡合向下扣。呼氣時提肛縮腎，兩腳跟向下蹬，腳掌外翻上翹；同時兩手手指相對，掌心向頭部，由小腹處（圖8—31）起沿任脈兩側向上提，至肺經之中府、雲門穴處，兩臂外旋翻轉掌心向外成立掌（圖8—32），然後向左右展開，掌心向外，肺經之氣直達手大拇指端之少商穴（圖8—33）。故八次爲一遍，休息和做功時間同前面諸式。

輔助動作：咳嗽厲害者應加按摩咽喉。用大拇指和中指、食指分別按在喉兩側之扶突穴處向下按摩，經人迎、水突、氣舍等穴至缺盆穴（圖8—34）。反覆進行三到五分鐘，以喉部發熱爲宜，再用食指點天突穴八次，使逆氣下降（圖8—35），以意領氣循璇璣、華蓋、膻中、巨闕、中腕等穴達氣海穴。

功理：此式可加强肺之功能，通過臂和手的動作，擴大肺葉的擴張和收縮力，並導引氣機暢通。肺得到通調便可發揮其宣發、肅降、通調水道之功能，使皮毛獲得滋養。氣管炎、支氣管擴張、胸悶氣喘等病都可得治療。

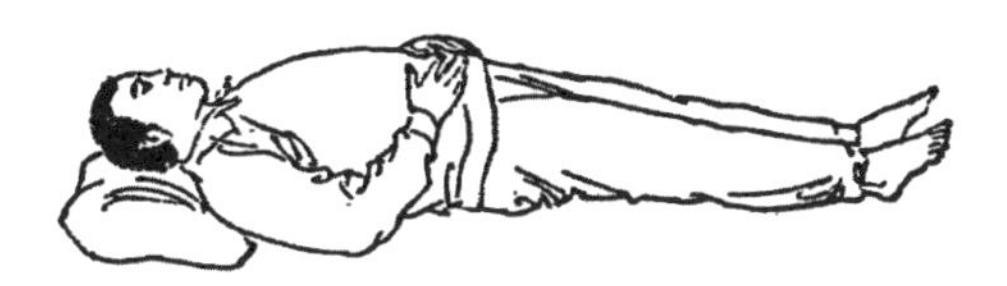

圖　8－31

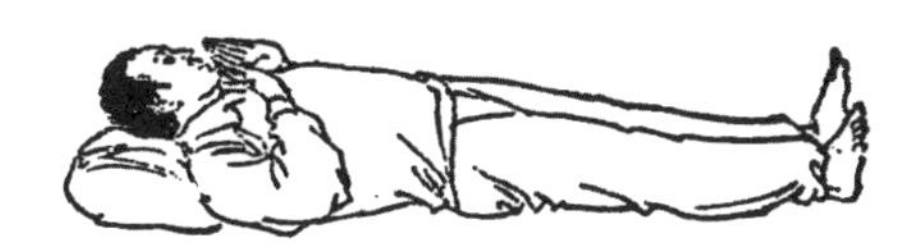

圖　8－32

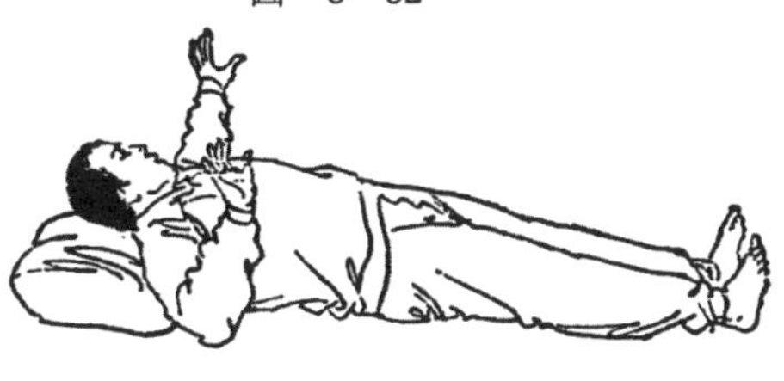

圖　8－33

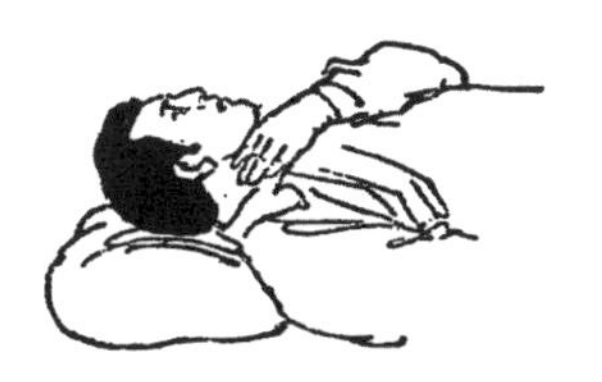

圖　8－34

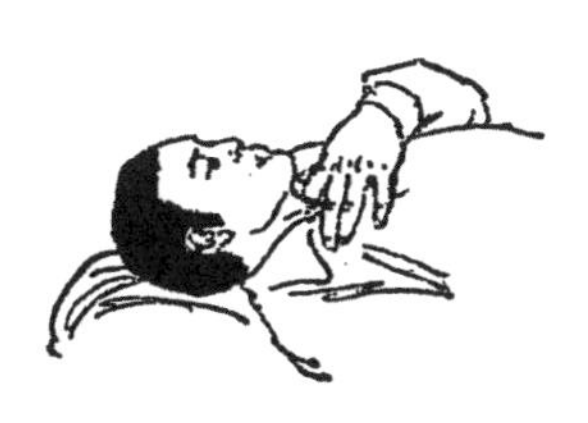

圖　8－35

第九章　循經按摩

第一節　概　要

氣血運行於經絡隧道之中，如水在溝渠中流行一樣，遇到阻塞（內傷外感）不能暢通就產生病灶，發生疾病。《內經》云：「夫十二經脈者，人之所以生，病之所以起，患之所以始，生之所以止也」。又說：「所以決生死，處百病，調虛實，不可不通」。《本脈篇》云：「經脈者，所以行氣血而營陰陽，濡筋骨，利關節者也」。循經按摩就是要使經絡暢通無阻，消滅病灶。

養氣功除了調整呼吸，陰陽轉化的運動之外，也可以借助外援，用循經按摩之法以暢通經絡，《金匱要略》云：「四體覺重滯，即導引、吐納、針灸、按摩，勿令九竅閉塞」。

第二節　小循環

做小循環按摩，首先要了解手三陰之脈從胸部走向手指尖端；手三陽之脈從手指尖端行於頭面。開始，由手三陰起始，隨呼氣之勢，右手掌從中脘穴起循左臂內側推向手掌，經勞宮、魚際、少府諸穴直達指端三陰之井穴（圖9－1、9－2）。吸氣時，由手三陰轉行於手三陽少澤、商陽、關衝各穴（圖9－3、9－4）。循臂外側回到頭部手三陽之聽宮、迎香、絲竹空各穴。右手做完再換左手按摩右臂（圖9－5）。

上肢做完再做下肢。足少陰腎經之脈起於足掌前部湧泉穴內，足太陰脾經之脈起於足大趾內側之隱白穴，足厥陰肝經之脈起於足大趾外側大敦穴。按摩時，兩手按在湧泉穴上，隨呼氣之勢引腎氣上行，同時脾肝兩經之氣隨之而上升，經三陰交，由腿內側上入腹胸直抵俞府、期門、大包。

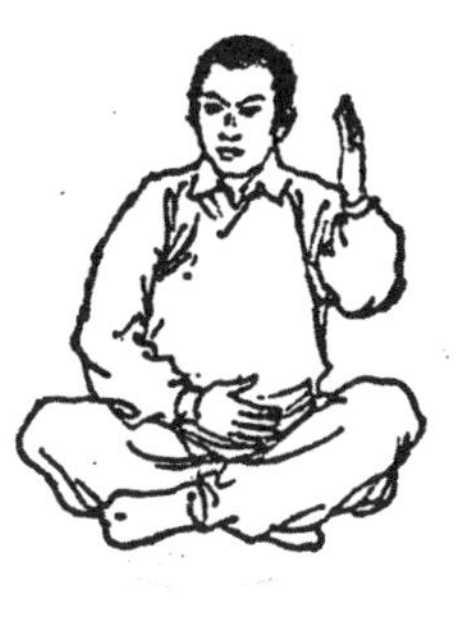

圖　9－1

吸氣時，轉入背後沿足太陽膀胱經循行肝膽脾胃各俞穴之上。下行歷京門、環跳、風市、膝陽關各穴入足三陽之井穴至陰、竅陰、歷兌。上下往返至少做

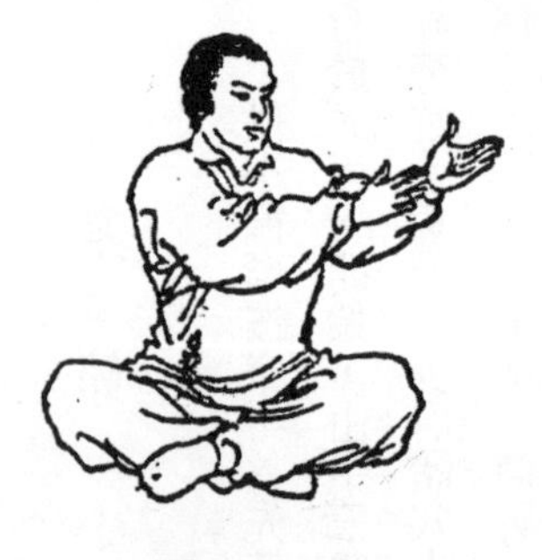

圖 9-2

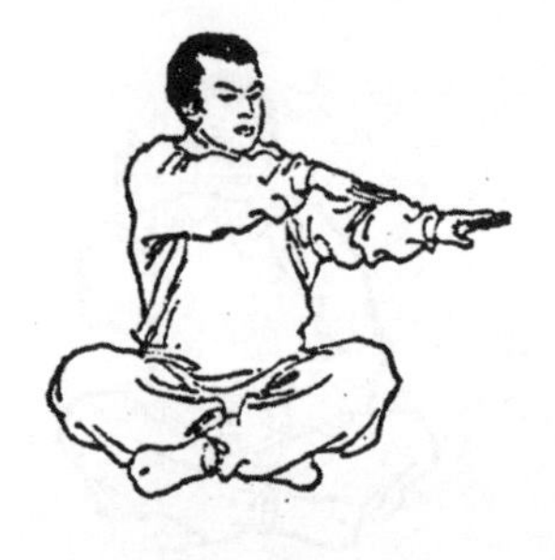

圖 9-3

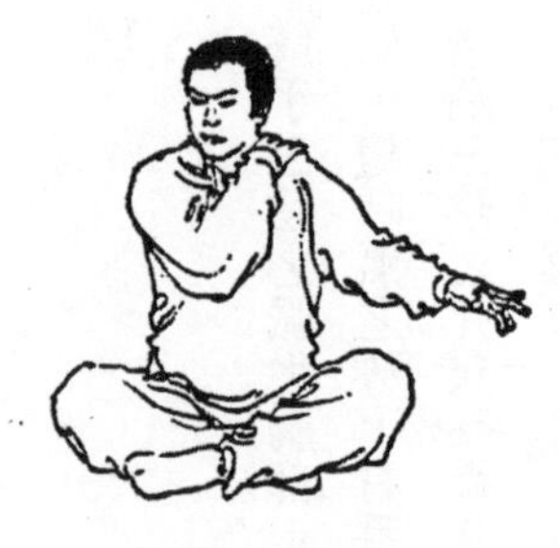

圖 9-4

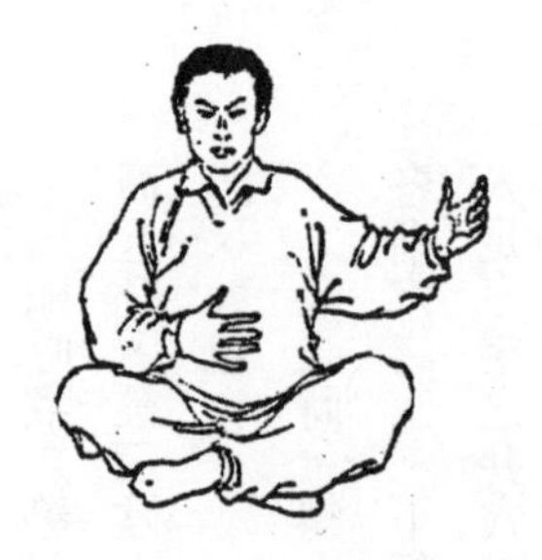

圖 9-5

八次，多則六十四次。此爲小循環按摩之法，對於半身不遂、動脈硬化各症療效良好。

第三節　大循環

小循環是用手沿著十二正經循行的通路做推按。做功前解帶寬衣，在房間溫度適宜的條件下，最好只穿短褲，坐於硬板，全身肌肉放鬆，嘴唇輕閉，舌頂上腭，頭空心靜，待呼吸微微綿綿，有如安睡狀態才開始動作。

自我推按的方法如下：用右手全掌按在中脘穴處，隨吸氣向上推按至膻中穴，向左上推摩，大拇指至天突穴處。隨呼氣之勢入中府穴、雲門穴，循臂之內側推至大拇指尖端指甲內側，手太陰肺經最末之少商穴。

隨吸氣之勢再由手太陰肺經列缺穴轉而入於食指尖端指甲內側之手陽明大腸經起始之食指末端商陽穴，回轉沿前臂上行至肘外側，上行肩峰前緣中指達於大椎穴，再向體前入鎖骨內之缺盆穴上走頸部過頰部繞口唇交於人中，左脈向右，分布於鼻孔迎香穴。呼氣時以意領氣，從缺盆穴過橫膈絡大腸。再用左手全掌在中脘穴處，隨吸氣向上推按至膻中穴，向右上推摩，大拇指至天突穴處。

隨呼氣之勢入中府、雲門，循臂內側推至大拇指指甲內側，手太陰肺經之列缺穴轉而入食指指甲內側手陽明大腸經之起始穴商陽，回轉沿前臂上行至肘外側，復上行肩峰前緣，中指達於大椎穴，再向體前入鎖骨內之缺盆穴，上走頸部，過頰部繞口唇交於人中，右脈向左，分布於鼻孔旁迎香穴。呼氣時以意領氣過橫膈絡大腸。

隨吸氣兩手上舉以劍指按在眼眶下之承泣穴處，再兩手從面部按摩下行到胸，穿過兩乳挾肚臍至陰毛兩側的氣衝穴部，下行髀關，沿兩腿前部經足背到次趾尖端胃經最末之厲兌穴。

隨呼氣兩手掌從足背轉而入足太陰脾經，從足內側大趾尖端隱白穴沿大都、太白、公孫諸穴上升，循腿內側由三陰交上入地機，陰陵泉諸穴，過腹部上行乳房上部之周榮穴下至腋下大包穴，轉而入於手少陰心經。以右手從窩間心經起始之極泉穴，沿上臂內側後緣下行肘內，沿臂內後緣至掌後豌豆骨入神門穴，經少府直達小指內側末端之少衝穴。與手太陽小腸經相接。隨後轉而入小腸經之少澤穴。

隨吸氣沿手外側至腕，過尺骨莖突沿前臂後緣至肘，沿上臂外側後緣至肩後沿頸上面頰，繞兩耳之後，至面部耳前之聽宮穴。然後，轉入足太陽膀胱經之睛明穴（左手動作與右手同，但按摩方向與右相反）。兩手小指按眼眥角之睛明穴，推按上行過攢竹、眉沖、曲差等諸穴入頭頂之通天穴，向下推行至頸部，兩手翻轉，指尖向上，掌心貼身，順腋窩繞向背後，歷經各俞穴至腎俞，轉而手心向裡過環跳穴，沿大腿外側，經兩膝內側的委中穴，穿過腿肚，至足小趾金門諸穴，終止在至陰穴。然後翻轉至足心，與足少陰腎經相接。

隨呼氣兩手分握兩腳背，大拇指從足心湧泉穴起循腿內側上升，穿過腹胸直到第一肋間隙與鎖骨下緣之凹陷俞府穴，轉而入手厥陰心包經之天池穴。再用右手掌推按左臂至腋窩，沿左臂上臂內側下行前臂入掌中勞宮穴，沿中指直達指尖端之中衝穴，轉而入手無名指尖端與手少陽三焦經之關衝穴相接。

隨吸氣左手沿右手背循臂上行，過肘經肩至項，由耳後轉至耳前至眼外角旁足少陽膽經之瞳子髎穴（左手推按動作與右手同，但按掌方向與右手相反）。兩手無名指按瞳子髎，食指按聽會穴，再上推回環頭部下至耳後（風池穴），經肩井穴從缺盆穴下至淵腋穴，過京門、五樞、維道諸穴，經環跳穴，下行腿外側陽陵泉穴，外丘穴下至外踝的丘墟穴，沿足背至足四趾尖端之竅陰穴，肝膽互爲表裡，沿足背到達大趾尖端轉入指甲外側大敦穴。

隨呼氣兩手沿足背太衝上行膝彎內緣曲泉穴，沿股內側至小腹過章門入期門又轉注入肺經。這是氣血流行的一個大循環，周而復始，日夜不休。也是循經按摩一次的路線圖。進行體外循經絡走向按摩，可以促進氣血流通。

在按摩之前，必須熟悉經絡走向，氣血自然流行的通路。待熟記經絡走向，動作熟練後，才能以呼吸爲節奏支配動作，以意領氣地進行體外循經絡走向的按摩，才能幫助氣血流通，防治發生疾病。

第十章　養氣功問答

一、氣功的基本知識

1. 問：什麼是氣功？

答：氣功在我國有著悠久的歷史，最早見於文字的要屬《尚書》，後來《黃帝內經》及歷代中醫和養生家在許多經典著作中都有記載。《素問·上古天真論篇》云：「其知道者，法於陰陽，和於術數，食飲有節，起居有常，不妄作勞，故能形與神俱，而盡終其天年，度百歲乃去。」《中庸》云：「天命之謂性，率性之謂道，修道之謂教，道也者，不可須臾離也。」老子云：「道大，天大，地大，人亦大。」這些經典著作中所謂之道都是指的養生方法。所以，王冰注《內經》：「知道謂知修養之道。」馬蒔注：「以此道條之於身，則謂之修養之道。」儒家從十六字之心傳開始講執中，道家講守中，釋家講中、假、空三觀。都是從誠敬空虛入手達到無臭無聲之境界。現代所講的氣功，沒有一個能超越這個範疇。養生不能離開養氣，正氣充盈，病邪不能存在，所以《內經》有：「正氣內存，邪不可干，邪之所湊，其氣必虛」之理論，孟子有：「夫志，氣之帥也；氣，體之充也」、「其爲氣也，至大至剛」之說。孫思邈云：「若氣息得理，即百病不生，若調養失宜，則諸病蠢起」。這都是說明養生必需在「氣」字上下功夫。也可以這樣說，氣功就是古人所謂之道，其說法不同，其理則一。儒家講養氣，道家講練氣、釋家講坐禪，都離不開一個「靜」字。「入靜」是氣功的第一關，法雖不同，其理則一。所以韓非子云：「道無雙故曰一也」。孔子告訴曾參：「吾道一以貫之。」這就是我們所談的氣功。

「氣功」二字在歷史文獻中不多見，遠在晉代道士許遜所著《淨明宗教錄》中提過，清末出版的《元和篇》有《氣功補輯》一章，一九三四年杭州詳林醫院出版的《肺癆病特殊療法——氣功療法》，明確提出了「氣功療法」的概念。建國初期，劉貴珍先生著書立說用了「氣功」一辭，後來就廣泛使用起來。

對「氣功」二字的理解，說法不一，不無道理。近幾年出版的《辭海》、《簡明中醫辭典》、《氣功療法一〇〇問》、《氣功三百問》、《中國氣功學》等書都有論述。綜觀上述著作和我個人的體會，簡單地說，氣功就是自我鍛鍊，防治疾病，强健身心的一種方法。進一步說，鍛鍊就離不開目的、內容、手段等方面的問題。生存是一切生物的首要問題，在自然界生存，就要進行生存的必要鬥爭。防治疾病是生存鬥爭極爲重要的一個方面。勞動生產也是一個重要方面。因此，可以說生存的基本條件從自身來說就是身心健康。身心就是人體的五六腑，四肢百骸和精神面貌等等，這些方面都是應該鍛鍊的內容。

鍛鍊的手段無非是動以强身，靜以養心。據此，我認爲可以把「氣功」二字的意義概括爲：充分發揮人的主觀能動性，自覺地對自己的身心即意識、呼吸、肢體進行統一的協調一致的調整，動靜兼修地鍛鍊，以防治疾病，强健身心。

氣功在我國有著悠久的歷史，實際上已爲人體生命科學極其重要的內容之一。從科學上講，我們研究得還很不夠，所以要給「氣功」二字下一個科學的定義，尚須進一步探討。

2. 問：怎麼理解氣功的「氣」？

答：氣功界說的「氣」同大自然界的氣不同。我們說的「氣」與中醫說的「真氣」是一致的。真氣是什麼?《黃帝内經·素問》中說「真氣者，經氣也」，《黃帝内經靈樞》中說「真氣者，所受於天，與穀氣並而充身者也」。

我們認爲氣是構成人體和維持人體生命活動的基本物質之一，它主要通過臟腑組織和機能活動來反映人體的生理和病理現象。這種「氣」在體內運行周身，成爲人體生命的原動力，也可以發於體外作用於他人，成爲治病的一種手段。關於真氣的運用，古代人是有過論述的。如陶弘景的《養性延命錄》中說：「偶有疲倦不安，便引閉氣，以攻所患」，「頭疼念頭，足疼念足，和氣往而攻之，以時至自消矣」。張君房的《雲及七籤》中說：「以我之心，使我之氣，適我之體，攻我之疾，何往不瘉焉。」這兩段說的是氣在體內運行而治病的情景。關於發於體外作用於他人，《東坡誌林》中說的「學道養氣者，至足之餘，能以氣與人」。《道藏•胎息秘要歌訣》中說：「布氣與他人攻疾」。如此看來，說真氣是一種物質是無疑的了。

真氣是一種物質，現代人也已證明。一九七七年，上海、北京有關部門對林厚省和趙光兩位氣功師所發「氣」的測量表明，「外氣」是低頻漲落調製的紅外輻射，而且具有電、磁、光、熱、次聲等能量。後來，各地的測量結果報導很多，這裡就不一一列舉了。我認爲「外氣」就是真氣的外觀。

加拿大滑鐵盧大學的魏林博士在《中醫基礎理論的現代解釋》一書中說：「內氣是生命的『場』，它在一個有生命的肌體內起到力量或能量的作用，假如把『場』的概念當作物理科學中最有用的概念之一，那麼在生命科學中必須這樣來認識氣的概念。」這種說法是很有道理的。

總之，我認爲氣功說的「氣」是物質，是有待於進一步研究的物質。應該說，我們練氣功，就是有意識地增强這種物質。

3. 問：人體中的氣如何分類？

答：人體之氣，就其來源講，有先天和後天之分，先天之氣來自父母，藏之於腎，即腎中的真陰、真陽之氣；後天之氣得之於飲食與自然界之清氣，通過脾、肺、心等臟器的作用，又轉化爲宗氣、營氣、衛氣等。由於氣在人體所分布的部位不同，其表現和作用亦各有特點。所以氣的名稱也就各有不同，主要的有元氣、宗氣、營氣和衛氣，以及臟腑之氣，經絡之氣等。

4. 問：元氣、宗氣、營氣、衛氣在人體中的作用是什麼？

答：元氣又稱「原氣」、真氣。它是由精化生、隨著生命而來的，所以古人說，天命之謂性。馬蒔注内經說，性即氣也，「元精」化生，所以叫元氣。元氣的作用是多方面的，它通過經絡運行於人體全身，五臟六腑得到元氣的推動激發，從而發揮各自的功能，維持人體的正常生長發育和活動。五臟六腑之氣的産生，都來源於元氣。因此，元氣充足，臟腑功能就强健，身體就健康。如果先天不足，或者久病而損傷元氣，則身體衰弱，也容易感染其它疾病。所以，醫學家以培養元氣為治病之本。

「宗氣」是自然界吸入的氧氣和由脾胃消化產生的水穀的精微結合而成的。它形成於肺而聚於胸，具有幫助肺臟進行呼吸和貫通心脈以行營血的作用。因此，呼吸聲音的強弱，血氣的運行，肢體的活動能力，都與宗氣有關。宗氣不足，則可以引起血脈凝滯的病變。

「營氣」是脾胃轉輸於肺中的精微物質，它進入脈道成為血液的組成部分，隨血液運行於周身。它的功能除了生血液外，還有營養全身的作用。

「衛氣」是腎中陽氣所化生，出自下焦，滋養於中焦，升發於上焦。衛氣發揮其功能時，必須依靠中焦脾胃化生水穀精微之氣。衛氣和營氣一樣皆生於水穀，其清者為營，濁者為衛，營在脈中，衛在脈外。衛氣雖行於脈外，卻敷布全身，內而臟腑，外而皮毛，都有一種溫暖和保衛的作用，是陽氣的一部分，能使毛孔開合抵抗外邪。所以，《內經•靈樞•本臟篇》說：「衛氣者，所以溫分肉，充皮膚，肥腠理，司開合者也」。衛氣虛則易汗、易感冒。

5. 問：什麼是氣機升降？其作用是什麼？

答：「氣機」是指氣的運動變化，它表現在臟腑的功能活動和物質在體內變化的過程。

心肺位於上焦，在上者宜降；肝腎位於下焦，在下者宜升；脾胃居於中焦，爲升降之樞紐。從整體來看，肺氣肅降，肝氣升發，共同維持氣血的上下貫通和氣機的調暢。心屬陽，位居於上，其性屬火，腎屬陰，位居於下，其性屬水，心陽必須下降以溫煦腎水，腎陰亦必須上濟於心，以制心火，水火相濟，「心腎相交」。脾氣主升，胃氣主降，升降相濟，共同主持飲食的消化吸收及水穀精微的輸布。這樣人體才能維持正常的生理活動，並能隨時適應外界環境的變化。如果氣機升降失調，陰陽失去平衡，生理活動遭受干擾而產生功能障礙，就會發生疾病。氣的升降出入一旦停止，也就意味著生命活動的停止。

養氣功的鍛鍊可以促使人體的氣機處於協調平衡狀態，恢復正常的生理功能，消除疾病。

6. 問：什麼是「七情」、「六淫」？

答：「七情」。是指喜、怒、憂、思、悲、恐、驚七種不同的精神活動在情態方面的表現。通常情況下是屬於正常的生理狀態，但七情過激，就會傷內臟而致病。「百病皆由氣生」，「怒傷肝」、「喜傷心」、「思傷脾」、「憂傷肺」、「恐傷腎」。七情衝動，損傷氣的正常運行，就產生病灶。

「六淫」。風、寒、暑、濕、燥、火六種氣候，在正常情況下稱爲六氣。如果氣候反常而使人致病，便稱之爲「六淫」，是外感病致病因素，如寒氣盛逼則感冒，熱氣蒸蒸則中暑等。

7. 問：什麼是伏氣？

答：伏氣亦稱伏邪。《內經》云：「冬傷於寒，春必溫病；春傷於風，夏傷於暑，秋必痎瘧；秋傷於濕，冬生咳嗽。」這是由於感受六淫之邪，潛伏人體之內，經過一定時期才出現的病伏。一般到了春夏陽氣開泄之時，由於外邪觸動而發作，也有不因外邪觸動，而由伏氣自動發作的。總之，伏氣之潛伏和外現，主要是由於體內正氣虛弱所致。

8. 問：什麼是病氣？

答：中醫理論認爲，「正氣內存，邪不可干；邪之所湊，其氣必虛。」我們所講的病氣就是邪氣。人爲什麼會生病呢？疾病是由於邪氣的侵襲所致。人生活在自然界，由於外感六淫，內傷七情，飲食失調，過度勞倦，痰飲，瘀血，精氣損傷，使內臟功能失調，使真氣運行的軌道發生故障，病魔剩虛而入，人就要得病。我們練養氣功的目的，是調整陰陽，培養正氣，扶正袪邪，達到袪病健身之實效。

9. 問：氣功鍛鍊的基本內容是什麼？

答：氣功鍛鍊的內容，簡而言之就是通過一定的手段來增强體內的真氣。這一點，在怎樣理解氣功的氣一題中已說明了。從生理上講，無非是身心兩個方面的鍛鍊。心，主要指人的意識和情緒。心理和生理是相互聯繫，又互相制約的。七情六慾對人都有影響，這一點大家都公認。中醫講的五勞七傷，其中也講到情緒能影響人的健康。俗話講的「笑一笑十年少」，「愁一愁白了頭」，是有一定道理的，所以說，鍛鍊身體應包括意識情緒的鍛鍊，也就是道德的修養。現在提倡五講四美三熱愛，這正是鍛鍊的一個方面。身，就是我們的身體。人體分為若干系統，若干部位，各個系統、各個部位都受大腦中樞神經的支配，都靠吸進的空氣和攝取的食物來滋養，都受本身的自然活動和運動（包括勞動）的牽連。氣功鍛鍊的基本內容，古今都離不開「三調」，即調心、調氣（或調息）、調身。調心是指的調整大腦中樞神經，通過調整要求做到：要工作就立即興奮起來，要休息即迅速放鬆抑制。調氣是指調整中醫講的「氣化」的功能，用形象化的說法就是調整呼吸，就是吐故納新，從而加强體內的氣化作用。調身是指調整身體內外的活動。

這「三調」是影響人的身心健康的三種因素。所以氣功鍛鍊的內容就是「三調」，通過這三方面的調整，使人體真氣得以充盈，得以在十二正經、奇經八脈中正常運行，這是實踐已經證明了。當然這中間有許多問題尚待探討和科學論證。

10. 問：氣功鍛鍊的基本要領是什麼？

答：每個人的體質和生活環境不同，鍛鍊的方式也應該有所不同，就氣功來說種類甚多，也應因人而異。氣功從編排上儘管有千變萬化，但就其基本要領來說，萬法歸一，那就是「鬆、靜、自然」四個字。鬆就是身體要放鬆。體鬆氣自順，周身肌肉筋骨，大腦神經都處於舒鬆狀態，就會達到「氣遍周身不少滯」。鬆是舒鬆，不是鬆軟，不是收縮，不是懈怠。無論動和靜都是要舒鬆，要有一種寧靜、氣順、完整、高大的氣勢，形神表現爲開朗、輕鬆、自然，似乎與大自然天地揉和爲一體。

靜就是大腦要入靜。意靜神明。從一定意義上說，大腦神經是人的生命的主宰，它處於鬆靜的狀態，尤其是避免外界干擾，才能充分發揮它調節肌體的功能，才能更好地維持生命的正常活動。靜又離不開外形與內氣。大腦靜的程度決定著外形與內氣的運動，外形與內氣的活動又影響著大腦的入靜。外形不正，內氣不順，精神自然難以放鬆入靜，強靜則可能形成形呆氣滯，所以靜必須是形正勢圓，氣運平衡條件下清空恬靜。

自然就是法歸自然，就是意念、呼吸、肢體的活動都要符合生理的自然，符合自然活動的規律，練氣功違背自然規律就會產生偏差，發生混亂，甚至導致消亡。自然就是要做到勿忘、勿助、勿貪、勿求、勿勤、勿怠。純任自然而不是放任自流，應是有意識的作用於自然。

11. 問：大小周天指的是什麼？怎樣練法？

答：大小周天，一般指内丹術功法，「練精化氣」、「練氣化神」，「練神還虛」三步功法，總稱爲内丹術。大小周天是其中的一、二步功法。周天功經過幾千年的流傳，又經過多少練功家的整理提高，已明確是使經氣在身體内按經絡路線循環、周轉。

小周天（練精化氣）就是指内氣從下丹田開始，循督脈而上，順任脈而下，過三關溝通任督。心腎相交，水火既濟，使精氣充實起來，就可以達到防病祛病的目的。小周天，又叫子午周天。

大周天（練氣化神）是在小周天的基礎上進一步練奇經八脈、十二經脈全部通調，使神和氣密切結合，意氣相隨，内氣可以通達全身，真氣充盈，則心寬體健。大周天，又叫卯酉周天。

「子午」「卯酉」的含義是：子爲北，午爲南，好比人身體的前後，而前後的主要經脈是任督，任督相通爲小周天；卯爲東，酉爲西，好比人體左右四肢，而左右四肢爲十二正經起始點，十二正經通過大周天。

小周天，練功時採取臥式或坐式，意守丹田，自然呼吸，或腹式呼吸，當內氣在丹田發動後，丹田部位一般會產生熱氣流的感覺，這時用意默默地想著它，隨著它，這股熱流的感覺就會從丹田部位往下伸至會陰穴，再向後流經尾閭穴，循督脈向上，經夾脊、玉枕到百會穴。然後行至下丹田，如此循任督經絡之周天循環，就是小周天功法。

大周天是在小周天的基礎上，先通過練精化氣，打通任督，當內氣在丹田發動後，丹田部位會產生一股熱氣流的感覺，然後這股熱氣流經奇經八脈，十二經脈流經全身，按氣機升降開合的規律在全身循環運行，這叫大周天功法。但在大周天過程中精氣的通達路線還因人而異，有沿奇經八脈走的，也有沿任督及其它一、二條經脈走的，甚至也有沿十二條正經中某幾條經脈走的，這都算大周天。

12. 問：「練精化氣」、「練氣化神」、「練神還虛」是什麼意思？它同大小周天關係怎樣？

答：練精化氣、練氣化神、練神還虛是靜坐功練精、氣、神，疏通經絡。這是內丹術功法的三步功夫，實際上武術家講內壯也是指練精、氣、神。人的生存離不開精、氣、神。人只有精足、氣充、神旺，身體才能健康。所以古人講修身養生之道，就離不開精、氣、神之修養，孔子說：「道也者不可須臾離也」。大小周天是養生練氣的要訣，所以能流傳到現在，被養生者所重視，是有一定道理的。

練精化氣是真氣過三關，通任督，培育丹田之氣，循經運行的一種功法。小周天是練精、氣、神的基本功，所以又叫百日築基。這一步功夫，據説使之重返先天精氣。也叫「歸真返璞」又名「返本還原」。

練氣化神在小周天基礎上內氣從丹田發動，通過奇經八脈、十二經脈，流遍全身，使精和氣密切結合，達到氣化爲神的目的。腎氣入腦，補益腦髓，腎腦可以互相補益。所以，丹書上説，大周天可以長壽還童，這是第二步功。

練神還虛，是第三步功的繼續。前二步功都是意（神）在起主導作用。而練神還虛則有兩層意思，一是由於長期苦練，已形成條件反射，一坐下來真氣就能周天流轉，氣息微微，若有若無，中和之氣與天地合而爲一，這就叫還虛了。另一層意思是在練功中出現一些覺境，輕鬆愉快，俗念全無。

13. 問：丹田的位置和作用是什麼？

答：丹田在何處，説法不一。多數氣功家認爲，丹田有上丹田、中丹田和下丹田。

上丹田叫「泥丸」，在頭頂百會穴，有的説在兩眉間印堂穴。中丹田叫「絳宮」，在胸部膻中穴。下丹田在臍下小腹部相當大的一塊體積，包括關元、氣海、神闕、命門等穴位。還有人認爲丹田在臍上，又稱祖竅。也有人說巨闕穴中只丹田。又名靈台。下丹田爲足掌心之湧泉。其說不一。

古人認爲丹田是滋養全身的重要部位，故有「無火能使百體皆溫，無水能使臟腑皆潤，關係全身性命，此種一線不絕，則生命不亡」的說法。

上丹田在督脈的循行路上，屬於陽性，是陽氣集中的地方，是藏神之所，是主管意識活動的神經中樞所在。是練功入靜的主要部位。上丹田的作用是鍛鍊神經系統，控制自己的意識活動，調節、增强神經中樞，抑制整體代謝機能，從而發揮貯能性效應。這有助於休養生息，積聚精力與疾病作鬥爭，獲得健康。所以，練功後感到體力增强，精力充沛，是有道理的。

上丹田在頭部，頭部爲諸陽之會，凡氣虛下陷，頭部怕風寒，以及腦貧血、低血壓病人，可意守上丹田，但初學氣功者，不要馬上意守上丹田，以免氣機上竄引起頭暈；陽盛的病人（如心火上炎、肝陽上亢、高血壓）也不要意守上丹田。

中丹田在胸部，如病人是中氣下陷，婦女月經過多，可意守中丹田，但容易引起胸悶，要愼重使用。

下丹田，是練功誘導得氣的主要部位，其作用是鍛鍊體液系統，激發體內的能量物質，以調節、充實體液循環，提高整體代謝機能，從而發揮激能性效應。這對人體充實下元，防止早衰，健身延年起重要作用。

歷代氣功家主張意守下丹田；因爲這個部位對人體生命活動的關係最爲密切，它位於人體中心，是任脈、督脈、沖脈三脈經氣運行的起點，十二經脈也都是直接或間接通過丹田而輸入本經，再轉入本臟。下丹田是真氣升降、開合的基地，也是男子藏精，女子養胎的地方。《難經》認爲：下丹田是「性命之祖，生氣之源，五臟六腑之本，十二經脈之根，陰陽之會，呼吸之門，水火交會之鄉。」所以氣功家多以下丹田爲鍛鍊、匯聚、儲存真氣的主要部分。人的元氣發源於腎，藏於丹田，借三焦之道，周流全身，以推動五臟六腑的功能活動。人體的强弱，生死存亡，全賴丹田元氣之盛衰。所以養生家都非常重視保養丹田元氣，丹田元氣充實旺盛，就可以調動人體潛力，使真氣能在全身循環運行。

意守丹田，就可以調節陰陽，溝通心腎，使真氣充實暢通八脈，恢復先天之生理機能，促進身體的健康長壽。

14. 問：練氣功怎樣呼吸為好？

答：呼吸一般分爲胸式呼吸、腹式呼吸、混合式呼吸。練氣功的呼吸則分得更多，智顗大法師在《童蒙止觀》中說有十二種息。我認爲呼吸既然是一種自然現象，就不要追求很多不自然的東西，應該純任自然，正如《中庸》上說的「率性之謂道」。

從培育真氣來説，用順腹式呼吸爲好。這種呼吸形式就是順應自然的，吸氣時肺葉擴張，橫膈膜下降，腹部受壓而自然隆起；呼氣時，肺收縮、橫膈膜上托，腹部隨之自然收回。這可鍛鍊腹肌力量，加强腹内的自我按摩，下丹田部位氣力增大，有利於培育真氣。至於練功中出現了其它呼吸方式，就讓它自然發展好了，決不能隨意追求。

15. 問：什麼叫氣沉丹田？

答：所謂「氣沉丹田」是指練習武術或氣功時，在採用腹式深呼吸的基礎上，用意識引導氣流繼續下行而獲得的一種對丹田的刺激。在深吸氣時，橫膈膜下降，導至小腹充實，並能使人體重心略爲下降，步架穩沉，有助於改變上實下虛的現象，可取得清腦健身的效益。

怎樣引導氣沉丹田呢?曹真人註釋《内經》時説：「神是性兮，氣是命，神不外馳氣自定」。由此我們可以了解，呼吸要純任自然，要調整得緩、勻、深，而且精神集中不讓它向外跑，意念在丹田部位，就能把氣引入丹田之内。孟子講的養氣功第一步是「求放心」也是要氣沉丹田。

16. 問：什麼叫意守丹田，其作用是什麼？

答：意守丹田，簡單地說，就是排除雜念，全神貫注到丹田的部位，耳無聞，目無視，鼻無嗅，心不外馳，專心體會真氣之活動。

在練氣功時，首先要注意精神集中，意守丹田。丹田在小腹正中，臍下三寸，爲吾人生命力的泉源。在調整呼吸以後，由呼氣運動，推動真氣下行，集中在丹田之內，丹田內真氣充滿，則可以貫通督脈，所謂「積氣衝關」則可以進入高深之境界。

所謂意守，就是心不外馳，精神集中，守字有定的意義在裡，也就是《尚書》說的「唯精唯一，允執厥中」；《大學》上所謂：「知止而後有定，定而後能靜」；佛家說的「止觀」，孟子提出「求放心」都是指意守而言。俗語說「鎖心猿、拴意馬」，也是意守。《內功經》上說得更具體：「泰山崩於前而不動，猛虎嘯於後而不驚」。《內經•素問•上古天真論》云：「恬淡虛無，真氣從之，精神內守，病安從來」。精神內守，就是意守丹田。孔子告訴顏淵：「非禮勿視，非禮勿聽，非禮勿言，非禮勿動」。這四個勿字，也就是意守的具體辦法。《書經》所云：「念茲在茲，釋茲在茲，永言茲在茲」，更指出意守之辦法。

丹田二字始自道家，儒、釋並無此語。按丹田的釋義，是一種奇妙的藥品，它是由許多健身祛病的藥品中，提煉出來的精華，療效極高的物質。所以世傳爲「妙藥靈丹」，因爲它能祛病延年，所以在人身機體中經過生理變化所產生的生活動力——真氣，道家與醫家也稱之爲「丹」。所謂「丹田」就是匯集丹的處所，在人體中是一個最重要的部位，爲生命動力的泉源。

「丹田」的位置，一般文獻記載，在臍下三寸，小腹正中線，爲任脈之關元穴。居膀胱之後，直腸之前，有腹壁下動靜脈，分布著第十一、十二肋間神經前皮枝，深部容小腸，爲小腸經之募穴；是三陰任脈之會。類似一個夾室，氣充則升，氣虛則合，爲任、沖、督三脈之發源地。是全身經氣聚集之處，故又名「氣海」。也叫血室、命門、血海、大海、子宮、關原、下紀、精露、大潤、大中、丹田。

「丹田」爲男子藏精之所，女子受胎之地，人的性命由此產生、發育、成長、故又名生門、胞門。在《針灸經》上註釋：能治帶下經病、不孕無子、惡露不盡、尿血、卒中、脫症、淋濁、疝痛、遺精、遺尿、虛勞、羸弱。

另外有一說：兩眉中間天心穴爲上丹田。《內功經》云：「氣沉海底，光聚天心。」因爲氣功到一個相當階段，兩眉中間會發現亮光。又有一個說法，心口窩巨闕穴處爲中丹田。因爲氣功練習，初步要注意氣下到心口窩。在巨闕穴上，首先有發熱感。而巨闕穴又爲心經之募穴，主治心痛、反胃、驚博、健忘。《內功經》云：「目視心宮，氣注大海。」《針灸學》上也有臍下寸半氣海穴和臍下二寸石門穴爲丹田之說。《中國醫學大詞典》說明：臍下三寸爲丹田。在氣功實踐中，也體會到，大氣沉到臍下三寸處，才活潑潑，圓滾滾，團聚旋轉有無限生機。

17. 問：如何理解「求放心」、「不動心」、「勿助長」？

答：這幾句話來自《孟子》。其原文是：「求則得之，捨則失之，是求有益於得也，求在我者也。求之有道，得之有命，是求無益於得也，求在外者也。」

「問曰：夫子加齊之卿相，得行道焉，雖由此霸王不異焉，如此，則動心否乎？孟子曰：我四十不動心。」

「必有事焉而後正，心勿忘，勿助長也。」

這是孟子對修養身心的體會。練氣功也是對身心的修養問題，所以這幾句話對練功者來說具有普遍的重要意義。我摘其精華歸納爲三句話九個字。簡要地說：「求放心」就是把心收回來，在練功時不要想任何事情，排除一切雜念而專心練功，細心體驗功法要領；「不動心」就是不受外界事物的誘惑，視而不見、聽而不聞、嗅而不覺，排除一切干擾而充分放鬆入靜；「勿助長」就是不要追求什麼，諸如練功效果、練功時身體上的某些反映，練功中出現的種種覺境以及誘發動作等等，一律不去追求，不爲驚奇，完全任其自然。即使是功法上的要求和意念活動，也要不勤不怠，循序漸進，讓它自然地達到水到渠成的地步。

具有普遍意義的東西，就是規律性的東西。規律性的東西是不能違背的。據我所知，有的練氣功出了偏差（例如較長期的頭暈頭疼，胸悶腹脹，內氣游走留滯，大動不已，神經失常等），大都是違背了這三句話的精神所引起。因此，練氣功者必須對這幾句話充分重視爲好。

18. 問：練氣功要不要確定方向，為什麼？

答：據傳統說法，練氣功早晨面向東方，謂之寅賓東日。當旭日東升，朝霞耀彩之時，空氣異常新鮮，嗅有清香之味，吸入肺腑，換出濁氣，吐故納新，對於養生來說自然是一種美妙之感受。

當夕陽西下之時，要面向正西。謂之寅餞納日。在此時練功，天氣由發而收，心氣由動而靜，飲肺氣肅降之威，抑肝陽燥亢之性，使大腦之興奮漸入於寧靜，由有爲而變無爲，其中滋味非言語所能形容。

午時練功，要面向正南。此時離火當空，天君當令，宜靜而不宜動。「居其所而衆星拱之如北辰之極權」。靜則心血流通，快者歸於慢，慢亦恢復正常之快，調整陰陽，歸於平衡之境。心安理得，動靜咸宜。

子時（夜時十一點~次晨一點）練功，面向正北。金元名醫李東垣云：「夜半收心，靜坐片時，此生發元氣之大要也。」按八卦方位，北方爲壬癸水，夜半練功面向正北，取坎中之滿，補離中之虛，則水火即濟而諸病消除。謂之取坎填離。

以上這些傳統學說，有其一定的道理，可暫按此說選擇，效果可能更好些。如環境和時間不許可，也不必拘泥。

19. 問：練氣功有沒有時間性，怎樣安排才好？

答：關於這個問題，說法不一。有人說，子午卯酉按四時練功才好；有的說，子至巳時屬陽練功最好，午後屬陰納氣才好；也有人說，按子午流注因病而異；還有人說，氣生於寅，三至五時最好。宋代文豪蘇東坡則說：「每夜以子後（三更三、四點至五更以來）披衣起（只床上擁被坐亦可），面東若南盤足」而練。金元四大家之一李東垣也主張夜半收心練坐功。

我認爲練氣功的時間可以參照前人之說，然而也不必拘泥。深夜入靜容易收心有其優點，然而許多人不易做到。晨起空氣新鮮是很好的練功時機，大家也習慣易於堅持。

午休時間較短，如沒有條件睡，練會兒氣功也很適宜，既可以解除疲勞，有利於下午的學習和工作，也可以幫助消化。在午休的較短時間內，練習靜坐或卧功比較合適。

晚上練功收心，尤其練靜功，有益於入睡安眠。一般要把主要時間用於工作學習，所以應因人而異靈活安排練功時間，每天能有一至二小時練功時間，持之以恒，定會收到治病强身的效果。病人可按自己情況安排練功時間，如有的要少些，不要過勞，有的則應多安排時間如三、四小時以上，以加强療效。

20. 問：氣功與經絡有什麼關係？

答：經絡是氣血運行之隧道，是聯絡臟腑，溝通各個器官使其達成一個統一體的線路，是維持人體生命正常運行的機構。氣血運行於經絡之中，人身上各個器官才能獲得營養，發揮其機能作用。氣血運行的道路發生障礙，就産生疾患。大至五臟六腑，小至毛髮皮膚，都離不開氣血，都由大小不同的經絡溝通。正如《黄帝内經•靈樞》中說：「脈道以通，血氣乃行。」「經脈者，所以決生死，處百疾，調虛實，不可不通。」氣功作用之一就是疏通經絡，練氣功不知經絡猶如盲人騎馬，無所適從。所以，氣功與經絡是密切相關的，氣功鍛鍊，首貴明經。

21. 問：氣功可以按子午流注練習嗎？

答：子午流注，是古代關於針灸取穴方法的一種學說，是講求氣血在經絡中運行之時刻，在進行針灸治療時，按其開合之時間施治，比較容易收效。我在臨床上遇到沉痾宿疾收效困難者也曾用過。在練養氣功時不講這些清規戒律，貴在率性而行，因人因時而定。

孔子說：「道也者不可須臾離也」，這就證明隨時隨地，行、站、坐、臥都可以練功，又何拘於子午流注之開合盛衰。所以，我主張練氣功要順乎自然，不必過於穿鑿，標新立異。

22 問：練氣功同其它運動的關係怎樣，如何處理？

答：練氣功是在充分鬆靜狀態下的活動，其它運動如武術、田徑、器械操、球類等是在高度緊張狀態下的活動。前者目的是治病强身，後者在很大程度上是競賽表演，兩者是截然不同的活動。

跑步和其它劇烈運動以後，緊接著練氣功是不合適的。孟子說過：「今夫蹶者趨者則動其氣矣。」蹶是跳、趨是跑。跳高跑步確實是一種良好的體育活動，可是有心臟病、高血壓病、肝炎或腎炎等慢性病的人就應該考慮一下，因爲劇烈活動，可使血液循環加快，增加心臟的負擔，對慢性病患者有危害性。

氣功的呼吸要深長勻細，所以在跑步、跳高等運動之後做氣功極不相宜，最好待休息平靜下來後，再做氣功。反之，做完氣功之後若做其它較劇烈的活動，應進行適當休息並做些預備活動後再進行。

23. 問：腹式呼吸的好處是什麼？順、逆式呼吸的道理是什麼？

答：腹式呼吸就是橫膈呼吸。橫膈位於胸廓的底部，肺的下面。順腹式呼吸時，吸氣時則隔肌收縮，橫膈下沉，增加了胸腔的空間，空氣即被大量吸進。呼氣時，膈肌鬆弛橫膈上升使胸腔收縮，氣體就被排出。而橫膈上下一公分，即可增加肺通氣量二五〇～三五〇毫升，經觀察腹式呼吸可以增加橫膈的上下幅動度，通過一定期的鍛鍊一般可使幅動度達三～五公分。這樣就大大增加了肺通氣量，加强了呼吸功能，促進了肺循環，使血液中的含氧量增加，也就能提高神經系統的功能。同時練功者通過腹式呼吸的鍛鍊，能加强腹部諸肌群的收縮力。這樣就改善了胸腹腔的血液循環，實現了對腹腔諸器官的按摩作用，增加了胃腸的蠕動，加强了食物消化及營養吸收功能，也相應地加强了周身器官的營養供應，促進了各個器官的系統的機能。

順式呼吸就是一般的腹式呼吸，吸氣時小腹部逐漸隆起，呼氣時小腹部逐漸收進，比較容易練，而且容易放鬆，可以做到吸氣無意，呼氣時微微提起會陰部，有助於做到鬆靜自然，不憋氣不緊張，對體弱多病者容易收效，可以達到養氣健身的目的。

逆式呼吸，也叫拳式呼吸或意識呼吸，吸氣時稍用意提起會陰部（俗稱提肛），逐漸收縮腹部使小腹部下凹，呼氣時放下會陰，腹部自然放鬆而小腹部自然隆起。一般逆呼吸更能加强腸胃的活動功能，有助於氣沉丹田和發力，用於强身，功效顯著；用於技擊，發勁自然而凶猛。

24. 問：有的說長呼為補，有的說長吸為補，你的看法怎樣？

答：出氣爲呼，入氣爲吸，呼與吸兩者有著不同的作用。清代，薛陽桂在《梅花問答》一書中曾說：「人之一呼一吸關係非細，一吸則天地之氣歸我，一呼則我之氣還天地。」在陰陽屬性上，兩者更是一屬陰，一屬陽。如《聖濟總錄》上說，「凡人氣爲陽，出氣爲陰。」所以在作用上呼氣是向外開放的，吸氣是向內收斂的。

呼與吸能分別影響交感神經與副交感神經，對內臟起的作用也不完全相同。一般說呼氣時對高血壓病、肺氣腫、青光眼以及頭部症狀腦動脈硬化等效果明顯；腹部脹滿的人也較爲舒服。吸氣時對某些腸胃功能差，陰虛怕冷的人，則較爲適宜。

龔廷賢在《壽世保元》中說：呼出臟腑毒、吸來天地之清，這說明呼是瀉，吸是補，長呼則蘊藏於臟腑之毒氣吐盡，氣猶水也，瀉出則必須流進，這可以說明吐出得多，則吸入者必多，這就是長呼爲補的道理。中國醫學的理論主呼是補，先瀉後補。

25. 問：練氣功有些數字規定，其根據是什麼？

答：數的概念是人們生活中的基本概念，什麼事情都要心中有「數」，一定質量也要有一定的數量積數。從氣功來說：「數」是達到精神內守的一種手段，數「數」可以使意識專一，以「一念代替萬念」。數字的規定和計數的方法有的採用陰陽記數法如「天五地六」。按六的倍數，有的採用太極記數法，如無極生太極，太極生兩儀，兩儀生四象，四象生八卦等；有的採用佛教、道教的一些規定來記數；有的用五行學說的五和在五的基礎上，加一定數的方法記數。各種記數法都可用。就練氣功來說，要有一定的數字，又不要把數字理解爲玄妙的東西。

26. **問：為什麼男女氣感不同？**

答：根據中國古代哲學中的陰陽學說，世界萬事萬物的屬性都以「陰」或「陽」而論，男爲陽，女爲陰；以氣血而論，氣屬陽，血屬陰；以左右而論，左爲陽，右爲陰。男子以氣爲主，屬陽，在左；女子以血爲主，屬陰，在右。所以在氣感覺境上，男子左側先有氣感，女子右側先有氣感。

27. **問：儒、釋、道三家在氣功問題上的基本觀點是什麼？**

答：儒家講「養氣」，養氣以「執中」爲本。《中庸》解釋「中」字說「喜、怒、哀、樂之未發謂之中」。這是靜的最高境界。

儒家講處世爲人之道要以「和」爲本，而和氣的根源發自「中」字，所以强調「唯精唯一，允執厥中」爲意，如果一個人私心太重，失去了中，就不會產生孟子所說的浩然之氣。所以孟子說：「氣」以直養而無害，正直的人才能有正氣。貪污盜竊，蠅營狗苟之小人是不能養正氣的，這是儒家在氣功上的觀點。

釋家以「神」爲主，以「修生」爲宗，「四大皆空，明心見性」，坐禪設想，以「空中」爲得道。

道家講「性命雙修」和「煉丹之術」，認爲修煉金丹爲升天之靈梯，超凡之捷徑。這是儒、釋、道三家人生觀上不同之點。因此，其氣功修持之數術也各不相同。

28. 問：「性命雙修」是怎麼回事？

答：「性命雙修」爲道家修煉之術語。《性命圭旨》、《金丹心法》、《天仙正理》、《仙佛合宗》、《金仙證論》、《慧命徑》等書都有論述。

「性命」是什麼？道家認爲，性，主要指精神，指心；命，主要指身體。性命，指生命，即指身心。

29. 問：入靜在練功中的意義？

答：練氣功以入靜爲第一關，不能入靜，氣血則不能暢通。要入靜必須排除喜、怒、憂、思、悲、恐、驚七情的干擾，因爲怒則氣上不能入靜，喜則氣緩，心也靜不下來，爲家庭的瑣事，爲個人名利做了一些貪污、盜竊、傷風敗俗的事，唯恐暴露，都靜不下來。

所以，要想入靜，首先必須求放心，把一切公私之事暫時放一放，使大腦暫時放鬆，順乎自然，反覆鍛鍊，不可强求，經過一段時間也就容易入靜了。孔子說過：「君子坦蕩蕩，小心長戚戚。」《大學》一書首先提出「止於至善」。至善就是順乎天理，無一毫人欲之私。如果一個人能襟懷坦蕩，無一毫人欲之私，那他心中就能定靜下來。所以《大學》上才說：「知止而後有定，定而後能靜。」管子也說：「人能正靜者，筋柔而骨强」，這足以證明在定、靜兩字的境界中，才能使血管不硬化而筋柔，才能使腎氣充盈而骨强。心胸狹窄的人，未得患得，既得患失，心裡總也不會平靜的。

30. 問：什麼是「虛極篤敬」？什麼是「氣功功能態」？

答：虛極，指極度放鬆。篤敬指心神極靜。儒家把靜說成敬。練到「虛極篤敬」時，內觀其心，心無其心；外觀其形，形無其形；遠觀其物，物無其物。這就是說練功入靜後，就什麼也看不見了，心也看不見了，形體也沒有了，外景一件東西也看不見了。這是空虛到極點的覺境。

「氣功功能態」是氣功獨有的一種生理和心理活動的特殊狀態。練氣功「入靜」就是使大腦進入一種特殊的功能態；氣功中「得氣」就是激發和調動人體的特殊能量物質，充分發揮生命信息的活動，從而產生氣功獨有的各種特殊效應。

31. **問：解釋一下「若君問築基下手，須明性根命蒂，動用槖籥巽風，方能抽坎填離，分明玄珠老嫩，氣明子午抽添，功滿百日體成乾，到此身軀固堅」。「性靠自悟，命待師傳」。**

答：這是道家築基練己方口訣。他的意思妙玄靜微，少數語言難以說清，且其中玄虛的內容，我們也無須細究。其中最後兩句點明主題，「功滿百日體成乾，到此身軀固堅」。明確地指出，必須百天功夫身體才能剛强堅固。就是要求我們認真的長期堅持下去。與此有關的還有幾句話，聯繫起來，摘其意義就可以了。

「性根命蒂在玄關，兩目成一線，中間是玄關」。「此竅非凡竅，乾坤共合成，名爲神氣穴內有坎離精。」「氣發則成竅，氣息自渺茫」。

兩目成一線，中間是玄關。兩目不是人體的兩隻眼睛，是陰陽魚的兩隻眼睛，中間一點是「無極」，也叫真中，所以玄關就是中。一般人練功時注意前身中點肚臍或臍下一寸三分處或三寸處所謂的中丹田，就是氣海、關元和後身中點命門穴，在體腔中點。中丹田和命門穴中間的部位爲氣穴。上身中間的膻中，面部中間的印堂，頭頂中間的百會，軀體下部的會陰穴或湧泉穴，所謂上丹田、下丹田者都屬於凡竅，爲初學氣功入門之階梯，並未通玄。

非凡竅的「中」，釋家說：「上柱天，下柱地，無頭無尾，無面無背，色不異空，空不異色，色即是空，空即是色」。道家說：「前弦之後，後弦之前，藥味平平氣象全，陰陽得類歸交感，二八相當自合親。」儒家說：「喜怒哀樂之未發謂之中，發而皆中節謂之和」。不偏不倚之謂中，中是喜怒哀樂未發之時，就是大腦皮層處於靜止無所意向的狀態，神經系統既不興奮，又不抑制，既不像入睡，又不像清醒，既沒有入睡，也沒有神經活動，無物無我，與天地合而爲一。

當喜怒哀樂各種情志有所波動，對這些波動都能夠把它節制在適當的程度，就叫做中和的狀態。在這種「中和」的狀態下，現在我們說的氣功狀態下機體內供氣血運行的道路就會暢通無阻，就會使機體內的臟腑器官直至細胞都能各就其位，各司其職；而且所需要的一切物質和能量，都能得到給養而欣欣向榮。

由此可以看出，「中」的狀態是人體生命力包括智力、體力的主要來源。所以道家把

「中」叫做「原始祖氣」、「宇宙主宰」、「造化源窟」、「天地靈根」等一些玄微的名詞。

儒、釋、道三家養生修持的工夫，都離不開一個「中」字。儒家講「執中」，道家講「守中」，釋家名之「空中」，雖然功法各有不同，在「中」字上用功夫是一樣的。道家，釋家的功法我們不談，因爲我們不能出家，不能超世離俗，所以要講自身修養和處世做人之道，接觸頻繁的事物，那就要講處理的方式方法。所以在外表上制定有「禮節」，在內心中要保持著一個「和」字。

32 **問：「臨財毋苟得，臨難毋苟免」同練功有什麼關係？**

答：這兩句話是《禮記》一書中的。《禮記》一書是古代教人如何處世爲人的書，教人以處世爲人，如：說「傲不可長，慾不可縱，志不可滿，樂不可極」。一個人要想有所作爲，切不可驕傲自滿，更不可貪財愛色，不應該故步自封，更不可縱慾淫樂，損害身心健康。

「臨財毋苟得」意爲不要不義之財，不可貪污盜竊，或損公肥私，或剝削他人，或魚肉鄉里，或以權謀私，或巧取豪奪。

「臨難毋苟免」係指國難當頭，應奮起抗擊，保衛中國，這樣做人處世，就能產生正氣，就能心安理得，精神愉快，氣血就會暢旺地流通，疾病就可以消除。

33. 問：何謂中和之氣？

答：養氣功的中和之氣是由知禮守法的行爲中產生。我一再說：「壞人不能練氣功」。不過這句話還不夠全面，應該說，壞人要練養氣功，首先要從改變思想和行爲入手，否則白費功夫，得不到什麼。

練氣功是爲了强健身心。身體恢復了健康，那就要幹好你的本職工作，同時再幫助別人，做一些有益於人類的事情，這就是化私爲公，練己以德的理論，這就是養氣功的基本要求。孫中山先生提倡「天下爲公」；著名教育家陶行知先生說：「人生天地間，爲一大事來，做一大事去。」我們現在提倡兩個文明建設，都是鼓勵個人爲大衆謀福利，爲社會進步、人類幸福而奮鬥。如果一個人有了好身體，只知個人享樂，「食不厭精，膾不厭細」，全然不想爲別人、爲社會做好事，那不啻行屍走肉。而要有好身體，必須先有好的思想。古人云：淡泊明志，寧靜致遠，也是因爲沒有好思想是不會產生正氣的這個意思。

有的人練了好長時間的氣功，還說不能入靜。這是因爲七情六慾還在作怪，因此就很難入靜，練功的效果當然也不夠明顯。相反，有些重病號，患了所謂不治之症，或者久治不癒，這時生命都已無望，求生不能，求死不得，遑顧其它（工作崗位離開了，個人和家庭瑣事顧不得了，有名利思想的人這時也煙消雲散了），一旦聽説養氣功能治病，如獲救生之船，一心掛在功法上，練起功來認認真真，通過勤學苦練，很快就收到可喜的效果。爲什麼重病號反倒效果顯著？其中一個重要原因就是心誠、意堅、消除一切雜念，正氣占了主導地位。精誠所至，金石爲開，何患疾病不能驅除！

最後，我再强調一次，就是在病癒之後，還要用自己所學的功法爲自己所認識的患者服務，爲他人、爲社會多做好事，這是一種高尚的品德，也是一個養氣功學者終身遵循的道路。孟子説過「配義與道，無是餒也」，一個人要離開真理，離開道德行爲，正氣消失，疾病隨著可以産生。孟子還告訴我們，「是集義所生也，非義襲而取之也」，一個人整天做好事才能産生浩然之正氣驅逐病魔。若是病了不肯幫助人，成了一個白丁漢，身心也不會健壯起來。

34 問：内氣和外氣各指什麼？發放外氣必須有内氣為基礎嗎？

答：内氣包括先天之氣（元氣）和後天之氣（宗氣）。

元氣是由精化生，隨著生命而來，五臟六腑之氣的産生來源於元氣，在人們生活過程中不斷消耗元氣，就需要依賴後天之精氣滋養和補充，才能繼續發揮作用。宗氣是後天的精氣，它是由鼻吸入的氧氣與水穀精微結合而成，形成於肺而聚於胸，具有幫助肺臟進行呼吸和貫通心脈以行營血的作用。

氣是人體內生命活動的原動力，它在人體內部就像空氣在空間一樣，無處不有，並通過經絡運行於周身，使五臟六腑、四肢百骸得到濡養，以維持人體的生命活動，如果真氣運行軌道發生故障，身體就會衰弱下去，病魔乘虛而入。而真氣在經絡通道中運行，需要呼吸來推動，才能暢行無阻，所以鍛鍊真氣的運行，就是養生唯一妙法。儒家養浩然之氣就是修補真氣的運行，旺盛真氣的運行。

有關外氣的說法有過很多報導，「外氣」就是真氣的外觀。加拿大魏林博士曾在《中醫基礎理論的現代解釋》一書中說：內氣是生命的「場」，它在一個有生命的肌體內起著力量或能量的作用。所以，對發放外氣的確切說法，應是內氣外發。這必須在內氣充盈的基礎上，否則將成爲無源之氣，導致內氣耗損，有害於身體健康。

35. 問：練氣功怎樣疏通經絡？

答：疏通經絡，是練功者有意識導引去疏通，還要在練功過程中自然而然地去疏通，在練功中兩者均有之。疏通經絡，靠百日築基，靠練精化氣，靠鬆靜自然，靠長期堅持。疏通經絡，最好靠自然而然的疏通，也就是「氣滿督（督脈）自開」。這樣做沒有副作用，不會出偏差。反之，當氣不足時，强用意念去領氣疏通經絡，勢必造成拔苗助長。

反而因意念太强造成局部不適；不如任其自然，待氣足時稍加意念，經絡即通，氣到病除。經絡通與不通的基本現象是「通者不痛，痛者不通」。所以，疏通經絡是練養氣功的基本環節之一。

36. 問：什麼是胎息？

答：胎息是練氣功的術語，《内經》上稱之爲踵息。說具體一些，胎兒在母腹中不能直接攝取氧氣與養料，須由母體通過胎盤臍帶供給營養，使之發育和生長。由胚胎狀況形成一個完整的人體，當然這個變化過程是很複雜的，胎兒的叫做胎息，也稱爲「内呼吸」。

練氣功的人，鍛鍊到相當的程度，就會出現鼻息微微，若存若無，外呼吸自然消失，只覺得丹田開合，任督溝通，上下運行，全身暖洋洋，活潑潑，如春風送暖，百花齊開，舒適的感覺，言語不能形容，這和胎兒在母腹中没有外呼吸，只有旺盛的内呼吸自然舒適一樣。

内呼吸是體内真氣活動的情況，也就是細胞攝取氧氣養料、轉換能量的過程。

外呼吸是出生後獲得的。在先天發育過程中，已經具備了呼吸系統，本來是靜止的。出生後由於本能的活動和大氣壓力的關係，開始了外呼吸。從此肺内壓和大氣壓保持著這種壓力的關係，自然有節奏地進行著吐故納新的工作。

外呼吸的作用，不僅是吸收氧氣排除二氧化碳，更重要的是利用呼吸運動，推動內呼吸，促進細胞的新陳代謝，推動真氣的循經運行，賦與各組織生命動力，以使各組織器官發生有機的聯繫，這就是呼吸運動的全能。《內經・臟學篇》云：「肺者，相傅之官，制節出焉。」這也說明呼吸的作用。肺主呼吸，譬如國家宰相太傅之重要；所謂制節，就是有節律的活動。

《內經》云：

「肺主呼吸：通調內外，陰陽生化，厥保元胎，大元周流，消除病害，動中能靜，神入靈台。無臭無聲，上天之載。」

二、養氣功的基本知識

37. **問：什麼是養氣功？**

答：養氣功是依真氣運行規律而編製的一套系列功法，通過學習和掌握這套功法，以達到調息、順氣、養氣、培育真氣的目的，使人體陰陽調和，經絡暢通，氣順血活，身心健康，祛病延年。

38 問：養氣功的淵源，為什麼強調「養氣」？

答：練氣功的根本目的是治病強身，不是爲了練「特異功能」。因此，本著氣可養不可瀉的原則，我們應該强調養氣，養氣功是爲了培養真氣，是我們祖先傳流下來的養生之大道。

養氣功的理論是源遠流長的。早在《尚書》上就有舜告訴禹關於「人心惟危，道心惟微，唯精唯一，允執厥中」的記載，這裡指出了精一執中是養氣功的真諦。孟子說：「我善養吾浩然之氣」，還告訴人們養氣的方法是「求放心」，「不動心」，「勿助長」。《黃帝內經》云：「吸天陽以養氣，飲地陰以養血」，「恬淡虛無，真氣從之，精神內守，病安從來？」詳讀《內經》，無一處不貫穿著養氣之法。《莊子》曰：「緣督以爲經，可以保身，可以全身。」就是說，人身前後任督二脈通調，氣血周流無滯，就可以不生病。

唐代孫思邈在《養生銘》中說：「安神宜悦樂，惜氣保和純。」元鄒鉉在《壽耕養老新書》中說：「安樂之道惟善保養者得之」，又說：「一者少言語養真氣，二者戒色慾養精氣，三者薄滋味養血氣，四者咽津液養臟氣，五者莫嗔怒養肝氣，六者節飲食養胃氣，七者少思慮養心氣。人由氣生，氣由神住，養氣全神，可得真道。」這就說明，養氣不僅是調息引導，而且要從人們生活各個方面進行，只有認真下功夫，才能掌握養氣的方法，得到養氣的真諦，達到袪病延年的目的。

養氣功是我根據前人的傳授，將幾種門派有效的袪病延年的功法，以及自己幾十年的自我修養和臨床實踐經驗，綜合整理而成的。三十年代初，北京孔教會普照老人就給我教授了《六字訣養生法》、《洗髓金經》，他說，這些簡單易學的動作是養生治病的良方。另外，養生之道在民間流傳的派別眾多，方法繁雜，依據中國醫學理論進行系統研究，具體要領也不外是鬆、靜、自然，在幾十年行醫過程中，爲了臨床實際的需要，結合我習武術和健身功法的實踐經驗，編寫了「太極功」、「行功」等功法，指導患者習練，效果良好。最後，我又根據中國的醫學理論，對上述各種功法和行醫、習武、練功的實踐經驗，重新系統地進行了整理，才編定了這套養氣功功法。應該說，這套功法是融中醫、氣功、武術於一體、經過長期實踐證明，它是一套行之有效、有病治病、無病防病、健身的功法。只要堅持練習，到一定程度就能體會到真氣「現於面，盎於背，施於四肢」的妙境。

39. **問：養氣功有幾套功法？**

答：養氣功正式推廣的共有十一套功法，有「六字訣」、「洗髓金經」、「太極功」、「行功」、「站功」、「坐功」、「臥功」、「循經按摩」和「中老年保健功」。這九套功法已由中央電視台錄製成養氣功系列教學片，向全國播放推廣。還有養生乾坤劍和健身錘調理法。

40 問：養氣功各套功法的關係是什麼？

答：養氣功共有十一套功法，分基本功、強身功和輔助功三類，可從各人的實際情況出發，即本人的身體素質及疾病狀況來選擇其中一套或幾套功法進行鍛鍊。

基本功是六字訣與洗髓金經。前者是調整陰陽，通淤導滯、散毒解結，後者是通利關節，驅逐潛藏在筋肌孔隙中之病邪，達到扶正祛邪的目的。兩者是相輔相成的，是治病保健的基本功。

強身功包括太極功、站功和行功、養生乾坤劍，可以提高身體素質，培補真氣，強壯身心。

第三是輔助功，包括坐功、臥功和循經按摩等，根據各人的病情，可有針對性地選擇其中一、二種進行輔助治療，以使元氣正常運行，發揮機體內在活力和自我恢復的本能，促進身心健康。

第九套功法是中老年保健功，這套功法吸取了六字訣、洗髓金經的精華，特別適於中老年人、體弱和行動不便者鍛鍊。

養氣功健身錘治療法，是以「經絡學」爲理論基礎，按病的虛實，利用健身錘循經點穴，是輔助治療的方法。

41. 問：養氣功的特點是什麼？

答：①有理論根據，合乎科學。養氣功是以中醫醫學理論爲指導編製整理的，具有鮮明的科學性。中醫醫學有「天地一體」、「天人相應」的理論。這種理論認爲，宇宙是一個整體，人體五臟是一個整體，人在宇宙中生活，人的生理變化要與大自然相適應，春、夏、秋、冬氣候變化了，自然環境變了，人體要適應這種變化，這樣就不會有大的疾病。《內經·素問，上古天真論》說：「上古之人，其知道者，法於陰陽，和於術數，食飲有節，起居有常，不妄作勞，故能形與神俱，而盡終其天年，度百歲乃去」。養氣功就是依據這個道理總結出來。養氣功通過調整呼吸，精神內守，肢體導引，培養真氣，調和陰陽，疏通經絡，順氣活血，使臟腑得到濡養，陰陽得到平衡，浩然之氣長存，從而達到祛病延年的目的。

②練功的目的明確。中國醫學氣化論認爲，氣生萬物，人體生命的維持，肢體的運動，疾病的生成，都與氣有關。只要真氣充盈，就能促使經絡暢通。經絡暢通就能便於氣

血運行，從而使五臟六腑、四肢百骸得到補養。練養氣功就是要求人們通過練功來培養這種真氣。調整呼吸，吐故納新是爲了養氣；活動肢體，屈伸關節也是爲了養氣；以意領氣，精神內守還是爲了養氣。真氣充盈了，就能做到氣滯者得行，血淤者得通，意亂者得安，神散者得聚，精失者得還，練養氣功者一定要堅持，做到持久不懈，從而達到經絡通暢，祛病延年的目的，養氣功不追求發放外氣，而是著重於內養真氣。

③辨證施功，針對性强。養氣功是因人因病施功的系列功法。如爲祛病延年而進行整體治療的有六字訣養生法，洗髓金經；因身體條件和病情不同又有輔助功法，坐功、卧功和循經按摩；在疾病基本消除後，爲進一步强健身心，又有太極功、站功和行功。基本功法應經常練習，練習過程中又可依據病情，有針對性地選練其他輔助功，或因客觀條件所限而單練某幾節功。其他功法則可根據患者的病情與環境，靈活運用。

④有動有靜，動靜兼修。養氣功法分動功與靜功，每套功法又是動中求靜、靜中有動。動中求靜是以動作導引氣血運行，引導思想集中練功和領氣。靜中有動是排除一切雜念只留練功一念，調整呼吸，全身放鬆而自然，以一念指揮練功，用真氣推動肢體運動。入靜是練功的首要條件，單純的靜功入靜較難，且有一定弊病；動靜兼修易於入靜，在動靜兼修的功法基礎上，再加以靜功鍛鍊，則收效迅速。

⑤不會出偏差。養氣功功法原理符合中醫理論及人的生理狀況，所以不存在出偏問

題。

⑥簡便易學，老弱病殘人人可練。

⑦不受時間、場地的限制。隨時有閑即可練，室內室外均可練。只要掌握好腹式呼吸，心正意誠，行、站、坐、卧都能練功。

42 問：人為什麼會生病？

答：中醫醫學理論認爲，疾病是由邪氣侵襲而成的，人體內的正氣空虛，陰陽失調，邪氣便得以侵入。可見各種病都與氣有關，俗話説：「百病皆由氣生」。怒傷肝，喜傷心，思傷脾，憂傷肺，驚恐傷腎，這是內傷病的致病因素，因爲怒、喜、憂、思、悲、恐、驚七情衝動，傷損氣的正常運行，它就產生病灶。急性病是邪氣衝動得厲害，俗話説的某人氣瘋了，氣傻了，氣病了，有的人還可以氣死。三國時，諸葛亮把周瑜氣死，把王朗罵死，這些歷史典故也説明，七情衝動對人體危害的醫學道理。

外感病更明顯的與氣分不開，寒氣盛逼則感冒，熱氣蒸蒸則中暑，舉凡六淫侵襲都是氣，而不是其它的物質。

所以，在中國醫學中談到養生和治病都以氣爲對象，《黃帝内經》説：「恬淡虛無，真氣從之；精神内守，病安從來？」「四氣調神論」具體説明，内在的臟氣與外在環境的空氣能統一協調，則身體健康。「生氣通天論」說明人身之血氣與自然界的陰陽五行之氣相應。《金匱真言論》評述了四時氣候與五臟之關係，以及四時氣候所致之病變。

唐代名醫孫思邈更明確地指出：「氣息得理，即百病不生，若調息失宜，則諸病畫起。」《抱朴子》云：「療未患之疾，通不和之氣」，行氣「內可以養身，外可以袪邪」。這些話都說明了一個道理：人之所以生病都與氣有關。

43. 問：養氣功治病的基本道理何在？

答：養氣功的各套功法，歸納起來，其作用主要是調整呼吸，吐故納新，穴位按摩，肢體導引，通利關節，調補臟腑，疏筋强骨，循經按摩。這些共同的益效是使經絡暢通，氣血得以調和，陰陽得以平衡，真氣充盈，從而達到治病强身的目的。

練養氣功不但要會功夫，而且要修功德。就是培養高尚品德，大公無私，不爲己爭名利，只爲人民謀利，委屈求全，頤養浩然，這樣從心理上創造治病强身的前提。

44. 問：可以自學養氣功嗎？

答：中央電視台播放「養氣功」的九套功法後，很多養氣功的愛好者詢問能否自學養氣功。回答是肯定的，每個人都可以按照書上的要求自學。在自學中一定要做到鬆、靜、自然。初學時的意念活動，以意領氣均可不管，待到呼吸動作熟悉，並對經絡運行路線有相當了解後，再加意念活動。

由於氣功不是一般的知識，它涉及到哲學、醫學、心理學等方面，從一定意義上說，還是一個覺境問題，是功夫問題，也是個性情陶冶的問題。所以在自學中最好請練功有素者給予輔導。

現在，馬禮堂養氣功學校設置了函授部，面向全國招生，患者、養氣功愛好者可以報名參加，在自學中接受學校的系統指導。

45. 問：練養氣功是否必須以意領氣？

答：以意領氣是練養氣功的基本要求之一。孟子說：「志壹則動氣」。精神集中，排除了一切雜念，氣自然要跟著意走。《聖濟總錄》上說：「其有宿疾，以意並氣，注之患處，不過三、五日必瘉」。這具體說明，氣功治病，非以意領氣不可。能以意領氣，才能以一念代萬念，使大腦皮層得到抑制性的保護，治療一些神經衰弱之疾患。能以意領氣，才能氣血旺盛，通淤導滯，解毒散結；才能氣通身軀而面澤神豐。要做到意隨氣行，意到氣到，功到自成，這樣純任自然就比較好。否則，急於求成，意重則頭暈腦脹（具體詳見功法教材）。

練到什麼程度才有氣，這要看你個人的修養如何。有的人很快得氣，我在大連教功時，有一位解放軍崔師長，高血壓多年治不好，我教他鬆靜站立，他當時就能得氣，關節響，氣不沉，血壓下降。因爲他對氣功治病有信心，我一說，他就信，我講什麼他能接受，所以效果立見。有的人時間較長，抱著試試看的心理，半信半疑，思想不專一，則氣不能通，必須經過吐納導引，歷時經久，才能水到渠成，獲得以意領氣之實效。

46 問：練養氣功怎樣才算得了氣？

答：氣功的氣與大自然的氣不同，我們所說的氣與中醫所說的真氣是一致的。那麼，什麼是真氣呢？《黃帝内經》中說：「真氣者，所受於天，與穀氣並而充身者也。」氣是人體生命的原動力，我們練功的目的就是爲了養氣，這種氣人人都有。氣的外在表現，是一種低頻漲落調製的紅外線輻射，具有電、磁、光、熱、次聲等能量，所以它具有能給自己和別人治病的作用。

關於怎樣才算得氣？我認爲得氣和没有得氣是有標準的。在練功的初期會有熱、涼、麻酸、痛、輕、重的反應，慢慢會體察到有內氣流動的感覺，自己身體素質開始起變化，如免疫能力提高，慢性病逐漸好轉，精力充沛，性格開朗，性情溫和等，練功很容易進人放鬆狀態，入靜的程度越來越高，進入氣功狀態的時間也越來越快。練功效率提高了。意氣相隨，意到氣到，即意念到身體的那個部位，就感到這個部位氣血旺盛。此時，如用儀器測試可以測得紅外線輻射，有電、磁、光、熱。

47. 問：五行學說的「相生相剋，相乘相侮」是什麼意思，養氣功中怎樣體現？

答：五行學說是我國古代的自然哲學。在醫學上主要是以五行配五臟為中心來解釋問題。在《內經》、《難經》中均有論述，五行學說隨著醫學的發展，內容有所豐富。但過去受歷史條件的限制，以五行通套一切，不免有些牽强附會，脫離實際的內容。故對此應在馬列主義、唯物辨證法的指導下去研究和運用。

相生是說可互相滋生和促進的關係。其次序是木生火，火生土，土生金，金生水，水生木。

相剋是說可互相制約和排斥的關係。其次序是木剋土，土剋水，水剋火，火剋金，金剋木。

相乘是說可互相過分制約和排斥的反常現象。用它來說明一臟偏亢會導致一臟偏虛的病理。如肝氣過亢可乘襲脾胃。

相侮是說互相反剋的關係。如正常情況下，金可剋木，但金氣不足或木氣偏亢時，木就反過來侮金，出現肺金虛損而肝木亢盛的病症。

養氣功，尤其「六字訣」、「洗髓經」兩套基本功應全面練習。只要全面練習，就對臟腑、陰陽、虛實，進行自然調補。也就自然地進行著生尅，而自然的生尅又僅使自然調補。只要調補得理，也就避免了「乘」、「侮」之現象。所以我解釋六字訣補瀉時說：「呼氣爲瀉，是通淤導滯，散毒解結。濁氣呼出，自然要吸氣補充進去，呼得長，胸腹間空虛，自然就流進去較多的清氣來補充，缺多少，就補多少，新陳代謝出於自然，不要加人爲的勉强就是率性而行的養生大道，生尅制化是天地陰陽對立統一自然之理，在生理病理上可以體現出來。

48 問：虛則補其母，實則瀉其子，怎樣應用？

答：虛實補瀉的應用是中醫五行學說之原理，主要是借助外援針灸藥物時的作法。如腎水虧只用補腎的藥作用不大，腎之母是肺金，所以用補腎藥也要用補肺金之品，肝有病，只用平肝之藥其效遲緩，加上補腎之藥，腎氣足則肝木得養而病自然消除。針灸也是同樣，故五行生尅的母子關係一定要弄清。實則瀉其子也是一樣，如肝病用藥時只用平肝之藥物效果不明顯，加上瀉心火之藥物，則收效速，不過這是外援。

練氣功則有所不同，氣猶水也，盈科而後進，不管它虛實如何，在大氣充盈之下，虛自然就補上，實自然要瀉下，率性而行，不加人爲的勉强就可以得到補虛瀉實之效果。

如爲了加強真氣在經絡中之運行力量，根據五行相生之順序，在某一個字上加倍多做會更有些好處。應用上也不會出偏差。

49. **問：「陰平陽秘，精神乃治；陰陽離絕，精氣乃絕」，如何解釋？**

答：陰陽學說是古代的一種哲學思想，是樸素的辨證唯物主義觀點。用現代語說是矛盾統一的辨證學說。古人把它用於解釋生理上一些現象和原因，就成爲中醫的陰陽學說。這種學說認爲陰陽是相對的又是互根的，是相消長的又是相轉化的。說明陰陽平衡與否對疾病的影響很大。就是說陰陽平衡了，人就不生病。陰陽分離，只有陰而無陽或只有陽而無陰，那病人就發生危險。

50. **問：保健中宮是什麼意思？**

答：「卧功」裡用了這個詞。按中醫的認識，中宮指脾胃，而脾胃之合成爲後天之本。它在人體生命活動中的納瀉關係中起著樞紐的作用。它是人體吸收精微物質的第一個器官，對人的生命有著重要的作用，故應注意對它的保健。

51. **問：練養氣功會練成大肚子嗎？**

答：這個問題是學氣功的人常有的顧慮。實際上恰恰相反，僅舉幾個例子供參考，以加强信心。

①空軍有一對夫婦說：「我們練得肚子消瘦了，你看腰帶緊了三、四寸，每天吃得少了，而氣力增加，精神充沛，睡得好，精神好，我們真練迷了。」

②王×女士，女，六十九歲，小學退休教師，住北京東單。每天早晨六點鐘至中山公園教氣功，她已經當了輔導員，她練功五個月，體重減了三十四公斤，身上氣力增加，精力旺盛。

③北京師範大學二分校×××先生，因糖尿病（++++），血壓高，頭暈，臂不能舉，開始學六字訣，因爲全休，每天早五時練，午間練，晚上練。不到兩個月，體重減少十公斤，糖尿病加號消失，頭不暈了，又恢復上班。

④崇文門東大街六號樓下，有許多家庭婦女及退休職工學練六字訣、洗髓金經，一個月後檢查，體重減少十公斤以上者三人，五公斤以上者八人。這可以證實學習養氣功不會大腹便便。

⑤炮兵高存信將軍寫了一篇「練養氣功的體會」，見一九八四年《老人天地》十一期。他練功三個月，體重減輕了三公斤，腰疼、腿疼、腎病都好了。

52 **問：青年人練養氣功好不好？**

答：氣功是我國具有悠久歷史的養生健身術。古代稱爲導引行氣，它是中醫學保健養生學的寶貴遺產。養氣功的作用不僅是治病，還可以提高人體的健康水平，起到保健防病，延年益壽的作用，所以從古至今，大凡養生者都離不開各種形式的氣功鍛鍊。不論男女老幼都有預防疾病、希望健康長壽的要求。因而也就離不開養生。養身的方法不外內養精、氣、神，外應四時陰陽變化。進行氣功鍛鍊就能保精、益氣、安神。此外，氣功除了治病防病外，還能提高人的智慧，使人更加聰明。因爲當你練功進人氣功狀態時，可以使人拋去一切精神負擔，無思無慮，使大腦神經得到恢復修養。佛經上講「定能生慧」就是這個意思。錢學森先生肯定了這一點。他說過「二十一世紀將是世界範圍內的智力戰，通過氣功來提高人的智力，那對我們將有何等大的意義」。

青年人正在成長發育和讀書學習的時期，通過氣功鍛鍊能使自己更加健壯，精力更加旺盛，頭腦更加聰明。一舉數得，何樂而不爲。

53 **問：氣悶在胸能否練功？**

答：《內經》云：「百病皆由氣生」。一個人生下來就有氣，氣在體內沿一定的經絡渠道運行。如果內傷外感影響了氣血在經絡渠道中的運行，就導致各種疾病。人的一生中遇到各種各樣的矛盾，總免不了受七情六慾的干擾。這些干擾就會影響氣血的正常運行。在七情方面，喜傷心，怒傷肝，思傷脾，憂傷肺，驚傷腎。一個人由於精神創傷而長期苦悶，必然會使內臟致病。因此，氣悶在胸，單靠藥物治療，收效是很微的。如果學習養氣功，可以培養浩然之氣，使一個人保持中和之氣，寬廣胸懷，就不會計較區區小事，而把精力集中在事業上，養成高尚的情操。氣血通了，氣悶在胸就迎刃而解了。可見，氣悶在胸的人，練養氣功是可以取得療效的。

54 問：運動員練養氣功怎樣安排為宜？

答：運動員練養氣功，會更有利於創造好成績得金牌，因爲練氣功强調放鬆、入靜，純任自然。若功夫到家必定氣力增加。這對運動員來說是有利的。有的運動員有怯場的毛病，若平時有養氣功的修養，能使大腦皮層的興奮集中在一點上，其餘大部分神經系統處於安靜放鬆的狀態中，可以消除緊張，安定情緒，上場後則動作協調，用力自然，有利於暴發更大的力量，獲得更好的成績，這就是「氣與力合」的特徵。

時間的安排，先動後靜爲養氣功之常規，我建議做完體育運動之後，休息片刻再練氣功較爲適宜。

55. **問：音樂工作者怎樣練養氣功才好？**

答：養氣功有通淤導滯、散毒、解結、修殘補缺之大用，以補養真氣爲主，不會泄氣，對於歌舞工作者是有幫助的。

歌唱時必須用丹田之氣。一個好的音樂工作者，練養氣功培育真氣，唱歌效果都很好。真氣充足，丹田有力，才能唱出好效果。吳素秋小姐對此很同意，郭蘭英小姐也有親身體會，和我談過多次。

有養氣功修養的人和一般人不同。我年過八旬，講課兩、三小時，氣充足，聲宏亮，不覺疲勞，不顯氣短，就是靠平時的氣功修養。

還有一點，演劇的表情也需要在情緒穩定、保持中和之氣的境界中，才能唯妙唯肖地表演出來。養氣功鬆、靜、自然，率性而行的鍛鍊，可以使表情肌隨意支配，純任自然，毫不勉强，真情節，真性格，真能吸引觀衆。郭蘭英小姐排演白毛女時，正當病後無力，精神萎靡，想吃點補藥勉强支持，我幫助她加倍練功，忘掉一切，竟獲可喜成績。

56. **問：初學養氣功為何夫妻百日不能同居？**

答：夫妻同居房事過多，對雙方的精、氣、神都是一種損失，這是常識。古人說：天有三寶日、月、星，人有三寶精、氣、神。精、氣、神的盛衰，決定著人的身體強弱，壽命長短。

按中醫的認識，精是人體生命的基本物質。《素問》說：「夫精者，身之本也」。《靈樞》說：「兩精相搏，合而成形，常先身生，是謂精。」氣是周流體內具有豐富營養的精微物質。古人說：「人由氣生。」神是指人體生命活動的概念。《靈樞》說：「兩精相搏，謂之神，」又說「神者，水穀之精氣也。」《素問》說：「得神者昌，失神者亡。」

夫妻同居，一般來說，性生活可使生理上得到協調，精神上感到愉快。但是房勞過多，不但精微物質有損失，而且對精神意志也是損失。而後者的損失，有時大於前者。養氣功是調補內氣，內氣和精氣神是極其相關的，宜養不宜瀉，尤其年高體弱者，應集中全力練功，方能取得理想的效果。心須珍惜精氣，夫妻百日不同床，才能收到可喜的療效，經百日鍛鍊之後，精旺神足，再有夫妻之膠合尚可，但是也應節制。食色性也，不知戒止，則成色癆，一定要注意。

57. 問：什麼是踵息法，其要領如何掌握？

答：踵，指腳後跟著地部分，《內經》中說，「至人之息也以踵。」《戰國策》中說：「呴呵也當從足」都是說的踵息法。在練功中足踵著意，即從腳跟起，如六字訣吐字時，重心後移至腳跟，以意領氣循經絡軌道進行，拳經云：「其跟在腳，發於腿，主宰於腰，形於手指」的具體要求，也必須是踵息法才能體現。這也是太極功的基本要求之一。武術界所謂之內壯功如太極、八卦、行意，都是講踵息。踵息是引地陰上升，陰升陽降，就是水火既濟。

58. 問：練養氣功不會出偏的原因是什麼？

答：①養氣功是我們祖先總結出來的養生大道，它有中醫及歷代養生學的理論作指導，是合乎科學的。

②養氣功的各套功法都強調鬆、靜、自然，主張率性而行，毫不用力，練功方法要求做到「求放心」、「不動心」、「勿助長」。

③練養氣功不追求發放外氣和誘發特異功能，不要求自發動作。

④練養氣功是因人因病從實際出發，辨證施功，有針對性地練功。

⑤養氣功是根據我幾十年練功和行醫的臨床實踐，總結歸納出來的一套系列養生功法，動靜兼修，循序漸進，不出偏差。

59. **問：養氣功能通大小周天嗎？**

答：周天功主要是練精、氣、神，疏通全身經絡，達到治病、健身、延年益壽的目的。十二正經和奇經八脈是直接或間接地和各自所屬經絡的臟腑相溝通，養氣功各套功法總的作用是疏通經絡，調和氣血，平秘陰陽，培育真氣。在這幾個方面做到了，周天自然得通。所以養氣功是可以通大小周天的。

60. **問：練功時對衣著有何要求？**

答：練功時的衣著，總的要求，以穿在身上舒適爲度。一般應穿寬鬆合體的衣服，平底鬆軟的鞋子，因爲衣著不適，對大腦皮層是個惡性刺激，還容易使人肌肉不能放鬆，呼吸不能通暢，而難以入靜；或者使氣血運行受阻而造成淤滯，那就得不償失了。練氣功最忌風寒，衣著既要輕便寬鬆，還要注意保暖，擋風。

61. **問：練功時「垂簾」有何好處？**

答：「眼若垂簾」在練功時，兩眼似睜非睜，似閉非閉，對體內氣血變化的感覺較爲明顯，並能促進精神內斂，注意力集中，對大腦活動起到良好的訓練作用。

62 問：沉肩墜肘有何好處？

答：沉肩墜肘是骨骼肌放鬆的具體要求。在練功時骨骼肌一放鬆，肩就自然下沉，肘也自然下墜，胸背肌肉才能放鬆，氣血運行順暢，真氣才能在經脈中充盈，五臟六腑、四肢百骸才能得到濡潤滋養。如果肩肘不能鬆沉，則上肢脫離不了僵化的狀態，氣也就不能自沉小腹。

63 問：練養氣功為什麼要採取腹式呼吸，怎樣進行練習？

答：養氣功要採用腹式呼吸，練功者通過一段時間腹式呼吸的鍛鍊，能使呼吸做到深、長、細、勻。呼吸次數可從每分鐘一五～二〇次減到每分鐘五～八次。實際上是使橫膈肌的上下運動的幅度增大，而膈肌上下一公分，就可增加肺通氣量二五〇～三五〇毫升，促進了肺循環，使人體的新陳代謝增强，同時對腹部起到按摩作用，增加了胃腸的蠕動，加强了胃腸的消化和吸收功能，而且能使腹部的脂肪減少，起著減肥健美之功效。

初練順腹式呼吸時，如果不習慣，可以仰卧平板床上，毫不用力，任其自然活動，吸進氣來時則腹部微微隆起，呼氣時則腹部微微下塌，這種呼吸形式就是順應自然的腹式呼吸，歷時即久，腹式呼吸就可以學會。

64 問：練養氣功為什麼有時呼氣提肛，有時吸氣提肛？

答：關於順腹式呼吸，呼氣時提肛；逆腹式呼吸，吸氣時提肛，已在「腹式呼吸的好處是什麼，順逆的道理是什麼兩個問答中，作了說明。」這裡提一下，我講提肛時說似忍大小便，並非實際忍住大小便暫不排泄。一般練功前先要做好準備，排除大小便，使體內鬆快，才能得到放鬆與入靜。如忍便則緊張不能放鬆，這就使真氣運行受到阻礙。

65 問：怎樣區分人體的內側外側？

答：一般來講，在軀幹與下肢，凡靠近人體的正中線爲內，而遠離人體正中線則爲外。那麼人體正中線又是怎麼劃的呢？假定從頭頂正中向前，沿前額、鼻、胸骨、到腹部肚臍劃一條線；再從頭頂正中向後，延脊柱劃一條線，靠近這條線的部位爲內側，遠離這條線的部位爲外側，而在上肢，則是根據前臂骨來區分。前臂骨有兩塊，一塊叫橈骨，位於前臂外側，一塊叫尺骨，位於前臂內側（手掌朝前時）。

那麼，在橈骨側則稱之爲橈側，也稱外側，在尺骨側則稱之爲尺側，也稱內側。例如，手太陰肺經的少商穴，其位置就在拇指橈側，指甲根旁，也屬於在外側部位。

66 問：特定穴在養氣功治病中的作用？

答：特定穴在養氣功的作用如下：

①俞（讀輸）穴（這裡指的臟腑之俞穴，下同）：俞有輸入和轉注的意義，在經絡循行的道路上，是一個空隙之處，它能集中正氣與邪氣，故偏於動，外感侵襲多由此灌入到臟腑之內，所以有「新病求之俞」，「久病求之募」之說。俞穴位於足太陽膀胱經上，脊柱兩旁各一寸五分，諸俞穴其上下排列與臟腑位置高低順序相一致，它是外邪入侵的道路，也是驅逐外邪的門户，其命名與臟腑有實質的關係，臨床診斷時，這些穴位有陰性和陽性之反應。

②募穴：募有聚集之義，偏於靜，它是臟腑之氣在胸部聚集之處，與背俞穴對稱，俞在背部足太陽膀胱經上故屬陽，而募在前胸腹部屬陰，除肝、肺、膽三個經之外，各經募穴都不在本經上，它與臟腑部位接近，故按摩調氣療效較高，臟腑之病變在此反應也較强。

③郄（讀隙）穴：郄穴多分布於四肢，腕、肘、膝、踝關節附近，除十二正經各有一個郄穴外，奇經八脈中的二蹻二維也各有一個郄穴，共稱十六郄穴，是經氣深聚之處。《針灸經》云：「郄是孔隙義，本是氣血聚，病症反應點，臨床能救急」。故診斷和治潔

效果明顯，氣功進行過程中，在這些穴位上循經按摩收效頗快。

④絡穴：絡有聯絡之意，它在肌體經絡中負有溝通表裡、通調上下的任務，絡有十五絡穴，多數位於表裡相通之處，治療病患的特點是調整陰陽解表通裡。

⑤原穴：原穴是臟腑原氣所經過和停留之處，是本經的主原，十二正經各有一個原穴，它能調整臟腑之功能，發揮臟腑之潛力，臟腑之病患也多反應在這個穴上。

⑥合穴：合有會合之義，經脈流通到此處較爲深大，無論按摩與針刺其激變較快，其位置多處於肘、膝關節附近。

⑦井穴：井爲陰陽經交會處，分布於四肢末端指甲之側，「井」爲地下之泉，有「病在臟者取之井」之説。

⑧八會穴：八會穴指人體組織的臟、腑、氣、血、筋、脈、骨、髓八個部分各有一個主要聚會之穴位，它多分布於軀幹部，臨床上能起引導作用，其位置可按下述歌訣尋找：

臟會章門腑中脘，氣會膻中血膈俞，

筋會陽陵脈太淵，骨會大杼髓絶骨。

⑨八脈交會穴：它是四肢通於奇經八脈的俞穴，奇經八脈並不全部循行於四肢之口，但與十二正經都有聯屬關係，在臨床上能補助正經之不足，除能治療正經的疾病外，還可治療八脈方面的疾病，在配穴上是：

穴位分類 臟腑	俞穴	募穴	郄穴	絡穴	原穴	合穴	井穴
肝	肝俞在第九胸椎下	期門	中都	蠡溝	太中	曲泉	大敦
心	心俞在第五胸椎下	巨闕	陰郄	通裡	神門	少海	少衝
脾	脾俞在第十一胸椎下	章門	地機	公孫	太白	陽陵泉	隱白
肺	肺俞在第三胸椎下	中府	孔最	列缺	太淵	尺澤	少商
腎	腎俞在第二腰椎下	京門	水泉	大鐘	太溪	陰谷	湧泉
三焦	三焦俞在第一腰椎下	石門	會宗	外關	陽池	天井	關衝

後溪（督脈）與申脈（陰蹻脈）

列缺（任脈）與照海（陰蹻脈）

公孫（衝脈）與內關（陰維脈）

足臨泣（帶脈）與外關（陽維脈）

附上表：臟腑之特定穴位表。

在練養氣功的過程中，對患者辨證施功，因人因病配合特定穴位進行自我按摩和健身錘治療，對袪病強身起著極爲重要的作用。

67. 問：古人是怎樣論述六字訣的？

答：古人對六字訣的論述很多。我所見到較早期的是梁代陶弘景著《養性延命錄》。它說「凡行氣，從鼻納氣。納氣一者，謂吸也，吐氣六者謂吹、呼、嘻、呵、噓、呬，皆爲長息吐氣之法，時寒可吹，時溫可呼，委曲治病，吹以去風，呼以去熱，嘻以去煩，呵以下氣，以解結。」這裡說明了用長息法吐氣念字可以治病。且談到每個字的主治病症，隋唐佛教天舌宗大法師智顗在《童蒙止觀·治病第九》中說用六種氣治病者，即是觀能治病，何爲六種氣？一吹、二呼、三嘻、四呵、五噓、六呬，此六種息，皆於唇口之中，想心方便，轉側而作，綿微而用。頌曰：

心配屬呵腎屬吹，

脾呼肺四聖皆知，

肝臟熱來噓字至，

三焦壅處但言嘻。

這裡不但告訴我們以唇吐氣念字治病的方法，而且提出每個字主治五臟疾病的配屬關係。

後來唐代孫思邈，元代邱處機，明代龔廷賢、冷謙等人和《太上老君養生訣》、《夷門廣牘》、《遵生八箋》、《紅爐點雪》、《勿藥玄詮》、《醫學衷中參西錄》等書，對「六字訣」都有論述。而且談到治病效果說「當日小驗，旬日大驗，年後百病不生，延年益壽。」

由上可知六字訣是古人千百年的實踐總結，可以治病而且效果顯著。在此值得一提的是陶弘景用「行氣」這個詞同長沙馬王堆出土的《行氣玉佩銘》聯繫起來看，那麼六字訣行氣的淵源可追溯到二三〇〇多年以前。

68 問：六字訣與儒、釋、道三家有什麼關係？

答：六字訣有悠久歷史，是我國古代流傳下來的一種養生方法。俗話說「不爲良相，必爲良醫」，相多與儒相聯，儒與醫更是不分，醫有「氣化論」講吐故納新。秦漢的《呂氏春秋》中就有關於用導引呼吸治病的論述。《莊子•刻意》篇中說：「吹呴呼吸，吐故納新，熊徑鳥伸，爲壽而已矣。」陶弘景是道家南北朝時代名醫，他發明了長息法，他在《養性延命錄》一書中說：「吸氣有一，吐氣有六，納氣一者謂吸也，吐氣六者謂吹、呼、嘻、呵、噓、呬皆吐氣也。」隋代智顗是佛教天台宗創始人，將六字訣引入佛門。

六字訣養生法，能調理五臟六腑的氣血，使它流通旺盛，既可以治病，又可以防病，是我國醫學寶典中的重要內容之一，歷代醫學文獻對它都有不少論述，孫思邈的《千金方》，汪昂的《醫方集解》，龔廷賢的《壽世保元》均有說明。由此可見，六字訣在歷史上是儒、釋、道三家所推崇的。我是跟普照老人學的六字訣，在我幾十年行醫和練功實踐中，深刻體會到養氣功是治病健身的良方。

69 問：六字訣養生法的特點是什麼？

答：①療效明顯。在幾十年的臨床實踐中，用六字訣治好的疑難大症不計其數。治癒的患者，有肝炎、心臟病、腎結石、青光眼、高血壓、低血壓、腸胃炎、氣管炎等。北京建工學院李書鈞老師患心臟病，脈搏每分鐘四四次，醫院建議安起搏器。一九九〇年十二月到馬禮堂養氣功學校學習，練功四個月，脈搏每分鐘提高到七五次，病情趨於好轉。

②簡便易學。六字訣的發聲和口型只要按照漢語拼音聲即可，腹式呼吸要求小腹起伏。實際上，我們正常人在安靜或睡眠時的呼吸都是腹式呼吸（女性一般是胸式呼吸）。導引的動作也很簡單。在氣功師的指導下，一般十小時左右可以掌握六字訣的練習要領。一～三個月左右，就可見到治療效果。

③運用靈活。六字訣運用靈活，可以按順序練習，也可以有針對性地練一個或二個字；既可長期堅持連續練習六字訣，又可以按季節單獨練某一個字；同時還可根據個人身體條件和某種疾患之虛實的需要進行補瀉。例如，北京奉常春先生患虹巷膜結狀體炎綜合症多年，視物有彩圖，眼壓升高，頭痛欲裂，用藥無效。一九九〇年十一月到馬禮堂養氣功學校學習，每天著重練六字訣四小時以上，重點加練噓字功。一九九一年三月二一日去醫院複查，醫生診斷爲「眼底非常好，未見異常。」

④不出偏差。練功的人只要按照要求去做，純任自然，毫不用力，由簡到繁，對讀字、口型、呼吸、動作、意念，一步一步地進行操練，循序漸進，就不會出偏差。傳授六

字訣數十年，練功的人從沒有發生任何偏差。

70 問：六字訣治病的機理是什麼？

答：中國醫學認爲自然界「五運六氣」的變化，影響著人的生理和健康，人的身體是受四時之冷熱乾濕和五行之生剋的影響。如春季易生肝病，是因爲自然界陽氣上升，人的肝氣上亢；秋天呼吸系統容易生病，是因爲秋氣蕭條，人的肺氣虛怯。所以應注意按季節鍛鍊身體。

我們的臟腑又同木、火、土、金、水五行的生剋制化聯繫在一起，所以練功的順序一般應按五行相生的順序進行，但又要依據個人身體的虛實，再加以相生相剋的重點練習。

臟腑的內部活動和經絡運行，受到人體內外的不同作用力的影響，而呼氣時用不同的口型可以使唇、舌、齒、喉產生不同的型狀和變化，從而造成胸腹內部不同的內在力，影響著不同的臟腑。古人從長期實踐中總結出「噓、呵、呼、呬、吹、嘻」六個字的口型分別影響肝、心、脾、肺、腎和三焦。呼氣時又用意念和動作導引體內氣血循經運行，從而取得治病延年的效果。

總之，六字訣是用六個字的不同口型，按五行相生相剋的理論，應四時之變化，以呼吸，動作，意念的導引，達到疏通經絡，散毒解結，調整虛實，修殘補缺，調和氣血，平秘陰陽，祛病延年的目的。

71. 問：為什麼練六字訣呼吸長短要強調順其自然？

答：近來有不少熱愛六字訣的同志來信反應，他們見到某雜誌上登載的文章稱：六字訣呼氣念字是瀉，念字吐氣不能過長，長則瀉氣；病好了不應該再練，再練則氣傷。還引用了不少經典著作的詞句，似乎言之有物，說之有理。安徽姚乃國提出了相反的疑問。他說：「我本人因病練六字訣，不到百日，病告痊癒，每日堅持練習，至今四年，身體日强，精神充沛，做事耐久而不疲，睡眠少，而思考清晰，記憶力增强。」

我過去在《武林》、《武術健身》上曾談過六字訣的補瀉問題。在《老人天地》一九八四年二期《六字訣》一文中曾明確說出：六字訣吐納法，是呼出臟腑之毒氣，吸入天地之清氣，爲了吸入天地之清氣，必須呼出臟腑之毒氣，吐故才能納新，濁氣吐不盡，則新鮮之清氣不能盡情地吸入，其理由如下：氣血，在經絡中運行，好像灌溉田園溝渠裡邊的水一樣。水在溝渠流行，遇到坑窪必須流滿才能前進；遇到阻礙，必須沖開才能通過，這就是虛者自然會補，實者自然要瀉的自我運行療法。

也就是孔子所說：「率性之謂道」，老子所說：「道本無爲」的至理。我常對病員講，六字訣念字吐氣之時，閉口納氣之時，不要用意。呼吸之長短，要順其自然，不加人爲的勉强。這就是孔子講的「率性」，老子講的「無爲」。去年我有一個學生寫六字訣辨證法，說什麼呼長爲瀉，吸長爲補，停而再作，實者應呼長，虛者應吸長等。我對他進行批評，書應焚燒，不能出售。結果張家口有個姓張患者練六字訣病已痊癒，回家休養，見到某生之書，以爲新見解，習之一月病復發，來京見我哭訴。五月間昆明來兩病人，習某生之法，而心臟病發，爲此，對這一問題有重複講述之必要。

六字訣練法，虛者自補，實者自瀉，不必自作聰明，加上長短呼吸。孟子云：「氣猶水也，盈科而後進。」這已經說明，某臟腑之虛者，不必著意而自然補足了。六字訣養生法其所以優於其它功法之處，就在於率性無爲。因爲五行之生剋制化規律是自然運行，呼吸長短是根據患者之病勢，病程之長短，病人之體質，天時地利，在無爲率性之中自然運行，不必加人爲的勉强。

一加人爲之勉强，呼長則瀉多，而氣短傷身；吸長則脹滿而壅阻，進而成痞塊症瘕，氣停則氣滯血淤。

實踐是檢驗真理的標準。在幾十年來養氣功的臨床實踐中可以證實，六字訣練的時間越長，身體越强壯，並無不好之處。希望有病的人嘗試一下，更不要被某些人坐在沙發上所作的文章所害，而誤人歧途。

72　**問：六字訣可以隨意顛倒字序嗎？**

答：根據中國醫學五行生剋之理論，六字訣是用噓字功治肝病，呵字功治心病，呼字功治脾病，呬字功治肺病，吹字功治腎病，嘻字功理三焦之氣。噓、呵、呼、呬、吹、嘻之順序；春夏秋冬四季之順序，是陰陽變化之自然規律，不宜變更顛倒。六字訣治五臟之疾患，按人身機體上之生理變化發展過程安排的。顛倒之，則違反了自然規律。以大氣運行之規律而論，肝屬木，味酸，木旺於春，當春季到來，陽氣上升，念噓字可以散胸中之塊壘而肝氣能疏。肝爲心母，爲腎子，所以練完噓字養肝之功，順序練呵字功。心屬火，味苦，旺於夏季，當夏季到來時，心痛易復發，念呵字可以降心火補心氣。心爲肝子，爲脾母，所以練完養心之呵字功按順序練養脾之呼字功。脾屬土，味甘，旺於四季，治脾用呼字導引，能袪脾胃積聚風邪毒氣，又能消食。脾爲心子，爲肺之母，所以練完呼字功接練養肺的呬字功。肺屬金，味辛、秋季當令，治肺用呬字導引，能去肺臟積勞，培補肺氣，腎屬水，味鹹，冬季當令，當冬季來臨，腎病易復發，念吹字可以去寒固腎。腎爲肺之子，肝之母，呬字功做完，即練補腎的吹字功。嘻字功理三焦之氣，補養五臟。

三焦經作用重要，總司人體的氣化，是水穀精微生化和水液代謝的通路。念嘻字時，面帶笑容，發出中和之氣，三焦之氣自然通暢。五臟六腑、毛髮皮膚都能得其濡潤而煥發生機。所以六字訣的六個字要按次序練習。就是五行相生，我們在臨床上，應用幾十年都收到了可喜的效果。

73. **問：練六字訣呼氣時意領陰經上升的道理是什麼？**

答：六字訣係採用踵息法，呼氣時足跟著意，足心虛起，足三陰經得以舒展。這本身就是疏通經絡，調和氣血。一般說經絡的運行是呼氣時陰經之氣升，吸氣時陽經之氣降，實際氣血在經絡內的運行猶如江河之水，始終是周流不息的。

六字訣前五個字，要求呼氣以意領氣陰經上升，是在自然上升的基礎上再用意念給它一個力量，起個促進加速的作用，嘻字功要求呼氣時意領氣血從膽經到三焦經，這時意念同經絡運行的方向是相反的。所以這樣，一是貫徹踵息法的意思，二是從意念上給氣血的運行一個反作用力，當意念一放鬆時其順行的力量克服了反作用力之後，得到一個更大的衝擊力，如此，更有利於理三焦之氣。

74. **問：六字訣為什麼能治病？是怎樣調養臟腑？**

答：六字訣是我們勞動祖先總結出來的治病良方。

①它是用不同的口型發音，調動不同的臟腑經絡氣血的運行，通過腹式呼吸，使氣血

在運行的正常軌道中加强其活動能量，促進臟腑的新陳代謝旺盛起來。虛者補之，實者瀉之，壅塞者通，結集者解，有毒者消滅，達到水火既濟，陰平陽秘之境界，則諸病盡消。

②念不同的字則通達某一個不同的臟腑，這是勞動祖先治病救人的經驗，它可以疏通經絡補養内氣——真氣，使各個臟器都能得到調養。

從古至今的治病實踐證明，它是可治病强身的，若從物理、生化上解釋它如何治病，這是有待於自然科學工作者和氣功科研工作者的共同努力。

75. 問：為什麼「噓」字功、「呬」字功意念導引的路線一樣？「呵」字功、「呼」字功意念導引的路線一樣？

答：經絡學說在中醫學中有很高的實用價值，《靈樞經脈》說「經脈者所以決生死，處百病，調虛實，不可不通」，可見經絡通暢是非常重要的，「六字訣」可以溝通經絡，調暢氣血，促使肌體各部之間的生理功能趨於平衡，從而達到治病健身的目的。

手足三陰、三陽，十二經脈，是人體氣血運行的主要幹線，它的循行分布有一定的區域，有一定的流注順序，有一定的走向和交接規律，内外上下循環貫注，首尾銜接，如環無端，「噓」字平肝，「呬」字補肺，足厥陰肝經上行與手太陰肺經銜接；「呼」字培脾，「呵字補心，足太陰脾經上行與手少陰心經銜接。「六字訣」意念導引線就是按照這個經絡循行的路線進行的。它是由經絡的流注順序，陰升陽降的走向和交接規律決定的，這是人體的生理現象。

76.問：六字訣的各個動作是根據什麼道理安排的？

答：六字訣的各個動作是根據我們祖先在臨床治病的實踐中，總結歸納出來的，是按照各臟腑的生理功能安排的，目的是爲了疏通經絡，調和氣血。簡單地說，讀噓字時，從急脈循肝經的路線上行，然後手臂向左右展開，是按肝主藏血調血的功能，木喜條達疏泄，調整血流量的原理安排的。讀呵字時，取心火下降以濟腎水之理，因而用兩手向下導引。讀呼字時，取脾統血主升降、運化之理、用兩手反覆上下加强運化。讀呬字時，取肺主肅降，疏展胸腔之理，用展臂擴胸的動作，而兩臂自然下落，又起到肺氣入大腸並導引陽明胃氣下降的功能。讀吹字時取雙手抱膝固腎腰之理，運化命門之火，下蹲之勢促進氣之下沉，而起心腎相交，水火既濟的作用。讀嘻字時，取雙手托天理三焦之理，引少陽之氣上下往復鼓蕩，使臟腑之氣充滿全身，促進各臟腑氣血旺盛流通。

77.問：六字訣口型不準確影響治病效果嗎？

答：六字訣是通過念噓、呵、呼、呬、吹、嘻六個字發音不同，而唇、齒、喉、舌的用力點不同，從而造成胸腹部不同的內在力，牽動不同臟腑的經絡氣血。不同的口型發音引起不同的臟腑發生共鳴，如此久練即可疏通相應臟腑的經絡，促進其新陳代謝，加强其活動能量，從而使相應的臟腑得以濡養。這樣就可起到通淤導滯，散毒解結的作用。可見，口型不準確勢必影響六字訣的治病效果。所以在練六字訣時，一定要準確地掌握口型，可以對著鏡子反覆練習、體會。

78. 問：初學六字訣為什麼要出聲？

答：六字訣的練習，有的古人說：「出聲勿令耳聞，」這就是說練六字訣時不宜出聲。據我幾十年的臨床經驗認爲，初學時一定要出聲，這樣可以使氣通順，通過發音正確掌握口型。六字訣是以不同的聲音和氣流，影響不同的臟腑達到治病健身之目的，因爲練字的口型不一樣，唇、舌、齒、喉、開口、合口、半合口、半開口都有很大的區別。正因爲這種不同的念字口型，才能區別我國五聲音階上的角、徵、宮、商、羽，配合肝、心、脾、肺、腎五臟的關係。不發聲則没有五音，就没有口型，那就失掉了六字訣養生法的治病效能。我在臨床應用時，曾分別試驗，發聲的比不發聲的收效快，所以就決定初練時要發聲，發聲時口型容易掌握。我給它起名叫風呼吸。到口型正確，腹式呼吸練熟了，自然呼吸深長，由胸腔深入小腹丹田之內，真氣調動起來，水到渠成，就不期然而然地不出聲了。一般說來，半個月或一個月就不出聲了。這時會感覺到有一種氣流通行上下，有的感到熱，有的感到涼，有的感的麻脹，有的感到輕鬆。

不出聲的呼吸更自然，入靜的程度更好，所以最後還是不出聲爲宜。出聲與否不涉及補瀉問題。

79.問：練六字訣在一年四季中是否應有所側重？

答：人與自然環境是息息相關的。一年四季節氣的變化是外界環境的一個主要方面，對人體的生理功能、疾病變化均會產生巨大的影響。人體必須與外界的環境變化取得協調統一，才能保障身體健康不生病。

人順應四時節氣的內容很多，其中最首要的是必須順陰陽四時的變化調養五臟。即隨春生、夏長、秋收、冬藏來調養肝、心、脾、肺、腎，使肝氣條達，心氣溫煦，脾氣升提，肺氣宣降，腎氣固攝。

唐代百歲名醫孫思邈一生喜練六字訣，在他所作的衛生歌中，就有一部分是關於六字訣與季節關係的歌訣，總結了他在四季中練此功法有所側重的依據。這段歌訣的內容如下：

春噓明目木扶肝，

夏日呵心鄉自閑，
秋呬定收金肺潤，
冬吹益腎坎中安，
嘻理三焦除煩熱，
四季常呼脾化餐，
切忌出聲聞耳內，
方知功效勝靈丹。

80 **問：六字訣是補還是瀉？**

答：在文獻和其他氣功家的著述中，有的說六字訣養生法是補，有的說六字訣養生法是瀉，各執一詞，莫衷一是。在我多年用氣功治慢性病的有效病例中，證實了六字訣養生法是補氣而不是瀉氣。醫學典籍中說：「隨而濟之爲補，迎而奪之爲瀉」，我個人在針灸臨床上也有親身的體會，所以在循經導氣，針體出入之時，特別注意其迎之勢，否則難收其理想的效果。有的醫學家所謂瀉者，是指治標而言，當正虛邪實之際必先瀉除實邪，而不是瀉其正氣。實際上瀉實邪必需建築在補正氣之上。

因爲氣血循行於經絡隧道中，就像井水流注於灌溉田園的溝渠中一樣。流行到某一個地方發生了障礙，壅阻不能暢行，則發生病變。初見之變，疼痛難忍，歷時既久，則迂迴緩慢沖流過去，悖逆積累成丘，則影響到正常氣血之流通，在機體上就發生病灶。

水流遇阻障就緩慢，或淵泉水少而流勢小弱，益其流而暢其行，暢就是隨而濟之爲補的醫理。晉代養生家葛洪云：「療未患之疾，通不和之氣。」宋朝醫書《聖濟總錄》云：「……其有宿疾，但用意並注之患處，不過三五日必癒。若四肢有患，亦可想以意治之，其病遂散。」唐朝著名文學家韓愈說：「氣，水也……水大而物之浮者大小畢浮。」因爲氣能推動各組織器官的機能活動。氣盛則血行旺，白細胞有殺滅毒素細菌的功能。

近年來，氣功可以殺滅病菌，已有了科學證明。練六字訣養生法，補養氣血消滅病狀，使患者很快恢復健康，這是不容否認的事實。

養氣功，顧名思義是補不是瀉。因爲人活到四十五歲以後血氣逐漸衰退，正常的生理功能都如此。如果久病體虛的患者，病程遷延，痛苦折磨，體力日趨於衰弱，精神日見萎靡，顏色日見其枯萎，破壞了無數組織細胞，身心各方面，早已進入了衰老的境地，極需要養氣補血，決不能再用瀉的功法。

六字訣養生法是朝夕伴隨的保健身心之術，與飲食同等重要。千餘年來，儒醫臨床總結出來的保健方法是補氣養氣，而不是瀉氣。用在治病上，也只是扶正去邪，決不是瀉氣損害真元。

81. **問：臨床中怎樣用六字訣補瀉？**

答：六字訣補瀉與中醫用藥和針灸按摩的補瀉有所不同。氣在經絡中循行，猶如水在溝渠中流動一樣，水流受阻則緩慢，淵源水少則流勢弱小，如果人體中氣血不足，但通過六字訣的鍛鍊，人體內真氣充足，達到無結不能解，無堅不能摧的境界，自然氣滯得行，血淤得通，病灶也逐漸消失。

六字訣可以說是先瀉後補。欲補正氣，必先瀉邪氣，邪氣瀉除，正氣自然流入。念字開口吐氣是瀉，閉口舌頂上腭吸天陽之氣就是補。所以說，每個字都有補瀉。然而這種補瀉並非簡單的呼吸，而是通過練功使真氣充盈起來而實現補瀉的。

六字訣之順序是五行相生，木生火，火生土，土生金，金生水，水生木。念噓字補肝也能補心。因爲肝爲心之母，念呵字補心氣之不足，也能補脾，因爲心爲脾之母。依此類推。最後用嘻字收功，嘻是調三焦之氣，可以起到綜合平衡的作用。

82 **問：三焦在人體中的作用是什麼？**

答：三焦經之重要作用是總司人體的氣化，是水穀精微生化和水液代謝的道路。上焦是指胸腔部位，包括心肺。上焦的主要功能是宣發積於胸腔內的宗氣。

中焦是指胃上口至胃下口的腹中腔，包括脾胃，它的蒸化津液，把營養物質通過肺液的傳化作用以化生營氣，營養全身。

下焦是指小腹部位，包括肝、腎、大腸、小腸、膀胱，所以下焦的功用是主出，分別清濁，排泄大小便。

念嘻字時，面帶笑容，發出中和之氣，三焦之氣自然通暢。五臟六腑、毛髮皮膚都能得到其濡潤，煥發生機。所以，六字訣的六個字要按次序練習，就是五行相生。我們在臨床上，應用幾十年都收到了可喜的效果。

83. 問：古人是怎樣論述洗髓金經的？

答：洗髓金經相傳是達摩老祖所授，至今尚未見到真本。只在一位朋友家見到過明代的手抄本，可是跡近虛玄，不易理解。我看到過一些前人的論述，但沒有直接論到「洗髓」二字，而其內容同我們現在練的「洗髓金經」極其相似。下面抄錄幾段：「每夜以子後（三更三、四點至五更）披衣起（在床上擁被坐亦可），面東若南盤足，叩齒三十六通……然後以左右手熱摩兩腳心（此湧泉穴上徹頂門氣訣之妙）及臍下腰脊間，皆令熱徹（徐徐摩之使微汗出不妨，不可喘促爾，次以兩手摩熨眼、面、耳、項，皆令極熱，乃按捉鼻樑左右五～七下，梳頭百餘梳，而臥熟寢至明）」（《東坡全集》十二論《上張安道養生訣論》）。

宋人蒲虔貫註釋《保生要錄》中說：「手足欲其屈伸，兩臂左挽右挽如挽弓法，兩手拓石如拓石法，兩臂左右前後輕擺，頭頂左右顧，腰胯左右轉，時俯時仰，兩手掌相摩令熱，掩耳摩面」。叩齒三十六遍，以集牙神，舌爲攪海內外三十六遍。雙目隨舌轉運，舌抵上腭，……次將大指擦拭目十四遍，去心火；擦鼻三十六遍，潤肺；擦耳十四遍，補腎；擦面十四遍，健脾。雙手掩耳鳴天鼓……」。明人汪昂《勿藥玄詮》中說：「披衣起坐，叩齒集神，次鳴天鼓，依呵、呼、呬、吹、噓、嘻六字訣，吐濁吸清，按五行相生，循序而行，徹夜來蘊鬱邪氣，隨便導引，或進功夫，徐徐櫛沐，飲食調和，面宜多擦，髮宜多梳，目宜常運，耳宜常凝，齒宜常叩，口宜常閉，津宜常咽，氣宜長提，心宜常靜，神宜常存，背宜常暖，腹宜常摩，胸宜長護，囊宜常裹，言宜常簡默，皮膚宜常乾沐。」古人鍛鍊內容與洗髓金經大體相同，所以我認爲洗髓金經的內容也是有悠久歷史的。

84 問：洗髓金經的特點是什麼？

答：除同六字訣的共同特點外，洗髓金經的特點還在於把調整呼吸、按摩穴位、活動筋骨三者有機地結合起來，以肢體的活動導引氣血之流動，具有調整陰陽、修殘補缺的作用，氣感快而祛病易。六字訣著重於吐納，先呼後吸，洗髓金經則注重導引，先吸後呼，二者相輔相成。

我們通過六字訣的鍛鍊，吸入天陽之氣充滿在經絡裡邊。通過洗髓金的鍛鍊，加强某一局部的動作，可以治某一局部的病變。後者注重揉搓摩按的活動和肢體的屈伸俯仰，它的氣有的按經絡的通路走，大多數不是按經絡的通路走，而是活動某一地方，意念就注意某地方，關節活動於外，髓液活動於內，筋肉氣血都應之而動，從而使氣血暢流於各組織器官中，起著祛病健身的作用。

85. 問：洗髓金經治病的機理是什麼？

答：洗髓金經是把穴位按摩、循經導引和肢體活動統一爲一體的功法，並配合呼吸（順腹式）可起到疏通經絡、通利關節、調整陰陽之作用。《抱朴子》說：「療未患之疾，通不和之氣，動之則百關氣暢。」全身肌肉關節都活動起來，經絡之末梢得以疏通，可收到骨健筋柔、髓健腦充之宏效。腦氣充而心聰，心聰而指揮靈，這樣的活動，可以內養身，外祛邪。

86. 問：六字訣和洗髓金經兩套功法內在聯繫是什麼？

答：六字訣是通過六個不同口型的發音，牽動不同臟腑之氣血，從而達到調整五臟六腑陰陽，疏通經絡，旺盛血行，扶正祛邪，消滅病灶之功效。而潛藏在各骨縫、筋肌穴孔中之病邪，如果只靠臟腑中產生的正氣逐漸消洗，那需要較長的時間。洗髓金經是把調整呼吸、按摩穴位和活動筋骨，三者有機地結合起來，以肢體的活動導引氣血的流行，具有調整陰陽、修殘補缺的作用。

練洗髓金經，氣感快，而祛病易，能夠將潛藏在骨縫筋肌穴孔中的病邪盡快清除。所以說：六字訣和洗髓金經，二者是相輔相成的，共同構成養氣功的基本內容。

87. 問：太極功的來源是什麼？

答：太極功是我整理創編的一套功法。我在幾十年演練研究太極拳、形意拳、八卦掌等內家拳的基礎上，並根據運用中醫、太極原理的臨床實踐經驗，總結武術、氣功之精華，加上自己的體會，創編了這套行之有效、祛病健身、延年益壽之功法。這種功法經多年實踐證明，能對神經、心血管、呼吸及消化等系統產生良好的影響，從而達到健身强腦、修殘補缺、扶正祛邪之實效。

88. 問：太極功的特點是什麼？

答：太極功的特點有以下幾方面：

①體現動靜兼修。形體動而頭腦靜，無極的靜而生太極的動，動中求靜，精一執中，精神內守，使大腦皮層得到抑制性的保護。

②滲透「人與天地相合」的理論。飲地陰領氣上升，吸天陽沉氣下降，以天地之精氣補養人的氣血。

③運用五運六氣，經絡論和陰陽五行轉化的原理，要求做到以意領氣，以氣引形、意氣相隨。根據十二正經奇經八脈之走向，隨動作的陰陽虛實，起落翻轉，左右運行，上下貫通，升降開合，陰升陽降，陰收陽發，開源導流，以動引氣，以氣推動肢體，意到而氣力隨之。

④要求呼吸和動作緊密配合。以呼吸結合動作導引之術，吸引、呼發，氣爲元帥，手足爲兵丁，氣盡而式成。即以氣支配動作。呼吸由快而慢。深、細、勻、長，逐漸使肺活量加大，代謝旺盛起來，致中和參天地之化育，守寧靜而氣血流通。無論任何招式，都與呼吸配合，一動無有不動，「一以貫之」。從而收到整體治療强身之實效，扶正袪邪之目的。

陶治性情，坦蕩胸懷，消除塊壘，使浩然之氣常存，溢於面則色潤神豐，盎於背則軀幹健壯，施於四肢則動作敏捷。而不是計較於形式招數之間。

⑤動作要純任自然。但是，手、眼、身、法、步五個關要一絲不苟，一氣呵成，勿使

中斷。要柔和緩慢，氣貫四梢（人的血肉筋骨末端叫做梢，毛髮爲血之梢，舌爲肉之梢，牙爲骨之梢，指甲爲筋之梢。另有一說，四梢爲四肢之梢節）。虛實轉化，陰陽變幻，上虛下實，剛柔相濟，柔中寓剛，使中和之氣發而至剛，達到無堅不摧之境地。要做到內三合（心與意、意與氣、氣與力），外三合（手與足、肘與膝、肩與胯），誠於中，形於外，以達到內外兼修，完整如一之目的。

⑥擇取太極拳和行意拳中簡而易學、動作姿勢與呼吸能配合的幾個式子，讓它爲氣功服務。這種有節奏的活動，能健身強腦，修殘補缺，收效較快，真正體現了練精化氣，練氣化神，練神還虛之精微理論。

真氣循行於經絡隧道之中，通過肢體活動、姿勢導引，可以改變血流量，促進新陳代謝，能使全身各個器官極細微的毛細血管，都得到擴張與通調，組織細胞就會發生變化更新。淤者通，結者解，木者活，硬者柔，意亂者安，心煩者靜，融太極行意於一爐而出新，式子便於推廣普及。

89. **問：練太極功前為什麼最好先做洗髓金經？**

答：太極功與其它武術、體操運動不同，定式也好，動式也好，全身肌肉都要求放鬆，連骨骼肌肉也要使之鬆弛毫不用力，在行動之前，要求人體脊柱呈自然形態直立，使頭、軀幹、四肢等部位都進行放鬆舒適的活動。所以，我們在練太極功之前，往往先做洗髓金經，以活動筋骨關節。全身鬆弛自如，真氣才易於流通。

90. **問：練太極功時鬆腰的意義？**

答：在練太極功時，身體要中正安舒，不偏不倚，支撐八面。《拳經》云：「刻刻留心在腰間，腹內鬆靜氣騰然。」又云：「腰爲一身之主宰。」這都說明腰脊對健身的作用。脊是督脈循行之途徑，脊正直鬆弛，大氣由會陰穴直轉長强穴上升泥丸宮穴，腹部有意識地向下鬆沉，以幫助大氣的運行。腰鬆弛則進退旋轉，虛實轉換靈活自如，無往而不適，意氣相隨，一氣呵成。

91. **問：太極功行氣指導原則是什麼？**

答：「生之謂道，陰陽呼吸」，由此而生太極。太極起式，形判陰陽，輕清上浮者爲天，重濁下凝者爲地。陰氣上升，陽氣下降，陰陽調和，水火既濟。吸氣時，足三陰經之氣上升，由足三陰轉注手三陰；呼氣時，手三陽之氣下降，轉注於足三陽直趨趾端，此乃陰陽轉化之理，也是太極功行氣指導之原則。

92 **問：太極功為什麼要採用逆腹式呼吸？**

答：太極功係採用逆腹式呼吸。吸氣時收腹提肛，呼氣時小腹自然放鬆隆起，這種呼吸方式，適合動作的要求與生理需要，能提高排濁量和吸清量，使膈肌與腹肌的力量加强，加大腹壓的變化，改善腹腔的血液循環，減少體內淤血；同時，易於做到氣沉丹田。行功日久，則小腹有氣團結成，有助於發力，用於强身功效顯著；用於技擊，發動自然而凶猛，因此太極功的逆腹式呼吸對健身防身都有益。

93 **問：太極功與太極拳的區別是什麼？**

答：太極功是我在研究數十年太極拳的實踐中提煉出來的精髓，是根據太極原理對生理病理的作用，把武術與氣功的精華結合起來，以祛病延年的方法，是在五十年代根據李燭塵、黃炎培等諸位先生治病健身需要而編成的。幾十年的實踐證明，太極功對治病健身療效顯著。太極功與太極拳的共同特點是：⑴輕鬆柔和；⑵連貫均勻；⑶圓活自然；⑷協調完整。

太極功與太極拳的不同點是：

①太極功體現動靜兼修。靜中有動，動中求靜，精神內守，使大腦皮層得到抑制性的

保護。

②太極功滲透「人與天地相合」的理論。飲地陰領氣上升，吸天陽沉氣下降，以天地之精氣補養人的氣血。

③太極功運用五運六氣，經絡論和陰陽五行轉化的原理，要求做到以意領氣，意氣相隨，以氣推動肢體，意到而氣力隨之。

④太極功要求呼吸和動作緊密配合。以氣支配動作，由快而慢，深、細、勻、長，逐漸使肺活量加大，代謝旺盛起來，達到扶正袪邪之目的。而不是計較於形式、招數之間。

⑤太極功動作純任自然。但是，手、眼、身、法、步五個關要一絲不苟，一氣呵成，勿使中斷。要柔和緩慢，氣貫四梢。虛實轉化，陰陽變幻，上虛下實，剛柔相濟，柔中寓剛，使中和之氣發而至剛，達到無堅不摧之境地。要做到內三合，外三合，誠於中，形於外，以達到內外兼修，完整如一之目的。

⑥太極功擇取太極拳、行意拳中簡而易學、動作姿勢與呼吸能配合的幾個式子，動作柔和易練。這正是太極功之真締，而不是太極拳之簡化。

94　**問：是否可以同時練幾種功法？**

答：當前各派的氣功百花爭豔，在爲人類健康長壽的征途上各顯神通，各有自己的練法和獨到之處。一個人如能選擇適合自己情況的功法，認真練習一個時期，又練得得法，無論是治病或健身方面，都會有裨益的。有些人在練功上常見異思遷，見人家練這個好，馬上就學這個；見那個功法不錯，馬上又改學那個，結果哪個功法也沒學到手，還造成了損壞身體健康的結果。

我所講的氣功是養氣功，也稱內養氣功。這種氣功泛指儒、釋、道三家大同小異的各種養生健身之術。這些功法雖有動靜形式的差別，而調息養神，練神還虛，如出一轍。有些練功者，隨著氣功功理功夫的長進，萌發了探索氣功奧秘的願望，產生了進一步了解和學習氣功法的要求。

這時可以再選練一兩種新的功法，並把幾種功法有機地結合起來供自己研究使用。但是要注意功不能練雜，要有重點地練一種。選擇新功法的原則有兩條：一條是，根據學功的目的，明確是以研究爲主，還是以健身爲主；二條是，根據自己的年齡、體質等情況，無論選學哪種功法，都要做到鬆、靜、自然。如果離開了鬆、靜、自然，那不是氣功了。

95. **問：用養氣功治病是否還需吃藥？**

答：養氣功能治病，已普遍爲群衆所認識。氣功治病（指自己練功）是通過練功進行自身的三調（調心、調息、調身）來激發和調動自身的潛能，使人體的陰陽達到平衡，氣血調和，經絡通暢，達到能祛病健身的目的。藥物治療疾病則是通過藥物的生物化學作用來調節人的生理機能活動。

如果藥物對症，堅持按醫囑服藥，同樣能達到除病的目的。二者途徑不同，但卻異曲同工。氣功鍛鍊雖好，但也並非萬能，不能包治百病。藥物治療（包括中、西藥）雖有一定副作用，但必須服藥時，還是要服藥的。任何事物都有兩個方面，不能把它絕對化。關鍵在於個人要根據實際情況合理利用。目前來看，練功者大多數都有不同情況的慢性病史，練功前都經過一定藥物治療過程。那麼，在練功後是否還要繼續服藥呢？就我多年的臨床實踐來看，結論是功要練，藥也得服。

練功初期，藥還是按原來要求服用，不要減量，更不能馬上停藥。因爲初練時氣功還不能馬上見效，還需要藥物來控制病情，減藥或停藥可能導致病情惡化。待練功百日後，功夫有所長進，病情有所好轉，可減量服藥，一天三次的可改爲兩次，每次三片的減到兩片，有些病要聽醫囑，不可擅自減量。

這樣再經過一段時間，逐漸把藥量減少，以至最後停藥，再進一步氣功鍛鍊徹底治療。即使病癒後也不能停止練功。應把氣功鍛鍊作爲生活的需要，以鞏固療效，健身強體。從不減量至減量，以至最後停止服藥的時間長短，完全取決於每個人練功是否得法，保養是否得當，減藥是否適度而定，不能强求一致。

96. 問：練功時雙手重疊為什麼男女左右手的放法不同？

答：練功時雙手重疊放到腹部，是要使手心的勞宮正好對準腹部的丹田穴。丹田穴又稱氣海，被譽爲「性命之祖，生命之源，五臟六腑之本，十二正經之根，陰陽之會，呼吸之門，水火交會之鄉」（見《大成提要》）。練氣功時把手放置於丹田穴，使氣歸丹田，真氣升華，推動氣血之運行。

雙手重疊時，放在下面的手直接觸丹田穴，起的作用比放在上面的手的作用大，因此應有一定的講究。練功時，男女左右的放法不同，這是根據男左女右的原則決定的。而這個原則是古人練功實踐的總結，與人的氣血和生理有關。根據中國古代哲學中的陰陽學說，世界萬事萬物的屬性都以「陰」或「陽」而論。以天地而論，天爲陽，地爲陰；以晝夜而論，晝爲陽，夜爲陰；以人而論，男爲陽，女爲陰；以氣血而論，氣屬陽，血屬陰；以左右而論，左爲陽，右爲陰。

男子以氣爲主，屬陽，在左；女子以血爲主，屬陰，在右。故有男左女右之説。在臨床實踐中，男女得病與治療側重面也有不同，也證實了男左女右的道理。另外，從練功的氣感上看，一般來講，男子左側氣感強於右側，而女子氣感右側則強於左側。因此對於前人根據陰陽學說從實踐中得出的經驗，練功者應給予重視。故在練功時，應該遵循規定，男子左手放在下面，女子右手放在下面。

97. 問：練養氣功應注意的事項是什麼？

答：①對於養氣功的理論，氣功是什麼？什麼是氣？氣在人體內起什麼作用？氣在機體內如何循行？對這些簡單的問題，應先有個正確的認識，以便在行功時「以意領氣」，不至於盲人瞎馬，徘徊躊躇，產生游離之氣，出現偏差，半途而廢。

②聘請有經驗的氣功導師詳細解釋練氣功的要領，不厭其煩地反覆講解，按部就班，循序漸進，不可急於求成。要使初學練氣功的人由簡而精，自己胸中有數，能夠主動地進行鍛鍊，以達到「學而時習之，不亦樂乎？」的興味。

③要有堅定的信心，認識到養氣功是强健身心，培養道德品質的良方，它是整體治療，在身體上所起的變化，是平衡陰陽，調整氣血，修補臟腑之殘缺，進入康復之境地。初學養氣功的人除了堅持基本功外，應由導師選擇適合自己身體與疾病情況的輔助動作，刻刻留心，時時鍛鍊，正如《尚書》所云：「念茲在茲，釋茲在茲」。它是說，意念注意到某一個地方，要精神貫注，時刻不能離開，決不能見異思遷，隨意亂換功法，好像掘井一樣，一天掘一個，倒不如老死掘一個井，發誓必成，下定決心誓不動搖，精心，耐心終有成功之一日。諺云：「功到自然成。」「一旦豁然貫通焉，則萬物之表裡精粗無不到，

而吾身之全體大用無不明矣！」這是對宋儒養氣功獲得成效的人具體的描寫。就是說學練氣功的人，堅持鍛鍊，等到氣一旦通了，覺得頭腦特別清醒，真氣運行於十二正經奇經八脈、大小絡脈之中，大小周天肢體毛髮無一處不通，無一處不明，全身的生理機能都活躍起來，舒適的妙感不能想像。

④練養氣功的時候如果發現身心有不舒適的地方，就立刻找導師詳談，他會給你正確的指導或糾正。所謂「就有道而正焉」，免致走入歧途，增加疾患。

⑤練養氣功的環境要選擇空氣新鮮的地方，有花草樹木的空曠地方最爲適宜。不過要注意夏日的炎熱，冬天的令風吹刺。空氣流通的室內也可以鍛鍊，要注意安靜。人聲吵雜，車馬聲喧的環境，初學練功的人容易受干擾，影響入靜，也容易受驚嚇而氣奪。

⑥練功前的準備工作。爲了便於入靜，在練功前應該把日常生活的一切事項安排妥善，免致入靜時牽掛其他事務。大小便在練功前排除，衣服領扣、腰帶、腿帶、項鏈都要放鬆，免致影響到氣之運行。

在精神方面，要心情愉快，不要過於興奮，心情急躁，不能在生氣之下練功。要放下一切思想包袱，解除戚戚然小人的胸襟，要坦蕩蕩安靜而舒適。在不過勞、不過飽、不飢餓的情況下進行養氣功鍛鍊。

⑦鍛鍊的時間，需根據個人的體質和病情，自己和導師商定時間長短，不能使身體過

度疲勞。集體操練也不必强求一律，動作也不必强求一致，以盡量盡力舒適爲度。爲了治病，每日可練二、三次，每次半小時至一小時。初學的病人，可由十分鐘逐漸增加，連續呼吸八次，休息片刻，再呼吸八次，最多不超過六十四次。如果爲了保健强身，每日可練二次，每次一小時。如有空閑時間，身心不感疲勞，可以多練，但不可勉强延長時間，要留有餘力，留有餘興。當欲罷不能之時也可以延長。練動靜兼修的養氣功之後，最好練十幾分鐘的靜功，使身心輕鬆到極點，養精蓄銳，爲「破關衝督」作準備。

⑧「安定天君」是練養氣功的第一步，也就是孟子所指出的「求放心」，「心」別號天君，練養氣功首先要使心安定下來。「安而後能靜」。所以道家修煉要鎖心猿拴意馬。求放心使心不外馳，精神集中；「不動心」是自我控制，不受外界之干擾。能夠做到不動心則天君安定，使大腦皮層得到抑制住的保護作用，頭腦輕鬆能夠解除精神緊張，過度興奮的亢進病機。純任自然，使氣血之調整修復順利進行，則邁進了養氣功的大門。

⑨肌肉放鬆。在頭部放鬆之下，進一步要求「肌肉放鬆」，垂肩則肩部肌肉放鬆，墜肘則臂上的肌肉放鬆；拔背則背部的肌肉鬆弛，含胸無挺勁，塌胯則臂上的肌肉放鬆；兩手鬆則氣沉指尖；兩足鬆則氣歸泉底；臟腑鬆則溫潤，關節鬆則流通。通身的肌肉自上下而在覺境中都感到舒鬆到極點，形體真鬆方能入靜，方能消除腦力和體力的疲勞。

⑩安排好生活日程。把練功列入生活日程之內，堅持鍛鍊，身體上就會發生一種自然

的變化，不但疾病痊癒，還可以保證健康，因爲有規律的作息活動，需要通過誠意、正心、堅定、內守、恒心、克己自我控制過程的一些鍛鍊。行之日久，則可以養成「守正不阿」、「工作認真」、「謙虛謹慎」的品質，成爲有高度涵養的人。正如曾子所說：「有若無、實若虛、犯而不校」的聖賢之流。

⑪初練者百日之內節制房事。

⑫要戒煙，喝酒要適量。

三、養氣功的練法

98 問：六字訣練習的基本要領是什麼？

答：練功中掌握了要領有利於提高練功質量，消除練功中不良反應，使練功能沿著正確的軌道順利發展，以期取得良好的效果，六字訣的基本要領爲：

第一、鬆靜自然：在練功中要做到關節肌肉盡可能地放鬆，身體各個部位放鬆了，氣就自然順暢，肌肉筋骨全部鬆開，就自然達到了「氣遍周身不少滯」的要求，鬆是舒展，而不是軟和縮，形體舒鬆，氣自順通，從而達到體鬆、意靜、氣運自然。靜是由定中產生，神不外馳，精神內守，靜了以後才能安心，心安以後才能達到充分發揮調整肌體自然平衡的本能。靜，並不是思想靜止。練功中的要求神不外馳，集中注意力，以一念代萬念，排除外來的一切干擾。不要過分緊張强求入靜，不必向其它方面追求。六字訣是動中求靜，是以動促進靜而收養氣之效，以靜養之氣促進體內血液循環暢旺。

法歸自然。自然就是有規律的運動，運動的協調均衡是自然發展規律的體現，任何物體的運動必須符合於協調均衡的自然規律，才能夠存在和發展。違背自然規律就要發生混亂偏差，以至停止運動而消亡。由於宇宙運動永遠保持整體協調均衡，所以宇宙無始無終，永恒長存。養氣功效法自然，自然必須在靜的條件下才能實現。養生的目的是爲了益壽延年，在日常生活應付事物中，也應注意到「自然」。

《中庸》上說：喜怒哀樂之未發謂之中，發而皆中節謂之和，所以中和之氣就是自然，自然就是均衡。經常保持著生命活動的協調均衡，也就會自然而然地得到益壽延年。鬆靜自然的要領即是練功的過程，又是練功的目的。

第二、呼吸鍛鍊：六字訣是通過調整呼吸來達到吐出臟腑之毒，吸進天地之清的目的，是練功中的重要環節之一，六字訣屬於吐納法。人們的呼吸活動，是由植物神經系統支配的，可以控制和調整。呼吸活動又是對人體生理各方面有著廣泛的影響，通過對呼吸的鍛鍊來達到調整整個肌體的功能，極爲重要。

六字訣是採用順腹式呼吸，吐字呼氣時略提會陰，身體重心自然後移，小腹內收，橫膈上升，使濁氣排除；吸氣時輕合嘴唇，會陰放鬆，腹部自然隆起，加强了呼吸功能。在意識上是主動呼氣，吸氣時自然放鬆，使神經系統做到最大的放鬆。

第三、注意吐字時的口型鍛鍊：臟腑的內部運動和經絡的運行受人體內外不同作用力的影響，而呼氣時用不同的口型可以使唇、舌、齒、喉產生不同型狀和位置，從而造成胸腔、腹腔不同的壓力，影響不同的臟腑。古代養生家從長期實踐中總結出六個字，分別以口型影響著不同臟器的氣血運行，從而取得治病健身的效果。因此在鍛鍊時第一步吐字時要出聲，目的是使口型正確，當口型掌握準確以後再慢慢地由出聲到無聲，即有氣無聲，呼吸勿使耳聞之要求。

第四、導引動作要柔和，並要做到氣盡式成。使動作的快慢與吐氣的速度一致並受氣的支配，做到「氣爲帥、手足爲兵丁」之格言。

第五、在練功的初級階段，不要强調以意領氣或意氣相隨，隨著動作的熟練，鬆靜程度的提高，在明確了經絡的起始運行路線以後，氣感就會在練功中自然產生，就會在精神內守的前提下，隨著吐字，氣就會相依地在經絡軌道中運行，這樣就會水到渠成。這就是太極拳經所謂由著熟而漸悟懂勁，由懂勁而階及神明之理論，所謂「著熟」就是練氣功之呼吸自然，所謂漸悟就是「勿助長」，不要急於求成。這一條戒律要特別注意，求急者反以得緩，所以孔子再三說，率性之謂道，孟子謂拔苗助長之比喻。

99. 問：如何做到鬆、靜、自然？

答：鬆、靜、自然：鬆是肌肉關節放鬆，除去矜持，如肉之欲墜，但鬆而不懈；靜是排除一切雜念，如清空之府，一芥不留，情緒安定，萬籟無聲，一塵不染；自然是呼吸，動作純任自然，不憋氣不努氣，不用力呼吸，動作輕鬆舒適，自然大方與呼吸配合自如。要做到鬆、靜、自然，必須姿態端正，兩足平行與肩同寬，兩膝放鬆似屈非屈，鬆腰塌胯，含胸拔背虛腋，胸內含背自放鬆呈圓狀，兩臂自然下垂，沉肩墜肘，雙目垂簾，屏息體會脈搏之跳動，待呼吸微微綿綿如安睡狀態，再開始練功。

100. 問：預備式的作用是什麼？其要領怎樣掌握？

答：預備式在養氣功中占有很重要的位置。各套功法均從預備式起，所以預備式的要求貫串練功的全過程。

預備式的作用是使練功者進入氣功狀態。我們把人在工作、學習中的狀態稱作常態，把練功時的狀態稱爲非常狀態即「氣功狀態」。

氣功狀態的標誌就是鬆、靜、自然。這裡把氣功狀態概括爲「心靜、氣順、肢柔三個方面。心靜即一塵不染，一芥不留，閉口咽津，視而不見，聽而不聞，四大皆空，直至忘我，氣順即呼無聲，鴻毛不動，微微綿綿，息息調勻，若有若無，直至閉定口鼻；肢柔即動如不動，動中有靜，屈伸柔活，毫不用力，升降開合只覺氣貫四肢，自由活動。

預備式的具體要求是：兩足平行，與肩同寬，站好後就舌抵上腭，懸頂豎項雙目垂簾，兩臂自然下垂，垂肩墜肘鬆腕，含胸拔背虛腋，鬆腰塌胯斂臀，雙膝似屈非屈，腳掌跟著地均勻。完成這些要求的關鍵是用意不用力，掌握好懸頂似有抓住你的頭髮上提，垂肩似肉之欲墜，含胸好似天突穴和兩乳中相連的等腰三角形之中心有收縮之勁，斂臀要有骨盆向前上方蹺起之勢，雙膝的屈直主要是消除平時站立的那個繃勁。

101 問：養氣功的調息是什麼？

答：調息是練氣功的術語，就是調整呼吸。呼吸是真氣運行的動力，練氣功必須從調整呼吸入手。本來生理性的自然呼吸無須人爲的調整，不過因爲後天的生活形式，與客觀條件的損害，使真氣不能暢行，經絡受到阻塞，時而發現氣短力疲，時而發現肌筋麻痛，時而發現頭暈腦脹，時而發現臟腑痛癢，耳目失其聰明，齒髮逐漸脫落，如不加鍛鍊與修補，則不能盡其天年，疾病叢生，更談不上爲人民服務。

調整呼吸，培養真氣，主要是把真氣送入丹田，就是練精化氣，練氣化神的功夫。

呼吸在人體內是一種機械式的活動。當吸氣時胸脇向上向外，橫膈膜下降，這時胸腔擴大，腹腔縮小，小腹會受到壓迫。胸腔和腹腔這種機械式的活動，就把內在的真氣活動起來。足三陰經的真氣隨著吸氣運動而上行。腎經的真氣在吸氣時，沿著腎經之經隧上行入腹，在丹田內沖脈合併，挾臍上行至胸注入心包經，與心氣相交，這就是「腎水上潮以濟心火」，水火既濟，陰陽協調，可以消除百病。同時肝經之真氣上行注入肺經，脾經之真氣上行注入心經，即所謂「肝脾之氣宜升」。而手三陽經真氣也隨著吸氣上行溢於頭面，與足之陽經銜接，所以有「三陽榮於面」的說法。這種循序運行，就是吸氣的循行軌道，合乎生理的要求。

當呼氣時，兩脇向內向下合，橫膈膜上升，胸腔縮小，腹腔擴大，因而胸腔真氣受到壓力，即沿任脈下行入小腹丹田中，即形成「心腎相交以補命火」之勢。這在練氣功的動作中是一個最重要的環節。同時手三陰經之真氣由胸趨於手指，與手三陽相接。足三陽經之真氣由頭走足，與足三陰經相接，這樣構成了經氣的大循環。

一般人的呼吸，每分鐘一五至二〇次，經過鍛鍊以後，每分鐘可以呼吸四次到五次，呼吸的次數減少，肺活動的次數自然也減少了；肺活動的次數減少，就有了充分的休息時間，可使病灶早日恢復。所以練氣功的以呼吸深、長、細、勻爲造詣之淺深作鑒定。

調息時要注意純任自然、毫不用力，因爲把真氣送入丹田，是在呼氣時，真氣順著任脈下行入丹田的生理活動；並不是努力吸氣，强行壓迫它下沉的强制動作。因爲大氣壓與肺內力的關係，呼出多少二氧化碳，大氣就送進多少新鮮空氣，這是順乎自然的呼吸規律。因爲空氣只限於肺中，不能吸入丹田。如果强行壓迫，必然感到憋氣胸悶之感，失去了養氣之益。

102 問：練六字訣做調息動作導引的作用是什麼？其要領如何掌握？

答：調息從字面上講就是調整呼吸。在六字訣中的調息的作用，一是練功過程中用調息恢復預備式，以保持氣功狀態；二是練功結束時用調息收功以促進體內真氣運行；三是初練功者由於未掌握好要領可能出現一時的不適，可用調息消除之。

呼吸是人體生命的一種自然運動。原來生理上的呼吸，因後天生活環境和生活方式的影響，使經絡受到阻滯，大氣不能暢通，時而出現頭暈腦脹，時而出現臟腑痛癢，耳目失真，髮齒逐漸脱落，故必須加以修補。其動作，即手心向下，兩臂向體側慢慢抬起，沉肩、墜肘鬆腕，待腕與肩同高時，然後旋臂屈肘劃弧，指尖相對，手如按球之狀經胸部、腹部自然垂於體兩側，恢復預備式。

調息時，一般採用自然呼吸，舌抵上腭，每個字讀完六次後，做一次調息動作，加練某一個字時，也是做完六次後，做一次調息；如果呼吸順暢自如，加練的字次數多時，也可等某個字加練結束後，再作調息三次。調息不僅可以作爲緩解呼吸的手段，而且它本身具有調整血壓、去火心、安定心神的功效。可作爲六字訣治療疾病的輔助手段。

調息時，足三陰之經氣由足走胸，手三陰之經氣由胸走手；手三陽之經氣由手走頭，足三陽之經氣由頭走足，促進真氣在全身之運行，故借呼吸之勢，引氣歸丹田，實爲「練精化氣」「練氣化神」的一種運化作用。

要注意調息時，呼吸一定純任自然，氣必須是順勢而行，絶不能强制下沉。初學的人，調息採用的是自然呼吸法。

103 問：六字訣的呼吸方法是什麼？

答：六字訣是採用順腹式呼吸。這種呼吸方法就是吸氣時引天空之清氣進入肺中，胸部擴張壓迫橫膈膜下降，小腹自然隆起。先吐後納，以念字爲吐。呼氣時，開口讀字會陰部略提，重心移至腳後跟，用提肛縮腎之力壓出各臟腑之濁氣。

初練時，爲了調整口型，可發出大聲音，待把口型練熟能調動内氣時，則呼氣讀字吐氣如微風，習習不使耳聞。待該經絡中之濁氣吐出，則兩唇輕閉，舌抵上腭，用鼻吸入清新之空氣，開始吸氣的過程，橫膈模隨吸氣之勢向下擴張，小腹隆起，吸氣純任自然。吸氣完可用一個短呼吸稍事休息，再做第二次呼氣讀字，每個字連做六次，做一次調息。

104 問：為什麼練六字訣要先呼氣後吸氣？

答：把意念集中在呼吸上，不僅有利於誘導入靜，而且使意氣相合，促進宗氣的升降出入到吐出臟腑的濁氣，吸進天地清氣，促進新陳代謝過程。爲了吸入天地之清氣，必須吐盡臟腑之濁氣，先要吐故方能納新，濁氣吐不盡，則新鮮之清氣不能充分吸入。

而六字訣功法的作用就是通過吐納疏通臟腑的經絡，達到壅塞者通之，結集者解之，瘟毒者消之，使氣血旺盛，五臟六腑得以充分濡養。梁代陶弘景在《養性延命錄》中稱六字訣爲「長息吐氣之法」。練六字訣時要吐氣後吸氣的道理就是這樣。

有的人在練習時片面理解吐氣，氣已吐盡還使勁吐，猶如牙膏已用完還用力擠似的，還有的怕吐不出來先猛吸一口氣，這些都是錯誤的。

105 問：怎樣正確掌握六字訣腹式呼吸？

答：六字訣是通過口呼氣時，吐出不同的字音來，以吐出臟腑的濁氣，調整相應臟腑的氣血、疏通脈絡爲目的，這是一種呼吸鍛鍊的養生方法，過去叫吐納法。所以練六字訣，正確掌握呼吸方法十分重要。

六字訣所應用的呼吸方式叫「順腹式呼吸」，每次向外呼氣（吐音）時做收腹、提肛、縮腎的動作（三個動作同時進行），吸氣時，唇輕合，舌抵上腭，全身放鬆，小腹自然隆起。這就是六字訣「呼有意、吸無意」之所在。收腹就是腹肌稍用力，使小腹內收；「提肛」就是收腹的同時，將肛門慢慢地收縮起來。「縮腎」就是胯關節的兩側的環跳穴向中間收縮之意；「鬆腹」就是隨氣下沉，小腹徐徐自然鬆開恢復常態，肛門也同時慢慢鬆開。

不要人為地用力向外鼓，更不可做成先吸後呼或做成胸式呼吸。腹式呼吸熟練了，才能做到自然自如。「自然」就是不用力，「自如」就是不著意。天命之為性，率性之為道。「率性」就是純任自然，毫不用力。呼吸的幅度和深度，因人而異，初練者和久病者呼吸可短些。

初練者，尤其是自學者可能會產生胸悶憋氣頭暈等不適之感，這是因為沒有掌握好呼吸的要領。可能是先吸氣後呼氣了，也可能是呼氣緩長，吸氣時又短促過猛不協調，可暫時停止練習，休息片刻，或用自然呼吸的方法做幾個調息的動作，就可以得到緩解。練腹式呼吸要由少到多，由淺入深地進行吐納。

初練者的呼吸可以單練，用預備式進行，或坐臥姿勢進行，然後再加吐音的呼吸。

106　問：什麼是「以意領氣」？

答：氣功鍛鍊的過程，就是用思維意識活動調解誘導和控制生理活動，使人體的內在潛能得以發揮，從而起著推動和激發各臟組織功能活動的作用。也就是平常説的氣功鍛鍊使人體的經絡暢通，陰平陽秘，真氣充盈的意思。思維意識活動（氣功術語叫調心或調肺）是練功成敗的關鍵。思維活動主要指「以意領氣」，意氣相隨。

練六字訣時，用自己的思維意識來誘導和調動氣血，使之在人體自身固有的一定的經絡軌道中運行。例如練「噓」字養肝，用意念由肝經領經氣，轉注於肺經。練「呵」字强心，用意念由脾經領經氣接注於心經。練「呼」字健脾，用意念由脾經領經氣轉注於心經。練「呬」字清肺，用意念由肝經領經氣轉注於肺經。練「吹」字固腎，用意念由腎經領經氣轉注於心包經。練「嘻」字理三焦之氣，用意念經膽經領經氣轉注三焦經，再由三焦經循原路線返回。

練洗髓金經時，是用肢體活動導引氣血流行，意念隨著動作走，有針對性地同疾病作鬥爭。

練太極功時，每個動作是根據十二經脈和奇經八脈的走向，隨動作的陰陽虛實，起落翻轉，左右運行，上下貫通，升降開合，陰升陽降，陰收陽發，開源導流，以動引氣，以氣推動肢體，意到而氣力隨之。

練中老年保健功是將動作導引、經絡按摩、意念活動結合在一起，以促使十二經脈暢通無阻。

107　問：練六字訣怎樣「以意領氣」？

答：六字訣的「以意領氣」，就是在精神內守、肌肉放鬆的前提下，隨著每一次呼氣讀字，用自己的意念，按每個字要求的經絡路線循經領氣。因爲與六字訣相關的經脈都是對稱在身體之中，所以在「以意領氣」時，身體左右兩側路線同時都要想，不能只意領身體的一側經脈。這一步的學習，對於缺少經絡知識的練功者來說是較困難的。首先要熟悉有關的經絡，背下記熟，能記下一些重要的穴位更好。

關於經絡的走向，記住大概位置就可以了，無需像針灸那樣準確。最初練習意領氣時，也可以先記幾個點。如「噓」字記由足大趾外側肝經的大敦穴起上行至手大指內側的少商穴；「呵」字功是由大趾內側脾經的隱白穴上行至手小指內側的少衝穴，依此類推。

在「以意領氣」時不可著意過强，就是不要强行硬領，要做到似有意又似無意，勿忘勿助，初學者更應如此。著意過强就會失掉練功純任自然的原則，不僅效果不明顯，還會產生頭暈腦脹之患。

如果出現頭暈腦脹，一是注意吸氣時放鬆，順其自然；二是多做調息，意念放在湧泉穴上，不適之感即可消失。

108 **問：六字訣具備什麼條件才能做「以意領氣」？**

答：凝神、心靜、肌肉放鬆，真氣就會隨意念運行起來。也就是《素問·上古天真論》中所講「恬淡虛無，真氣從之」。但是要做到恬淡虛無，並非一日之功。況且學習六字訣首先要學習順腹式呼吸，六個字的口型，發音，六個字的動作以及它們之間的協調配合。掌握這些內容也須要一定的精力和時間。

所以在學習六字訣功法時，不宜急於學習「以意領氣」，另外，「以意領氣」時，還須要了解經絡知識，背記有關臟腑經絡的走向。

待上述條件具備之後，再練習「以意領氣」爲好。否則，急於求成，欲速則不達，反而會顧此失彼，互相干擾，影響練功的效果。如果條件不允許，可以了解「以意領氣」的要求和方法。但自己練習時，還應著重練習呼吸、口型、吐音、動作以及協調配合。初學者如果没有經絡知識，又没有人指導，最好先不自學「以意領氣」。

109 **問：「以意領氣」會產生怎樣的感覺？**

答：在以意領氣時如產生熱感、涼感、麻感、脹感、痛感，或小蟲在身上爬等等感覺，均屬良性反應。上述各種感覺，並不是在一個練功者身上全會出現，也不是在每個練功者身上都會出現的。病雖好了，但有的人什麼感覺也沒有。所以「以意領氣」的感覺因人、因時、因病而異，没有口型、動作那樣的直觀檢查標準。不過出現上述的感覺，練功者可以放心地練下去。如果有頭暈現象發生，説明是著意過强，只要用調息及吸氣時注意放鬆的辦法即可解決。

110　問：經脈有分支怎樣意領？

答：經脈系統由十二正經、奇經八脈、絡脈組成。十二正經即手三陰（肺、心包、心），手三陽（大腸、三焦、小腸），足三陽（胃、膽、膀胱）足三陰（脾、肝、腎）的總稱。它有著一定的循環分布，通過支肢和絡脈的溝通銜接，在臟與腑之間形成了六組絡屬關係。再通過手足同名交接構成了十二經脈的循環系統，以行氣血濡養全身。氣血在經脈中流通運行，猶如水在渠道中流通，主幹渠有水流過，其分支溝渠中也會有水通過。在意領時我們雖然只順著十二經脈中一定的經脈領氣，由於其氣血活動量增大，自然絡脈在領氣的過程中氣血也就通暢了。我們不需要也不可能意領到每條絡脈上。在這裡我順便説一下，練習時爲什麼要强調吸氣放鬆和再做下次呼氣之前，應做短暫的隨意呼吸，動作停留片刻，這主要爲了使氣血能充分地流注絡脈中，以便使氣血在每一次呼吸時，盡可以充滿全身，以求得最大的功效。最後要説明一點，初學者可能會出現呼氣盡還没有領完的現象。這不必過慮，待呼吸變得深長，吐音、呼吸和動作都配合協調，經絡路線熟悉後，上述現象就會消失。「以意領氣」就會變得自如順暢。

111 問：練六字訣如何做到「內視」？

答：「內視」是練氣功的術語，是練氣功中常用的一種方法。它是屬於氣功三調（調心、調息、調身）的調心範疇的。我們知道練氣功要求入靜，達到入靜的手段很多，通過意守來入靜是練功中經常用的方法，而內視是衆多意守方法中的一種。具體做法是心平氣和，閉目垂簾，神光內收，「注視」自身所守之處。所守之處可根據不同功法和自身的需要來決定，可守某一穴位、臟器或經脈等。初練六字訣的人以意守丹田爲好。

「內視」，並不是目光直接去看所守的部位，而是在極靜的自然狀態下，「目光」隨意而動，來體察身體某一部位的感覺。

練習久了，某些人可能會觀察到內景，在眼前出現色、光、圖象等景象。對練功中出現的各種景象，一不留戀追求，二不必驚慌失措，應順其自然。

112 問：練六字訣時眼睛應該是閉眼、平視、瞪眼還是垂簾？

答：六字訣中噓字功是治肝病的，肝開竅於目，故而做噓字功時，隨著念噓字眼睛應逐漸瞪大。這樣病邪除了從口中呼出外，還可以從眼睛這個竅中排出去。其它各字功，與肝病關係不大，不需瞪眼，但平視易受外界干擾而跑神；閉眼又易出現幻覺，垂簾式則既不出現幻覺，又可做到神不外馳，對大腦活動起著良好的鍛鍊作用，同時對體內氣血變化的感覺較爲明顯，所以採取垂簾帘式爲宜。

113 **問：練六字訣為什麼「噓」字功要求瞪眼？**

答：《靈樞・大惑論》說：「五臟六腑之精氣皆上注於目」。這是說目與五臟六腑都有內在關係。但主要是肝，足厥陰肝經從腿內側上行入肝絡膽，上膈膜沿喉嚨後面，過骨上竅連於目系。故有「肝開竅於目」、「肝氣通於目、肝和則目能辨五色矣」的說法。如果肝的陰血不足，目乾澀，物視不清，夜盲；肝經內熱，則目赤；肝風內動則目斜上吊。當我們練噓字功瞪眼時，意念在眼睛上，使肝經的毒氣就能沿經脈從眼睛中排出，所以，「噓」字功要瞪眼。

114 **問：練六字訣時怎樣才算入靜了？**

答：入靜是相對而言，絕對的靜是不存在的。唯物主義認爲一切客觀存在都是運動的，動是絕對的，靜是相對的。練「六字訣」只要收到盡量使自己的呼吸自如，讀字準確，動作柔和，意氣相隨，就可以了。這時除了練功之外，任何其它事物好像都不存在一樣。我認爲這算入靜了。

115 問：練六字訣的「噓」字功時要求眼睛越睜越大「雙眼瞪圓」，是將眉毛揚起睜大眼睛，還是皺眉瞪眼？

答：首先應明確練習氣功的基本原則就是鬆、靜、自然，四個字。簡單說鬆是指人的精神肌體的放鬆，靜是指頭腦清靜，自然是指呼吸和肢體活動要符合生理和病理的自然規律。睜眼睛也必須符合這個原則，不能理解爲越睜大越好，也不能理解爲用很大氣力睜眼。有人提到的「揚眉睜眼」，一般是眉開眼笑之時的表現或受驚時的表現，「皺眉瞪眼」一般是怒目而視的表現。這兩種情況都不符合進入氣功狀態下鬆、靜、自然的原則。所以對書中有關文字的理解應是鬆、靜、自然氣功狀態下的用意，並微用力睜眼的意思。如從全神貫注地看一件東西那樣，但並不看什麼東西，而是內視肝區。

116 問：「噓」字功和「呵」字功導引的動作為何有所改變？

答：「噓」字功和「呵」字功的導引動作有所改變，是經過多年的實踐觀察，在原來較好療效的基礎上改進的。這個改進在呼氣時，動作上更好地體現了陰升陽降的走向規律，更利於經絡的導引。

「噓」字功的動作導引，是循肝經、肺經的經絡路線上行，肝主疏泄喜條達，其生理活動，如樹枝的舒展自然，開發暢達。兩臂展開，可使肝經不疏之氣排出。「呵」字功的動作導引，是循脾經、心經的路線上行，在胸部翻掌時，大拇指指向極泉穴（心經井穴），手掌上托到眼部時，中指指向外眼角，中指指端中衝穴和內外眼角是屬心的，有利於心經之氣的導引、通暢。

「噓」字功和「呵」字功的吸氣時手向下的動作導引，也都體現了陰升陽降走向規律，都利於排出病氣。

由於個人的具體情況不同，有一些人在習練中覺得原來的動作更適合自己的特點，那麼也可按原來的動作。

117　問：為什麼「呬」字功讀音和口型有所改變？

答：「呬」字功的讀音口型有所變化，也是在實踐中改進的，過去讀音兩唇微向後收，上下齒相合而不接觸，舌尖舔在齒縫中，讀音時氣從口兩角擠出，讀如「絲」，氣向上走。現在的讀音是開口張腭是暴發音，口型大，聲短氣長，氣向下走。從多年實踐看，現在的讀音，對於肺部疾患，較多的人療效更好一些，對肺癌、肺氣腫、胸滿、胸悶效果比較顯著。如果上呼吸道感染和輕微感冒的人讀「絲」音會好些。

現在的讀音，正音爲息（xi），五音屬商讀如「夏」。

118 問：「吹」字功兩手環抱怎樣才正確？

答：「吹」字功過去的做法是，在胸前環抱呼氣讀「吹」字。新的動作要求是，兩手手指向下，手心向外，放置長强穴上，然後手上提到腎俞，按摩三次，採用自然呼吸。讀字呼氣，手從長强穴經腎俞出於腋下，在胸前抱圓。同時身體正直下蹲，雙膝不要過足尖。兩種作法都是一致的，只是在呼氣過程中動作幅度大小有所不同，後種做法，加長了呼氣過程，更能導致動作和意領的相互協調；如果有的人呼吸短促，可仍採取老式動作。

119 問：練呼字功應該先舉哪隻手？

答：一九八二年第四期《健康之友》發表的關於六字訣「呼」字功的動作，寫的是先舉右手，那是排字時弄錯了。一九八二年以前教功時一直是先舉左手，近來的一些書刊中所刊登的六字訣「呼」字功也都是先舉左手。

當時考慮一般人的習慣都是用右手做動作，也都没更正。不過，從這些年來的實踐看，不論先舉哪隻手都能達到一定的功效。所以讀者不必拘泥於這點，如果先舉左手作起來方便，那就先舉左手；如果已經習慣於先舉右手，不改也可以。集體在一起練，那就統一先舉左手，以便於教學，也有利於動作整齊。

120　問：練六字訣動作與意念怎樣配合？

答：六字訣的動作與意念配合不好，主要是不熟練的原因。六字訣包括順腹式呼吸，口型，發音，導引動作和以意領氣幾個部分。六字訣屬於吐納法，首先要練熟順腹式呼吸，這是練好六字訣的基礎。對一般人來講，有意識地進行順腹式呼吸是不容易的。有的人把吸氣動作做成呼氣動作，或者應當是腹式呼吸而做成了胸式呼吸。這沒有別的辦法，只有多練，，躺、坐、站、走都可以練。腹式呼吸首先要單獨練，練得得心應手，動作自如的程度才行。然後配合口型、讀音、動作；另一方面，可熟悉以意領氣的經絡路線。經過一段時間的努力，待各方面都熟悉時，動作和意念就能協調配合，就不會出現顧此失彼的現象。

121　問：練「噓」字功時要內視肝區，又要以意領氣，請問如何掌握？

答：「內視肝區」和「以意領氣」似乎是矛盾的，其實是一個問題的兩個方面。因爲「以意領氣」既包括疏通經絡，又包括領氣治病，而治病一方面是以氣攻擊疾患之處，另一方面用意念使病氣隨呼氣而排出體外，這中間自然有個「內視肝區」的問題，所以二者是統一的。又因爲肝開竅於目，所以練「噓」字功時要求瞪眼而內視。

122 **問：練六字訣可以按病情意守相關的臟腑嗎？**

答：練六字訣時，意念主要用於領氣沿經絡路線運行。《聖經總錄》云：「其有宿疾，以意併氣注之患處，不過三五日必癒。若四肢有病，亦可以意攻之。」這是說練氣功有得之後，意氣相隨，從心所欲。根據這個道理，也可以意守相關的臟腑。爲了集中力量治病，可以在呼氣讀字時意守相應的臟腑。

這種意守不是死守不動，如「噓」字功應是意念領氣沿經絡運行，集中在肝區戰勝疾患，同時內視肝區，並想著肝區的病氣隨著呼氣讀字而排出體外。這是心理影響生理和真氣戰勝病氣的道理之應用。實踐證明可取得良好效果。其餘各臟器有關之呼字領氣可以以此類推。

123 **問：練六字訣有時感到單調無味怎麼辦？**

答：有的人在練功中出現單調無味的感覺，可能有如下原因：一是對六字訣認識不足；二是一時未見顯效果；三是感到活動量小，不如全身活動的鍛鍊吸引人；四是練功時没有進入氣功狀態。

對此應從兩方面解決。首先提高認識，堅信六字訣是治病的良方。六字訣是目前社會上許多功法中的一種，儒、釋、道三家都有論述，《黃帝内經》和其他歷代醫學家的著作中大都提到六字訣治病的問題，有些著作中還留下了具體的練習方法。經我幾十年臨床實踐更進一步證實六字訣的治病作用。只要我們確認它是寶貴的遺産，就會增强練功的信心和興趣。至於一時效果不明顯就感到無味，則應要求自己有愚公移山的精神，堅信「鐵杵磨鏽針，功到自然成」，練下去自會生效果，有效果更能練下去。決心出效果，效果增決心，那時必然會産生欲罷不能的興趣。

第二，練功時，要在氣功師的指導下，認真學習，反覆體會，掌握基本要領，練時細心地「咀嚼」發聲、口型、動作等方面的「味道」，體會其感受，使你進入氣功狀態，就越練越有味，不覺得單調了。

124 **問：黑暗中能否練功？**

答：在黑暗中可以練六字訣的。在黑暗中練習受外界的干擾更少些，使自己更能靜下來。個人在黑暗中練習産生一些幻覺，這主要是由於自己的精神作用。遇到這種情況可暫停練功，在周圍來回走一會，或改換環境，幻覺就會自然消失。

125 問：冬春季如何練功？

答：冬春季在我國絶大部分地區氣溫偏低，刮風天氣較多。在這樣季節裡練功：

①注意避風寒，要因人因天氣選擇練功時間。初練者，體弱多病，年紀大的人，不妨等到太陽出來後再練，無須一味追求子時（午夜）練功。應盡量避免在風中、下雪天練功。實在找不到避風的地方，要注意避開風口，背對來風的方向，切忌面朝來風的方向。天氣太冷也可以戴上帽子和手套，如果氣溫太低，就不適於在室外練功，年老體弱者更要注意。

②要注意空氣新鮮和環境安靜，在室內練功時，先要把窗户打開通風，使室內空氣新鮮時再練。不要在污濁的空氣中練功，否則對身體不僅無益，反而有害。同時應盡可能選擇安靜的環境，尤其是家裡人口多的，要選擇人少的角落，使外界的干擾減少到最低程度。練功前要和家人説好，不要在練功時打擾自己，也不要使自己受到驚嚇。

③選擇多動少靜，動中求靜的功法，如養氣功中的太極功、行功等。練功後全身應有熱感。若越練越涼，甚至全身發冷，那就要注意增大運動量，或不要在室外練了。

④練六字訣，冬季應多練吹字功，按天人相應的理論，人體的五臟與四季的變化有密切的關係。腎臟應時於冬，冬季應藏貯，腎爲先天之本。它藏精，故應在冬季多練六字訣

中有强腎作用的吹字功。

126 問：青年人練氣功應該注意什麼？

答：主要應該注意以下幾點：

第一，氣功功法派別很多，不同功法各有所長，但選擇要適當。對一般沒有什麼疾病的青年人，應以動功爲主，適當加些靜功；對於患有疾病的青年人，應當選擇一些醫療氣功來鍛鍊。總之，每個人可根據自己的體質，健康情況，興趣愛好，以及生活條件等，選擇一兩種氣功進行鍛鍊，但不要練得太雜。

第二，鍛鍊要有信心、耐心。要想學點功夫，首見要樹立信心。信心是建立在對氣功的了解和興趣之上的。但是光有信心還是不夠，在練功過程中還要有耐心。練氣功非一朝一夕能見效的，也不是看看書就能學到手的，要準備吃苦，只有堅持不懈的努力，持之以恒的鍛鍊，才能一天天長進。

第三，要注意培養自己的高尚情操。練功的過程，也就是修練功德的過程。功德包括性格、品質、道德。可以設想一個人性格抑鬱，脾氣暴躁或品質惡劣，是不可能練好氣功的。因爲這種人練氣功時會受到各種不良因素的干擾，無法靜心地練功。所以要練好氣功，首先要修練自己的功德，陶冶自己的情操。孟子説：「我善養吾浩然之氣」，「其爲氣也，至大至剛」。這就是說，養氣是養正氣。而且正氣只有求真理，講道德，做好事才能產生。

第四，練功時要心靜，思想要專一。凝神入靜，是氣功鍛鍊的一個起重要作用的因素。心靜並不是「心不可有所用」只是「用時戒雜」，要專一。當然入靜不可過分追求，意守也不要意得太死，似守非守即可。當出現雜念時，更不能急躁，繼續按練功口令練習，雜念自會消除。

第五，起居飲食要講衛生有規律。

127 問：學習工作緊張，沒有練功時間怎麼辦？

答：因人而宜的安排好時間，是練好氣功的基本條件之一。越是感到時間緊湊，越要合理安排。每天要擠出一定的公餘或課餘時間來練功。以前有人提出練功時間八～一小時計算公式。從效果來看。這個公式是正確的。那就是每天從八小時的工作和學習中抽出一小時的時間來用於練功，這樣的效果比八小時完全用於工作和學習要好得多。事實上就是有一部分人由於承受不了工作和學習的過分緊張，患神經衰弱，腸胃等疾病，以致增加了病痛，損害了身體，反而貽誤了學習和工作。因此「欲終其天年」，必須保持正常的生活規律。人的壽命長短，不僅有外界客觀條件的影響，更重要的是決定於人本身的鍛鍊和調養。實踐證明：「在緊張生活中，擠出時間科學安排練功，是對人體健康百益而無一害的。而且能收到事半功倍之實效。在一天時間中把練功時間定下來，就要做到雷打不動。如果時間不允許一次做完整套功法，也可根據個人的具體條件，把功法化整爲零進行。一次做幾節，全天積累起來就能把整套功法做完。如練六字訣一次可做兩個字，也可單練腹式呼吸，或不做動作只練發音等均可。」

128　問：先跑步好，還是先練功好？

答：跑步和練功都是鍛鍊身體的方法，掌握得當都能取得强健身體的良好效果，青年人喜歡跑步，這是值得提倡的。跑步鍛鍊脈搏加快，呼吸急促，血流加快；練氣功則呼吸緩慢，要求深、細、勻、長，二者在身體的反應截然不同，最好不要在同一時間練，實在調不開時，那麼先練功，後跑步。練完功後，必須先走走步，把身體活動一下，以使神經肌肉、內臟器官能較適應跑步這樣的激烈活動。不要先跑步後練氣功，因爲跑步後，需要較長時間的恢復才能鬆靜下來，否則接著練功收效肯定不佳。尤其在冬天，跑步出汗馬上停下來練功，很容易著涼受寒，那就得不償失了。

129　問：初學養氣功每次多長時間為宜？

答：每次練習時間的長短，要根據個人身體情況而定，一般一次練習一小時左右為宜。最少不能少於半小時。初練者往往由於預備式掌握不好或體質較弱，會產生疲勞感，此時應適當縮短活動時間。身體很弱者，可先練習十幾分鐘，休息片刻後，再接著練。總之每次練習時應保持濃厚的興趣，做到每次練完還有餘興，身體感到舒適為度。不要為完成任務而練，以免造成思想負擔，影響練功效果或導致疲勞過度，有損健康。每天的早中晚都可以練習，一般情況可早晚各練一小時，如有可能，中午再加練半個小時更好。如果是全休或離休者，自己支配的時間相對多些，可根據自己的生活習慣等情況來安排。我們的經驗，練二個小時左右起保健作用，兩個小時以上，才能起治療作用。學生的時間很緊湊，可早晚抽半個小時練習，也可在早晨或晚上集中練習一小時。

130 **問：養氣功前三套功法是否可以一起練？**

答：養氣功的前三套功可以一起練。學功者首先要練六字訣，它是養氣功系列功法中的第一套功法，通過六字訣的鍛鍊主要調動自身的潛力，對五臟六腑進行統一的整體的調整，提高對外界的適應能力和對疾病的修復力和抵抗力。洗髓金經是在練六字訣的基礎上進一步驅逐潛藏在筋肌關節中的病邪。經過六字訣和「洗髓金經」的練習後，為了進一步强身健腦，就需要練太極功，以練氣化神。

131

問：古人對各種疾病患者練養氣功的時間是怎樣安排的？

答：各種疾病患者練功的最佳時間（供參考）：

臟器病	練功最佳時間
肺	3：00～ 5：00
大腸	5：00～ 7：00
胃	7：00～ 9：00
脾	9：00～11：00
心臟	11：00～13：00
小腸	13：00～15：00
膀胱	15：00～17：00
腎	17：00～19：00
三焦	21：00～23：00
肝膽	23：00～ 1：00

132

問：客觀因素影響練功時應該怎麼辦？

答：影響練功的因素，可能有很多。如工作過於勞累，家務瑣事纏身，環境嘈雜不安，個人情緒波動等等。

屬於工作和學習問題，應適當調整。我們練功不是爲了超凡，而是爲了更好地爲四化建設工作，所以既要提倡拼搏精神，也要有適當的休息。列寧說過，不會休息就不會工作，因此，工作和練功應適當調整好。屬於環境條件問題，應注意選擇安靜而空氣清新的場所才好。屬於家務和個人情緒問題，則應將家務安排好，爭取家人、兒女的支持，讓家庭成員都諒解您是爲了家庭的長期幸福而練功。在您個人思想上也應當解放，您要認識到一個人的情志活動影響疾病的發展，因爲人的情志反應與植物神經系統、內分泌系統的功能狀態密切相關。一個人當精神愉快的時候，就會將惡性循環變爲良性循環；當悲觀失望、心理不安、悲哀憤怒的狀態下，就會肌肉發硬、心率快、渾身無力、發抖、腿軟、植物神經紊亂而發生疾病。

養氣功的鍛鍊是有節序的活動，頭腦空、肌肉鬆、心內平靜、呼吸自然，正好是直接作用於中樞神經及植物神經系統，可以誘致情緒的改善，情緒不斷改善可以使生理生化參數最佳化，造成良性循環。如肌肉、關節的放鬆，有助於中樞神經系統，尤其是交感神經系統緊張性的下降。如練功達到定靜的境地，對大腦皮層起著自我抑制作用，則可以使過度興奮而致機能紊亂的大腦皮層細胞得到復原，自然可以解除您的頭暈腦悶疾患。

要除三妄，知足常樂，無欲心安。過去的讓它過去，不要妄自回味。現在的，不要糾纏不放。工作、學習、家庭生活，要能拿得起，放得下，善於工作，善於休息，不作妄想。對將來的事情，不要不切實際的妄想，要實事求是地想問題。這樣，七情六慾內傷之疾患，會不治而癒。

133 問：洗髓金經練習的基本要領是什麼？

答：第一，基本要領與六字訣相同；

第二，採用順腹式呼吸，鼻吸鼻呼，先吸後呼。動作受呼吸節律的支配緩緩吸進，徐徐呼出，任其自然，吸天地之清，呼腹內之濁；

第三，穴位按摩要準確，循經按摩和意念導引要協調一致；

第四，導引動作要柔和，要遵循序漸進的原則，不要過於用力揉按，也不要做力所不能及的動作。

第五，某一局部病變，可加強某一局部的動作，並要注重於穴位的摩按和肢體的屈伸俯仰，以動作導引氣血的運行。

134 問：練「洗髓金經」怎樣入靜？

答：氣功所謂入靜，是指在練功時雜念排除，情緒安定，思想集中在練功上，不去亂想其它問題，進入氣功狀態。

練「洗髓金經」時，除第一動作的意念在下丹田運轉外，其它各動作要求意念隨著動作走。在預備式的基礎上，細心體會各個動作經絡的影響，以及對相應部位的牽動而產生的舒適之感。然而意念又不能過强，過强就成了「助長」，那就又氣散了。精神內守神不外馳，意想肢體之動作與針對性的疾患在鬥爭，則謂之入靜。

135 **問：百會運轉應該注意什麼？**

答：百會運轉應該注意以下兩點：

⑴不要低頭，頭盡量向上頂；

⑵百會運轉時，下丹田之氣要隨著它轉動的方向運動。

136 **問：「洗髓金經」中起整體治療的動作有哪幾節？**

答：①百會運轉：百會穴在頭頂上邊旋髮窩的地方，是人體神經之總匯。百會穴與各臟腑經絡相通，與腦部中樞神經相連，所以百會運轉有調整陰陽和整體治療的作用。

②按摩眼部：《黃帝內經》中說：「目得血而能視，目得血能辨五色」。根據中醫眼

科五輪八廓學說，眼部周圍有很多穴位，它們都與五臟六腑有著密切的關係。五臟六腑的外感內傷，可在眼部的穴位進行補瀉法。通過揉按眼部，不僅能提高視力，而且有利於五臟六腑功能的改善。

③轉頸活動：頸項是任督二脈的樞紐，又聯繫全身經絡。練習此式，可以使經絡通暢，血流旺盛，減少腦供血不足的疾患，年老體弱者一定要練此節。

④旋轉指腕：兩手手指爲手三陰、手三陽的井滎穴位，是神經末梢。旋轉指腕可以使手三陰、手三陽之經脈疏通，氣血旺盛。

⑤神龍絞柱，習練此式，可以牽動任督二脈，使脊推和胸肋都獲得活動。

⑥足部活動：足部腳趾端爲神經末梢，加强足部活動，可以促進足三陰、足三陽氣血通暢。諺語説：「人老先從腳部老」，常練此節，可以增加兩腿的活力。

137

問：練轉項活動應該注意什麼？

答：做轉項活動時，應注意以下兩點：

①頸項活動一定要睜眼轉目，並要與頸部旋轉的方向一致，可治眼病，防止頭暈。

②轉頸的快慢要和呼吸的速度一致，旋轉幅度純任自然，不能氣斷脱節。

138 **問：拿玉枕的動作應注意什麼？**

答：玉枕在此節中是指大椎穴之上到風府穴之下的整體部位。此部位是脈氣上升的關卡，此處經絡錯綜複雜，脈氣很難通過，作此動作時，一定要「頭正頸直」，不要低頭，否則氣血難以通過。

139 **問：練習太極功的基本要領是什麼？**

答：第一，要貫徹鬆靜自然的基本要領。自頭頂至足心全身肌肉放鬆，一切純任自然毫不用力。排除雜念，腦海清空，渾然太空與天地合爲一體；

第二，呼吸，自始至終是採用以鼻吸鼻呼的逆腹式呼吸，初學者應順其自然。吸氣時微提會陰收縮小腹，同時歛臀縮胯，呼氣時會陰放鬆小腹自然隆起。同時要注意該呼就呼，該吸就吸，不要憋氣，更不要因爲練功而引起呼吸急促。經過循序漸進的練習，做到起吸落呼，開吸合呼，使呼吸與動作配合自如。初學多練無極式，學會腹式呼吸的方法。

第三，功法，在行功過程中，身體要中正安舒，不偏不倚，支撐八面。「時刻留心在腰間」，「腹內鬆靜氣騰然」。腰脊爲一身之主宰隨時注意腰腹不要前挺，腰一動四肢自然隨動，在行功過程中要做到虛實分清，周身一家，旋轉靈活，同時又沉靜，穩如泰山。

表現出中正大方，舒展和順的形象。

第四，套路動作的練習要循序漸進，一招一式的練習，每式都要求，氣、意、形三者完全協調一致，氣爲元帥，手足爲兵丁，純熟後再練第二式，力求姿勢準確，神力集中，由心而眼神四肢，軀幹上下完整一氣不能散亂，全身上下都有一種舒適之感，而腿部則稍覺下沉，無浮用不定的狀態發生。進一步練習就會隨姿勢的變換，氣血在體內流通的感覺，而達到心神安靜，意氣相合的境地。

140　問：太極功與六字訣的呼吸為何不同？

答：太極功與六字訣雖然同屬養氣功功法，但由於兩者的作用和深度不同，呼吸方法也應隨之不同。六字訣是養氣功的基本功法，它的作用主要是疏通十二經脈，因此採用順腹式呼吸法。六字訣先呼後吸，呼氣時讀字，同時提肛縮腎，重心後移至足跟，念某一字時，腳趾輕微點地，由其有關經絡的井穴引陰氣上升。吸氣時，舌抵上腭，全身放鬆，天空之清氣由鼻孔吸入，小腹自然隆起。呼氣時促使足三陰經、手三陰經順其渠道由下而上運行；吸氣時，全身放鬆，手三陽經、足三陽經順其渠道自然而下。如此久練，十二正經氣血旺盛，五臟六腑得以濡養。

太極功是養氣功中的一套强身功法，主要要求動作姿勢與呼吸緊密配合。根據十二正經、奇經八脈走向，通過肢體活動，姿勢導引，採用逆腹式呼吸，吸氣時收腹提肛；呼氣時小腹自然隆起。這樣的呼吸方式能提高排濁量、吸清量，使膈肌與腹肌的力量加强，加大腹壓的變化，改善胸腹腔血液循環，促進新陳代謝，能使全身極細微的毛細血管都得到擴張和通調，人體組織細胞就會發生變化更新，以達到健身强腦、修殘補缺的目的。同時，此呼吸法易於「氣沉丹田」，若施之於技擊，則收縮力愈大，爆發力愈强，猶如打鐵一樣千錘百鍊，取得練精化氣的實效。

141 問：練太極功為什麼要求「頭頂項豎」？

答：因爲頭頂項豎，真氣才能由督脈上升。項豎直，下頜微向後收，口輕閉，舌上捲舔上腭，才能在行功時舌下生津液（即金津玉液）。此乃人體五臟之精華，隨脾氣上升而產生。俗話說：「白玉齒邊有玉泉，涓涓育我度長年」。歷代養生家都很重視，稱津液爲「甘露」。

142 問：練太極功沉肩墜肘的重要意義是什麼？

答：沉肩墜肘是骨骼肌放鬆的具體要求。如果骨骼肌不放鬆，則肩不能沉，肘不能墜，氣血運行也就不能暢通。肌肉骨骼也得不到滋潤濡養，發麻發脹的感覺不易出現。只有肩部充分放鬆，才能使上肢輕鬆靈活，下肢沉實穩重。肩要鬆沉靈活，肘關節必須保持微屈，即下垂的意思，這是爲了更好地鬆沉肩關節。肩是臂與軀幹的連接樞紐。肩能鬆沉，則臂自靈活；兩肘下垂則兩肱自圓，氣自沉小腹，便於屈伸和虛實轉換。前臂被制必用肘化，大臂被制必用肩化，肩肘不能鬆沉，則上肢都脱離不了僵化的境界。

143 **問：練太極功時如可含胸拔背？**

答：行功時不能挺胸，也不能過分内縮，應順其自然。背部肌肉要自然舒展，胸部肌肉也自然鬆弛，不能緊張。兩臂下垂，兩肩微向前扣，胸部自然，稍有内含的意思，胸内含，則背部自圓。足踵踏地，則兩肩自然内扣，兩肩自然下垂。《内經》云：「至人之息也以踵」，其純任自然之精意就在於此。含胸拔背則大氣由脊柱直上而下歸丹田，氣功要領就在於此。

144 **問：練太極功怎樣正脊鬆腰？**

答：在人體中，腰脊對人體的健康作用十分重要。脊爲屋樑，腰爲車軸，腰脊是全身的主宰。在行功時，必須保持身體中正安舒，不偏不倚，一定要含胸拔背鬆肩，注意腰腹不要前挺，以增加兩腿的支撐力，使下盤穩固，動作趨於靈活完整，清除頭重腳輕之病象。

145 **問：練太極功時如何做好氣沉丹田？**

答：丹田乃針灸穴位的名稱。腹部臍下的陰交、氣海、石門、關元四個穴位都別名丹田，此處指下丹田。《內功經》云：「一吸一提、大氣歸臍，濁升清下，氣歸臍下」。《汪昂集一秤金》云：「……吸清氣一口，以意用力同津送至臍下丹田」。道家吐納之法也都說是臍下。所以，我們也以臍下爲丹田之所，不必計較幾寸之範圍。

我們要求氣沉丹田，就是練功時將其氣下沉到丹田之內，從起式到結束的每一個動作，吸氣時會陰輕輕用意上提，氣升頭頂，呼氣時放鬆，氣沉臍下丹田之內。行功日久，則小腹有氣團結成。但氣沉丹田不能急於求成，千萬不能做成「氣貫丹田」或「力入丹田」，要注意沉與貫不同，沉出於自然，貫出於勉强。沉就像物體在靜水中隨著地心的引力徐徐下降，貫則附加外力就會破壞呼吸自然。所以氣以直養宜。《拳經》要求：「虛心實腹」，而氣沉丹田就是這一些要求的具體體現。

146 **問：練過其它功法的人在初練六字訣時又出現自發動作怎麼辦？**

答：「自發動作」這個話不確切。有人把「自發功」叫「誘發功」，我看是有道理的。練過「自發功」的人改學養氣功，在練功中又有「誘發功」出現，那就：

①用調息的動作收功。

②意念想著氣沉湧泉穴，並想著自己是一座大山，一棵大樹矗立不動。

③對「誘發功」要正確認識，目前對此有爭議，有爭議之事最好不要練，待有科學解釋後再練不遲。事實證明，有無「誘發功」不是練功和治病的標誌。

④要明確實踐已證明，「誘發功」弄不好會出現偏差，因而思想上不想它，也就不動了。

147 問：為什麼練六字訣可以延年益壽？

答：練六字訣呼吸時，收小腹提肛縮腎，是六字訣祛病健身，延年益壽的重要一環。中西醫都認爲人的衰老與生殖泌尿系統的功能衰退有密切的關係。

生殖泌尿系統的重要臟器和重要內分泌腺，都位於腹腔內，練功時收腹提肛縮腎，是對這些臟器的按摩和鍛鍊，促進這些臟器血液循環旺盛，並使在功能活動中所產生的廢物得以及時排除；同時，吸收豐富的營養，以維持正常的功能活動。如能長期堅持鍛鍊，可使這些臟器的功能，不致由於年老而迅速衰退，從而得到延年養生的效果。

148 問：養氣功的幾套基本功法同其他功法的練習怎樣安排合適？

答：養氣功中的六字訣、洗髓金經是基本功法。一般都應堅持練習。若體力較弱，可以在以治病爲主的時間內，只練這兩套功就可以了。練前兩套功後接練「太極功」和行功。其他幾套功法量力而行，依病情體力適當選擇進行練習。

養氣功同其他功法混合練的問題，我的主張是：博學之、審問之、慎思之、明辨之、篤行之的治學方法。功法可以多學，學的時候要仔細問清楚，該功法在生理方面的作用和爲什麼能治病？要通過實踐，分別辨證，認爲哪種功法能治病適合於自己體質和病情，也合乎生理病理，就認真去練。老老實實地堅持，不要見異思遷，更不能畏難苟安，尋找捷徑。

如果兩種功法都符合生理病理，同練也未嘗不可。但是，對初學者來說，同練兩種功法，分散精力，不利於體會和掌握氣功的某些基本規律，因此，不如學練一種功法效果好，練習者可以根據自己的體質，精神愉快地專心致志地去練，萬不可腳登兩條船，不但分散精力，有的是背道而馳，不惟無益而且有損。

我練功六十多年，學了多種功，由博反約而歸於普照老人之「養氣功」，願後來者嘗試之，實踐獲益，方知古人之不吾欺也。

149 **問：練功病癒後的練功時間是否可以減少？**

答：節約時間和練功都是爲了更好地工作和學習。對於久病體弱者來説，在初練養氣功時，每次練功時間不宜過長，可練一會，休息一會，不能有勉强支撑的情景，否則不能放鬆，反而引起身體不適，達不到治病的效果。但每天練功的累計時間要保證二小時以上。

病癒後，隨體質增强，每次練功的時間也應隨之加長，練功的累計時間可相應減少，在條件允許的情況下，每日早晨最好練功一小時左右，或早晚各練半小時。

150 **問：練靜功時怎樣做到用一念代萬念？**

答：當放鬆之時，心中默念：頭腦鬆，肩背鬆，沉肩墜肘，含胸拔背心空，腹鬆，腰脊都鬆弛，臀部鬆，兩腿鬆，膝鬆，足部鬆，五趾鬆，兩臂十指都放鬆，鬆弛如肉之欲墜。這樣一心只想練功，才可以排出一切雜念，達到精神内守，神不外馳的境地。

151 **問：練太極功時精神内守的好處是什麼？**

答：精神内守就是精神集中。在練功過程中，無論是動與靜都能夠做到「泰山崩於前而不動，猛虎嘯於後而不驚」。這就是精神內守或說是精神集中。人體的各個系統與器官的功能活動，是靠大腦神經系統的活動來調節和指揮的。

精神集中對增强中樞神經系統的機能有良好的保健意義。在練功時，每一個動作要注意精力集中，由心而眼神、四肢、軀幹，上下照顧，完整一氣不能散亂，要以「心意爲元帥，氣血爲先鋒，拳腳爲兵丁」，並要眼神貫注，這樣就能促使精神集中，心神不亂，能使體內氣血暢通，同時可以對大腦皮質起著調整和補養的作用。

四、練功中的各種反應

152 **問：練功中哪些現象是正常反應？**

答：練功時身體出現一些感覺，如酸、麻、脹、涼、熱、重、癢、蟲爬行等，稱之爲八觸，這些都是正常反應。練養氣功也會有這些感覺，現分述如下：

第一，頭皮發癢，頭爲三陽之宗，平時經絡不甚暢通，練氣功使真氣運行旺盛，就刺激頭皮發癢，遇到這種情況，萬不可停練氣功而抓癢，最好是置之不理，待經絡暢通，癢自解除。

第二，具體某部位發麻。行功時，在經絡似通未通之際，常在臟腑經絡某一部位或肢體某一部位產生麻的感覺，應繼續練下去，經過十多日或更長的時間，會自行消失。

第三，熱感。練養氣功有時會在身體某一處產生熱感，這是內氣流充之表現。熱的部位因人而異。有的先出現於頭部，衝破泥丸宮，轉而入天心，下華蓋，過中庭而入巨闕，再通過三脘歸於海底，有的先充實了胃氣，濡潤皮毛，達於四肢，充滿丹田，轉入督脈，上升泥丸宮，再由天心下承漿，沿任脈下行歸於海底，內氣充滿周身後，某一部位的病灶則有真火灼之而發生疼熱感，沉疴宿疾由此而逐漸消除。

第四，脹。養氣功在入靜之後，真氣運行，就感到皮膚發脹，尤其是四肢感覺最靈敏，面部也會有發脹感覺，這種感覺有的鍛鍊一兩天就發現，有的十數天才發現，總之，這是氣通經絡的第一步感覺，比較容易覺察。

第五，大。在行功過程中，有時感覺身體很高大，這是真氣通暢，微小的經絡擴張，身體各部出現充實膨脹的感覺，練氣充全身，通行無阻，就自然消失。

第六，小。有時感覺自己身體異常矮小，這是真氣由外入裡，集中於丹田，而出現的一種幻覺，時間不久就會消失。

第七，重。練功入靜後，真氣下行，隨呼吸而入於丹田，有時感覺身體異常沉重，這種感覺多數在初練者發現。

第八，輕。練功入靜後，在真氣運行過程中，有時覺得身體輕飄飄，好像浮在空中，像要飛起的狀態，這多半在吸氣時出現，因爲吸氣時，真氣是上升的。

第九，涼。有不少同道者在談到意境時，在心腎交通之後，出現過涼澈心脾的舒適感覺。這是任督脈循環，天地多泰，腎氣充足，腎水上潮的表現。

第十，亮。養氣功練到一個相當階段，有的人天心會發現亮光，時隱時現 像閃電一樣，有人以爲這是經絡通暢，機體生命活力旺盛，生物電活躍的緣故。

第十一，打嗝、矢氣（即放屁）。練功時，有時呼氣感到有股熱流由上而下，小腹汩汩作響，腸蠕動加强，就出現矢氣現象。

上述現象，不是每次練功都能出現，也不是每次練功時所有的感覺同時出現，所以練功者不必去追求，應聽其自然。

153 問：練功中的哪些現象屬於不良反應？

答：如果練功不當會出現以下不良反應：

第一，原有的病情加重，並出現厭倦練功的現象。這裡首先要說明一種情況，正常練功時，原有病情可能會出現反覆，如自我感覺不好或某些生化指標不正常，像有肝病的人，練六字訣時，可能出現肝區疼痛或肝功化驗指標偏高等現象。中醫認爲，許多疾病的過程，就是正邪鬥爭及其盛衰變化的過程，練六字訣的身體的抗病能力提高，機體的正氣抗邪鬥爭加劇，而形成了正邪相爭的局面，從而造成了局部或全身的各種病理變化，這是正常現象。練功者不必驚慌，應堅持練下去。臨床實踐證明，經過幾次的反覆，病情會趨於好轉，最後達到痊癒。但是如果原有的病情過分加重，反應十分强烈，而且產生厭倦練功的現象，這就不正常了，應暫緩練功，檢查原因。

一般來講，產生這種情況的原因，主要是有些患者治病心切，急於求成，每次練功時間過長，身體感到疲累時還堅持練，結果不能做到體鬆氣順，率性而行，耗氣傷血，形成氣機失調，陰陽失去平衡，引起病情加重，出現體虛氣衰，厭倦練功。當病情出現反覆時，不要驚慌失措，可以根據自己的情況將練功時間加以調整，原則是練完功後有輕鬆舒適的感覺。身體十分虛弱的重病人，練六字訣也可以分幾次練完。隨體力增加，每次練功時間穩步加長，但每日練功的累計時間要達二小時以上。

第二，頭腦昏脹，胸悶脇滿。這種不適之症，主要是由於沒有正確掌握呼吸方法，練功時呼吸一定要與動作配合自如，做到動作的快慢由呼吸的長短而定，否則就會產生憋氣、努氣現象，使全身無法放鬆，氣就不能沉於丹田，從而造成頭昏腦脹，胸悶脇滿的現象。

第三，氣塞氣滯，內氣亂竄。這主要是由於沒有掌握好意氣相隨，以意領氣的要領所致。初練功者必須在動作導引、口型和呼吸配合自如，對經絡的走向有所了解的情況下，才能以意領氣，但意念不能過强，要若有若無，純任自然。如感內氣亂竄，可多做調息，意念到湧泉穴，呼吸時要自然，做到身體放鬆，不良現象就會很快消失。

154 問：練六字訣會不會「走火入魔」？

答：走火入魔是指練氣功時要領掌握不好而出現的偏差，甚至發展到不能自制的地步。社會上所以有練功出偏差的現象，原因有多種：有的是因爲功法選擇不當，不適合自己的病情和身體情況，勉强硬練，在沒有老師指導的情況下盲目追求感應；有的是來回老換功法，今天練這個功，明天練那個功，沒有一套固定的基本功法，也容易出偏差；也有的是由於性格或外界條件影響了自己的情緒，而在不適合練功的時間裡練功或在練功中受了驚嚇。還有個別教功者傳播迷信思想，使初學者進入迷途。

從練功者來說，主要是沒有掌握住功法要領和注意事項，急於求成而造成的。練六字訣不會出現這種現象，因爲六字訣講鬆、靜、自然，毫無勉强之意，只要認真按著六字訣的要領去做，就不會出現偏差。尤其在以意領氣時，氣血沿著十二正經行走，就不可能出現氣機失調，氣血到處亂竄的現象。當然在意領以前，首先要了解有關經脈的走向、位置、交換點和交接順序。意領時不要著意過强。意領要自然，做到似有非有，似無非無，勿忘勿助。練功時最好請有經驗的人指導。如果有人自學其它氣功，出現了體內之氣亂竄、頭暈、失眠、耳鳴、眼花等現象，如願意練六字訣時，可以在輔導員的指導下，鬆靜站立，調息，並重點多練幾次「嘻」字功，即可將氣理順，消除不良現象。

155 **問：一看書就頭暈腦脹能練六字訣嗎？**

答：看書引起的頭部不適之症，如果不是因爲休息不好，首先檢查一下腦子是否有器質性病變，或眼睛有無病症，如果單單是因爲腦子功能的病變，用六字訣可以治好。中醫理論認爲，肝膽爲表裡關係。肝屬陰木，膽也屬陽木。木盛則生風，風內動，自然頭暈腦脹。用六字訣治療時，可先做一遍六字訣，使五臟六腑的機能活躍起來，血氣通調，然後再加練呬字功潤肺。肺屬金，依據五行相剋的關係，金剋木，故加練呬字功可息肝（膽）風，滅肝（膽）火過旺，達到降暈眩之功效。再加練洗髓金經中的「百會運轉」，動作效果更大。

在這裡要强調一下洗髓金經中的「百會運轉」動作，百會穴是經穴總匯，與各臟腑經脈相通，與腦中樞神經相連，故「百會運轉」有調整陰陽的整體治療作用。針灸歌云「頭痛暈眩百會轉」，昔日扁鵲爲虢太子治病，取百會穴收到起死回生之功效。所以頭暈目眩可用「百會運轉」治療。就是一般保健，也應每天按摩百會數次。現將洗髓金經中的「百會運轉」練習方法介紹如下：兩手重疊，內外勞宮相對，置於頭頂，勞宮穴對準百會穴，推動頭皮旋轉，吸氣時由右經前向左轉，呼氣時由左經後向右轉爲一圈，如此左轉八次，再右轉八次，轉動時不要低頭，頭儘量向上頂，意念在小腹上，其方向與頭頂百會穴運轉一致。左右旋轉各三十二次，每天不可少於兩遍。轉動完畢，再在百會穴上壓三次，吸氣下壓，氣沉丹田之內，呼氣輕輕上提，由督脈上升到頭頂。

156 問：為什麼有時練六字訣會頭疼，怎樣處理？

答：練六字訣頭痛可能有下列情況：

①是腦動脈硬化患者經過練功，體內的正氣向邪氣鬥爭的表現，就堅持下去，邪氣被逐後，自然就好了。

②是呼氣讀字時過分用力，破壞了自然規律，體內氣血上衝到頭所致。只要不用力，做到呼氣自然，讀字輕柔，自然就會好轉。

③是練功時呼氣讀字時沒有注意「竅」的運用，如肝開竅於目，讀噓字時要慢慢瞪眼，肝經的毒氣才能從眼睛中排出去。又如心開竅於舌，讀呵字時要舌尖抵下齒，心火才能下降，腎水才能上升，水火既濟。

六字訣屬吐納法，發音著重於唇、齒、舌、喉的位置，呼氣有意，而吸氣要無意，即儘量放鬆，恢復常態。

157 問：練六字訣時口中出許多甜水的原因和作用是什麼？

答：因爲練六字訣在呼吸時，舌起頂上腭，舌放抵下腭，舌連心，心爲火，火能生土，舌動頻繁土獲生息，土味甘，舌下生甜水是脾胃建而運化生土味之精微，脾能運化水穀之精微，則機體獲營養，能促進身體健康。

中外科學家都證明唾液中除水之外，還含有粘液蛋白，唾液澱粉酸，溶菌酶，球蛋白，免疫球蛋白A，唾液腺激素，維生素E等等。它的作用可潤滑清潔口腔，保護口腔黏膜。溶化食物，分解澱粉，中和胃酸幫助消化，調節胃功能。促使胰腺分泌和膽收縮的刺激物。胃酸降低則降低膽汁進入十二指腸的速度。黏液蛋白在鹽酸的作用下，沉澱而附著於胃黏膜，形成保護層，增強胃黏膜抗酸腐蝕的作用。俗話說：「白玉齒邊有清泉，涓涓流水育我度長年。」

158 問：練功中怎樣才能體會到氣在體內運行？

答：中國醫學認爲，意到則氣到，意是氣之使，欲要氣到，意必先行。在練功中，只要做到以意領氣，重視意念的作用，就會逐漸地體會到氣在體內運行。當然練功中身體一定要高度放鬆，並歸於自然，不可勉強追求。否則欲速則不達，甚或招致胸悶、氣短、心慌、頭昏等不適症狀。

氣在體內運行的感覺是多種多樣的，有的頭腦清新，心情舒暢，精神安定，有的全身或某部出現溫熱感、蟻走感、電流通過微感或麻脹感等，這些均屬正常現象。

159 問：為什麼初練「百會運轉」易有頭暈？

答：如果在做「百會運轉」時，意念總停留在百會處，一味想著它的運轉，就會引起頭暈。這是沒有掌握好要領引起的。因此，「百會運轉」一定要意念在下丹田，讓意念在下丹田運轉，下丹田運轉之氣影響百會而隨之運轉。

160 問：為什麼有時練六字訣會頭暈，怎樣處理？

答：頭暈可能有兩種情況：一是神經衰弱性的，經常頭暈，這要經過較長時間練功才能解決。望練功者堅持下去，有志者事竟成；二是練功時以意領氣，只注意從足部向上走，而且意念過强造成的。因此，練六字訣時，要嚴格按要領練習，做到領氣時的意念勿忘勿助，若有若無。兩次吐氣讀字之間加一短呼吸，並注意放鬆，有意識地讓氣沿足三陽下降，也可適當加幾個調息以緩解之。

161 **問：為什麼練六字訣出現腰痛，怎樣處理？**

答：練六字訣一般不會出現腰痛。若有腰痛病史的人，多屬腎虧與風寒侵襲所造成的。練功中由於體內真氣充盈了，正邪二氣之爭可能使宿疾腰痛病一時加重，這是練功的正常反應，是氣攻病灶，切不可半途而廢，要堅持練下去，並加强「吹」字功和「神龍絞柱」兩個動作的練習，功到病除。

初學氣功者，一時不能放鬆，站立時突出反應在腰部緊張，或者不習慣站立而造成一時勞累。屬於這種情況應注意練功時間長短。要因人而異，適可而止。

練功中要做到鬆、靜、純任自然。抱球下蹲的幅度因人而異，不要勉强。

162 **問：為什麼有時練六字訣肝區痛，怎樣處理？**

答：養氣功本身決不會引起肝區痛。患有肝疾者，有的過去痛過，而目前處於暫時穩定期。有的過去未痛過，但肝疾仍在。經過練功而發現肝區痛，這是好現象，說明練功有了效果，是內部正氣上升的結果。一旦正氣戰勝邪氣，疼痛也就自然解除了。

163 **問：為什麼練六字訣出現胸悶，怎樣處理？**

答：如果不是有胸悶病史，那是由於練功要領未掌握好的結果。一般是由於放鬆不夠，含胸不當，呼吸不自然等引起。

因此，要有意識地讓胸部放鬆，含胸拔背要自然，消除站立時的挺胸姿式，肩部自然下垂而內含，使胸肌鬆弛下來，但也不要彎腰駝背。

順腹式呼吸，呼時提肛收腹，這是一種自然現象，絕不能用胸窩部位回收的力量去收腹，一定用提肛即會陰部位上提的勁，使小腹和腎區自然回收。只要做到這兩點，另外呼吸時要注意自然，不要有憋氣感，就不會胸悶。

164 **問：為什麼有時練六字訣出現便秘，怎樣處理？**

答：經驗證明：練養氣功對便秘或拉稀都有療效。有的人練功時大便乾燥，是由於提肛太用力而引起的，要做到會陰部位輕輕地緩慢地提起就行了。

如習慣性的大便乾結，除全面練六字訣外，可多作「神龍絞柱」、「腰胯活動」和揉按迎香穴，必要時加作臥功的「保健中宮」和坐功的「火煉金丹」。

165 **問：為什麼有時練六字訣出現眼髮乾澀，怎樣處理？**

答：目乾澀是血虧之象。目得血而能視，供血不足則出現眼乾，其實，不練功亦是如此，只是習而不察就是了。練了功，要求瞪眼了，又按五輪學說各臟腑練功後都會對眼有影響，即打破原來病態下的平衡。目乾澀是新舊鬥爭過程中的自然反應。過一段就會好的。還有人流淚是練功中氣態衝動的表現，也屬自然現象，請放心練下去吧。

166　問：為什麼有時練功發睏，怎樣處理？

答：一般來說，這是初學者的一種反應。練氣功要求進入氣功狀態，這種狀態同清醒和睡眠都有區別。而初學氣功者達不到這種區別，一說入靜，進入氣功狀態就發睏，這不是不好的現象，由他去，睏了索性睡一覺。經過一個階段，練功達到一定境界，大氣暢通，自然可以變睏乏爲精神十足，精力充沛。

167　問：為什麼初練頸項活動易有頭暈現象？

答：頸項活動是洗髓金經的第十五節。頸項旋轉時，如果閉目轉動，就易引起頭暈，所以要睜眼轉項。有些練功者有頸椎病本身就頭暈，經過一段時間的鍛鍊，頭暈自然消失。

168　問：眉間發緊發脹怎樣處理？

答：養氣功不會出現這種現象。許多讀者來信反應，練了其它功法意守上丹田，眉間發緊、發脹。我的意見，若想解決這個問題，最好請教功的老師給予解決，解鈴還需繫鈴人。某一個老師教的功法，他會知道錯在哪裡，如果教功的老師不能解決，你想改練養氣功也可以糾正這種現象。養氣功講鬆、靜、自然，講「求放心」、「不動心」、「勿助長」，講率性而行，講「恬淡虛無」、「精神內守」。只要掌握了這些精神，按照功法的要領去練，不但可解決這種不適的現象，而且還可達到治病强身的目的。

169 問：練功中為什麼出現氣亂竄的現象，怎麼處理？

答：有人寫信說自學「周天法」，結果氣機失調，感到體內氣亂竄，耳鳴眼花，頭暈失眠。我不知他練「周天法」的具體情節，像他說的這種現象，我認爲是練功中沒有做到「恬淡虛無」，没有做到「內無所逐，外無所求」，這種現象一定是追求、助長的結果。

練功應純任自然，呼吸要得當，要微微綿綿，意氣相隨，做到勿忘勿助，動靜兼修。動作導引要柔和、舒展、大方、鬆而不懈，緊而不僵。

如果還願練原來的功法，那應該找原來的功法老師指導糾偏。如果你改練養氣功，也是可以改變上述現象的。只要有鬆靜站立，加上調息即可改變過來，再加上作嘻字功調理三焦之氣，就可以迎刃而解，並不是什麼大問題。

170 **問：為什麼有時感到氣往上衝，怎樣處理？**

答：氣往上衝是練功人的正常現象。下丹田的真氣充實後，它會自然地沿任、衝、督脈上衝，手三陽經脈由手走頭後，也會有上衝的情況。

氣上來之後，意念要引氣由頭而腹入於丹田，也可以放鬆肌肉如無事然，使氣在經絡正常的運行軌道上走下去。作調息的動作或太極功的無極式都可以收到效果。

171 **問：為什麼練功有時感到餓，怎樣處理？**

答：這是練養氣功的初效。通過練功，身體得到全面的調整，健康狀況有了好轉，精神愉快，精力充沛，四肢有力，睡眠良好，食慾增加，這是大好的事情。餓了就吃，不必發生其他疑慮。可是也不要因一時餓感而貪食，吃得過多也不好。

食勿過飽，未飽先停，已飢方食，是養生的名言。

172 **問：為什麼有時練功感到某處氣團聚集，怎樣處理？**

答：氣團聚集的現象，一般來說有兩種情況：一是某處有病，經絡不通，練功後氣力增加，氣在運行中到了那個地方受阻明顯，這是練功治病的必然過程；二是由於意念活動集中在某處，這是助長所致，是不好的現象。不論遇到哪種情況，按以下方法處理。

①不理會它，在心理影響生理的作用下，自然就會好了。

②用意念導引氣血沿經絡運行，讓它通過去，還可以多作些調息的動作，在調息時用意念導引內氣循經運行。

173 問：練功中為什麼出現各種幻覺，如可對待？

答：練功過程中，練功者自覺產生良好感應，這屬於正常現象，但也有部分練功者，在練功過程中，會見到產生一些幻覺，有各種現象，例如，眼前浮動一些人影、物影和景像，以及各種顏色，甚至出現禽龍之類的東西。出現這些現象並不奇怪，要做到見怪不怪，其怪自敗。不必產生恐懼心理，胡思亂想，或盲目去追求造成不良後果。

爲什麼會出現這個問題呢？

①練功者思維不集中，不能做到鬆、靜、自然，做著這種功法心裡想著別的功法，思想產生錯覺。

②練功者對本功法還不熟悉，盲目地追求氣感，造成真氣亂竄，使練功者不知所措的心慌意亂。

③有的練功者偏聽偏信別人的不切實際說法，盲目地追求幻影世界，造成眼前出現各

種怪現象。

對待的方法：

(a)樹立唯物辨證史觀，反對封建迷信，用科學的觀點去對待。

(b)練功要專一，不要見異思遷，選定一種要堅持下去。

(c)對出現的各種現象，要有大無畏的思想，見怪不怪，其怪自敗。

(d)人的腦子從記事起到現在是一部很複雜的錄影機，當你入靜之後，它隨時隨地就有出現的可能。因爲我們腦子一刻不能休息，它總在活動，它所出現的東西都是你經過、看過或設想的產物，我們要解決這些幻景，一睜眼就没有了，所以道家稱睜眼爲「慧劍斬群魔」。所謂魔就是一些幻景，攪亂你入靜的壞東西。

174 問：練功後能做到想冷就冷想熱就熱嗎？

答：氣功鍛鍊由於通過調心、調息、調身的自我控制練功方法，人體氣機發動後，全身生理、生化都在不斷地發生變化，神經在調節，氣血在調和，經絡在疏通，因此皮膚肌肉有發冷發熱的感覺，這是正常現象，是收效的表現。已經證明通過氣功鍛鍊可以控制自己的心率快慢、血壓升降、溫度高低、腦電波的變化等内部機能活動。

所以氣功能發揮人體的潛力並起著自我調節控制的作用。人的大腦是自我控制調節的指揮官，所以練功後，只要運用意識進行行氣的活動，在一定條件下，如進入氣功狀態較好，是可以控制冷熱的。

175 **問：練養氣功有時出現打嗝矢氣是正常現象嗎？**

答：這是練功中的正常現象，因六字訣養氣功對身體進行了全面調補。尤其六字訣、洗髓金經，若按要領練習，一些原來腸胃功能不好的人，會因濁氣的排除打嗝矢氣，萬不可不好意思憋著，這樣會造成身體的不適。實際上練功中出現這種情況，說明開始起到了調補的作用，增強了功能，從而要及時排出濁氣。

176 **問：練功後腳冒涼氣是否正常？**

答：練功中，一般在腳部的大敦穴、隱白穴部位冒涼氣，這是練功中的正常現象，是練功後，體內病邪向外排出的表現，應繼續堅持練下去，練到病氣都散發出去了，也就不再冒涼氣了。

五、養氣功的辨證施功

177 **問：風濕性心臟病患者怎樣練養氣功？**

答：《黃帝內經》中說：「正氣內存，邪不可干」。據我的經驗，經常堅持練習養氣功，真氣充盈了，就可治此病。

風濕性心臟病患者每天早上三時至五時起床鍛鍊「六字訣」作完一次後，加練「呵」字二十四次，於午飯後作一遍「六字訣」，加練「呵」字十二次。晚飯後，休息半小時，找一個空氣新鮮，沒有別人干擾的地方，作「六字訣」三遍或四遍，加練「呵」字二十四次。虛則補其母，加練噓字功十三次，即卧床休息。

如心臟病嚴重，不能久立者，可改用卧功「水升泉底，火降勞宮」，以收水火既濟之宏效。

178 **問：風濕性關節炎怎樣練養氣功？**

答：風濕性關節炎，在肩部者除「洗髓金經」全部鍛鍊外，可加練肩部活動之姿勢。在指腕者，練完全部，指腕活動加練二十四次；在膝關節者可加輔助功「熱消鶴頂」、「寒逐犢鼻」。足跟痛，足心痛，除練「洗髓金經」外，可加練「水升泉底，火降勞宮」。腰痛可加練「火煉金丹」。

179 **問：怎樣用「六字訣」治療肺氣腫？**

答：肺臟不是獨立存在的，而是與臟腑互相聯繫存在的。「六字訣」是起整體治療的作用，所以「六字訣」中的六字應全面練習。又「六字訣」是五行學說之應用，全面練習自然進行著生剋的調節，就可達到治病强身之目的。全面練習之後，為了加强對肺病的治療，再加練「呬」字若干次（次數多少以個人的條件和體會而定，如每個人的飯量，不能一律規定多少），但最後還要以「嘻」字功收功。三焦主氣，讓它最後對全身的氣血進行綜合平衡。其餘各字的運用亦同此理。

180 **問：腸胃不好能否練養氣功？如何練？**

答：腸胃不好練養氣功收效極快，少則一週，多則百日，我在臨床遇到這類病例很多，慢性腸胃炎，大便不成形或便秘患者，百分之九十以上在兩三週內就能收效。這是因為養氣功的腹式深呼吸，能加大隔肌的升降和腹肌起伏幅度，對胃腸道起著一種按摩搓揉的作用。氣勢的衝動還能加强胃腸的蠕動，所以能較快地收到幫助消化，加强脾臟運化功能的顯著效果。

181　問：女性在月經期間怎樣練養氣功？

答：女性在經期應該半休。脾能統血，如血過多可加倍練六字訣的「呼」字功；如血太少則加練「呵」字功，心能行血。有紫色淤血塊，則加倍練「噓」字功，可以通淤導滯。當然，如果月經正常，沒有異常不適之感。練功又不感到疲勞，堅持練習則血行快，可以縮短經期而恢復正常。

182　問：怎樣用「六字訣」治近視眼？

答：根據中醫理論；眼分五輪主五臟之疾患，八廓主六腑、命門、包絡之疾患，內傷七情爲內障，外傷六氣爲外障，飲食不節，飢飽無度，起居不慎，過度疲勞，或遭震擊，或被刺損，邪無定體造成不內不外之痼。六字訣對身體是整體治療，既可以理氣，又可以補精，扶正祛邪。

明代太醫龔廷賢説：凡眼諸症唯此訣能治之。治療眼病，除全面練習六字訣外，再加練「噓」字功，以散肝火，補肝虛，平秘肝木之陰陽爲治本之良方。目得血而能視，中國醫學之理論，肝主藏血，開其竅則血充，再輔以按摩眼睛周圍承泣、翳明、睛明、攢竹、瞳子髎等治眼病之穴位，以使血流通暢，治療自能收效。效果如何還要看用功時間多少，一般的有效病列，多數是早五時前練六字訣輔以「洗髓金經」時間約一小時，「噓」字練十八次或達六十四次，午間練半小時眼按摩輔助功，晚飯後再練功一小時。

近視眼患者，宜重點做以下一些練習和安排：

第一，按順序先練六字訣一～二遍（每字六次，三十六次爲一遍）。然後加練「噓」字功十八次及「嘻」字功十八次。

第二，練習洗髓金經的「揉按眼部」，「揉按瞳子髎與太陽穴」，「揉按風池」，這三節，練習方法如下：一是「揉按眼部」：雙手掌根按在兩眼下眼眶上，五指根骨按在上眼眶上，手心的勞宮穴對著眼球，但不接觸眼皮，隨吸氣兩手向上向外揉按，呼氣時兩手向裡向下揉按。至少八次，多至六十四次，以眼部發熱輕鬆爲宜。揉完後，用食指輕理眉毛，從內向外三～五次，以散未通之氣。二是揉按「瞳子髎與太陽穴」：兩手中指按瞳子髎穴，食指按太陽穴，隨吸氣之勢，向上向後揉按，呼氣以間向下向前揉按，如此旋轉揉按至少八次，多至六十四次。以眼部感到清涼舒適爲宜。三是「揉按風池」：兩手以食指按在風池穴上，隨吸氣之勢向上向外揉按，至少八次，多至六十四次，以陽白穴（眉中央之上二寸凹陷處）有熱感爲宜。

第三，練功具體安排和注意的問題：一是，每天早中晚各練一次。先練六字訣，再練洗髓金經中的幾節。兩種功法間可休息一會兒。二是每天應練功兩小時左右。早上一小時，中午和晚上各半小時。宜在空氣新鮮的樹林裡練功爲佳，也可在空氣流通的室內或陽台上練。三是如果練功中眼部痛癢、流淚等是正常現象，不必疑慮。久練之後，這種現象就會消失。只要天天不間斷下去，一般百日左右即可以收到增強視力的療效。不過在病情好轉以後，還應天天練習，以鞏固療效。

183　問：養氣功可治鼻炎、咽喉炎嗎？

答：鼻炎練養氣功收效很快。

治療方法：學六字訣功時，做完一個小周天，加强「呬」字功補肺氣。肺開竅於鼻，肺功能加强，鼻的病變自然好轉。再加强「洗髓金經」第二節「循按鼻粱」、第三節「揉按迎香」，每一個動作都要配合呼吸，連續做六十四次，一天三遍，旬日小驗，百日大驗。鼻咽相連，咽喉症用六字訣補養五臟之功能，臟腑的功能恢復，則津液生，以解咽乾喉腫之痛苦，再配以頸項活動之局部運動，十二經脈絡之纖維皆動，脈絡活則腫消，而津液氣血各行其道，陰不滋且陰血自榮，自然獲得陰平陽秘、陰陽平衡之療效。

184　問：嚴重頭痛可以用養氣功治療嗎？

答：若不是腦內有異物或腫瘤，根據膽爲陽木，木盛生風，風動自然頭痛之理。我們治療這種病，一方面先作整套六字訣，使五臟六腑之機能都活動起來，作完一全套再在「噓」字功上多下功夫，達到通淤導滯之功效。同時加倍「吹」字功以旺盛水源。木得到水之滋養則功能恢復，頭痛可減退。再加上洗髓金經的「乾梳頭」動作，一定會見效的。

185 **問：神經衰弱可以練養氣功嗎？**

答：神經衰弱多數爲用腦力太過，工作緊張或情緒抑鬱傷腦筋太過，在過於興奮狀態下不能抑制，因而失眠頭痛，或過分急躁，土敗雙弦食慾不振，發生嘔吐者有之，食不下咽者有之，大便時稀時乾者亦有之，這種病主要需靜養。

有條件的解除了家務和工作之累，遷地爲良，住療養院改善環境，無條件的就加强氣功鍛鍊。練養氣功動靜兼修之法，因爲有肢體之動作導引，可以一念代萬念，思想集中。孟子說：「志一則動氣」，「夫志氣之帥，氣體之充也」。真氣充盈於身體內，則各個器官的功能都可以改善，過於興奮的神經可以抑制，而起到保護性的抑制作用，大腦皮層得到充分的休息，自然能恢復健康。

186 **問：養氣功能不能治療遺精？**

答：遺精過頻可以通過養氣功的鍛鍊得到治療。用養氣功治療遺精的方法是：在通練六字訣和洗髓金經的基礎上，再加練六字訣中的「吹」字功及洗髓金經中的腰胯活動與神龍絞柱的鍛鍊。練吹字功時，要特別作好提肛縮腎的動作。下蹲時上身要保持正直。這樣連續練百日左右，一般都可以收到明顯的效果。如果練一段時間效果不明顯的話，可加練臥功中的「水升泉底，火降勞宮」，每天在睡前練半小時。也可以加練站樁中的「海底撈珠」。有人曾練此功半個月，治好了他三十年的遺精病。

此外，睡眠時採用盤龍式，效果也佳。

187　**問：膽囊炎、膽石症，可以練養氣功嗎？**

答：肝膽之病除全面練「六字訣」外，加練「噓」字功治療，效果良好。肝爲陰木，膽爲陽木，「噓」字功理肝即可以治膽。肝膽相表裡，在生理功能上有差別，在氣化治理方面則息息相通。「噓」字功的作用，即可以平肝也可以清膽。當長「噓」吐氣之時可以消膽囊炎，解膽內之結石。同時還需要加「循經按摩」之法；隨呼吸之勢，按摩膽經的募穴日月穴，與臥功肝膽相照之法。

188　**問：陰虛火旺症練「六字訣」是否還要提肛縮腎？**

答：練六字訣呼氣時必須提肛縮腎。對陰虛火旺大便秘結症，提肛時不要用大力，只微微有提肛之意即可。

189 **問：高血壓症怎樣進行養氣功鍛鍊？**

答：成年人的正常血壓約爲一一〇～一二〇毫米汞柱（收縮壓）、七〇～八〇（舒張壓）毫米汞柱左右。隨著年齡的增長，血壓會逐漸增高。五十多歲的人，收縮壓可在一五〇毫米水銀柱左右，不超過一六〇毫米汞柱。六十歲以上的人不超過一七〇毫米汞柱。如果超過了這些正常值，即爲高血壓。另外，不論年齡大小，如果舒張壓超過九〇毫米水銀柱，也爲高血壓。高血壓有兩種：一種叫原發性高血壓。這種高血壓可能與精神過度緊張，精神受刺激，遺傳等因素有關；另一種叫繼發性高血壓（又稱症狀性高血壓），是由其它疾病引起的，如內分泌疾病、腎病，以及顱內壓高等。通常所說的高血壓，是指原發性高血壓。大量的病例說明，養氣功對高血壓症的療效是肯定的，而且收效較快。有的患者只用一節功堅持練，就治好了多年的高血壓。養氣功的各套功法均能調整高血壓。只要堅持鍛鍊，血壓就會慢慢恢復正常。如要針對性更強一些，可做下面幾種鍛鍊：

第一，鬆、靜站立：按要領真正做到鬆靜站立（即六字訣的預備式），可意守湧泉，每次做二十分鐘左右。

第二，調息：特別要注意放鬆，沉肩墜肘，呼吸自然。隨著兩手的下按，意念將從頭下沉到丹田，再下至湧泉。每次做十五分鐘左右（以上兩節可以交叉進行，反覆多次）。

第三，百會運轉：做百會運轉時，由於兩手內外勞宮穴相對，置於百會穴上，容易影響懸頂直項和沉肩墜肘，所以做功時應注意要領。另外，下壓時不要用力太大，盡量做到自然，否則，氣難以下來，影響療效，手在百會上旋轉時，意念放在丹田，絕不可放在頭上，每回左右旋轉三十二次。

第四，揉按太陽穴，瞳子髎穴：做六十四次。

第五，乾梳頭：做六十四次。

第六，揉按風池穴：做六十四次。

第七，拿玉枕：左右各做三十二次。

190 問：「六字訣」能否治癌？

答：六字訣治癌的機理：六字訣的鍛鍊能加快血液循環。我們知道病菌的傳染，都是在血流緩慢停滯、淤阻的狀態下侵入人體，滋長蔓延的，癌細胞也不例外。如果血流暢旺，癌細胞就不容易停留在某些臟器上繁殖，正像河流湍急，一顆顆小沙粒就會被沖走。六字訣提肛縮腎，深長的呼吸加强血流之勢，使血液中的血細胞强壯起來，發揮它驍勇善戰之潛力。據過去的經驗，練功半小時至一小時，血液裡的白細胞增加一倍以上，尤其是最善於作戰的嗜中性白細胞和淋巴細胞增多更爲顯著。在這種情況下，殘留在血液裡的癌細胞的日子就不好過了，必然受到無數細胞的攻擊。

同時，血液循環越旺盛，各個器官的功能越健全，許多專門對抗癌細胞的「抗體組織」與細胞也大量繁殖。這些源源不斷產生的抗體都把癌細胞當作敵人，它們配合白細胞的直接攻擊，圍堵剿除，使殘存的癌細胞無處躲藏。練功的患者，功力越深，力量越大，癌細胞的堡壘越來越小，就日趨消亡。

患癌症的病友，只要練功不過於激烈，不使身體過勞，給癌細胞以可乘之機，穩紮穩打，運動量逐漸增加，循序漸進，有耐心，有毅力，日久必能生效。

六字訣治癌的步驟：治病以攻心爲主，患癌症的病友，多數悲觀失望，憂心忡忡，以爲得了癌症就宣告了死刑，這樣就是幫助了癌細胞的發展。因爲癌症的產生，是由於憂憤抑鬱填滿於經絡隧道中，阻礙了真氣之運行，濕熱集結變爲橫逆臭惡之毒素，陰陽失調，血淤氣滯，日積月累逐漸惡化，遂造成近代所謂之惡性最強烈繁殖最快的癌細胞。

所謂傳染只是外因，如果經絡中血行暢旺，勞逸適度，精神恬淡而內守，身體健壯的人，很少得癌。

根據我多年的臨床經驗，在治療癌症時，都是以調整陰陽，活血散淤通滯解結爲主。在治病之先，要建立起來患者必勝之信念，給他介紹一些治癒的病例，讓他走訪幾位治癒的病友。這樣就改變了他恐怖的心理，了解到氣功能吞吃癌細胞，消滅癌症的病灶。只要大氣充盈，就可以將癌的堡壘攻破而消滅淨盡。

癌細胞的特點是生長能力特別强，增殖發展的也特別快。練功的患者，就要以堅定之信心，穩扎穩打急起直追，不讓癌細胞有繁殖之餘地。練六字訣調整經絡，通向臟器的道路，用深長呼吸法補氣，使真氣日漸充盈，衝擊到各個組織，以至於最小的毛髮皮膚，無一處不有真氣之衝激。真氣衝動起來就可以燃燒癌細胞（據許多患者自述氣感通透後，以意領氣到患處，就感到有灼熱之感，有的還熱如火燒不能忍受）。癌的陣地一天一天縮小，真氣的場地一天一天擴大，經過一段時間，癌細胞自然可以消滅。

191 問：「噓」字功怎樣治肝病？

答：肝屬木，應時於春，開竅於目。春逢萬物生長之季，容易發生肝陽上亢，肝病容易發作，於是兩眼紅腫，頭暈目眩，兩脇脹滿，肝區疼痛，性情煩躁等一系列症狀都會發生，慢性肝炎或肝硬化患者此時可能加重或癒後復發。

肝實症表現爲：胸脇脹滿，陽氣逆上性格狂躁易怒、頭劇痛、臥不安、小便閉塞、大便乾燥、疝氣腫痛、時發驚厥。

肝虛症表現爲：虛煩不眠、頭隱痛、時不欲嘔、嗌乾乏力、大便稀、小便頻、陽痿、子宮下垂、月經不調。

肝病以「噓」字功平之，實症應瀉，心為肝之子，可用「呵」字功瀉之。虛症應補，腎為肝母，可用「吹」字功補之。

練六字訣應按順序六個字都練完後，再據視病情需要重點多練某個字。

192 **問：「呵」字功怎樣治心病？**

答：心屬火應時於夏，在竅於舌，夏日火熱，心火上炎，則咽喉腫痛，口舌生瘡，出氣灼熱，心煩不安等症時有發生。

心實則表現為：咽乾口渴、胸脇脹、尿色黃、心悸、心陣痛、腋下痛。

心虛則表現為：心悸、怔忡、失眠、盜汗、動則心慌。

心病應以呵字功平心火，雞鳴而起，徐徐呼「呵」，呵之不平則為心實，實症應瀉，脾為心之子，可練「呼」字功以瀉心火，再做「吹」字功以補腎水，是謂心腎相交，水火既濟，收效頗易。

193 **問：「呼」字功怎樣治脾病？**

答：脾胃屬土，應於四季之末十八天內故名為中宮，開竅於口。

脾實則出現：嘔吐、噫氣、腹脹、黃疸、頭痛發熱、下痢黏水而肛門灼熱。

脾虛則出現：四肢無力、心煩不眠、黃胖而浮腫、不便不成形等症。

脾病，可用「呼」字功治之，心爲脾母，若練呼字功感到力量不足，則再做「呵」字功以加强脾胃消化功能，若由於肝氣鬱熱而引起的脾胃失調，則用「噓」字功平肝之後，再用「呵」字功健心以補脾。

194　**問：「呬」字功怎樣治肺病？**

答：肺屬金，應時於秋，開竅於鼻，秋天氣候涼爽，然有炎夏蒸熱之餘威而乾燥，此時毛竅收斂，鬱熱未消極易存留於肺之經內，應以「呬」字功清洗肺經之鬱熱。

肺實則胸滿，肩背疼，小便色黃數頻。

肺氣虛則肩背疼痛而怕冷，呼吸急促而氣短，小便頻數而量少。

若肺氣虛弱易受外感，應用「呼」字功補肺，此爲培土生金。

195　**問：「吹」字功怎樣治腎病？**

答：腎屬水，應時於冬，開竅於耳，司二陰，腎爲先天之本，主藏精，關係於生殖系統的一切疾患，腎主骨，其榮在發，又主目內瞳子之光，所以腎有疾則耳聾、眼花、髮脫落、齒動搖、易恐易驚。

腎氣虛則面色黧黑，心悸而氣短，腰痛腰軟，驚悸怔忡，遺精陽痿，女子帶下，月經不調，足心發熱而下肢發冷，做惡夢而驚醒。

虛火上炎則口熱咽乾、心煩、咽腫、腹滿尿赤，甚至下痢、浮腫。

冬主藏閉，腎宜固精，腎之府在腰，腎之邪在臐，固腎應用「吹」字功，肺爲腎之母，肺屬金，金生水，若腎水虧損，應以吹字功補之。若相火旺盛，口乾心煩，小便赤黃而澀痛，則應以「嘻」字功平之。

196 問：「嘻」字功怎樣治三焦之病？

答：三焦主相火，爲六腑中最大的腑，其根在命門，與各臟腑經絡的關係極爲密切，是全身通調氣機的道路，三焦有病，常表現爲氣滯淤塞，因而寒熱往來，口苦胸悶，惡心腹脹，小便黃赤。

三焦實則表現爲：咽腫、喉痛、寒熱、耳鳴、耳聾、下頜病、腋下腫、小便不利、胸脹悶。

三焦氣虛則見：耳鳴、自汗、眩暈。

三焦不暢則用「嘻」字功通利之，可收調營衛，而解表之效，再用「呼」字功助胃氣，則諸病皆除，不治而癒。

197 **問：耳聾、耳鳴患者怎樣練養氣功？**

答：在一般情況下耳聾、耳鳴主要是由於長期腎虧所致，或肝氣怒發造成突發性耳聾。根據這病情，每次全面練完一遍六字訣後，還要加練吹字功十八次，因腎開竅於耳。

接著再配合練洗髓金經中以下幾節，治療效果更佳：

①揉按風池穴六四次。

②擊天鼓六四次。

③撐耳孔三二次。

④揉按聽宮三二次。

198 **問：牙痛病怎樣練養氣功？**

答：牙痛病患者，可練洗髓金經叩齒一節二十分鐘，再用手指揉按大迎穴、迎香穴、合谷穴、足三里穴，牙痛很快消除。

199 **問：老年人手腳乾裂如何練養氣功？**

答：手腳乾裂是老年人冬季的一種常見病。

治療的方法是：每日練六字訣三遍，再加練「呬」功十八次，「吹」字功十八次。然後練洗髓金經中的手腕活動和足部活動，以及用勞宮穴揉按湧泉穴。

附：

五臟六腑的生理功能

一、肝的生理功能

肝是貯藏血液的主要器官，有調節血量的功能，同時還有耐疲勞禦外邪的能力，主疏泄與條達。

肝主藏血，爲罷極之本。肝臟內貯藏血液，它可以調節血流量。血液在人身體中流行，它是隨著人的活動情況增減。全身活動量大，血用得就多，在休息睡眠的時候，各處需要的血量減少，有一大部份血就可歸到肝內。內經云：「人卧血歸肝」。

人在勞動的時候，需要血來供給能量，「足受血而能步，掌受血而能握，指受血而能捏，目得血而能視。」如果肝臟調節血量的功能失常，人體就感到疲勞不堪。所以古人說，肝藏血爲罷極之本。

①主筋，筋附於骨膜外，正常情況，不鬆弛，也不拘緊，維持這種生理功能的營養來源是肝。指甲是筋膜的外候，筋膜是否强健，可看指甲顏色的榮枯，指甲紅潤而堅韌，就是筋膜健壯。內經云：「肝之合筋也，其榮爪也」。爪爲筋之餘。

②肝開竅於目，目爲肝之外候，視力的强弱，與肝關係最大。內經云：「目得血而能視」，「淚爲肝液」，肝氣和則能辨五色。我們在臨床上看到，有肝病的人，視力模糊，目眩發黑。

③主疏泄條達：疏泄條達是自然靈活無拘無束。一個人如情志不遂，胸懷抑鬱，肝就受傷，好發脾氣，性情急躁都是與肝有關。

疏泄方面，還有幫助消化吸收之義。如肝氣舒，精神愉快，則食慾好，而消化吸收力强，如大怒之下則不能食。

心與肝的關係，肝屬木，心屬火，木能生火，所以肝血不足，則影響到心，而發生心悸怔忡。心主精神意志，肝主疏泄條達，如肝氣鬱悶則影響到精神不愉快。心主血液循環，肝主調節血流量，心血不足，也可以影響肝的調節而引起失眠多夢，頭眩暈等症。子病則母愁，母病則子憂，臟的母子關係，由臨床上可以看出來，五行相生之形象，推之可見。

肝與腎的關係：腎水為肝木之母，木得水才能發育成長，腎陰（精）的再生物質來源，需要通過肝的疏泄，再入藏於腎。因此有肝腎同源之說。如果腎陰不足，肝失濡養，就能使肝陽偏亢，而出現頭暈目眩，急躁易怒等現象，肝臟疏泄條達調節血量的功能，如果沒有腎水的滋補，濡養則立刻硬化而失調。

肝與脾的關係：肝與脾的關係是疏泄與運化，脾的運化，有賴於肝的疏泄，若肝氣鬱滯，疏泄失常，就會影響脾的運化。吞酸肋脹，並伴有食慾不振，腹脹滿的現象，古人云「土敗雙弦」，反之，如果脾失健運，也能影響肝的疏泄，引起腹脹肋痛，黃疸等症狀，古人謂之「土壅木鬱」。六字訣的治病理論是以五行生原為理論基礎，肝屬木，木旺於春，一年四季春為首，所以六字訣練習，排列要順序，先練養肝氣的噓字功。木能生火，心屬火，所以次練呵字是相生之義，肝與心為母子關係，肝有病會累及心臟。其順序是噓、呵、呼、呬、吹，順序進行就是五行相生。

肝與肺的關係：肝氣上升於肺，練噓字功補養肝氣。肝的功能是向周身各處輸運血液，必須依靠肺氣，如果肺氣虛弱，則影響到肝的調節與疏泄功能，而出現乏力少氣，情緒抑鬱等症。肺主氣，肝主血，血行必須肺氣。反之，如果肝氣壅滯，肝火上炎，也影響到肺氣的肅降，而出現咳痰，咽疼或咳血，這種現象，中國醫學上謂之：木火刑金，也謂之反侮。

二、心的生理功能

心在五臟六腑之中占首要地位，中國醫學中稱之爲天君，它的主要功能是主持血脈，主管血液在脈管中運行，向各組織器官輸送養料，以維持其正常的機能活動。同時心又主神明，即精神、意識思維活動。中醫所說的心，不僅是解剖學上所說的心臟，還包含著大腦皮層活動，所以說它是重要器官。

1. **心主血：**心是主持血液運行的，醫學上說心行血，它主持血液在血管中運行，「其華在面，開竅於舌」。面部和舌質上，可以觀察心臟的盛衰，而且「在體爲脈」的脈搏上也可以驗證器臟之疾息，如果面色紅潤、舌質紅潤、脈搏不急不徐和緩有力，就可以斷定心臟正常。

2. **主神明：**人的精神意識思維活動都是心的重要功能，古云：「心者精神之所寄也」，精神充沛，意識清楚。

汗爲心之液。汗是津液之一，與心有密切關係，心陽不足則自汗，心陰虛則盜汗，用某物治自汗盜汗，常用溫養心陽，滋補心陰的某物。

心與肺的關係：心主血，肺主氣，血液的運行，要靠氣的推動，氣貫注在血脈之中，才能通達全身，所以內經上有「氣爲血帥、血爲氣母」、「氣行則血行、氣滯則血淤」之說，反映到病理方面，心肺相互影響，「氣主呴之」是溫養的意思。血主濡之，如咳嗽日久，肺氣損傷，推動心血的力量不足，就會導致心氣虛而出現心悸氣短，甚至心區疼痛。如心火熾盛，消煉肺的津液，則見咳痰、咯血、鼻燥、咽乾之症狀。

心與脾的關係：脾的運化功能，需要心陽的幫助，心血的再生，又需要脾的運化才有來源。如果心陽不足，影響脾的運化，除心臟症狀之外，還會出現食少浮腫等症。此外心與脾還有循環與統攝的關係，如果脾氣虛不能統血，就會引起各種出血症。

心與腎的關係：心與腎的關係有二：一是陰與陽（又叫水與火）爲主。心陽下降，溫暖腎陰，腎陰上濟，滋養心陽，上下相濟，動靜相合，形成了一對矛盾的統一體，始終保持有一個相對的平衡狀態，這種現象叫做水火既濟，「心腎相交」。若陽氣不足，腎水不化，水氣逆而上犯。就會造成「水氣凌心」的心悸症，如果腎水不足（腎水指陰精），不能上濟心火，心火獨亢，也會出現失眠健忘、多夢、遺精等現象，心腎不交。

心與肝的關係：已見肝的生理功能條內。

三、脾的生理功能

脾的主要作用是幫助腸胃消化水穀，吸收和輸送營養精微，爲營血生化之源，臟腑肢體各部的營養物質皆來源於脾的運化，所以說：脾胃爲後天之本。

1. **主運化，升清**。脾主運化的功能，包括兩方面：一是把胃納進來的食物經腐熟消化以後，吸收其精微，輸運到心臟，通過心肺而營養全身；一是運化水液，調節水液的代謝，把食入於胃的水液精微上輸到肺再敷布全身。這兩種運化的特點都是上升的，所以說脾主「升清」若脾氣不能升清而下降，則可以導致泄瀉或內臟下垂諸症。

2. **主肌肉、四肢，其榮在唇、開竅於口**。人的肌肉、四肢，以及口唇，都是脾的外候，一個人肌肉豐滿四肢靈活而捷健，唇部紅潤，食慾良好，都是脾臟功能正常的表現，另外尚有唾爲脾液之說，脾健康，則滋潤而口不甘，脾失健運則口涎而不能自禁。

3. **主統攝血液**。脾有統攝血液之作用，維持血液在脈管中正常運行而不致滲出脈管之外。這就是說，血脈管是否致密，與脾直接有關係，脾氣旺盛，脈管致密，就是控制血液順著脈管正常運行，不至於溢出脈管之外；如果脾氣虛弱，脈管鬆弛，就會出現各種出血之疾患。

脾與肺的關係：脾屬土，肺屬金，土能生金爲母子關係，肺主氣，脾益氣，脾所轉輸的水穀精微之氣，上輸於肺，與肺本身吸入的大自然之氧氣結合變化而成爲「宗氣」，這就是脾助肺益氣的作用。另一方面，脾臟運化水濕的功能，又需要借助於肺氣的肅降，如果脾氣虛弱，運化失常，就會導致肺氣不足，而引起喘息氣短不足以息，甚至浮腫，古醫云，「土不生金」。

脾與腎的關係：腎爲先天之本，脾爲後天之本，脾的運化功能，必須得到命門火的溫煦蒸化才能完成。反之，命門火又有賴於後天水穀精微的滋養，兩者之間，相互依存，相互促進，如果命門火衰，就會引起脾的運化，而食少，腹脹，水瀉不止等症。古醫謂之火不生土。此外，脾與腎在水液上，也是相互協調的，若脾虛失運，則水濕停蓄，會影響腎的氣化，而出現水腫。「古醫謂之土不能制水」（脾與肝的關係已見肝臟生理功能條內）。

脾與胃的關係：胃主受納，脾主運化，脾氣主升，胃氣主降，脾性濕而喜燥，胃本燥而喜濕潤，二者一納一化，一升一降，共同完成人體消化吸收過程。

四、肺的生理功能

肺的主要功能是司呼吸而主氣，爲人體内外氣體交換的場所，主治節、朝百脈，輔助心臟維持血液的循環。主肅降，通調水道，與脾腎共同完成水液代謝的功能。

1. **主氣；主治節、朝百脈**。人身之氣肺主之。氣是人體中維持生命活動的重要物質，人離開氣就不能生活，古人說：「氣聚則生，氣散則死，」「百病皆由氣生」。孫思邈：「若氣息得理即百病不生，若調息失宜，則諸病盡起。肺裡邊的氣，來源於兩個方面：一是食物的精微，合先天之元氣，來源於脾和腎；一是從體外吸入的大自然之氣，即新鮮空氣，也叫氧氣，這兩方面的氣會和於肺中，就產生宗氣。宗氣是促進和維持人體機能活動的動力，它一方面維持肺的呼吸功能，進行吐故納新，使體內的氣與外氣得到交換。另一方面由肺入心，推動血液循環，並通過血液循環而傳發到全身各組織，以維持其機能活動。所以說，血液循環雖由心作主，但必須有肺氣的輔助，才能維持其正常活動。中國醫學說「臟主治節」，「肺朝百脈」就是這個意思。

2. **主肅降、通調水道**。肺居於胸間，爲五臟之華蓋，它主呼吸，主治節、朝百脈，所以它需要肅降和下降的環境，才能保持其正常的生理功能。人體內的水液代謝，不但與脾的運化有關，與肺氣的肅降，也有密切關係。肺的作用有二：一是將脾氣上輸來的水液精微，發揮其宣發之能力，使津液溫潤皮膚及各組織器官；一是通過肺氣的肅降功能來通調水道，使其不致於發生停留疾患。所以說，小便的通利與否，與肺氣的肅降有關。中國醫學說：「肺爲水上之源」。五行學說：「金能生水」，金爲水之母。

3. **主皮毛，開竅於鼻，主聲音**。皮毛有汗孔，具有調節呼吸作用，道家修練有伐毛經，修煉到最高級階段，則呼吸不由鼻孔出入，而由汗孔出入，所以皮毛之汗孔也叫氣門。因此鼻竅與皮毛都是肺的外候。皮毛潤澤，鼻竅呼吸通利，嗅覺正常，就是肺臟健康之表現。反之，皮毛乾枯，肉皮發緊，汗孔當開不開，當閉不閉，鼻竅不利，嗅覺不靈，就是肺失常而有疾患之現象，故有汗爲肺液之說。

喉嚨直接與肺相通，人之發音，也與肺有關，所以肺病久，則聲音斯啞，風寒侵入肺臟常有不能發音之現象，古醫診感冒病，先看喉嚨，上呼吸道紅腫，就斷定是感冒。中國醫學，也有「肺主聲音」之說（肺與肝的關係，與心的關係，與脾的關係，前面已談過不再述）。

肺與腎的關係：中國醫學上說：「腎主一身之水，肺為水之上源」，腎主開闔，肺主通調水道，金為水母，關係極為密切。

五、腎的生理功能

腎為先天之本。主伎巧，腎氣充則精力充沛，異乎常人而聰明睿智。它的主要功能是促進人體生長發育。推動這一作用的動力叫做命門之火，又叫腎陽或元陽，而這一動力的物質基礎叫做「精」，又叫腎陰或元陰。因此有腎主「命門火」和「腎藏精」的說法。

腎主水液，對體內水液代謝起著平衡作用，腎氣虛，則水液不能暢通而發現水腫。

1. **腎藏精**。精是人體生命活動的物質基礎，有先天後天之分，先天之精是男女之間的精神結晶，一部分是父母遺傳，一部分是愛情，是人生殖發育的基本物質，它儲存於小腹內，男子謂之精室，女子謂之胞宮。這種精的儲藏與排泄都由腎來主管。

後天之精，是由臟腑再生出來的水穀精微之氣，就是能夠滋養臟腑、肢體、五官、皮毛等各組織的精微物質。如精、血、津液等，這種精氣來源於飲食物裡的精華部分，是維持人的生命，營養人體各組織器官，促進其生長發育。

先天之精與後天之精相互爲用，先天之精需要後天之精的營養，才能繼續維持其生命的活動力，後天之精有賴於先天之精的蒸化，兩者是共處於一個統一體中，一方衰竭，必影響另一方的功能，存則共存，亡則共亡，相依爲命，形影不離。

2.**主水液代謝之平衡**。人體中的水液，必須保持在相對平衡之下，既不能過多（引起水腫），也不能缺少（脱水）。對於水液的調節，主要是依靠腎氣的開闔作用。開是輸出，是消耗與排泄；闔是關閉，以保持水液的儲藏量。在整個水液代謝過程中，脾是主納入（通過肺）和轉輸的，肺是主宣發水液中之精微和通調水道的，腎是主開闔，調節水量的。這三個臟腑的功能叫做「三焦氣化」。中國醫學中說：上焦主納、中焦主化、下焦主泄，都是靠氣來活動。所謂氣化，就是通過一定的功能使之發生變化，這一熱能的發源地就是「腎陽」，所以說「腎主水」。

3.**生殖、通腦、主骨，其華在髮，開竅於耳，通於二陰**。髓是由腎精化生，髓能養骨，骨內藏髓。腦爲髓之海，髓通於腦，腎氣充盈則腎精充沛，人的記憶力就强，思維活動靈敏的多伎巧，身體輕捷而多力，能任繁重的工作。腎主骨，腎氣充盈則牙齒不鬆動，腎之華在髮，腎壯則發光而不脱落。開竅於耳，腎氣充則聽覺靈敏。通於二陰，腎氣充則大小便正常。精貫於瞳子，腎氣充則視力强。反之記憶力減退，頭髮枯乾脱落，耳聾，大小便失禁，性能衰弱，目視𥉂𥉂，這就是腎氣虛衰之現象。

4. **命門的作用**。命門之火，是腎臟功能的動力，即人體熱能的發源地，又叫「元陽」、「元氣」或「真火」。腎所藏之精，無論是先天之精，後天之精，都需要一定的溫度，才能發揮其營養全身各組織器官和衍生後代的作用，這兩種精的溫度和動力就是命門之火的表現。如果命門火衰，一方面在男子可以出現陽痿併精冷無子，在女子可出子宮虛寒，帶下或不孕等症。另一方面也可以出現泄瀉或下利清穀。

命門之火衰，三焦之氣化失職，則出現水腫或小便失禁。命門元氣與胸中之宗氣相輔相成，相互爲用。宗氣以元氣爲根，下達納於命門，故有「腎爲氣之母」、「腎主納氣」之説。元氣以宗氣爲養，以保存元氣之繼續力。

附註：女子胞

女子胞又叫胞宮，即子宮、卵巢、輸卵管的總稱，具有通調月經和胎兒的功能。

女子胞的生理功能和腎臟及經絡中的任衝二脈有關。胞宮能否正常排經和孕育胎兒決定於任衝二脈的盛衰，又決定於腎臟。腎精充沛，機能旺盛則衝任脈盛，能正常通行月經生育子女。反之腎經虛虧命門火衰、則衝任脈虛，會引起月經不調或經閉而不生育子女。

由於月經與懷孕都與血液運行有關，而心是主血液循環的，肝是調節血量的，脾是統攝血行的，所以子宮的生理活動和心、肝、脾三臟都有關係。當肝氣不能正常疏泄或心脾生機失調時，也都是影響沖任二脈而發生月經失調等疾患。

六、三焦的生理功能

三焦分爲上、中、下三個部位，從劍突以上胸腔部位爲上焦，包括心、肺；中脘部位爲中焦，包括脾、胃；小腹部位爲下焦，包括肝、腎諸器官。焦是熱的意思，這種熱能體現爲「氣」，所以三焦的功能是主氣化。

上焦主納，中焦主化，下焦主排泄爲水穀出入之道路。

詳言之：上焦的主要功能是宣發稱於胸中之「宗氣」，將其輸送到全身，供給體內各組織器官的機能活動，這個作用好像雲霧一樣，敷布全身，所以有上焦如霧之說。

中焦的主要功能是消化食物和輸送蒸化之津液，營養物質通過肺氣的傳化作用以化生營養。中焦的作用，好像漬漚食物使之變化一樣，故中國醫學中常說「中焦主漚」。

下焦的功能是把人體內消化後的殘餘物質加工分別清濁，食物的殘渣通過大腸排出體外。下焦的作用好像管道疏通物體一樣，所以中國醫學中常說「下焦如瀆」。

三焦總的生理功能，是體腔內幾個臟器在飲食物消化、吸收、營養、排泄等功能方面的總合。而這一總合的作用，又是原氣（命門）、中氣（脾胃之氣）、宗氣三者相輔相成的集合體。

所以三焦的病變，極容易分開，表現在胸腔，與心臟有關的叫做上焦病；表現在中脘部位與脾胃有關的謂之中焦病；表現在下腹與肝腎有關的謂之下焦病。也可以這樣說：不能吃或氣喘胸悶就是上焦寒火作祟，消化不了，不能吸收就是中焦有病；大小便發生問題，生殖系統的一些病變都算下焦病。很明顯的水腫腹泄，自然是下焦虛寒。不管上中下三焦任何一種病變都與氣化有關，所以中國醫學常說三焦主氣。三焦之臟腑至今還在爭辯，没有定論，可是主氣化說，大家都承認。

此外，三焦與心包絡，在經脈上也有聯屬關係，心包爲裡，三焦爲表。在經脈主屬上，從心包入三焦，自然它們也是表裡關係。但是心包絡爲心之外衛，邪氣內侵，心包受之，心不能受邪，內經有「心包爲之使」，三焦爲原氣之使一內一外互爲表裡。三焦屬少陽爲原氣，所以說三焦理氣。

在六字訣中，噓主肝，呵主心，呼主脾，呬主肺，吹主腎，嘻主三焦，三焦經膽經都是少陽，少陽動而氣升，故吐氣時由少陽膽經之井穴竅陰引氣上升。吸氣時由三焦經之關衝穴引氣下降，直達膽經之竅陰，所以古醫說，練嘻字可以泄膽經之熱。

七、六腑

我們講六字訣必須談六個字與五臟和三焦的生理功能。噓治肝病，呵主心病，呼主脾病，呬主肺病，吹治腎病，嘻理三焦之氣。也有人說，嘻字能治理膽經之氣。可是臟和腑是表裡關係，我們講了五臟，六腑也不可不知。

六腑是膽、小腸、胃、大腸、膀胱、三焦。

1. 膽爲肝之腑，它的功能是貯藏膽汁幫助消化，膽雖然爲六腑之一，但不與外界直接相通，也不像腸胃那樣，時入時出輸傳而不藏。所以稱之爲「奇恒之腑」，膽的病理特點是易生熱象。它有一特殊的功能是主決判，當精神意識活動時，它能作出決判，俗話說；這個人「膽大」，這個人「膽小」，就是膽功能的表現。

2. 小腸爲心之腑，主要功能是受盛化物，分泌清濁。凡經胃腐熟的食物，由小腸承受下來，進一步加以消化，把其中清的部分（指從飲食物中提煉出來的精華）吸收後通過脾的運轉到全身各部。濁的部分（指消化後的糟粕）下注大腸或滲入膀胱，變成大小便排出。所以飲食的消化、吸收和大小便的排出都與小腸有直接關係。

3. 胃爲脾之腑，它的主要功能就是受納飲食物加工腐熟，中國醫學說：「胃爲水穀之海」，胃的功能靠胃氣，胃的腐熟需要高度的熱能是「胃氣」，消化後將飲食物輸送到小腸，這更需要氣逼之下降，如果胃中有火，胃氣不下降而上逆，則引起噁心，嘔吐，呃氣，上逆。

4.大腸爲肺之腑，它的主要功能，是接觸小腸下注之物，吸收其中下餘的水分和養分，使之化爲糞便，由肛門排出體外，所以說大腸是傳導糟粕的通道。如果大腸的傳導功能失職，就會出現腹瀉、痢疾、便秘、便血等疾患。

5.膀胱爲腎之腑，主要功能是化氣行水，貯尿排尿，尿是人體中水液代謝的產物，貯存在膀胱中，到一定的量排出體外，就是小便，貯存與排出，都是要通過氣化來完成。「氣化」是通過體內的熱能從水液中蒸發出一定量的氣體，利用這一氣體來控制體內水液的出入量，因此氣化功能失常，就會導致小便不利，尿閉，或小便頻數失禁。

八、腑與腑之間的關係

六腑的生理功能各有不同，但它們都是化水穀行津液之器官。飲食物的消化和吸收，津液的輸出廢物和排泄等一系列的過程，六腑既分工又合作共同完成。胃、膽、小腸密切合作，共同完成了飲食消化與吸收，並將糟粕傳入大腸，經過大腸的再吸收，將廢物排出體外。膀胱的貯尿排尿與三焦的氣化是相互關聯的。

三焦是概括了它所參與的消化、吸收與排泄等各方面的功能。因此六腑之間必須相互協調，才能維持其正常的出入升降的生理狀態。

九、臟與腑之間的關係

五臟主藏精氣，爲裡、爲陰；六腑主傳化物質爲表，爲陽。一表一裡、一陰一陽相互配合，主要是通過經脈之氣血來實現。臟脈絡於腑，腑脈絡於臟。如肺與大腸，心與小腸，脾與胃，肝與膽，腎與膀胱，心包與三焦，都是相聯接，相互依存。人的生命活動，就是靠臟腑間的密切聯繫所構成的整體活動功能而存在。臟腑之間雖然各有其不同的活動功能，但彼此之間都是相互依存、相互制約、相互促進。五行相生、五行相剋都是爲整體的促進。

十、臟腑機能活動的物質基礎

人的生命，主要依靠臟腑的機能活動，而臟腑的機能活動，又是以精、氣、血、津液爲基礎。這些物質在臟腑機能活動下不斷的消耗，也不斷的滋生。人的精神、意識、思維、認識、運動等是臟腑機能活動的表現。這些表現，總稱之爲神。簡單的說精、氣、血、津液、是臟腑機能活動的物質基礎，神是臟腑機能活動的表現。

1. **精**。精是構成人體和維持生命活動的基本物質。所以古人說精是寶，人的生成來源於精，因爲男女媾精才能產生胎兒。精是生命的原始，孔子說：「食色性也。」是不學而能的，所以孔子在中庸上說：天命之謂性，率性之謂道。後人就將它拉到神仙上去，實際上孔子用天命二字代替人生的原始，並沒有摻上迷信成分。

構成人體之精。先天之精需要後天之精來維持其生命，後天之精就是「水穀之精微」，是指飲食中的營養物質，是經過脾胃消化吸收而得的。先天之精是男女兩性之精相結合，就在母體中構成身形、爲生人之本，而必需靠後天水穀之精微來滋養。

平時五臟六腑之精氣充盈，則歸而藏於腎臟。當生殖機能發育成熟時，它又能化爲生殖之精。在身體整個生命過程中，精不斷被消耗，也不能斷得到水穀之精的補充。

精是富有生命力的，它不但是具有生殖之能力，還能抵抗不良因素的刺激而免於疾病。因此，精的盛衰是人體生老病死的內在因素。

2.**血**。血的本源是精，女子的經血與男子的精是同樣的物質，但其再生則來源於飲食精華，營氣是化生血液的物質，血旺則健康，血衰微則虛弱，皮毛肌膚得不到充足的血液，則枯槁焦瘦，或麻木不仁，四肢得不到血液的溫暖則枯萎而失其活動之機能，內經云：目得血而能視，掌得血能握……等。總之，機體內外任何一個器官，失去了血的營養，都要失去它的生理功能。

3.**液津**。津液是與三焦氣化有關，質稀而清者爲津，它的作用是隨著三焦的氣化，滲透侵潤在皮膚腠理之間，以溫養肌肉，濕潤皮膚；質稠而渾者爲液，也是由三焦之氣化散布流行濕潤到關節、腦髓、實際上津液本屬一體，都是由飲食物所化生，分布在表叫津，分布在裡的叫液。津與液在周身流動，互相影響，互相轉化。

津液的代謝是維持體內平衡的重要環節，它與肺、脾、腎三個臟器有著不可分割的關係，如果腠理閉塞，汗孔不暢，是上焦肺氣不宣；若胃脘不和，水飲停畜，是中焦之脾氣不足，若膀胱不利，小便禁閉，是下焦不通，則責之於腎，若津生成不足，或大汗、大吐、大瀉之後，或持續高燒，耗傷津液，則出現皮膚乾皺，口唇燥裂，舌而無津，口渴咽乾，目澀鼻乾，大便秘結，小便短少等一系列的乾燥症狀，反之，津液環流發生阻礙，也就造成水腫，痰飲內蓄的一些病患。

什麼是氣？

前面談到：人體生命是依靠著臟腑機能活動，臟腑機能活動的物質基礎是精、氣、血、津液。

氣是人體中流動著的一種精微物質。因爲它分布的部位不同。所以也有不同的名稱：

1. **元氣：**元氣發源於腎，是由先天之精所生化，所以叫做元氣。元氣是人身生化的原動力。它的作用是激發和推動著臟腑的功能活動，元氣的持續有賴於後天之氣加强營養的不斷滋生。

2.**宗氣**：是飲食物所化生的精微之氣和吸入的自然空氣相結合的產物。積於胸中，它的作用：一是助肺司呼吸，凡語言、聲音、呼吸的强弱與完氣的盛衰有關；二是把水穀之精的標悍部分，宣發於脈外，把水穀之精華部分貫注於脈中營養全身，凡血氣的運行，以及肢體的寒溫和活動能力多與宗氣有關。

3.**營氣**：營氣是由水穀之精微化生，營氣運行於脈中，也就是宗氣貫入血脈裡的營養之氣，所以叫做營氣。氣屬於血液的組成部分，它的作用是以血脈爲軌道，運行於周身五臟六腑，四肢百骸都賴之營養。

4.**衛氣**：是由水穀之悍氣所化生，由宗氣宣發於脈外，它是人體陽氣的一部分，有保衛肌表，抵禦外邪的作用，所以名之曰衛氣。衛氣在體內有溫養臟腑之功能，在外有溫養肌肉，潤澤皮膚，滋養腠裡，啓閉汗孔的作用。因此，人的臟腑活動，特別是肌表皮膚的功能是否正常，與衛氣的强弱有關，若衛氣不足，外邪就容易侵入。

營氣與衛氣都是由飲食物化中生出來的。營氣是飲食物中之「精氣」。衛氣是飲食物之「悍氣」。營氣行於脈中化生血液，衛氣行於脈外溫養肌膚，保衛體表。

總的説來，元氣爲先天之精所化，營氣、衛氣由後天水穀之精微所化，營衛之氣與大自然之空氣結合就是宗氣。元氣、宗氣、營氣、衛氣與各臟器功能結合起來就產生真氣。

精包括血和津液，化而爲氣，氣就是維持臟腑正常生理活動的物質基礎，但是他的生成與轉化，又是臟腑生理功能綜合活動的結果，物質與機能兩方面互爲消長，相互促進。

人體各項機能活動必然要消耗一定的精、氣、血、津液等物質，而這些物質的生成，又必須消耗一定的能量。這樣不斷地彼此消長要保持其平衡，人體就不斷地發育成長。年事漸長，精氣逐漸衰微，所以必須保養，修殘補缺，這個任務就落在養氣功的身上。

什麼是神？

神是臟腑機能活動的外在表現，也可以說是精氣的結合，它包括人的感覺、聽覺、視覺、動作、思維等一系列的精神活動。

中國醫學《靈樞本神篇》云：「故生之來謂之精，兩精相搏謂之神。」

平人絕穀篇云：「故神是水穀之精氣也。」

素問宣明五氣論云：心藏神、肺藏魄、脾藏意、腎藏志，這說明人的精神活動與五藏的精氣都有關係，只有五臟的功能正常，人的精神活動才能正常。所以六字訣的習練，我一再强調不能單一項，要六個字一齊並行，整體治療才能作出成效。人的精神活動，是以五臟的精氣爲基礎，如精充、氣足則神旺，精虧、氣虛則神衰，神足則身强而力壯，神衰則力乏而易疲，內經云：得神者生，失神者死。診察病候，應以臟腑辨證入手。

第十一章　馬禮堂養氣功辨證施功病例選

按：中國醫學理論認爲，辨證是對疾病作出判斷的方法，是決定治療的前提和依據，只有熟練地掌握辨證方法，才能做出準確的診斷，擬定正確的治療方案。

「養氣功」是先父馬禮堂根據自己幾十年行醫、練功和習武的實踐經驗和理論研究，按照祖國醫學辨證論治的原則編製而成，基本原理相同，但又有因人因病施功的多套功法。如：爲袪病延年而進行整體治療的有六字訣養生法、洗髓金經；因身體條件和病情不同又有輔助性的站功、坐功、臥功；在疾病基本消除後爲進一步強健身心又有太極功和行功。基本功法應經常練習，練習過程中又可依據病情，有針對性地選練其它輔助功，或因客觀條件所限而單練某幾節功。其它功法則可根據患者的病情與環境，靈活運用。

實踐證明，養氣功對心臟病、高（低）血壓病、糖尿病、腸胃病、肝膽病、肝病、腎病、氣管炎、關節炎、婦科病、神經衰弱、骨質增生等各種久治不癒的疑難病症，甚至癌症，都有較好的治療效果。有些白髮老人練功後頭髮也逐漸變黑。許多習練者稱道養氣功是祛病健身之寶。

爲了使廣大養氣功愛好者和患者對馬禮堂養氣功有一個正確和深刻的認識，在整理《馬禮堂養氣功正編本》一書時，我從養氣功病例檔案中選出一部分有代表性的病例，這些病例有的是受益者的親筆筆錄或主訴記錄，有的過去已在報刊上發表過，有的是先父在世時收到的，有的是在先父辭世後送來的。我們對這些病例中的一部分，進行了病情跟蹤。現將選用的病例匯集爲「馬禮堂養氣功辨證施功病例選」，編入本書。

馬栩周

一、對肝病的療效

養氣功治好了肝硬化

早在一九六〇年我患了乙型無黃疸性肝炎，久治遷延不癒，一九七七年轉化爲肝硬化（初期）。思想負擔很重。作爲老病號，我意識到不能光靠吃藥治病了，想自我鍛鍊闖出一條路，於是陸續自學多種靜功，雖然把病控制了，但肝功能始終不正常。

一九八八年六月，我有幸由漳州市老年體協及本單位合薦去秦皇島參加「馬禮堂養氣功全國學習班」，親聆馬老師講課，示範和王家凱老師精心輔導，我也珍惜這來之不易的機會，虛心學習領會，初步掌握「六字訣」和「洗髓金經」。自此堅持不懈，不到一年時間，奇蹟出現了。一九八九年四月全市離休幹部體驗，我的肝功能各項指示，竟達到正常，這是二十多年來第一次啊！還有，我自練功迄今三年多，没患過感冒，偶而出現小毛病，練練功也就不藥而癒了。我今年七十一歲，精力充沛，見過的人都説看來好像六十來歲，真是越活越年輕。

養氣功治好了我的病，我也樂意讓大衆分享健康的幸福，在市老年體協的領導下，我先後辦起七期「馬禮堂養氣功學習班」，三百多位學員都不同程度地收到效果。不少人治好了疑難病和慢性病。

此外，我還負責本單位老年體育工作及一些社會活動，奉獻餘熱。一九九〇年底，中國老年人體育協會授給我全國老年體育工作先進工作者的光榮稱號。

福建漳州郵電退管會　鄭秦

一九九一年十一月

養氣功治癒了乙型肝炎

苗成江，三十六歲，中國人民解放軍第四八一〇廠機械加工車間工人。

一九八八年九月，我感到噁心厭油、疲乏無力。隨後在旅順口區醫院檢查，初診爲甲型肝炎。而後到旅順海軍四〇六醫院化驗，確診爲急性乙型肝炎。化驗指數爲：轉氨酶三百二十單位，硫酸鋅濁二十單位，麝香草酚濁度二十單位，黃疸五十單位。由於各項指數嚴重超標，被留住院四個月。經注射和服用氨基酸、肌甘、肝必復等藥物，病情有所好轉。一九八九年春節期間因喝酒導致病情加重，出現昏迷現象，黃疸指數達到七十單位。又經旅順口區醫院六個月的住院治療，症狀雖有減輕，但化驗指標仍不正常，時重時輕。

一九九〇年四月六日我向馬禮堂的弟子姜廠祥學練養氣功。在鍛鍊過程中，採取了辨證練功的方法。根據五行生剋的原理，「六字訣」和「洗髓金經」除全練外，又重點練了舒肝解鬱的「噓」字功、健脾助運的「呼」字功、強腎以涵養肝木的「吹」字功、健脾開胃的「乾擦臉」、疏通肝膽的「乾梳頭」的動作。另選卧功中的「肝膽相照、意氣相通」一節，以疏理脾氣，解鬱散結。我的功時安排是每天早晨四時至六時練兩遍「六字訣」，一遍「洗髓金經」；午休後練兩遍「六字訣」；睡前練「六字訣」、「洗髓金經」各一遍。這些功法每次練完後，將需要著重練的字訣做十八～二十四欠；晨起和睡前均在床上做十幾分鐘的臥功。練功時間每天在四個小時以上。

鍛鍊僅二十幾天時間，我便自覺納食增加，睡眠改善，腹脹消失，體力增強。初見成效，使我信心大增，練功更加刻苦。功夫沒有白費。兩個月後，經旅順口區人民醫院化驗，轉氨酶正常，麝濁十二單位，鋅濁六單位，四個月後又經化驗，各項指標全部正常。從一九九一年三月起恢復全日制工作。目前養氣功仍然堅持練，身體非常健康。

一九九二年三月

養氣功治好遷延性慢性肝炎

我叫賀明暉，男，六十四歲，國防科工委某基地幹部，十六年前患急性無黃疸型肝炎，由於多種原因成爲遷延性慢性肝炎，稍微勞累，肝功就不正常，臨床症狀加重，十年來犯病七次之多，而且一次比一次嚴重。一九八〇年因出差僅受乘車累而老病大犯，臥床不起，診斷爲早期肝硬化，肝功：麝香草酚濁度十三單位，硫酸鋅濁度二十單位以上持續數年，蛋白比例倒置，蛋白電泳Y值三十八%納少睡差，疲乏無力，夜間潮熱盜汗，手足心發燒，性情暴躁，身體弱不經風，三天兩頭感冒、牙痛、發燒、滿口牙鬆動，牙齦出血，常年血浸滿口，腥臭難當；大便不暢，痔瘡出血等。多年疾病把我折磨得死去活來。在走投無路的時候從《武林》雜誌上看到了馬禮堂老人寫的六字訣氣功，對我的肝病針對性強，我如獲至寶，頓時感到絕路逢生，於是自學了起來。

開始以噓字功爲主，每天早四點起床練功一個半小時，中晚各練一次，一天共練約三小時。經過一段時間，果然病情好轉，精神改觀十幾年離不開的中西藥，一九八三年初就和我絶緣了。從此我練功的信心和決心更加堅定了，不論數九嚴冬，三伏酷暑，刮風下雨，乘車坐船，天天練功不止，我把練功看做比吃飯還重要。

功夫不負有心人，通過練功，經常纏身的感冒、牙痛不翼而飛了，多年不正常的肝功能，蛋白比例倒置和不正常的蛋白電泳，均恢復了正常。吃得香，睡得熟，胸懷開闊，精神愉快，精力充沛，步履輕捷。一九八四年，我較輕鬆地爬上了黃山、九華山、廬山、南岳山；到了桂林、杭州、武漢等地，旅遊了兩個多月，經歷六個省，行程近萬公里，不但老病未犯，且旅途中經風吹雨打也未感冒，這説明體質也有了一個飛躍的變化。

養氣功是治肝硬化的靈丹妙藥

我叫蘇鐵民，男，三十二歲，公安部幹部。一九八一年在武漢軍區總院檢查肝功，奥抗爲陽性，轉氨酶先後四次檢查均在二百左右，因當時無明顯症狀，所以未採取治療措施。一九八三年九月初，轉氨酶突然高達八百，連續數月失眠，渾身疲乏，腰酸肚脹，被收進北京醫院隔離治療。入院後連續輸液十五天，病情未見好轉，雖然轉氨酶下降到四百七十，但其他指標嚴重變壞：TTT十四，濁度十五，加號四個；膽紅質一比四九；白細胞二千七百；血小板九千二百；超聲波檢查，脾大二厘米；門靜脈增寬，確診爲早期肝硬化。病情加重的突然襲擊，使我意識到乙型肝炎對人體健康的嚴重性危害。在病房工作的小吳，曾因患甲狀腺炎跟馬禮堂老人學過「六字訣」，他說「六字訣」治B肝效果也很好，於是我便在小吳的指導下，試練起「六字訣」來。

没想到，剛練了三天就感到手指發麻，氣入小腹，一下子就引起了我練功的興趣。二十天後，突然排泄青灰色的大便，肝區甚是舒適，馬老得知後很高興，說這是肝臟的濁氣被排出，要我堅持練下去。經化驗，完全證實了馬老的正確診斷，轉氨酶從四七〇下降到一四〇，其他指標也有所好轉。事實使我信服養氣功的神奇作用，從而更加提高了我練功的積極性，每天練功六～八小時。百日後，丹田開闔，氣感明顯增强，氣行肝臟時疼痛感消失。今年元月中旬，我到醫院進行全面檢查，轉氨酶一一〇；TTT三；濁度六；加號消滅；轉肽酶四七；膽紅質小於一；白細胞三五〇〇。

出院後，我又學會了「太極功」，連續三個月，每天練功四小時，無一日間斷，四月中旬複查時，各項指標全部正常，使我感到意外的是白細胞上升爲五七〇〇，血小板上升爲一二七〇〇〇；體質增强，連續五年的失眠症也消失了。實踐說明，養氣功是慢性病患者的靈丹妙藥，它起到了一般藥物所起不到的作用，是祛病健身，益壽延年的法寶。

二、對循環系統疾病的療效

養氣功使我絕處逢生

我是北京水電部淮北委離休幹部治悟，女，五十六歲。原來患有風濕性心臟病、冠心病、萎縮性慢性胃炎、關節炎等多種疾病。多年來備受病魔折磨，到了一九八三年，我出現心力衰竭，當時生命垂危，經住院治療，病情雖有所減輕，但經常反覆，當時我已無法堅持工作，只好提前辦了離休手續。在一九八三年、一九八四年中，我路不能走，事不能做，話不能多講，經常感到胸前區痛、悶、心慌、氣喘、易驚、頭痛、消化不良、胃經常隱隱作痛，並經常感冒，基本上連家門都不能出。雖然中西醫多方治療，但始終療效不佳。當時，病把我逼到了「山窮水盡疑無路」的境地。在這種情況下，我想通過氣功尋求出路，我也曾學過一些氣功，但都没解決問題。

自從一九八五年上半年學了養氣功後，我堅持每天練養氣功中的「六字訣」「洗髓金經」一天至少練二次。不到三個月，療效就很顯著，各方面的病情都大有好轉。不到一年，胃病、關節炎、冠心病基本上都好了，從一九八六年六月體檢結果來看，只有風濕性心臟病未徹底痊癒，但病情已大有好轉，感冒次數也大大減少，原來連家門都不能出的我，現在竟能外出到北京、西安等地學功、教功，還能參加旅遊，登上九華山、黃山。這一切使我欣喜地感到：養氣功給我帶入了「柳暗花明又一村」的境界。

一九八六年十二月

養氣功是治病強身之寶

倪育仁，成都中級人民法院審判員。我是年近花甲的慢性病患者，多年來體弱多病，在年輕時就患上了腎炎、風濕性關節炎、肩周炎、十二指腸潰瘍、膽囊炎、膽結石，以及眼疾（視網膜出血）等多種慢性病。近年來，臉部、手足浮腫，身體虛弱，經常發生感冒咳嗽，成了醫院中的常客，家中人無不爲之焦急。

一九八六年四月初，我不但舊病沒有治好，又得了管狀動脈硬化和高血壓（一九〇／一〇〇），四月二十日早晨冠心病突然發作，心絞痛、心肌梗塞倒地休克，幾乎死去，幸虧及時搶救兩個多小時才脱險，醫生護士都説：「你是從十殿上拉轉來的」。最後住院治療達半年之久。

出院病休當中，事不能做，話不能多講。經常感到胸前區痛、悶、心慌、氣喘，每日離不開中西藥，還必須身帶「保健盒」、「救心油」、「紅參」等醫藥，隨時準備搶救，掙扎在死亡線上。一九八七年二月中旬又犯病，血壓升高。「心電圖」檢查時，左心室增大，完全性右素支傳導阻滯，心律不整，心跳和餘次過緩，胸前區疼痛，心慌氣短。加下眼底出血，頭昏眼花。又犯了嚴重的青光眼，儀器測眼壓高到四十七左右，基本上失明。最後住進醫院。治療當中眼病與冠心病是矛盾的。眼病用藥是要收縮血管，而冠心病用藥相反，是要闊血管，醫生用藥都很注意，治療一個多月出院未見好轉。四月中旬我參加「養氣功」學習班，學習了「六字訣」和「洗髓金經」等功法，我如獲至寶，開始一遍「六字訣」都練不下來就累了，但老師教導我，順其自然，累了就歇一會，然後再練，堅持每天練功累計兩小時以上，持之以恒地鍛鍊。我的身體一天比一天好起來。

練功近半年，最明顯的是冠心病没有發作過，什麼胸悶、心慌現象均未發生，血壓一直正常，全身浮腫已完全消失了，青光眼也好了，現在能看報，頭也不昏了，並且從不感冒，關節炎、膽囊炎也消失了，近半年來也沒有服藥，一次醫院也未進過。九月八日去作心電圖檢查，結果心電圖提示：一切正常，心律整齊，心跳八十八次，血壓七〇～一一〇正常。從而使我感到「養氣功」真是治病强身的法寶。

養氣功治癒了心臟早搏病

我於一九七八年下半年發現心臟早搏，是二聯律（心臟跳動是一對一對的出現），三聯律是連發性的，一發就是一兩天。一九八〇年春前往上海第九人民醫院時，醫生根據我的動脈硬化及高血脂等定爲冠心病。經醫院試驗後用「乙胺碘呋酮」及「異搏定」兩種藥交替服用來控制早搏，但不能根治。醫生講：「這種病能控制住不發展就是好了，叫我要經常地服此藥，每天一片不能停，維持藥量，說停藥就要發病。發一次就增加一次危險」等。我出院後曾作過停藥試驗，其結果少則二十天，多則四十天早搏病就發作了，以後就不敢停藥了。蚌埠市氣功協會於一九八六年三月三日舉辦馬禮堂老師的養氣功「六字訣」輔導員學習班，當時我抱著試試看的思想參加了這個學習班，學習結束後，我持之以恒，認真進行鍛鍊在練功過程中，我作減藥試驗，將原服藥逐漸進行減少。從今年七月一日開始不但將主藥「乙胺碘呋酮」及「異搏定」全停了，而且將其他輔助藥也都全停了，到今年十月三十一日爲止，經過整整四個月的時間，心臟早搏病不發作了，而且在十月十七日攀登了一次九華山，下山後請醫生檢查，心臟正常，自己亦没有不適之感。另外從一九八七年元月份開始我原服治眼、治前列腺腫大、降血脂等藥物全部停了，其結果怎樣呢？

一、我的痔瘡過去每年都要發作三到四次，現在一年多未發作了。

二、砂眼過去每年都要發作七～八次，現在一年多了都未發作。

三、前列腺腫大病：一九八五年九月二十三日在蚌埠二院檢查，前列腺有三橫指大（約五五毫米）。一九八六年十月二十八日在淮南第一礦工醫院檢查有小蘋果大，醫生勸我趕快開刀，並建議作一次CT儀器檢查，怕是惡性腫瘤，我未去檢查，我決定以此病來試試氣功靈不靈。一九八七年十月二十六日在蚌埠市第三人民醫院作了B超檢查，其大小爲四·三厘米×三·六厘米（正常值爲三厘米×四厘米），比一九八五年檢查的五·五厘米小了〇·一二厘米（十二毫米）其尿線也較前有力。

四、膽固醇一九八六年十月二十八日檢查爲三〇〇（正常值爲一五〇~二四〇），一九八七年八月二十四日在蚌埠市第三人民醫院檢查尚存二三〇，比去年降低了七〇，甘油三酯一九八四年和一九八五年檢查均爲一八一，一九八七年十月二十四日在蚌埠市第三人民醫院檢查尚存一〇三，正常值爲五〇~一三〇，比一九八五年減低了七三。另外，一九八六年多有流行性感冒蔓延，我一家六口人，五口人都感冒了，我一人安然無恙。

我練的方法：「六字訣」每天分三次練六遍，其中呵字功加練四遍。爲了治病選了「洗髓金經」中的揉按眼部，揉按瞳子髎，太陽穴以及坐功中的五輪運轉，每天二次，每次六十四圈。

從以上試驗結果證明，養氣功確實能防病治病，只要有決心、恒心、誠心和耐心，久之一定會奏良效的。

安徽省蚌埠市安徽煤田地質公司　馬杰

一九八七年十月

養氣功使我摘掉了冠心病帽子

杜能治，七十八歲，原海軍南海艦隊裝備技術部副政委。我患有面神經收縮病有二十多年歷史，經醫治多次，好了又患，不能根除。患過前列腺炎病，在北京海軍醫院於一九八三年開刀治好，患有腰椎骨質增生病和支氣管炎等，每年都要醫治幾個療程，不能根治。還患有白內障、冠心病及腦動脈便化。

一九八八年學習了養氣功「六字訣」、「洗髓金經」，一九九〇年又學習了「太極功」行功，「坐功」中老年保健功。我每天早五點練全套六字訣功法，每個字練六次，呬字功就多練十八次到三十六次。洗髓金經，每個動作練八次，腰胯活動多練三十二~四十次，以上兩套功堅持天天練。練太極功，每天下午五點全套二十二個動作都練，從左掤到單鞭式作一次外，其它功法動作至少十五次，最多到四十次。

經過練功，主要病種如支氣管炎、腰椎骨質增生兩種病全部治好了。每年體檢，結論屬於正常狀態，感冒症也未患過。摘掉了冠心病帽子，扔掉了藥罐子。一九九一年體檢心電圖，結論是心臟正常。

自我感覺能吃能睡能活動，手足靈活，眼能看，耳能聽，身體基本健康，深感學習養氣功受益不小。

我卧病八年重返工作崗位

青島第一食品廠　姜雲蘭

我叫姜雲蘭，女，四十五歲，工作在青島第一食品廠勞工科。於一九七〇年不能工作，於一九八四年春在上海中山醫院做了心臟手術，又於一九八五年冬因子宮生肌瘤做了婦科手術，在兩年的時間裡，先後做了兩次大手術身體相當虛弱，稍一走動，心慌氣悸，時出虛汗，渾身無力，一日三次服藥維持，無食慾少飯量，睡眠差，惡夢多，半夜醒來多失眠，人消瘦平日動不動就感冒，發燒，終日與醫院、病床打交道，中、西藥陪伴不能工作，不能操持家務，甚至處於生活不能自理之中，心情憂慮，內心非常痛苦。

喜逢一九八六年夏季，我懷著試試看的心情參加了在青島市療養院舉辦的馬禮堂養氣功學習班。開始練時，只站了三、四分鐘便大汗淋漓，兩週後首先感到腿有了勁，全身有輕鬆之感。初嘗甜頭，信心和練功倍增，於是，天天練，每天一次，每次一小時左右，練一遍「六字訣」和「站功八式」，因時間所限選練幾節「洗髓金經」。從此之後我便與氣功結下不解之緣，不管嚴寒酷暑，不管白天晚上堅持練，以至使氣功成爲我生活的一個組成部分。練了兩個月後，體重增加，食慾增强，飯量增多，身上輕鬆有了氣力，睡眠的質量提高了，藥量減少，而且痔瘡不治即癒。最可喜的收穫是結束了長達八年的病床，於一九八六年十月份重返工作崗位，並且每天往返十公里的汽車路程去上班，在上班工作的一年半中，做到全勤，這是我過去做夢也沒想到的。在這一年半中，氣功鍛鍊從沒間斷。

由於練氣功使我的身體與練氣功前判若兩人。我的體會是：練氣功必須要有「三心」，即信心、決心和恒心。只要對氣功充滿信心，堅持練功，就能收到滿意的效果。是馬禮堂老人的養氣功給了我新生。我不但要本人受益，而且還要盡一個輔導員的責任，盡心盡力地傳教，使更多熱愛養氣功的人們受益。

養氣功治癒了我的病

成都鐵路局政治部老幹部　平亞佩

我叫平亞佩，女，五十三歲，在成都鐵路局政治部老幹部工作。

以前，我是鐵路局機關人所周知的一個老病號。特別在一九七七年以後（當時才四十歲），患有高血壓、動脈硬化、冠心病、高血脂、胰腺炎、膽囊炎、右腎下垂、早期坐骨神經痛、嚴重神經衰弱等多種慢性疾病。一九八七年因子宮肌瘤、卵巢宮內膜異位，做子宮、雙側附件全切大手術。一九七五年至一九八五年十年中，每年都要住一、二次醫院。也曾到上海、南京等地求醫，在四川醫院醫附院住院治療，但療效不大，只好天天服降壓片、丹參片、安定、多酶等多種藥物來維持，變成了藥罐罐，自己受了不少痛苦，給家人也帶來了沉重的負擔，一年中總要病休一、二個月，工作受到嚴重影響。

一九八六年，我參加四川省老幹部局和省體委舉辦的馬禮堂養氣功學習班，學習「六字訣」、「洗髓金經」兩套功法。學習後我堅持每天練，三個月後自我感覺病情有些好轉，開始嘗到養氣功的甜頭，練功的勁頭更大了。早晚各練功一次，兩個多小時，不論數九嚴冬，三伏酷暑，刮風下雨，我都堅持天天練功，從不間斷。一九八七年七月，我又參加全國在黃山舉辦的養氣功學習班高級班學習了太極功。同年九月，又到北京馬禮堂養氣功服務部學習，得到了馬禮堂老師親授養氣功功理功法，受益很大。

我練習養氣功一年後，曾患的各種慢性疾病有了明顯的好轉。過去經常頭昏腦脹和心悸胸悶現象消除，血壓下降，冠心病沒有復發，神經衰弱也好了，不再失眠。從一九八七年七月開始把所有藥物全部停服，頭腦清晰，精力充沛，一身感到輕鬆。去年在黃山學習時，還登上了黃山高峰。八月份高溫季節到幾個火爐城市出差一個多月，沒有生病。一九八八年五月四日，局馬禮堂養氣功訓練班結束時和同事們一起爬青城山登上高峰，上山下山走了四個小時，不覺得累。這些是對我練養氣功所得效果的一次檢驗。

馬禮堂養氣功治好了我的病，受益不小。我決心不忘馬禮堂老師的教誨，學習他的精神，把我學到的養氣功傳授給他人，讓更多的人受益。一九八七年三月至一九八八年一月，我在成都鐵路局機關離休幹部中舉辦了四期馬禮堂養氣功學習班，教授了「六字訣」、「洗髓金經」兩種方法，參加者有一一二人次，他們學習後得到一定的收效。

爲了在全局開展養氣功活動，於一九八八年四月十六日至五月五日在省老幹部灌縣接待站舉辦了成都鐵路局系統馬禮堂養氣功輔導骨幹培訓班，省老幹部局很重視，派了老幹部局和五個省廳局單位人員參加了學習。通過骨幹培訓，收到了初步效果，大家都表示，回去後除自己堅持練功外，還要做好輔導工作，辦好養氣功學習班，讓養氣功祛病健身活動在全局開花結果。

三、對消化系統疾病的療效

養氣功治好了我二十年的大便失禁

楊慶江，男，四十六歲，内蒙古自治區通達市第三化工廠職工。

我身患大便失禁長達二十年之久，嚴重時連褲帶都來不及解就便在褲中。並患有肩周炎達二年，嚴重時脱衣服都有困難。給我的工作和生活帶來痛苦和困難。雖經各地各家醫院治療均無收效。

在我多年處於苦惱和走投無路之際，學練了馬禮堂養氣功的六字訣和洗髓金經。自一九九〇年七月堅持學練三個月後，病情就有好轉。一年後大便完全可以控制，現已痊癒。我患的肩周炎經半年就已經痊癒，至今未出現反覆。

我現在自我感覺精神飽滿旺盛，工作起來也有勁了，生活也愉快了。

練養氣功能止瀉

我叫楊瑞君，自習練養氣功以來，我的收穫最明顯的是止瀉。我曾長期的瀉肚，每天瀉肚四～五次，最多時每失要瀉十來次，這種病狀已長達五年之久。做養氣功以後，我開始逐漸減少瀉肚次數，現在每天只便一次，偶爾二次。通過做養氣功，使我的食量增多，睡眠比以前好多了。

原載《長春日報》一九八七年九月二十三日

養氣功治好了我的慢性胃炎和十二指腸炎

職工大學女教員閻樹芹五十歲，今年二月胃痛嘔吐，轉爲慢性胃炎和十二指腸炎，飯吃不下，服中藥六十副也未見效，總覺腹部有股氣頂著發痛，聽説養氣功能治病，抱著「試試看」的想法來學習。沒想到練六字訣十幾天後，胃部就有發熱感覺。食慾逐漸改善，胃不脹滿了，嘗到甜頭，相信「六字訣」能治好病，產生毅力，經常堅持練，每日早晚各一．五小時，以六字訣洗髓金經為主，全面練習後，加練「呼」字功，三個月胃病全好了，食量一斤糧食都不夠，面色紅潤，體重增加三十斤，舊貌變新顏。

保定軍分區副參謀長苗海峰同志，患胃病八年，每頓連二兩都吃不下，練養氣功兩月後，病情全癒，現在每天吃一斤多。

保定養氣功服務部稿

堅持練功治癒了我的五更瀉

申屠民，女五十七歲，淮委農水處退休幹部，從一九六四年得了胃十二指腸潰瘍病，一段時期便血，經常胃部飯後隱痛。一九七〇年在杭州市第一人民醫院作鋇餐造影檢查，確診為胃十二指腸球部潰瘍（球部已變形了及胃下垂五厘米）。長期服用胃腸消化系統潰瘍的中西藥物，止住便血，只能緩解疼痛，但沒有消除。一九七五年又因子宮肌瘤手術，術後體質較差，腸胃功能形成了長期的天明時腹瀉（中醫叫五更瀉），中西藥吃了不少，不見有效成了習慣性的便稀不成形，稍一受涼就腹瀉不止。一九八一年複查時原病未見癒外還患有胃竇炎，所以一年四季很少有胃不痛的時候，飯量越吃越少，體質日差。一九八三年體檢時又查出了甲狀腺腫瘤，住院手術，本來應三週即可出院而因傷口感染住院三個多月之久，在這期間大小手術共十餘次才把傷口癒合起來，另外還有右手腕痛拿筷也有困難，每年冬秋季節發作頻繁，冬季還犯支氣管炎咳嗽等病，我感到我的體質和病的情況只適宜在南方溫暖的氣候下生活好些。原則每到冬秋二季各種老病同時發作還不敢亂吃藥，怕刺激胃病更不好處理，我就是長期在這種矛盾中生活。

從一九八五年五月份開始學練養氣功「六字訣」、「洗髓金經」以來，基本堅持每次做二遍，對我的幾種病痛雖有反覆，但還是向好的方向發展。首先見效最快的是，五更瀉便稀不成形，練功將近一個月就消除了，近幾年來没有犯過腹痛腹瀉，大便正常。久病十年之久的難治病，僅練了將近一個月的養氣功「六字訣」、「洗髓金經」二套功法就徹底解決了。手腕痛也好了。到目前爲止，支氣管炎咳嗽也没有發過，胃病最近二、三個月以來没有服過一粒中西藥物，飯量也有增加，睡眠正常，精力基本充沛，體重增加。

從我的身體情況看，我認爲練功效果的快慢與本人病的時間長短、嚴重程度有關，像我這樣的多種慢性病，而得病時間長達七、八年到十幾年以上，想要通過練功在短時間內解決是不易的事，多年的滯阻的氣血須要長期的疏通、不斷的疏通，另外就是每個人練功時氣感快慢各有不同，我練功的氣感可能是較慢的，總之，我認爲只要堅持下去，持之以恒，不管多久的病痛也是可以通過練功治好的。

養氣功治好了我的便秘

馬禮堂養氣功學校學員　劉淑英

我是名退休幹部，是身患多種疾病的人。有冠心病、糖尿病、頸椎病，一九八二年又做膽切除術，術後留下便秘，痛苦萬分。

在一九九〇年八月聽人講馬老的養氣功，對一些病痛很有療效，我抱著試試看的想法，開始學習六字訣和洗髓金經，經過兩個月的堅持練功，便秘症狀有了明顯好轉，使我更增强練功的信心。

可是當練到半年後，便秘又反覆了，思想有些動搖，便找馬栩周老師，經她多次耐心的指導，我仍堅持練功，中間還是時好時犯，反反覆覆。

一九九一年十月我又學習了太極功，每天堅持練功，除天氣不好或身體不適外，真是做到了「雷打不動」。到目前半年多便秘已好轉，每天按時大便，解除了多年來的痛苦及沉重的思想負擔。

總之，我覺得自從練養氣功兩年多來，是受益很深的。主要是增强了體質，精力充沛，繁忙的家務，並不感到十分累，感冒的次數也減少了，有時咳嗽幾天就過去了，冠心病、糖尿病都能維持較好的狀況沒有進一步發展。

我有決心、有信心，今後在馬老師親切指導下，我將進一步練好養氣功。

養氣功治療膽結石有顯著療效

山西長治市五十八歲的女工宋起娥，一九八六年患膽石症，身體虛胖，全身無力，藥不離口，久治無效。

一九八七年七月，她參加了馬禮堂養氣功學習班，每天堅持早晚各練一個多小時，嚴格按照老師的要求去做，半個月之後，自己就感覺身上舒服多了。練功三個多月膽石病没有發作過，經醫院作B超檢查，膽汁恢復正常，結石已基本排完。

現在她精力充沛，心情愉快。

四、對呼吸系統疾病的療效

養氣功治好了我的氣管炎

孔祥君，女，四十歲，太行鋸條廠鋒鋼車間。

我患有氣管炎，每天吃肺寶和打噴務劑，每天夜間咳嗽厲害，我太難過了，很難入睡，兩旁的鄰居都不高興。我在一九九〇年二月參加廠裡于老師的養氣功學習班，練功十五天後，就把藥停了，夜間也不咳嗽了，而且睡眠很好。鄰居問我：「你現在怎麼夜間不鬧了？」我告訴他們：「我學習馬老的養氣功了，治病效果真快。」我決心要堅持練好「六字訣」和「洗髓金經」，把我的病徹底治好。

現在我心情很舒暢，上班工作幹勁也大了，我感謝馬老的養氣功。

一九九〇年五月

「六字訣」治好了我的肺結核

我叫羅素坤，在安徽省蚌埠市平板玻璃廠工作。從一九八一年起開始發燒吐血，經醫院檢查拍片，確診爲雙肺結核。經過各種藥物治療，雖有好轉，但總不能根除。一九八三年因感冒病情大發作，住了一段時間醫院，雖然藥物控制了病情，可是還是没有徹底解決問題。幾年來反覆發作，經常胸部疼痛，咳痰氣短，走起路來都很吃力，體質下降到八十多斤，身體的痛苦，給精神上也增加了沉重的負擔。一九八五年，由於身體病弱堅持工作困難，被迫退休在家養病。

從一九八七年七月起，我開始學練馬禮堂老人的養氣功，重點學練「六字訣」，每天早晚上下午都堅持練習，特別是：呬字功，每次都作幾十次上百次。通過練功，我的身體漸漸恢復，病情症狀逐日減輕，自覺精神體力都發生了明顯的變化。

練功二個月後，我到傳染病醫院拍片檢查，肺結核病灶看不到了，使我喜出望外。此後，我更加緊練功，身體精神越來越好，飲食大增，體質恢復。自從練功以來，我再沒有感冒咳嗽過。一九八八年下半年醫院化驗結果，結核病菌也不見了，也增加了全家的幸福和歡樂。

養氣功給了我第二次生活的能力

我是劉淑蘭，女，五十六歲，北京釀造廠退休工人。在我二十六歲時身體開始虛弱，經常感冒，並引發支氣管炎，而後一年比一年加重，哮喘越發厲害，其間多次求醫問診，終未見效。病情發展至一九八一年呼吸更加困難，經檢查確認爲肺氣腫，病情發展到這個地步，不得不每年住院兩次，靠輸液維持。

一九八四年五月突然又患膽囊炎，在醫院治療未癒，由急性轉爲慢性，經常疼痛難忍，其間不幸又患了美尼爾症和關節炎，真是百病纏身，痛苦難以言述。而且影響了正常的生活和工作，多方求醫，吃藥打針不斷，病未好轉，還有副作用——常服用氨茶鹼，把胃也搞壞了。一九八二年不得不因病離開了工作崗位。

一九八四年三月開始從師於馬禮堂氣功大師學習養氣功，馬老精心教授，我苦心練習，八個月後奇蹟出現，自我感覺諸病症消失，又上醫院進行全面檢查，肺氣腫、膽囊炎、關節炎、美尼爾症均得以痊癒，身體一天天强壯起來，精力亦日益充沛。現在雖已退休在家，但我又重新承擔起全部家務，購糧買菜，洗衣做飯，樣樣能行，從不覺累，好像身上有使不完的力氣，我真正感到是馬禮堂養氣功給了我第二次生活的能力。

劉淑蘭

養氣功治好了我的肺氣腫

山西省太行鋸條廠　楊春臬

我原來身體不太好，肺氣腫，經常吃肺寶，如若斷藥一星期，就睡不好覺，肺部感覺悶，心臟有病心律不整，脈不規則。從一九八九年二月開始每天堅持鍛鍊氣功「六字訣」，至今已有一年多了，逐漸感覺精神越來越舒暢，腿也感覺有勁，「肺寶」已有十個月不吃了，没有感覺不適的現象。另外還有許多想不到的益處，吃飯很正常，原來頭髮有些謝頂了，這幾個月逐漸謝頂的地方又長出了新髮。心臟也很久没有不適的感覺。

想不到氣功「六字訣」的好處有這麼多，我今後不但自己堅持練「六字訣」，還要大力宣傳它的好處。讓大家知道練「六字訣」收益很大，也都和我們一起練「六字訣」，强健身體，精力充沛，更好的發揮一點光和熱。

一九九〇年五月

養氣功就是「救命功」

我身患多種疾病，氣管炎已有三十多年，五年前檢查已發展成肺氣腫，桶狀胸。神經衰弱亦有二十多年病史，失眠、偏頭痛、記憶銳減，精神萎靡不振，全身疲憊無力。長期氣血兩虧，手腳發涼，感冒多病，稍動即喘咳不止。雖多方求醫，終未奏效。中年後，開始眼花、耳聾，出現許多未老先衰現象。

一九八二年又患高血壓，冠心病，多次發作，危及生命。雖幾次住院治療，多是撐抗一下，好轉一時，並沒有從根本上治癒。思想非常苦悶。

一九八六年夏，我參加了馬老在青島主持的全國養氣功學習班，在馬老親自講授、示範和老師的輔導下，學習「六字訣」和「洗髓金經」。我堅持每天早晚各一個半小時練功。結合練功，進一步學習了馬老的多次「講義」和中醫學基礎，細心體會，反覆練習，不到一年，冠心病、高血壓完全康復，神經衰弱諸症狀也消失了。現在睡眠很好，不僅夜間睡得沉，午間也能睡一小時，記憶力大增，精力充沛，神氣充盈，手腳變熱，心情愉快。耳變聰，老花眼鏡也摘了。熟悉的親朋見了我，都驚奇地感到「變了」，家人和自己也明顯感到這是我多年以來身體最好的時期。

我的肺氣腫，也基本康復。即不憋氣，也不喘了。自我感覺：多年來呼吸沒有這樣通暢。春天在青島醫學院檢查身體，X光胸透仍可看出「肺氣腫」的症狀，但故「肺功能」測定，則出現與胸透相矛盾的結果。不少項目，不僅不像肺氣腫，而是「和青年相似的」數值。大夫都感到「反常」，這種「不可逆轉的病患」，怎麼能「返青」了呢？他們商量暫不出「檢查報告」。後其主任和我交談，方知是養氣功的奇效，莫不爲之讚嘆！覺得養氣功「真了不起」。對此現象，我的理解是：因氣管炎長達三十多年，逐漸發展成肺氣腫，桶狀胸，已經引起器質性病變，練功不到一年，功夫尚淺，器質性變化雖然尚未完全消除，但肺的不少功能卻已基本恢復，或大大改善。因而才出現上述矛盾的情況。能有這樣的好轉，也是我原來所意想不到的。那時我只要不再發展，不再憋氣，也就求之不得了。現在有了這樣的效果，也大大堅定了我的信心。從我自己身上，使我完全相信養氣功確能「修殘補缺」。只要堅持，不用多久，我一定能把器質性病變完全練好。正是基於這種信念，一九八七年六月我又參加了青島第一屆全國養氣功學習班，在老師的精心傳授下，我又很好地掌握了「太極功」與站樁八式功法。我決心不斷苦練，不斷追求，努力學習馬老的著作。深入探討養氣功的功理功法，逐步提高練功的境界。

從自身高血壓，冠心病不斷發作，到完全康復，我發自內心地說：養氣功是我的求命功。

青島廿九中學幹部，張文相

一九八七年七月

養氣功治療矽肺初綻蓓蕾

矽肺病是煤礦工人的嚴重職業病，目前全世界對其治療尚無很好的方法。近二十年來，我們用十多種藥物治療能七十～八十%改善臨床病狀、氣功治療效果怎麼樣呢？

在省市氣功學會的幫助下，我們特邀請名氣功家馬禮堂老人的弟子北京師範學院體育教研室蔣錫九老師，來黃石合作，進行了一個月以養氣功治療矽肺病的研究。

大家都深信，氣功能健身防病、治病，二千年來繁延不衰，近幾年全國各地學功、練功治病的熱潮風起雲湧。養氣功治療矽肺病能行嗎？通過一個月的練功結果表明療效是肯定的，大有希望，前途無量。

十九名各期矽肺患者，堅持練功一個月，每天三小時，練了「六字訣」、「洗髓金經」、「坐功」、「站功」、「卧功」，所有練功者都一致反映，咳嗽減輕，心慌緩解，睡眠好轉，不怕冷，感冒減少，胸痛減輕，食慾增加，體力增强，精神飽滿，收效之快令人可喜，有效率九十%以上。

陳尚炳、男、五十八歲、Ⅱ期矽肺、Ⅲ度肺氣腫，早期肺心。在不用任何藥物的前提下，練功前，怕冷、晨咳喘不能起床，家裡生爐子，一星期洗一個澡都怕感冒。練功後，不怕冷了，室溫十幾度不生爐子，一星期洗三個澡也不感冒，晨起床早了，由家下四樓走到醫院再上五樓堅持得了，原口唇由於缺氧呈青紫色，現在紅潤了。因此精神明顯好轉，對氣功能改善病症充滿信心。

程春揚、男、五十三歲、Ⅲ期矽肺合併肺部炎症，咳嗽頻繁，痰多不易咳出，喘氣甚，怕冷不能起床。給輸液抗炎，對症治療三天效果不明顯，經蔣老師發外氣配合治療，當晚咳嗽減輕，睡眠好，六小時內胸部閉氣減輕，停用輸液，再經三天放氣治療，病狀逐漸緩解，停用抗炎治療，雖仍有咳嗽、喘氣，但能堅持練完「六字訣」和「洗髓金經」兩套功法。

每人都有不同程度的體會，特別是矽肺患者固有症狀、咽喉部原有痰咳不盡的感覺消失了，這種改善矽肺病人是難能可貴的。

真是百聞不如一見，一個月的練功，使矽肺病員，醫務人員大開眼界。祖國醫學百花園中，馬禮堂養氣功這朵鮮花，健身治病的功效，名不虛傳，她無副作用，不出偏差，動功、靜功、站功、坐功、臥功、隨人而宜，隨體質選擇功法，不受場地條件限制，人人可練。尤其可貴爲對矽肺病這個難治之症，在改善症狀上收效快、療效肯定，給矽肺病治療提供了很好的途徑，蔣老師播下了這顆良好的種子，我們一定讓其開出鮮豔的花朵，給矽肺患者長期造福。

黃石市煤炭局矽肺療養所大夫　王仿彥整理
一九八四年十二月

養氣功把我從死亡的邊緣上拉了回來

我叫常青春，七十一歲，是蚌埠市鐵路建築段的退休幹部。

一九七〇年開始患氣喘病，雖經治療至一九七五年開始加重，而且一年重似一年，咳嗽得全身疼痛，多方求醫問藥均無好轉，即使住進醫院也是暫時維持，出院又犯。西醫說：「此乃不治之症。」中醫曰：「能控制不繼續發展就不錯。」一九八〇年十月份病情進一步惡化，住進醫院仍是咳嗽不止，不能行走、不能動。一九八一年赴杭州療養，吃藥、打針加電療，用盡了各種方法均未奏效，其間又先後患有前列腺炎、白內障、腦血栓、半身不遂。全身患有六、七種病，其痛苦可想而知。時至一九八五年病狀更加重，整天昏沉沉、頭重腳輕，行動艱難，只得臥於病榻，別人私下談論說我能過了冬天也過不了明年春天，更是做好了死的準備。

一九八六年四月二十四日「二七文化宮」舉辦馬禮堂養氣功學習班，在家人的攙扶下，我困難地來到了學習班，可喜的是由馬禮堂氣功大師親自傳授，他老人家鼓勵我努力學習，並談了若干同類病例，堅定了我學習養氣功治療頑病的信念。學習到五月二日我已經把「六字訣」初步學完了一遍，而我那硬似木頭的身體能活動了，關節也感到自如，一個月後前列腺炎引起的小便困難也明顯好轉，多年來第一次感到小便暢通，次數減少，白內障在没有用藥物的情況下，也明顯好轉，不再感到眼前一片模糊。二個月後我竟能奇跡般地丟了拐杖走路。這就更增加了我學練養氣功的信心。我停了一切中西藥物，每天堅持早、午、晚練功累計是時間不少於三小時。三個月後我全身的六種疾病基本都好了，再赴醫院全面檢查，醫生確認我已得到痊癒，真是養氣功把我從死亡的邊緣上拉了回來。

養氣功治好了我的多種疾病

我叫吳淑琴，女，四十七歲，在汽車修配廠工作。一九六四年我患上了肺結核，後來又得了支氣管炎，哮喘不止、血壓高（一九〇／一二〇）、冠心病、心絞痛和間歇脈等病，病魔纏身，極端虛弱，真是來陣風都能刮倒了，一個月工作十天左右，一年有九個月在家休養。

自從我隨馬老師學習養氣功，兩個星期就開始見效，哮喘停止，間歇脈未出現，練了三個月自身感覺極佳，再去醫院檢查：血壓正常（一四〇／九五）、支氣管、冠心病，心絞痛得到痊癒。雖然我工作在五層樓，但爬上爬下從不覺累，工作一天回到家裡，仍覺得有使不完的精力處理全部家務。而且現在再也不用經常請假休息，全年出勤百分之百，我又健康地生活和工作了。

五、對腎病的療效

我練氣功的收穫和體會

趙炳恆，男六十七歲，阜陽市房管局退休幹部

我自從年過花甲之後，就患多種疾病，有腎結石、高血壓、氣管炎、腸胃炎、眼疾、頸椎退化、肩周炎、膝關節炎、咽炎、皮炎、坐骨神經痛、灰指甲、耳瘤、耳鳴、頭暈、老年疣、老年斑、指關節炎、內痔、牙痛、失眠、消化不良等二十多種疾病。

由於多病在身，體質較弱，經常靠吃藥、打針來維持，但收效甚微。這對長期患病的我來說，真是痛苦萬分。特別是在一九八六年十月，腰部突然劇痛。住院經拍片，做B超，腎造形，確診爲左腎盂內結石。當時醫生勸我動手術，我考慮年齡大，没同意動手術。同時眼的視力也較差，經查左眼只有〇・三，右眼〇・七。於一九八七年三月的下旬，我自費從五百多華里之外參加了許昌市馬禮堂養氣功學習班，學會了「六字訣」、「洗髓金經」兩套功法。從此我每天早、晚堅持練功一小時，從不間斷，每做完功後，全

身都感到輕鬆舒適。

練功三個月以後，經拍片檢查，發現結石由腎盂內移到輸尿管。又練了幾個月後，行走感到輕鬆有勁。一九八八年八月十七日再拍片檢查，結石已没有了。兩眼視力都恢復到一．五，僅僅經過一年多苦練，上述其他那些疾病也都相應好了。這是養氣功的奇效，使我這多病的人恢復了健康。

我練功的體會是：練功一定要有信心、決心、恒心和耐心；練功時一定按馬老的要求認真的練，不能馬虎。勤學苦練，功法自通，結合實際爲我所用。

養氣功救了我的命

甘肅慶陽地區火柴廠離休幹部　程瑞蘭

一九八二年在地區人民醫院，地區中醫院和長指石油醫院檢查，經專家門診，確診爲遷延性B型肝炎、肝硬化、冠心病、氣管炎、風濕性關節炎、血小板減少性紫癜、低血壓，檢查心臟擴大，脾臟腫大，全身浮腫。常感到頭昏眼花，心慌氣短，腰酸腿痛，四肢無力。曾幾次住院治療，用了大量的中西藥都無濟於事，我失去了生活的信心。

一九八三年八月底，我又去北京友誼醫院和北京中醫學院檢查治療，醫院說我的病是肝腎綜合症，建議配合氣功治療。一九八四年我榮幸地在毛紡廠氣功學習班，學習了馬禮堂老先生的養氣功「六字訣」和「洗髓金經」等功法，使我如獲至寶，從此我每天堅持練功二小時，一年後，我的病逐漸好轉，基本不用藥了，現在已痊癒，特別是血液方面幾次檢查，指標都很正常。我感到這套功法治病健身妙極了。

養氣功救了我的命，我要感謝馬禮堂老先生的功法向全國開放傳授，並感謝辛勤教我們練功的輔導員韓玲小姐。以後我要把養氣功的鍛鍊堅持下去，並積極的立傳和發揚，讓更多的人受益，爲人們的身體健康發揮餘熱。

養氣功治好了我的腎盂腎炎

我叫劉世苻，女，四十五歲

我多年患有泌尿系感染，經常尿頻、尿痛、腰痛、無力。到一九八〇年病症加重，開始尿血，我的病嚴重發展成了腎盂腎炎，醫生讓我在家休養，工作不能堅持，吃藥也不大見好，我非常急。

一九八三年四月，我參加了中山公園養氣功學習班，學會了「六字訣」、「洗髓金經」和「太極功」，我每天練功三次，早、午、晚各練一個多小時。「六字訣」我每個字做十八次並多練「吹」字功，再配合「洗髓金經」的「按摩眼部」、「神龍絞柱」、「腰胯旋轉」等節。一個月後，奇蹟出現了，尿蛋白化驗已減少到二十。五月中旬我又能上班工作了。

上班期間我仍早、晚練養氣功，又堅持練了四個月，到七月底尿檢——尿蛋白（－），尿檢完全正常了。現在，我工作精力充沛，病痛完全解除了，養氣功治好了我的腎盂腎炎病。

正是：

氣功治病有奇效，簡單易學占地小，
針對性強不出偏，強似靈丹和妙藥。

練養氣功加強了我的腎功能

廣西自治區婦聯幹部　阮力

一九八六年十一月二十五日至十二月五日，南寧市體委請北京氣功師、中醫師馬禮堂等來南寧舉辦了養氣功學習班。我參加了學習班，學了「六字訣」、「洗髓金經」兩套功法。一年十個月以來，基本上堅持天天練（練這兩套功需五十分鐘左右）。練功後，除了感到舒暢輕鬆、胃口消化好以外，有五點明顯收穫（一九七〇年至學氣功前，我鍛鍊身體的方法是：早上跑步十分鐘左右，做八節廣播體操）。

一、手不麻了

一九八四年以後，我兩手肘以下部位，冷天睡醒時，經常發麻。後來，有時白天也麻。據醫生說：由於年紀大（一九八四年我六十四歲），血液循環不好，所以發麻。發麻時，我用手搓搓它就不麻了，所以沒有進行別的治療。

練氣功三個月後，兩隻手心部位感到很癢。有半個月左右，手心像蚊子咬過似的，癢得不由自主地要用手去抓。後來逐漸不癢了，手也逐漸不麻了。有位醫生說：手麻是由於微血管淤滯，局部缺氧引起的；練氣功後，微血管暢通，所以就不麻了。

二、視力提高了

一九六二年（四十二歲）我就開始戴老花眼鏡，隨著年齡的增長，老花眼鏡的度數不斷增加。後來，又發現遠視、散光。二十四年中，換過六副眼鏡（除第一副外，都是兩用的）。一九八四年二月，在區醫院測驗視力時，右眼爲〇・四，左眼爲〇・五。一九八五年四月，經區醫院電腦驗光開處方，在南寧「亨得利」配了一副無形雙光眼鏡。球面鏡遠用：右邊一二五度，左邊一五〇度；近用：右邊四二五度，左邊四五〇度。這副眼鏡從一九八五年八月配好後，我整天戴著它，看遠看近都很清晰。練氣功四個月後，發現戴著眼鏡看遠處模糊了，不戴眼鏡反而清楚；看近的，原來的度數也不合適了，看東西沒有以前清楚。一九八七年五月在江濱醫院測驗視力，兩眼的視力都提高到〇・八。六月在百貨大樓買了一副戴著看書寫字較清楚的非兩用的老花眼鏡，暫時對付，後來測定這副眼鏡爲老花三七五度，比原來配的眼鏡，近用的：右邊減少五〇度，左邊減少七十五度。一九八八年九月，在區醫院測驗視力，右眼爲〇．八，左眼爲一．〇。這就是說，練氣功到現在，右眼視力提高〇．四，左眼視力提高〇．五。由於想了解現在需要戴多少度的眼鏡，九月八日在「亨得利」電腦驗光，處方是：球面鏡遠用：右邊五〇度、左邊二十五度，近用的：右邊四〇〇度，左邊三七五度，對比練功前的眼鏡，球面鏡遠用的：右邊減少七十五度，左邊減少一二五度；近用的：右邊減少二十五度，左邊減少七十五度。

三、排出了一顆腎結石

一九七九年春體檢時，在區醫院拍片檢查，我左腎上盞部位有三顆比米大一點、比黃豆小一點的結石。找區醫院中醫治療，醫生說：服用打結石的藥有副作用（散），結石不大，多喝水，跑跑步，結石可能會自動排出來。醫生還要我半年X光檢查一次。體檢後兩年中，在區醫院X光照過四次（X光片編號一〇六八一〇）。從幾次X光片上看，三顆結石中有一顆是上下移動的，每次照出來的部位不同；有兩顆固定在一個地方不動。一九七九年以後，左腎有時有隱痛感，我估計痛的原因可能是結石在移動。一九八二年八～九月間，左腎痛感加劇。十月X光檢查，那顆移動的結石已移到膀胱，半個多月後，痛感消失。半年後再X光檢查，膀胱裡的那顆結石已沒有了。爲了促使另外兩顆結石排出來，從一九八三年下半年到練氣功前三年中，我經常服用中成藥「結石通」，還先後服用過三個療程德國的「消石素」，但結石沒有出來，左腎也沒有痛感。一九八五年六月在區醫院B超檢查，兩顆結石還在裡邊。

練氣功後，我停止了服藥。三個多月後，左腎又產生痛感了，而且比第一顆結石下來還痛。我估計結石在移動，可能要出來了。一九八七年五月，在江濱醫院體檢時，用B超檢查，果然左腎只有一顆結石了，排出了一顆。最近以來，左腎有時又有痛感，可能最後一顆結石也在移動，我想不久也會排出來的。

四、低血壓上升了

一九七〇年檢查血壓時，才知道我是低血壓，以後多次檢查，經常是：高壓在九〇、八〇之間，低壓在六〇、五〇之間。由於沒有頭昏現象，所以沒有服藥。

練功氣四個多月後，檢查過好多次血壓，血壓上升了，經常是高壓在一二〇、一一〇之間，低壓在七十六、七〇之間。據醫生說，像我這樣的年紀（一九八八年是六十八歲），這樣的血壓是比較好的。

五、頭髮轉黑了一點

好幾年前，我的頭髮就已灰白了。練氣功半年後，從梳頭照鏡中，發現頭髮又逐漸變黑了一些。區婦聯的不少同事也說：「老阮練氣功後頭髮變黑了」。我注意觀察：梳頭掉下來的頭髮都是白的，估計頭髮轉黑的原因可能是：練氣功後，改善了頭部的血液循環，促進了頭髮的新陳代謝，白髮掉了一些，又長出一些黑髮，所以看上去就好像是白髮轉黑了。是不是這樣，還得請教專家了。

以上五點，是我練養氣功後，比較明顯的收穫。在廣西氣功科學研究會成立的時候，寫出來互相交流經驗，供進行氣功科研的同志作參考。希望在廣西氣功科學研究會的推動下，我區在宣傳推廣氣功、氣功科學研究方面，創造豐碩的成果！

一九八八年九月

練功幾個月治癒了十三年的腎炎

北京通縣　黨希花

練功前病情：一九七〇年患腎炎，當時化驗指標：蛋白（＋＋＋＋），紅細胞：二〇～三〇，白細胞一〇～一五，上皮細胞有時有粒管型。十三年來，先後在二六三醫院、通縣醫院、本單位職工醫務所、北京中醫研究所、北京中醫醫院、人民醫院、北大醫院、北戴河二八一醫院等單位進行中西醫結合治療，服藥，連大年三十晚上也不間斷喝大碗藥湯，病情雖有點好轉，但一直未癒，指標從未正常過，好的時候化驗結果是：蛋白（＋），紅細胞〇～四，白細胞一—二，還有上皮細胞。一般情況下化驗結果是：蛋白（＋＋），紅、白細胞一般爲〇～幾個。嚴重時結果就很差了。十幾年來一直是這樣。隨著病情的延續，腎功能受損，日趨變壞，一九八〇年在人民醫院做腎圖確診「雙腎功能受損，右腎功能嚴重受損」、「雙腎梗阻」、「雙腎積水」。原來一個多月用一次利水藥，後來發展爲一個星期要用兩、三次才行，兩條腿腫得像石頭一樣硬，每個月要休幾天病假，一年的藥費不知花了多少錢！

練功後情況：一九八三年八月，抱著試試看的態度我開始學練養氣功，練到十月份，我感到有幾個好轉：①腿不太腫了；②腰不怎麼疼了；③工作起來不覺得累了。有了這三方面的好轉以後，我把藥停了，一個多月不用藥病情也沒有什麼變化。十一月二十四日，我到北大醫院化驗，結果：蛋白（＋－），紅細胞〇—四，白細胞〇—二，其他正常，這樣的好結果，是我十幾年中的第一次，從一九八三年十月停藥後，一直到現在未服藥。一九八四年五月四日，我到職工診所化驗，結果爲：蛋白（＋－），其他正常了。現在有時我的腿還有點腫，一般情況還好。今年六月又到北戴河工人療養院休養了幾天，我還和他人到了蓮花山「望海亭」，要是在前幾年我連想也不敢想能到「望海亭」上。

對於治病，現在我的精神支柱就是「養氣功」，別無他望。

我找到再生的好辦法——練養氣功

我叫趙阿倩，女，四十八歲，西安冶金建築工程學院講師。

我自幼體弱多病，一九七五先後在西安學院附屬醫院、西安紅十字會醫院檢查確診爲慢性腎盂炎，吃藥打針始終無效，身體越來越弱，不能上班。一九七八年醫院檢查又發現尿中有管形。身上無力，走路困難，腰疼不能坐。一九八〇年又增加了腸結核，心律不整，神經衰弱，每晚吃四片安眠藥，睡不到兩小時，一天吃不到三兩飯，卧床不起。住院經中西醫治療均無效果。一九八四年春開始學習養氣功，這才找到再生的好辦法。

我每天練功三小時以上，主要練「六字訣」、「洗髓金經」，「六字訣」每日至少四遍，並加練「吹」字功上百次。「洗髓金經」至少二遍，加練「神龍絞柱」與「腰胯活動」二節，從不間斷，體質日漸增强，吃得香，睡得熟，也不再感冒了。藥早已停服。檢查結果一次比一次好，最後腎病痊癒了，醫院大夫都感到奇怪。腸結核、盆腔炎、也不藥而癒，心律不整都是不到半年就好了。我已重返工作崗位，從去年到今年還拿到了工作獎。周圍的同事都說我變了一個人，面色紅潤，頭髮光亮，精神充沛。好多人說：「養氣功這麼好，怎麼我没有變這麼快呢？」

我告訴她們，你們没有下這麼大功夫，我聽馬老的話，每天練三小時以上，照處方堅持練，二年多一天没有間斷，有時忙到夜晚，十二點過了，也得練夠了數。早晨照常起床練。我有經驗，夜間少睡一、二小時，只要將「六字訣」、「洗髓金經」練兩遍，第二天精神一樣好。我的病是這樣好的，應該歸功於馬老的養氣功和輔導老師。

養氣功治癒了我的腎結石

吳念武　北京汽車大修廠

在一九八二年六月十九日，我的腰部和腹部突然感到劇痛。到隆福醫院照X光確診爲左腎中部結石。大小形狀不一，大的像大西瓜子，密度不均。口服西藥阿托品、顛茄和呋喃膽啶等，只能當時止痛，但上班稍幹一點活就疼。去過三個中醫院以及首都醫院和友誼醫院，吃了五十多服中藥，十幾瓶石淋通、結石通等，效果不明顯，反而轉氨酶升高了。這時我認識了馬老師，他對我非常熱情，鼓勵我振奮起來，用「養氣功」給我治病。經過一段時間，轉氨酶也正常了，其它方面的病也沒有了。精神飽滿，吃飯也香，心裡高興。每天練完，渾身又輕鬆又舒服，練到了三個月，我又到醫院照了第二次片子，結果結石向出口處活動了一點，我真是喜出望外。早上練、晚上練，又到醫院照X光，結石已由腎裡移到輸尿管下口。

在一九八二年八月三十一日，石頭堵住了尿道，疼極了，連著尿了三天血，這時我加緊練「吹」字功，終於在九月六日把結石尿出來了。這是馬老「養氣功」的成績。使我這個喪失信心的人，恢復了健康，心中真是萬分感激馬老。

一九九二年四月

養氣功能治腎結石

我叫熊清香，女，四十三歲，柳州市金屬結構廠職工。一九六七年患腎炎病，當時疼得汗珠滾滾，痛苦難忍，經市醫院確診爲雙腎結石，後來又發展到風濕和胃病等綜合症。先後到哈爾濱、長春各大醫院求醫均不見效。在廣州作了右腎結石手術，但並未根除，腰痛、背涼、腹脹糾纏著我。後來我帶著試試看的心情，參加馬禮堂養氣功學習班，做完功後覺得渾身輕鬆些，病情也有所緩解，接著又在養氣功服務部做了三個療程的養氣功的循經點穴治療，連續一個多月，病情基本得到控制。不服藥，不打針，没有任何痛苦了。後來又掉下兩顆黃豆般大小的腎結石，頓時覺得病情減去了許多，精神也愉快了。

使我第一次嘗到做養氣功和循經點穴的甜頭。另外使我體會到養氣功既不受時間地點的約束，又不吃藥打針，有病治病，無病强身的好方法。

六、對耳聾、耳鳴的療效

養氣功治好了我的耳聾

我兩耳失聽已經多年，經醫院治療，也只能靠助聽器與人講話，可是助聽器雜音較多，用它是不得已的一種方法。

一九八七年學練馬禮堂養氣功，每天練「六字訣」兩遍，「洗髓金經」兩遍加練「揉聽宮」等四十八次，「水升泉底、火降勞宮」等六十四次。

沒有用藥也沒有經過任何治療，就這樣堅持不斷地練這幾套功，我現在已摘除了助聽器恢復了聽力，馬禮堂養氣功既簡單易學又解決了大問題，真可稱爲「神功」。願有更多的患者有學習的機會。

河南省許昌縣醫藥公司　許新

一九九二年五月

我的耳鳴治好了

我叫宮素英，女，中國科學院聲學所。一九××年九月二十日起，我突然得了耳鳴症，右耳及頭的右半部整天隨著脈搏的跳動聲響個不停。在中關村醫院求醫時，內科推到耳科，耳科推到骨科，查來查去一切正常，可是我的耳鳴聲並沒因「正常」而消失，又轉北醫三院，也是查了五官科、神經科，大夫換了一個又一個。精神上得不到安慰，因此病情更嚴重了。今年三月右臉腫起來了，嘴有些向左歪，右眼有痛脹感，右眼球比左眼球硬，只頭低一點，馬上感到右耳、左眼擠得要掉下來似的。有時右眼球疼得如石頭砸在上面。後又到處求醫，西苑中醫院、三〇一醫院、同仁醫院、宣武醫院都跑到了，也查不出病因，累得我疲憊不堪，耳鳴變成了雷鳴聲，自感已到走投無路的境地，甚至時有輕生念頭。

養氣功學習班開始了，我報名認真練，勤奮地練，一個月後感到右眼球不痛了，耳鳴聲有所降低，尤其練功時右耳有時一點鳴響都沒有，因此就更加認真和延長練功時間，每天由練功一小時增加到一個半小時，而且連走路也練。

我的病情有了明顯好轉，右眼的疼脹感完全消失，而且當我正面時右耳裡一點聲音也沒有了，精神也好了許多，八、九兩個月上班時，没請一天假，真是功夫不負有心人。更重要的是「養氣功」給我生活的勇氣和氣量。

養氣功治好了十幾年的耳聾

我叫王志學，男，七十歲，是瀋陽的離休幹部。

我患多種疾病，一九八三年來北京女兒家串門時，没想到養氣功治好了我十幾年的耳聾。

一九八三年九月初，我參加了計算所養氣功學習，明白了養氣功治病機理，便下決心練功。每天堅持練功三小時以上，從未間斷。我練「六字訣」加練「吹」字功，又有針對性地做「洗髓金經」中的「擊天鼓」、「揉按聽官」。

一天夜裡，我突然聽到了馬蹄錶的響聲，於是我拿起錶，細細一聽，發現聾了十五年的右耳居然能聽到手錶響聲了，我又將手錶拿到左耳驗證一下，是同樣的聲音。我高興地大叫大嚷：「練氣功起作用了！」另外，我的腰疼病也大大減輕。過去因爲腰疼躺不住，每天四、五點鐘就不得不起來，現在睡到七點也不疼了。最近體重也減了二斤，血壓也由不正常變得正常了（150/80）。我非常高興，真是意外收穫。

七、對眼病的療效

養氣功給我帶來光明

一九八八年九月，我從西藏來南昌學習，一九八九年四月，視力開始下降，到一九八九年九月，視力降到〇．〇六，去江醫第一、二附屬醫院檢查，各種鏡片都不能增進視力。醫生認爲係球後神經炎和視神經萎縮，後果不堪設想。並建議我到上海、北京等大醫院治療。同時也開了藥給我服，但效果不佳。生活老師很關心我，認爲一個十六歲的女孩子，就遭雙目失明的險境，很是焦慮，到各處打聽有什麼好的方法能治好我的眼疾。

一九九〇年三月十一日開始，生活老師帶我到南昌市人民公園學習《馬禮堂養氣功》，在彭樹人老師的教練下，半年後，我到二附院檢查，原來替我看病的醫生說：「你的眼睛病狀好多了，現在可以配帶眼鏡了。現在我已戴上一七五度的近視眼鏡，視力矯正爲一・二和一・五。

養氣功給我帶來光明，我決心堅持練下去。我現在臉色紅潤，也不患感冒了。

（南昌第十七中西藏班八八級學生：米瑪）

養氣功治近視眼療效顯著

馬禮堂養氣功服務部在一九八九年暑假期間開辦了三期治近視眼病養氣功學習班，取得了顯著效果。

參加學習班近視患者三十二名，六十四隻眼睛；最大年齡二十四歲，最小年齡十二歲；男二十二名，女十名，病程最長十五年，最短一年。練功前全部患者均在群衆面前做裸眼視力測定，〇・五以下四十四隻眼睛；〇・六以上到一・〇以下患者十九隻眼睛；一・二以上患者一隻眼睛。

練功前近視力測定情況表：

視力	0	0.1	0.12	0.15	0.2	0.25	0.3	0.4	0.5	0.6	0.7	0.8	0.9	1.0	1.2
眼數	3	2	3	4	3	4	8	9	6	2	8	3	6	2	1

視力提高程度表：

提高行數	1　2	3　4　5　6　7	8　9　10　11	未提高數
眼隻數	4　5	11　5　5　6　8	10　7　2　1	○
效果	有效	顯效	奇效	無

練功前五十%左右患者曾做過針灸、磁療或藥物治療，效果不佳。在學習期間，我們不但把「六字訣」和「洗髓金經」兩套功法教給患者，而且還抓緊了治眼病功法教會練熟。爲此僅在每學期十五天（每天教功兩小時），在第十二天頭當群衆面前測定視力提高程度，每期效果都非常顯著。

療效標準：

1.奇效：視力提高八行以上者

2.顯效：視力提高三至七行者

3.有效：視力提高一到二行者

4.無效：視力無提高

治療效果：奇效二十隻眼占三一%，顯效三十五隻眼占五五%，有效九隻眼占十四%，無效零。

從上表明顯看出養氣功治近視眼病不但有奇效，而且在短短十三天之內大見成效，這又表明治療效果是神速的。患者和家長來信表示感謝。摘錄如下：

「我叫王小偉，是縣五中學生，由於注意造成眼睛視力下降，我很苦惱，帶了一年磁療鏡，效果不佳，經人介紹，我抱著試試看的態度參加養氣功學習班，經過十五天的學習，經測定由原先的〇．六提高到一．二視力，兩眼基本恢復正常。如此神奇效果，我真没想到。」

「我叫李項東，是油田高中學生。我上初中視力一直下降，到高中視力降到〇．二左右，戴上眼鏡也看不到黑板，影響正常學習。母親爲我著急，我也很苦惱。後來在電視裡看見張鳳武老師辦治近視眼學習班，我抱著試試看的心情報了名。在老師精心教授下，半月之後我的視力由兩眼的〇．二上升到〇．九，提高八行，我很高興，母親也很高興。我們由衷地感謝你們！」

「前郭五中三年四班學生陳立峰來信寫道：

暑假期間，聽説氣功能治我多年痛苦的近視，便懷著希望前去學習。在老師教導下，我掌握了動作要領，並認真去練，才過幾天我就發現眼睛越來越明，蓋上的隱痛也消失了，這些意想不到的效果使我更加振奮，過了兩天，我的眼睛發脹，常流淚，全身舒暢，頭腦清楚。學習結束時，我的眼睛由〇．四升到一．二和一、五，左眼提高八行，右眼提高十一行，拿掉鏡子。這個奇效使我興奮的流下了熱淚。張鳳」

養氣功治好了我的青光眼

李雁雁，女，安徽省貴池縣交通局工作幹部。一九八二年就患有原發性青光眼及視神經萎縮症。經好幾個醫院中西醫治療。視力仍不斷下降。一九八五年五月，到北京協和醫院就診，經檢查雙眼視野嚴重狹窄，瞳孔對光反應遲鈍，晶體混濁，角膜前房不清晰。戴五五〇度眼鏡矯正視力，左眼爲〇．〇六，右眼爲一尺指數。從一九八五年十月起開始學練養氣功的「六字訣」和「洗髓金經」，堅持練功兩個月，眼部周圍發熱，雙目時常流淚，漸漸眼睛不像以前乾澀，開始靈活有神了，隨著時間的推移，眼睛裡開始出現一些星光似的閃電，練功中右眼出現氣霧狀的大亮斑，練功完了雙目感到明亮輕鬆，半年到一年間，練功時肝臟常發生劇烈刺痛，一年後肝區不適完全消失，眼睛更加舒適明亮。堅持兩年練養氣功，於一九八七年六月在上海中心防治所檢查，雙眼晶體完全透明，角膜前房清晰，矯正右眼視力達〇．九，左眼視力達〇．八，基本上接近了正常。

養氣功使我看見光明

我的病史：患糖尿病二十四年（++——++++），高血壓十八年，血壓達二二〇/一〇〇毫米汞柱左右，頭暈脹痛。冠心病心肌勞損十年，T波倒置，眼視網膜出血四年，右眼失明，左眼〇．二。在上海，經許多眼科檢查都說無法治療，打針吃藥不管用，在絕望中到北京求醫，眼科專家也認爲是不治之疾。

練功治療：我於一九八二年十一月學習「養氣功」，兩週後得氣，眼脹痛，刺疼，一月後發現眼前有紅光，繼而頭痛，耳內也不舒服，三個月漸見曙光。今年五月底到朝陽醫院檢查，結果是：血糖陰一一八/一二〇，血壓一二〇/八〇毫米汞柱，心電圖T波不倒置，左眼提高〇．四，右眼由失明變爲〇．八，能穿針引線。

上海靜安區衛生院　張曙娟　一九八六年

三十年的近視眼鏡摘掉了

我戴了三十年的近視眼鏡，練功前四〇〇度，學了養氣功，每天堅持兩個小時，後來感到兩眼比過去明亮，兩個月後在練功中自覺有一股熱氣從大敦穴沿肝經上行直衝兩眼，起初兩眼有脹痛之感，不久就消失，後來有次洗臉忘記戴眼鏡，可是能看清東西，當時感到奇怪，就趕緊拿起眼鏡戴上，反而看不清東西了，一連幾次戴上摘下，結果還是不用眼鏡看得清。從此，戴了三十年的四百度近視眼鏡摘掉了，我高興的逢人便說，喜出望外啊。

冶金部　舒定波

養氣功使我恢復了視力

我叫張學泉，山東掖縣夏邱鎮路響村農民，因近視嚴重〇．〇八，來北京同仁醫院診治，醫院大夫說：只有配戴眼鏡，沒有恢復視力的辦法。後來經朋友介紹到養氣功輔導站跟許杰老師學習馬禮堂大師的養氣功。

一個月後，眼睛感到明亮清晰，到醫院復查恢復到〇．三，大夫很驚奇，以爲我吃了什麽藥。還有一種稀奇的情況，有時一眨眼的功夫，特別清楚，跟戴眼鏡差不多，估計能達到〇．八。我高興極了，這說明我的眼睛在短時間可以恢復，因爲視力在一眨眼間已達〇．八，只要堅持練習，穩定視力，恢復視力是有把握的。

養氣功治療近視眼有獨特的效果

我的孫女陳英功前檢查（一九九二年一月二十七日），左眼〇．五，右眼〇．五（係三台縣塔山鎮中學高九四級一班學生，十五歲）；外孫女李欣功前檢查，（一九九二年一月二十七日）左眼〇．一，右眼〇．二（係三台縣石安鎮小學五年級二班學生，十一歲）；我女兒朋友的女兒景秀榮功前檢查（一九九二年二月七日）左眼〇．四，右眼〇．四（係三台縣石安鎮小學六年級一班學生），分別於一九九二年一月二十七日和一九九二年二月七日到三台縣馬禮堂養氣功班練功。經龍文秀老師的精心耐心指點，用馬禮堂養氣功治療，療效顯著。今天（一九九二年二月十三日下午）經家長驗收結果爲：孫女陳英左眼一・五，右眼一・五，左右兩眼均提高了一・〇；外孫女李欣左眼一・五，右眼一・五，左眼提高了一・四，右眼提高了一・三；我女兒的朋友的女兒景秀榮左眼一・五，右眼一・五，左右兩眼均提高了一・一。

這三例具體事實，説明馬禮堂養氣功對治療近視有獨特的醫療效果，挽救了三個孩子，使三個孩子擺脱了心靈痛苦，達到了國家達標視力檢查標準，能夠與健康兒童一樣學習、生活，同時也解除了家長後顧之憂。

家長的一封來信

一九九二年二月

養氣功治近視有鞏固的療效

我叫李勇，男，現在綿陽四化技校讀書。我原於一九八九年八月在潼州中學參加了養氣功學習班，功前：我左、右眼的視力爲〇・三，近視了有三年多時間，戴的眼鏡爲七〇〇度。功後：我的雙眼視力在一個多月上升到了一・五。鞏固療效：我於一九九二年二月十日由父母復查我的視力，我的雙眼視力都還鞏固在一・五。

自從我的雙眼視力達到一・五以後，我就再没練功了。到現在兩年多了，我的視力還在一・五以上。這說明養氣功不但能治療近視眼，還能遠期鞏固療效。

我希望近視眼朋友們能參加養氣功學習班，治好自己的眼睛，好爲國家作貢獻。

一九九二年二月

養氣功使我摘掉了老花眼鏡

我是老花眼患者。二十幾年來五〇〇度的老花眼鏡離不開眼睛。

一九八六年我學練馬禮堂養氣功，每天練「六字訣」三遍，「噓」字功加練十八次；練「洗髓金經」三遍，「揉按眼部」加練二十四次；還練坐功、卧功、站功、放鬆功四十分鐘。

我已是一個六十四歲的老人了，說來也怪，視力竟奇跡般的逐漸恢復，現在已恢復到不戴眼鏡能讀書看報，穿針引線。且頭髮也慢慢由白變黑。這一切變化若不發生在我自己身上，我將視爲神話。可是事實勝於雄辯，馬禮堂養氣功確有如此大的威力！應大力推廣，爲患者解除痛苦。

河南省許昌縣　姜光星

一九九二年五月

八、對腦血管系統疾病的療效

養氣功使我獲得新生命

王石英，男，六十三歲，鶴西市機械電子局離休幹部

我患病前，就熱愛並習練氣功和武術。一九八三年冬，因患高血壓和嚴重腦栓塞，導致右側半身癱瘓。之後幾年，我又自學自練了不少氣功，但效果均不理想。

一九八七年夏天，我開始接觸到養氣功。第一次試練「噓」字功時，竟不知不覺流出了眼淚，我非常高興，以後就信任並熱愛上養氣功。初練「六字訣」、「洗髓金經」時，我身體站不直，右臂右手抬不起來，而且還有其它一些陳病宿疾帶來的痛苦。但我下定決心克服一切困難，按照功法要領認真練習。

我每日除練數遍「六字訣」、「洗髓金經」外，還增做部分「坐」功和「卧」功，每日早晚散步、慢跑。逐漸地，我感到小腹充盈，氣感增强。練功堅持到四個多月以後，奇蹟般的療效顯現了：①癱瘓一側較前活動輕靈了，已爲衆人所察覺認定。②血壓長期穩定正常，無異常感覺了。③小便曾明顯失控，腎功能不好，不敢飲茶，現早已恢復正常，可

全日飲茶無妨。④開始做「揉按風池」這節動作時，穴位有明顯壓痛感，說明當時我的腦動脈硬化很重，現在穴位壓痛早已消失，頭腦清晰多了。⑤三十多年前患急性腸炎留下的後遺症大便不能成形，現已恢復正常。⑥原來患有面部及全身不定時不定位的抽動及抽筋，長時間未犯過。⑦多年患的外痔痔核也已消失了。⑧耳不鳴了，口眼正常不歪了，不流鼻涕了；常患感冒及膝蓋疼痛等一切疾病都已消失。喜獲全身健康的效果。

我練養氣功收穫巨大，我認定它有返老還童的功效！我衷心感謝馬禮堂老師向全國傳播好的功法。養氣功使我獲得新的生命。

養氣功使我重登講台

欒世玲，女四十九歲，海軍第一職工大學教師

一九八七年四月我得了嚴重的偏頭痛症，發病時，疼痛難忍，從床上跳到地下，又從地下蹦到床上，頭直想往牆上撞，眼淚止不住地流，並且一天天嚴重起來，每天發作十數次，無法工作，也無法正常生活。在海軍四〇六醫院作腦血流圖，診斷爲：腦供血不足，兩側顱循環不對稱，兩側波幅相差三二%左右，結論是「血管性頭痛」。

爲了醫病，我每次都服用大量的「維腦路通片」、「脈通」、「維生素」、「地巴唑」、「去痛片」等，但不見明顯好轉，反而把胃吃壞了。後來又到醫院做理療，雖然理

療過程挺舒服，過後仍然疼，而且長時間理療，頭皮都受不了。

一九八七年年六月份學校舉辦馬禮堂養氣功學習班，當時主要是學「六字訣」，我滿懷信心地學習，並堅持早晚練功，二十天後病情明顯好轉。我停了藥和理療，每天發病次數大大減少，使我練養氣功的信心倍增，不久我又在四八一〇廠馬禮堂養氣功學習班學會了「洗髓金經」。

從此以後，每天早晚一小時練功，成了我生活的重要內容。練功一個月左右，有一天頭反而疼得更厲害，牙和耳朵也疼，全身無力。老師給我按了幾個穴位，並要我繼續堅持練下去，這種現象只持續了兩天，而且從那以後，頭疼病就好了，再也沒患過。一九八七年八月我去醫院作腦血流圖，結果一切正常。

通過練養氣功，不但治癒了「血管性頭痛」，而且身體强壯起來，過去兩條腿總覺得乏而無力，睡覺時不知放在什麼地方，翻來復去睡不著。現在上下樓也不覺疲乏，走起路來輕飄飄的。

一九八七年秋天我又重登講台，從一九八八年來，我在原有教授數學專業課的基礎上，又增加了「工業企業財務管理」、「物理統計學」、「會計學原理」和「能源統計」四門課的教學任務。雖然做爲一個女性，年齡又偏大了，反而增加了這麼多工作量，但我並不覺累，總感到精力非常充沛，其原因就是我堅持每天練馬禮堂養氣功。

養氣功使我走上健康幸福大道

孟維純，男，六十六歲，山東省包裝進出口公司書記

我於一九八〇年五月在工作中，偶感頭痛，愈痛愈劇烈，以至不能支撐，昏迷不醒。經住院檢查，確診爲腦出血。經過搶救治療，轉危爲安，但留下嚴重的後遺症。左身軀癱瘓，不能活動，只能臥床，吃飯翻身都要人照料，口歪眼斜，言語不清，便秘嚴重，連家都不會認了，有時呈痴呆狀，思想情緒極爲悲觀，失去了恢復健康的信心。同年十月，病情雖然有好轉，但走路仍很困難，需要家人攙扶或扶杖慢行，每走三十餘米，就要停下休息。偏癱左邊，腳還不能放平，下肢伸屈困難，特別是左膝關節的沈重更爲突出，頭上如同戴上一頂帽子。聽力有時不清，視力模糊，行走身軀搖擺不穩。一九八六年七月得知馬禮堂老師在青島舉辦養氣功學習班。聞訊之下，欣喜萬分，所學內容「六字訣」、「洗髓金經」、「太極功」和「坐功」，我認爲有針對性，耗時短，得氣快，較簡便。每天早晨我五時起床，練「六字訣」和「太極功」，中午練坐功，晚上練「六字訣」和「洗髓金經」。我想腦出血的原因是我腦動脈硬化所致，我又採取了「洗髓金經」中的「乾洗臉」、「乾梳頭」，每天再練坐功，各作三十六次，使腦血管的硬化情況大大減輕，收到良好的效果。我不僅嚴守上述功法和時間，並能在坐、行、臥、站時也在練功，把練功生

活化。由於我七、八年如一日的勤學苦練，風雨無阻，使我想不到卅餘年的神經衰弱，十餘年的冠心病，竟不藥而癒了。難以恢復的「腦出血」後遺症，也得到較爲滿意的恢復，偏癱的右臉嘴開始是麻木，吃東西有一定的影響，便以「氣功」的辦法，同時意守「地倉穴」，隨著呼吸的氣流攻在右臉、嘴的病灶，使過去的麻木變爲大部分靈敏有知覺了。過去的口歪眼斜、視力減退、雙光都已痊癒，說話也清楚了。在練功之前便秘三、四天一次，現在是一天一次，左腿膝關節由發木發板發沈，變爲大大靈活了，活動時身軀也不搖擺不穩了，丟掉了手杖，走路也快了。記憶力和體質大大增强，過去頻繁的感冒，冬天帽子、圍巾、口罩離不開，現在都不用了。幾年來没發生過感冒。有的同仁見了我說：「你腦出血能恢復到這樣，真是奇蹟。」我回答說：「我所以能這樣，除當時搶救和精心護理外，主要是氣功，特別是養氣功，它使我走上健康的幸福大道。」

一九八七年二月

養氣功治疑難病有奇效

我是長春市園東小區九號樓五門一〇一號居民李玉榮，女，七十一歲

一九八三年患腦血栓，左偏癱，一九八八年五月二次腦血栓又造成右腿偏癱。半邊身體活動困難（失去知覺），吃飯漏食，吐語失真，大便困難，小便失禁，常年尿褲子。二

十多年前患淋巴腺腫大，嗓子發炎有瘤，噎食不下，眼睛紅腫疼痛，鼻子不透氣，常年發燒，生活上已失去了自理能力，一切都需要別人照料。過去曾多次住進大醫院，經中、西藥及氣功師的發氣治療，但都無理想效果。都說：腦血栓後遺症治不了，關節炎治不好，淋巴腺腫動手下不了手術台，都說我活不過冬天。

自從一九八八年九月十八日接受馬禮堂養氣功治療，練功百日，就使我全身各種疑難病症，奇蹟般的消失，恢復了健康，等於死而復生。現在我不僅免受各種病症的纏身痛苦，而且能自己料理生活，下地走路，做些家務活，上公園練功養身，都不用別人照護，完全用自己的力量安排自己的一切。

一九八八年十二月

「六字訣」能治癒腦血管意外後遺症

吳想先，女，北京通縣後南倉小學教師

練功前病情：一九八二年五月二十五日，我纏身多年的高血壓病，由於勞累而惡化。這天中午，我突然感到頭疼欲裂，渾身大汗淋漓，又吐又瀉，經醫院做腰穿確診爲「蛛網膜下腔出血」，即「腦血管意外」。雖經搶救活了下來，但卻留下了難以忍受的後遺症：頭：疼痛，眩暈，腦袋裡嗡嗡作響，身體經常不自覺地顫動，睡眠不佳，做惡夢。

眼：雙眼呆、直，流淚不止，看東西重影，有時有眼部血管迸裂的疼痛之感。

耳：耳鳴不止，躺在床上耳朵從來不敢貼著枕頭，否則聲音就更大了。

頸項：不能自由轉動，向兩旁及向後看時，必須整個身子轉動。

上肢：肩周炎，臂疼。

腰及下肢：腰酸疼，做過兩次腰穿的部位，肉緊繃繃的抻得難受。由於離狀肌壓迫坐骨神經，右腿疼得厲害。腳下似踩肉墊，厚厚的，走路猶如遠途跋涉，疲倦不堪。

渾身肌肉緊張，精神也一直處在緊張狀態，連吃飯都好像有人要跟自己搶似的，拼命往嘴裡扒拉。外出散步，從不敢獨自行動，總得有人陪伴。總之，從頭到腳沒有一處好受。

練功後情況：一九八三年六月中旬，開始學練「六字訣」。練功兩週，眼淚基本不流了，坐骨神經痛減輕。兩個月後，各種症狀也大爲減輕，開始半日工作。半年後，開始整日工作，直至現在。

通過一年多的氣功鍛鍊，不僅各種病症減輕和消失，而且體力也恢復了，精神振作起來了。除生活能自理外，還可以幹些家務活，比如做飯，收拾房間，洗小件衣物，拆、做被褥等，過去頭不能轉動，更不能低，現在可以低頭掃地了。坐骨神經疼完全消失，有時上街買菜，提著五、六斤重的東西也能上五層樓。飯量增加了，一天主食在半斤以上，外加兩個雞蛋，一瓶牛奶。吃東西香了，睡覺踏實了。體重由原來的一百十四多斤減輕了十多斤，再不是那種虛胖浮腫的樣子了。同仁們都說看不出我像病人了。

練功中的感覺：我練功時極易入靜，只要把練功的姿勢一擺，做兩個深呼吸就入了靜。靜下來後，慢慢感到丹田、手心、腳掌發熱，然後手指、手掌開始發麻。站立幾分鐘後就開始做「六字訣」，一般情況下，我都是每個字做八或十二次，做的次數越多，感覺就越好。一般的感覺是身上微熱，丹田發熱，有時覺得丹田的熱氣上升到胃部。下肢局部有灼熱感。湧泉穴總是隨呼氣發熱，手指尖發麻、發脹，有時手心、頭皮也發麻。臉部有時奇癢，似蟲爬。此外，吐每個字時，又各有不同的感覺：

噓——吐字到最後時，眼睛感到隨著心跳一拱一拱的。

呼——有一次做「呼」字功時，感到右大腿根部發燙，好像熱血流了出來。我嚇壞了，因爲我曾兩次做過「股動脈插管造影」，我以爲是股動脈血管迸裂，血流出來了，用手摸了兩次什麼也沒有，我才放心。

呬——吐該字時，有時感到嘴唇冒涼氣，好似抹了清涼油。

嘻——一吐完字時，就順著腳後跟一直到全腳掌，刷地一下子熱起來。

吹——去年九、十月份，連續兩個月做「吹」字功時，有一種奇怪的現象發生。當手從兩膝上回到腎俞穴，吸氣即將結束時，聞到一股炖肉的香氣，開始我以爲是誰家炖肉呢，可是吐其它字都聞不到此味。十一月份發燒之後，就再也沒有這個味了。今年七月中旬的一天，又聞到了一次檀香味，可惜只是一次。去年九、十月份做「吹」字功時，沒有一種情況發生，當吐到第七次時，感到後脊背有一股熱流向上流到了頸部，又上升到後腦勺，做第八次時，後腦部「砰」的一下，好像誰給了我一拳，可一點也不疼，我以爲病又犯了。嚇得不敢動了，但頭腦清醒，沒有一點頭疼的感覺。以後再也沒有發生這種情況。

練功一年餘，身體基本復元，我堅信，只要持之以恒地練下去，定會越來越好。

一九八四年

九、對糖尿病的療效

「六字訣」治好了我的糖尿病

陳文興，男，六十二歲，安徽省蚌埠市石油站離休幹部

我在一九八四年四月經瀋陽中國醫科大附院檢查確診爲糖尿病，當時尿糖化驗陽性

「＋＋＋」，經常感到頭痛、頭暈、四肢無力，右肩周炎抬不起手，幾乎不能堅持工作，經過藥物治療，飲食控制，體育鍛鍊，暫時控制了病情，身體逐步恢復。但在一九八六年春節前，我的糖尿病又復發了，尿糖化驗陽性「＋＋」，血糖一八五毫克／公升，中、西藥一起治療也難控制病情，從一九九〇年五月學習氣功六字訣，療效顯著，僅一個月後，尿糖消失，血糖降到九六毫克／公升，現不僅糖尿病穩定，而且精力特別充沛。練功前走路有點感到吃力，練功後，我今年七月份去市工商局辦事，從一樓到十樓心不跳，眼不花。還有一次，我去市人事局辦事，六樓連續上下各兩次，仍無吃力的感覺。我現在早晨五點鐘起床練功一個半小時，白天上班工作，晚間練功一小時，每天工作，在十小時以上，仍無疲勞的感覺，身體已恢復健康。

我在一九八五年開始患腦動脈硬化，經常頭痛、頭暈、不能低頭，不能看書看報，通過練六字訣，上述症狀消失了，記憶力也增強了，今年八月經醫院檢查腦動脈硬化消除，已恢復正常。

一九九〇年九月

練養氣功百日收效顯著

何開迪、五六歲、北京計劃委員會幹部

患有嚴重的風濕性心臟病和糖尿病，表現爲經常頭昏（經腦電圖檢查腦血管硬化）。心臟雜音較大，手腳冰涼、走路腳步沈重，經常失眠、心悶、消瘦等，已兩年沒有上班了。

從今年八月十二日，我開始練六字訣，起初有些反應，頭昏、吐血，過了幾天，我又繼續練，一個月後病情開始好轉，三個來月後，收效顯著。練一個月後，腳步開始通氣，練兩個月後，小腹氣感很强，能自由旋轉，能帶動全身氣血運動。具體病情好轉的情況是：

1.頭不暈了，由於我腦血管硬化，走路老是不穩，有時走到半路，就要靠牆或大樹停下來休息一會兒才能走，有時就突然站不住幾乎摔倒。練功後這種現象消失了。我也用不著家人陪著我到東單公園了。

2.睡眠好轉。夜晚，一睡即著，異常酣甜，改變了過去失眠的狀況。過去我每晚都要吃幾片藥才能入睡。由於睡眠好了，精神狀態也好了。

3.手、腳怕冷的狀況有所改善。過去我的腳好像泡在涼水裡一樣，就是夏天，也覺得冰涼。現由於氣血流動，腳部變熱了。

4.臉上開始紅潤發亮（過去是黑黃色），白頭髮也開始變黑了。

5.走路輕快了，但腳部還有些麻木。

現在，我主要患的風濕性心臟病的雜音已好轉。胸悶也較前有所緩解。

養氣功使我重新揚起了生活的風帆

周廣慧，女，十六歲，哈爾濱市第二十二高級職業中學學生

我於一九八四年春節突然發生多吃、多喝、多尿渾身酸軟無力，確診爲胰島素依賴型糖尿病。＋＋＋＋，血糖二百多毫克。經中西醫治療，不僅無效而且病情慢慢惡化，不到一年又發生酸中毒症狀。經兒童醫院搶救脱險。使用胰島素一天打四十四個單位，繼而發燒，高燒昏迷半月有餘，退燒後，又引起了骨髓炎、鼻竇炎、口腔粘膜炎、面部神經麻痹等症，上腭道與鼻道爛通，話也説不清了，耳鼻喉流膿，舌頭爛，臉部被病魔毀壞。我還是一個有美好青春的少女。從此，我悲觀，壓世一度曾死過。經過五年治療不僅舊病無好轉而且發現了肝病，肛門膿腫，白内障，兩眼視力均爲〇・一，血糖上升四百多毫克，書也念不了，生活又不能自理，我成了一個多餘的人，坐等待死。就在這消沈等死之時，喜獲養氣功能治療糖尿病的喜訊，在老師的耐心指導下經過我刻苦練功，果然病情大有好轉，使我增加了練功的信心和勇氣，我不再消沈等死了。許多人看見我都説：你簡直脱胎換骨變成了另一個人。

練功取得的效果是：

1. 三多症狀已消失，胰島素用量從三二減少到二〇個單位。體力大增，心情愉快。
2. 由熱症引起的頭痛消失。
3. 鼻竇炎、腭竇炎痊癒。
4. 肝炎痊癒。
5. 上腭道與鼻竇封死。
6. 肛門膿腫沒犯過。
7. 面部神經麻痹有好轉。
8. 白内障有好轉，雙眼視力由〇・一變爲〇・四。
9. 腎虛好轉。
10. 胃腹不脹了。

真想不到幻想真的變成現實，奇蹟已經出現了！

我練功僅一個月，爲什麼就收到如此明顯的效果呢？

1. 馬禮堂養氣功的功法好。
2. 老師教得好。
3. 心靜，沒有大人在工作和生活上的一些繁瑣事情，入靜快好。
4. 歲數小氣血來得快。

5.刻苦練功，一天堅持四個小時，早晨、中午、睡覺前、子夜各練一次。

6.不急於求成，做到獨靜自然。

這是我的一點小小的體會，俗話說「功夫不負苦心人」只要肯下功夫，功到自然成，就會有大的收益，養氣功使我重新揚起了生活的風帆。

養氣功治癒了我的糖尿病

劉志清，滄州化肥廠工作

自一九八五年以來，我經常感到四肢無力，口渴舌燥，腰酸腿痛，而且吃得多，喝得多，尿量也多，當時自己並未引起注意，認爲這可能與老年體弱有關。直到一九八六年九月去天津醫學院附屬醫院檢查身體，才確診爲糖尿病。空腹血糖一八〇毫克%。尿糖二至四個加號，尿量多達三千毫升左右。從此遵照醫囑，服用降糖藥。但經過一段治療，效果並不明顯。正在這時，我看到體育報登載舉辦馬禮堂養氣功學習班的消息。我抱著「試試看」的想法，參加了今年七月體育報在黃山太平湖舉辦的養氣功第一期學習班，學會了養氣功「六字訣」回來後，我一直堅持天天練功，從不間斷。僅僅三個多月的時間奇蹟出現了。今年十月份我再去天津醫學院附屬醫院復查，血糖降至一百毫克%；尿，陰性，無加號。醫生說：我的糖尿病好了，心裡無比高興。通過我個人的切身體會，說明養氣功確實好，能治好各種疑難頑症。我現在除堅持天天練功，還大力宣傳，積極推廣馬老的養氣功，並輔導一些同仁學功練功，讓馬老的功法在滄州開花結果，爲人民造福。

十、對骨質增生疾病的療效

養氣功治好了我的頸椎、腰椎骨質增生

我患有一般老年性冠心病與高血壓，近半年多來，因脊椎骨質增生，壓迫神經，影響到左臂已抬不起，摸不到自己的左耳，因此洗臉只能用一隻右手；大腿根無力，行走吃力，走路無借助拐棍。我走遍了縣裡所有的醫院，都說我是老年病，無法治療。

五月六日晨，親屬帶我找到馬禮堂老人家，馬老了解了我的病情後果斷地說：「你的病做『養氣功』完全可以治好。」並舉出已治好的實例，更增強了我鍛鍊的信心。

從五月六日起，我開始做「六字訣」，練了一個多星期，突然感到精神煥發，大腿有力，上、下樓都感到抬腿自如，從此我就扔掉了拐棍，也可以獨自一個人上街了；同時左手活動情況大有好轉，不但上抬能摸到兩耳，還可以摸到前額髮際，可以用兩隻手洗臉了。五月十五日我又開始學「洗髓金經」。五月十八日回山東滕縣後，天天早晚堅持練

「六字訣」、「洗髓金經」，每天練兩個小時以上。又堅持了半個月，病情又有顯著好轉，人一天比一天精神，左手上抬又升高了二十多厘米，已能抬到頭部以上，腿部也輕快多了，而且已能騎自行車。這是一個多麼大的變化呀！在短短的一個月裡有這樣的奇效，我心情非常舒暢。在今後的生活道路上，我信心百倍，一定能使病體完全恢復健康，特向馬老致謝！

山東滕縣實驗學校教師　王念初

養氣功治好了我的坐骨神經痛

大連興工街小學　張雲香

我患候骨神經痛二十餘年，現在左腿肌肉萎縮，軟而無力，行走困難。後來又心臟不好，血壓時高時低經常頭暈。

學習了馬禮堂養氣功，我堅持每早、晚練功四十分鐘，練完後覺得身上鬆快得很，腿也平衡了。練後四十五天收到明顯效果，身體有勁，腿也不疼，走路不跛，頭也不暈了，就連變形的左腿也逐漸恢復，量了一下，比以前粗了一寸，坐骨神經恢復了正常，真讓人高興。

養氣功治好了我的骨刺

我雙腳骨刺加腳後跟骨質發炎已有十多年了。曾作過各種治療均無效。後用一種藥配方雖有療效，但停藥又犯，此藥因副作用大，又不能經常服用，服此藥其它藥均無效，不服腳痛得厲害。後來無意中碰到六十多歲的老人，他練養氣功，紅光滿面，精神飽滿，看樣子有四、五十歲。她肺切除三分之二，原患高血壓、心臟病、關節炎等症。整天吃不好飯，睡不好覺，全身無力。自從學了養氣功之後，情況大變，精力充沛，睡眠實在，與藥斷絕了關係。這時我感受很大，我想我何不去學學養氣功呢？我就報名在南山公園學養氣功。從學到現在不到兩個月，我每天堅持練三—四遍「六字訣」，一遍「洗髓金經」，外加三遍「呼」字功和「吹」字功。現在腳痛基本好轉，食慾很好，不論吃什麼都津津有味。內臟和五官均感舒服，精神好，睡眠好，首先要感謝潘、李二老師的教導。

房管處材料站退休幹部馬進

一九八七年十一月

養氣功治好了肌肉萎縮

蘭維富，男，四十八歲，患者於一九八五年七月在工作中不慎將右手中指外傷，末指指甲與甲床斷離，住院後，行腹部帶皮瓣覆蓋於右手中指末節甲床處。右上肢因長期固定，功能受限，肌肉萎縮，在醫院行各種療法，效果不佳來我院療養。

療養期間學習了「六字訣」、「洗髓金經」、「太極功」三套功法。每日練功至少二個小時，加練「洗髓金經」的肩部活動，練功近二月，萎縮上肢由原來與左上肢相差七厘米，增長到平齊，同時患者長期便秘也已治癒。

海軍旅順療養院

一九八六年十二月十七日

養氣功治好了骨膜結核

黃敦蓮，是綿陽市二中教師

一九八八年一月，我的左腿關節不知不覺地腫起來。後來越發嚴重，上不了樓梯。經醫院診斷爲骨膜結核，醫院讓我住院開刀或打石膏卧床，我沒去。

我抱著試試看的想法參加了校工會辦的「馬禮堂氣功班」。練功一週後有好轉，兩週後能走路了，三個月後疼痛消失，四個月可以騎車了。

事實證明養氣功治好了我的骨膜結核，增强了我的體質，腰痛、頭昏消失了，胃病好了，神經衰弱也好了。

養氣功使我免去一刀，給我帶來了愉快和幸福。

養氣功治好了我多年的坐骨神經痛

河南省魏都區商業局　何書奇

我從一九八一年患腿疼，一九八二年二月生活不能自理，住院檢查是坐骨神經增生（二~四節）壓迫著坐骨神經，小腿外側巨疼，連續服了十服中藥和幾十瓶骨刺片，打針、醋療、强的鬆龍封閉、無菌封閉、埋羊腸線等辦法，只能當時緩解，藥勁一過，疼更重。特別是體力勞動和走路疼得更甚，幾乎不能支持，因此在我思想上壓力很大。

從一九八四年六月由友人介紹練養氣功，剛學時信心不大，抱著試試看的態度。經過二十多天，腿疼有所好轉，過去到公園要休息五、六次，二十天後只休息一次。從而樹立了練功的信心。

八月份又跟李少長老師學了太極功，四年來没有間斷，每天早起到公園練個半小時，功間操和晚上練二、三十分鐘，我的坐骨神經消失了，經醫檢查一切正常。我原有的二十多年的低血壓也好了。同時我没有得過感冒傷風和其他小病，我感謝馬老的養氣功，根除了我多年的慢性病——坐骨神經痛。

一九九二年一月

養氣功康復了我二十餘年的腰椎間盤突出症

劉桂霞，女，五十歲，北京崇文門東大街八號樓

我於一九六七年因拿重物將腰扭傷，當時寸步難行，從此就離不開骨科及按摩大夫，經各大醫院照X光確診爲四～五節腰椎突出，五～九節肥大骨質增生，向左側彎曲。大夫建義只有手術治療。後來我學了養氣功，因我是多病患者，練了月餘嚴重胃炎及習慣性低燒就基本康復。隨練功時間加長，體質漸漸强壯起來，唯有腰椎突出症不見功效。

幸運一九八六年調房巧與馬老鄰居，從此與老師及師母朝夕相處，老師叫我加倍練「洗髓金經」、「神龍絞柱」及腰胯活動。經一寒冬苦練效果仍不明顯，後來老師教我站樁八式「海底撈珠」、「霸王舉鼎」、「彩鳳凌空」，然後跟老師學練行功，每早大約五百餘步。嚴寒冬天練完，全身徐徐冒汗，僅一冬一春我腰重新直起來啦。爲此我廠骨科大夫還跟我學了養氣功。

從此我活動自如，至未有痛疼之感。「養氣功」真乃稀世珍寶，我決心在後半生用自身的說服力，去宣傳「養氣功」，更加廣泛地造福於人民，爲養浩然正氣，而盡心盡力。

一九九二年七月

十一、對風濕病的療效

養氣功使我們母女獲得新生

我今年四十歲。自幼體弱多病，從十四歲就得了嚴重的風濕性關節炎，大小關節都腫得好大，小腿等肌肉上，紅紫色的風濕結節數百個，高燒不斷，疼痛難忍，我不得不於一九六五年休學治療。

老病未好，一九八一年，我又得了頸項淋巴結核。由於用藥過多，引起青、鏈黴素過敏休克，幾乎喪命。自此我落下陣發性心動過速，心跳一百六十次/每分鐘，頭暈、耳鳴到不能忍受程度，中西藥不能多用，淋巴結核乘機更加惡化，我不得不住進南京「鍾山醫院」。我生活不能自理，走路靠人扶著，微小的聲響都會使我被震得犯心臟病，抽搐不已，若不及時搶救，後果不堪設想，所以，我對生活失去了信心，時刻準備迎接死神的來臨。

一九八四年七月，我們沛縣縣委辦「養氣功」學習班，我參加了學習，每天早晚各練兩遍。神奇的是從學氣功那天起，共一星期，我的關節竟然不疼了，心動過速也沒犯過，再也不感到缺氧發悶了。我不敢相信是氣功的效力，便神秘地對孩子爸爸說：「咳，我關節一點不疼了，心臟也沒犯病，你說能是氣功治好的嗎？我不敢相信，難道氣功是靈丹妙藥嗎？」他高興地說：「可能是的！我也說不清，你去問一問徐書記（沛縣氣功理事會的理事長）」。我迫不及待地找到徐書記，向他說明情況後，他也很激動，把大腿一拍說：「就是的，就是的！是氣功的效力，增俠，你好好練吧，你的病有治了！」

從那以後，我認真練功，相繼又學會了「洗髓金經」、「太極功」，身體一天比一天好，於是我恢復了正常上班。從一九八四年七月至今我沒請過一天病假，一九八五年縣裡給我記功獎勵，一九八六年我光榮地入了黨。

周圍同仁看我練氣功前後判若兩人，紛紛要求跟我學氣功，所以我又自覺不自覺地輔導了不少學員（本單位辦兩期班，其它單位和縣裡辦了多期），收效都很可觀。

我母親今年六十七歲，在農村操勞一生，落下一身毛病，渾身筋骨疼得坐臥難忍，嚴重貧血，指甲凹陷而空脆，眼睛對面看不清別人的面龐，一隻眼球上靠內側長有一大塊淤肉，高出眼球足有半公分，蓋住半個瞳孔，影響視力不說，整天磨得老人難睜眼，擦不乾淨的淚水和粘液……由於生活艱辛，病魔纏身，我母親異常衰老，銀髮滿頭，兩眼昏暗無光，說話顛三倒四。

看到歷盡千辛萬苦的媽媽不能愉快地安度晚年，我真心疼。於是我試著教她練氣功。

我媽年事高記憶慢，可是她學得很認真，有時她也讓我的兩孩子教她。我媽從一九八四年元月一日學氣功，到元月二十號，母親突然問我：「增俠，練氣功管眼嗎？」我說：「您說說有啥感覺？」我的眼從前看東西總像蒙著紗布，看人臉，個個都像翻白眼瞅我，現在我從堂屋看到過道清清亮亮，像好眼似的。我仔細觀察媽媽的病眼，淤肉消退了三分之二，昏暗的黑眼球有了光，原來縣醫院約我母親去手術也不需要了。

自練養氣功後，我媽飯量大增，胃口一直很好，貧血病沒有了，膚色由黃轉爲紅潤。更可喜的是，現在我媽神智大清，銀髮有一部分變爲灰色，灰色轉而又變黑。已斷多年的腦油、手油、腳汗又重新出現。媽媽高興地說：「是馬老師的養氣功救了我。我覺得自己年輕了二十歲，身上有使不完的勁哪！」

通過我和媽媽的親身感受，使我深深的覺得是養氣功使我們母女獲新生。

沛縣廣播局　劉增俠

一九八七年一月

二十年的風濕性關節炎治癒了

張慧賢，河南省電力勘測設計院

我從一九八五年初，在周文儒老師的指導下進行學練「六字訣」、「洗髓金經」和

「太極功」。練功以來身體素質有了明顯好轉，由於我堅持天天練功，從沒間斷，所以我收到了很好的效果。

一、我患有風濕性關節炎二十多年了，左邊坐骨神經疼痛，整個左半個身子怕冷，怕風，不論冬季、夏季手腳都是冰涼的，而且一到冬天就得穿上大厚棉鞋，還要墊上三層毯墊。就這樣還凍得像貓咬似的。跟右邊身子溫度要相差好幾度，完全像兩個人的身體。另外兩膝關節不能打彎，同時還有骨質增生毛病，蹲下去就起不來。可是經過練功後，以上那些疼痛難忍的現象不但基本消失了，而且還比較靈活。過去腿疼不能騎自行車（因腿抬不起來），可是現在騎很遠距離（兩小時以上）都没有事了。並且感到腿上很有勁。

二、多年來大便很不正常，五～六天才便一次，經過練功後每天一次效果非常好。

三、以前我患過腎盂腎炎，膀胱炎，夜裡小便次數頻繁，有時一夜要去廁所五～六次，一般要三～四次，但經過練功後，每晚只解一次，很少兩次，效果很好。

四、我患有痔瘡多年了，疼起來很厲害，吃藥打針都去不了根（好好犯犯），可是經過練功後就徹底治好了。

五、我練功以前眼睛近視加散光，左眼〇．七，右眼〇．六，看書時間長了，雙眼酸疼，經過練功後兩眼視力都提高到一．二，效果很好。

六、原來心臟有時停跳，有早搏現象，經過練功後，早搏消失了。

總之，我練功主要的收到了以上這些明顯效果，還有其他一些慢性病，也有不同程度的好轉。

馬老的養氣功，使得困擾我幾十年的慢性病得到了治癒，使我身心恢復了健康。

練養氣功前後

我是一個半百有餘的女性，病史就占去了我有生之年的四分之一。我曾患過腎小球腎炎、心動過緩（慢時每分鐘只跳四十二次）、低血壓（八〇/五〇毫米汞柱）。因供血不足，全身浮腫，面部腫得像是戴了面具，面色難看，手指不能發彎，腿腳腫得一按一個坑，還經常因眩暈而臨床不起，我成了醫院的常客。一九八五年又發現我患有「類風濕關節炎」，當時地區醫院化驗我抗「O」爲一二〇〇（正常人爲四〇〇），住院治療三個月，雖然出了院，但仍堅持門診治療，不能斷藥。即使如此，到翌年春天仍然擺不脱住院的命運。孝感市醫院、市中醫醫院都住過。地區醫院是幾進幾出，住院時間長的達半年之久，有不少人對我說這個病好不了的。

風濕性關節炎嚴重時，從手指關節到腳部關節，都是風濕節節，一年四季手不能下涼水，整天不能穿短袖襯衣，再熱也得穿長褲，伏天裡人家扇電扇，我卻要戴上防寒手套。

一九九〇年四月份，我學練馬禮堂「養氣功」，開學時，站不到十分鐘就感到難以支持，練功兩個月後，我就可以站著練完「六字訣」和「洗髓金經」兩套功法。我早晚練功，堅持不懈，還將「洗髓金經」溶化到生活中去。

九月份我又學了「太極功」，開始學時，我的膝關節還是腫的，有些動作還達不到要求。我忍住痛按照要求進行練功，半月功夫，膝關節腫消了，疼痛也減輕了，手也能短時間地接觸涼水，風濕節節逐漸消失。

一九九一年二月，我的膝關節又開始腫脹，嚴重時比學氣功前腫得還大，疼痛加劇，腿凹處的疙瘩有鴨蛋大。我知道這是「氣衝病灶」，儘管雙腿屈直不便，行走艱難，延續時間達五個月之久，我絲毫没有喪失練功的信心，每天忍著堅持練功，臘月三十、正月初一，都没有停過練功，我還加練了有關動作。功夫不負有心人，七月份腫脹開始消退了，腿凹處的疙瘩也消失了。以後隨著我堅持不懈地練功，身體狀況越來越好。現在，我不但行走方便，手也能下冷水了。除了嚴冬，不再戴手套，可貴的是，我還可以舞劍，真可謂「精誠所致，金石爲開」。

孝感地區電力線路工區退休職工　曹永秀

一九九二年三月

十二、對皮膚病及其他疾病的療效

養氣功治好了我的牛皮癬

徐州市外貿局職工　李喜崇

幾十年來身患多種慢性病，如：全身和頭部牛皮癬（徐州醫學院附院確診），嚴重的哮喘，血小板減少等。每逢冬季喘得更加厲害，癢得愈加難忍，喘癢交加夜晚不能入睡，痛苦不堪言狀。單說牛皮癬一症，不僅經中西醫治療並用過多種單方、驗方、外敷、貼藥均無效果。

爲了治療哮喘病，我參加了養氣功學習班。在老師的輔導下爲了兼治牛皮癬，除了練「六字訣」和「洗髓金經」的全套功法外，加練了「呬」字功。經過半年的練功，不僅哮喘有了明顯好轉，更出乎預料的是，沒有用任何藥物，全身的牛皮癬卻全好了，頭頂上僅尚有局部病損還未痊癒。似此頑固難治的皮膚病，長期用藥無效，現在不用半點藥物，但練氣功就很快地接近痊癒了，這種奇蹟般的療效，更加堅定了我練功的信心，決心繼續練下去，爭取盡快達到徹底治癒。

養氣功治好了皮膚癬

史蓉，女，六十歲，長治市幹休所　一九八七年十一月

我患有多種病，例如皮膚病、低血壓、膽結石、動脈硬化，多年來是在疾病的痛苦中度過的，經多方求醫，中西醫治療均無明顯效果，精神負擔很大。

正當求醫無助的時候，傳來了馬禮堂老先生的養氣功治病良方，我決心用氣功來治病。我從元月份開始學練氣功，每日堅持練功二到三小時甚至更多一些，抽時間便練，從不間斷。僅僅三個月的時間，多種病症起了很大變化。首先是全身皮癬病完全治癒了；多年的眼睛乾燥病，經過練功後現在完全好了；過去低血壓造成的頭暈，頭重腳輕等症現已基本消失；原走路雙腿無力、疲倦，現在變得全身輕鬆、舒服，好像年輕了十年。真有難以用語言來形容的愉快、興奮。

今後我要鞏固養氣功帶來的成果，決心永遠練養氣功，我相信會收到更好的效果。

養氣功使我的血小板減少症明顯好轉

青島汽車萬向節廠　陳克娥

我今年四十三歲，一九八六年患血液病，經醫院抽骨髓塗片檢查，確診爲「原發性血

時　間	血色素	白細胞	血小板
87.10. 6	10g	8700	3.5萬
87.11.10	11.8g	/	6萬
87.12. 8	12.7g	7600	7.5萬

小板減少性紫癜」，另外還患有類風濕關節炎等病。住院治療，先後服用强的鬆、氨肽素、人蔘皂甙、康尤調微一號、再障生血片等藥物，雖然血小板由入院時一一〇〇上升到三萬左右，但仍時高時低浮動。臨床表現於全身無力，腰酸腿痛，面色蠟黄，全身出現明顯紫癜，走動艱難，生活不能自理。住院經系統治療無明顯療效。

經人介紹，參加馬禮堂養氣功學習班，早晚堅持練功，身體漸漸好轉，走動輕鬆自如，面色逐漸恢復正常，並能擔負家務勞動。

現將練養氣功後醫院複查血小板、白細胞，血色素的數據列表如上：

堅持練功使我嘗到了甜頭，增强了與疾病作鬥爭的信心，減輕了痛苦和煩惱。

養氣功治好了「捨格林綜合症」

朱德彰，男，四十七歲，順義縣進修學校教師。

一九八六年四月我的腮腺突然紅腫化濃，經北京口腔科診斷爲「捨格林綜合症」。此症表現爲唾液淚液分泌減少，嚴重者根本不分泌，以致舌頭乾得裂口，眼球萎縮，吃飯難以下咽，並由此引起腮腺的經常腫大。發病時，一夜間便腫得饅頭一般，同時皮膚發乾，腳跟乾裂，給我在身體上精神上的折磨，真是苦不堪言。

在北醫經各項檢查化驗，並口服進口藥片達七個月，病情卻毫無緩和。其間稍有勞累，或心急上火，腮腺便腫起來。每次都要注射十多天的青黴素和慶大黴素才能消去。最後和我說明，此病目前國內外西醫界均未搞清病因何在，更無有效治療手段，建議吃中藥試試。

一九八七年初開始中藥治療，前後服湯藥達百十劑，嘗夠了煎熬之煩和藥湯之苦，病情仍無明顯好轉，身體卻日漸軟弱，面色枯黃，精神不振，四肢無力，我感到身體已垮到了難以康復的地步了。

西醫不通，中醫無效，怎麼辦？經朋友介紹給我開始讀些氣功雜誌，接觸些氣功常識。結合自身的病症和氣功的理論，我模模糊糊意識到出路就在這裡。

恰好不久，體委舉辦了養氣功學習班，我報名參加學習了半個月，學後我每日堅持早晚各練一次功，每次一個多小時（兩遍「六字訣」一遍「洗髓金經」），至今已是三個月了。

初練時一遍六字訣沒完腿便受不了，到後來一個半小時下來的反倒渾身輕鬆，練起功來，身體飄飄然，有一種說不出的輕鬆感，不久手便有了氣感，作完功有時手心發熱、發潮，愈作愈愛作，成了生活中不可缺少的一部分。

三個月來腮腺腫大基本消除，即便幾次勞累程度較强也未犯病，皮膚乾燥明顯好轉，腳跟一直未裂，口乾現象近來也開始緩和，我從一年來的難熬的病痛之中解放出來了。

練功以來腿腳明顯利落，全身各關節分外地「隨活」，走路輕鬆，上起樓來常常是一步兩級。過去騎車去楊鎮要用一小時二十分鐘，現在不足一小時便騎到了。終日精神飽滿，面色也轉爲紅潤，似乎換了一個人。

養氣功使我受益匪淺，練功雖不足百日，我已深深認識到「養氣功」是祛病健身之寶。我決心練下去，用「養氣功」這個祛病的有力武器，向「捨格林綜合症」這個醫學上的疑難之症開戰！

「六字訣」治好了我的難症

化工部高級工程師　許維新

一九八〇年底和一九八一年初，經北京市人民醫院和首都醫院確診，我患了真性紅細胞增多症。西醫說，這是骨髓的造血功能失調，製造了太多的紅細胞，其中一部分是畸形的，同時白細胞的數量也超過正常最高值。當時，體內血容量爲正常值的一倍，肝、脾均脹大，在肋下可摸到的部分約爲三至四指。人消瘦無力，精神萎靡，肝功不正常。

確診之前當肝炎治療，吃中、西藥未見效，練太極拳也未能緩解。

確診之後，在一九八一年三月，學習一種新氣功療法，當癌症治。練了一年半。頭幾個月，因同時在首都醫院接受放血和注射「放射磷三二」治療，病情暫時有好轉。但幾個月後，這種藥的抑制作用減退，病情又惡化起來。當時，紅細胞數高達九百多萬，血色素超過二十克，白細胞數超過三萬，血小板數高四十萬左右，以致每天下午走路走不動。我請醫界朋友幫助在國內外尋找名醫治療，但都表示無能爲力。

從一九八二年十月，我開始跟馬禮堂先生學養氣功「六字訣」和「洗髓金經」，同時去西苑中醫醫院血液科治療，主要吃些活血化淤湯藥。

練養氣功七個月後，紅細胞數開始穩定在五百五十萬左右，血色素十五克左右，血小板二十五萬左右，白細胞二萬左右，右眼近視度數由四百二十五度降爲二百七十五度，左眼由三百二十五度降爲一百七十度。

一年多來，我已把病控制住了，沒有再犯，並且成爲養氣功輔導員。我教的一個女學生不僅肝炎好了，而且停經十年，只練六字訣一個月，就重來月經。

養氣功能治「白塞氏綜合症」

劉連娣，女，三十三歲，北京市七一棉織廠工人，一九八三年十月

一九七九年起，我發低燒，下半身和口腔粘膜潰瘍（表現爲大片大片的紅斑）極疼。經北醫三院確診爲「白塞氏綜合症」。曾於一九八一年和一九八二年先後兩次住院治療，共五個多月，大劑量使用激素，才控制住病情的惡化，紅斑消失。出院後在家全休，當激素用量減小時，腿上又出現紅斑。自覺渾身無力，腿痛難於站立，行動極爲不便。由於吃激素，身體浮腫，臉色發灰，坐著胸悶，彎腰憋氣，精神極爲痛苦。

經「養氣功」兩個月後，病情有明顯好轉，低燒消除了，下身潰瘍一直没有再復發，口腔潰瘍已消除，腿上紅斑明顯減少，胸部自感比前舒坦，不再悶氣，坐著彎腰部都比以前舒服，精神愉快，身上、腿上感覺較前力氣大增，上下樓走路覺得輕快，已能做較輕的勞動。

養氣功治癒我紅細胞增高症

焦作市群英機械廠職工　王榮儀

我於一九八五年十月突然出現眼前發黑，右手麻木，心胸憋悶，經檢查，發現高血壓

（二一〇／一一〇毫米汞柱），經治療後血壓維持在一六〇～一四〇／一〇〇毫米汞柱，仍頭暈，眼前發暗，行走不便；以後又經多方檢查，發現有紅細胞增高症（九百一十萬／立方毫米，血色素十八克），經住院七個多月治療，頭暈，眼前發暗，行走不便均未減輕，血壓一直偏高。病症使我絕望了，就在這時，李宗蘭先生教我練養氣功中的「百會運轉」，我在醫院每日作四個小時，五天後突然發現原來頭髮脫落的症狀消除了，頭暈也有所減輕，十天後，醫生查房時告訴我，紅血球已經下降，多次檢查血壓均是一三〇／九〇毫米汞柱，恢復正常。以後我參加了「養氣功」培訓班學習，到一九八六年五月二十四日早上，我正在練功的時候，竟然把眼前的東西看得一清二楚，頭也不暈了。

上下不到一個月的時間，我由原來單人不能行走，現在騎自行車在市裡跑，我恢復了自由，祛除了病魔，這真是奇蹟啊！

十三、對婦科病的療效

養氣功治癒我的月經不調

寧玉紅，女，三十七歲，我患婦女病多年，每次都要打針吃藥才能來月經，並疼痛難忍。練功前有一年零二個月没有來月經，打黄體酮無效。一九九二年二月我學習馬禮堂養氣功，學習期間我没有打針，只是加强練功，以「六字訣」爲主，加練「吹」字功，結果練功第四十一天就自動來月經了，也没有像以前那樣難受，並且五天就乾淨了。以後每月都按時，月經不調症消失。

山西長治市　寧玉紅

養氣功治好了卵巢囊腫

北京服務公司　韓亞力

一九八九年，我在北京醫院做全子宮摘除手術及雙卵巢剝離術。一九九〇年一月，發現卵巢囊腫復發，直徑爲七厘米；同時，狀水中有囊腫及硬結。五月份醫院再次要求住院手術。一九九〇年五月十五日開始練「六字訣」，從此身體狀況開始有所好轉，以前的疲勞感減輕許多，發急現象也好了，精神面貌也好了，尤其是腹痛現象少了。六月份到醫院複查，没有發現病情發展。在這期間，我每天練三小時，每次二遍「六字訣」，一遍「洗髓金經」，加練「吹」字功數十次。

七月二十日後由於孩子有病，練功時間減少，腹痛、腰痛又開始了。經過每天四小時的練功症狀減輕，八月下旬去醫院複查，發現七厘米囊腫完全消失。

養氣功治好了我的子宮頸糜爛病

河南省駐馬店地區中醫院醫生　楊桂蘭

我患三度子宮頸糜爛病，數年來痛苦異常，中西藥吃了不計其數，又採用冷凍療法，均未見效，我自認爲已是不治之症。一九八四年四月，我抱著試試看的態度，參加了河南省養氣功學習班，豈知練功一周即產生氣感，小腹發熱，並伴有腫脹之感。

兩個月後身上起了極大變化，痛癢消失，眠食改善，氣力增加，精神煥發。又赴醫院檢查，子宮頸異常光滑，無任何病變。醫生們都感到驚奇，許多人請我教功。到了八月份，我自我感覺變了一個人，整天喜笑顏開。我驚呼：養氣功真神奇。我並非詩人，但我還是出自內心的感激和喜悅，吟出幾句：

「六字訣」頌

萬物蔥籠兩後葩，氣功事業吐新花。
良藥無需金匱檢，吹來扁鵲美生涯。
氣養浩然能祛病，沈疴不必覓丹砂。
河南江北傳恩露，儒釋道教結一家。

又

噓字能治肝經病，呵字呼出心安定。
呼字念完脾胃健，呬字吐出肺喘平。
吹字固精能補腎，嘻理三交調衛營。
六字吐出五臟毒，吸進清氣病乾淨。
常念此訣身心健，祝師長壽樂無窮。

十四、養氣功治絕症獲新生

養氣功治絕症獲新生

我是長春市園林處退休幹部張錫賓，男，六十八歲。十餘年前右手背上長塊癬，核桃大，時好時犯，雖曾用一些治癬藥物，但效果不好。一九八七年十二月癬蔓延到後背，經白求恩醫大二院切片檢查確定爲「牛皮癬」。又於一九八八年一月患「腦血栓偏癱」，當時右上、下肢活動不便，行走困難，因暈倒而住進長春市中醫院治療。住了三個月院，雖然腦血栓形成有所好轉，但皮膚病牛皮癬卻越加嚴重，病變漫延到全身。經長春各大小醫院和私人診所多方求治，病情越來越重，全身出現大小不等水疱，一觸即破，痛癢潰爛，全身發燒，夜不能寐。服用中藥幾十服，外用多種藥膏均不見效。一九八八年八月初去醫大一院求治做病理切片後，確診爲「天疱瘡」（皮膚癌），當時該院不收住院，又跑了幾家醫院均不收治，等了一週，才住進醫大二院皮膚科。住院期間曾用大量激素類藥物治療，病情略有好轉。但激素藥物消有減量，病情就惡化。

當時醫院實有些束手無策，主治我這個病的教授把我女兒找去介紹我的病情說：長期服用大量激素藥物可引起胃穿孔，自發性骨折等併發症，但不用此藥又沒有別的治療辦法。此時我的病情日漸嚴重，漫延到整個頭、頸、面部，布滿了大小不等的水疱，臉部腫得睜不開眼睛，胃痛得吃不下飯，下地活動兩腿發顫……有一天我拿起小鏡一照，看到鏡中的我，我驚呆了，我痛苦地流下淚來，曾產生了輕生念頭。

就在我走投無路，全家人非常焦急的時候，看到《長春日報》八月十六日刊登一篇王桂枝的報告文章，真實地介紹了養氣功把她多年的頑症治癒了。她的病情與我相似。抱著這一線希望，經孩子們多方奔走尋找到了寫文章的王桂枝。通過她的介紹找到了劉筠青老師，並派人詳細看了我的病情，要我很好地與其合作。於八月二十六日開始給我實施點穴治療，教練養氣功。並鼓勵我要有戰勝絶症的信心。

老師滿有把握地說二、三個月治療初見成效，一年後痊癒。開始我有點半信半疑，各大醫院的名牌醫生、教授都治不了的「皮膚癌」，養氣功就能把它治好!?這時我所口服和外用的一切藥（包括教授讓逐漸停的激素類藥物）全停了。一家人都勸說我鼓勵我要把全部希望都寄托在養氣功上。經過劉、殷二位老師堅持不懈地精心治療，不到百日，奇蹟出現了，我的病情明顯好轉。全身皮膚日漸結痂並脱落，長出新的皮膚來，特別是面部出現好的皮膚，疼痛和癢也逐漸減輕並消失，就連腦血栓後遺症：右腿短行動不靈活，吃飯嘴角漏食，眼睛迎風流淚，陰莖萎縮小便尿褲、大便乾燥等疑難雜症都治好了，手指上厚厚的幾十年沒好的指甲癬也開始長出新的指甲來。現在别説我内心該多高興了！這完全是養氣功使我獲得新生。昔日愁眉苦臉無生路，今後高高興興度晚年。

現在我和老伴每天到公園練養氣功，經常上街，串門訪友。今年春節全家三十五口人，定要歡聚一堂來慶賀我大難不死，健康長壽。我們全家衷心地感謝給我治病的氣功老師，願馬禮堂養氣功能爲更多的患者解除病痛，造福人類！

一九八八年十二月

胃癌逼我入絶路，養氣功助我重生

山東省即墨縣金口小學退休教師　宋協瑞

我今年六十五歲，是個胃癌患者。我於一九八五年十月份發現消化系統有癌症可疑，十一月份在青島醫學院附屬醫院確診爲胃癌。十二月份作了「胃大部切除術」，手術後恢復較好，出院後二十天進行化療。化療期間產生食慾不振的不良反應，凡是營養食品一概不能吃，勉强著一天能喝三頓清淡的稀飯，吃鹹菜，時間一長，面黄肌瘦，體弱無力。化驗室查血象，血色素僅有五克，白細胞降至四千二百，勉强進行完一個療程，只得暫停化療，並且立即口服補血及增加白細胞的藥物。一九八六年七月份進行第二次化療時查血象，血色素只升到九克，而白細胞僅升到四千四百，第二次化療只進行了一半，白細胞即降到了三千三百，不能再繼續化療，口服補血及升白細胞的藥物無濟於事。

正在走投無路，我抱著一線希望到市浮山醫院馬禮堂養氣功康復中心學練養氣功，郎勇醫生，耐心輔導，鼓勵著我，使我不斷堅定練功和戰勝病魔的信心，每天練功長達七小時。

由於在化療過程中結合練功，血象不但不降，反而持續上升，順利地進行完第二個療程。練功約兩個月，食飲增加，體質增强，面色紅潤，精力充沛。我逢人便説：「是馬老的養氣功使俺絶處逢生，是郎大夫救了我」。隨著身體狀況的好轉，我對練功越來越感興趣了，一天不練也不行，真正做到雷打不動，風雨不誤天天練。有人説我成了「氣功迷」。到一九八七年身體越來越好，每天進食量達一斤餘。這時一個胃癌切除四分之三胃的人來説確是不簡單。進食多了體質好了，體重恢復到病前的水平——一一四斤，比手術前增加了十八斤。血色素升到一一·五克，白細胞升到六千三百。一九八七年又進行化療兩次，除有常有的食慾不振外，别無不良反應。現在是精力充沛，身體矯健，面色紅潤，面對著現在的我，誰能懷疑是個癌症患者，這是練氣功的結果。養氣功能增强癌症病人的體質，有利於癌症的治療是確信無疑的。

通過練功，我親身體會到養氣功不但能輔助治療癌症，而且能治許多病，我有過二十多年的關節炎病史，腰酸臂痛多年，走路腳痛，雙腿嚴重時蹲不下，起不來。練功後不知不覺全好了，就連每年裂口子的腳也不開口了，現在腰腿靈活自如，混身總是有使不完的勁，走路幹活從不覺累，自覺年輕十歲。我和全家人都從心裡感激馬老的養氣功，從心裡感激郎大夫的教授和輔導。養氣功在我這患不治之症的人身上大顯了威力，養氣功使我絶處逢生。

一九八七年十二月

養氣功戰勝白血病

陝西省富平縣城上正街四十五號　馮鳳鳴

我叫馮鳳鳴，一九八一年八月發現手上有黃豆和蠶豆大的出血點，腿部也相繼出現，漸漸面色蒼白，形瘦神疲，氣短，乏力，自汗，形寒肢冷頭昏，腰膝酸軟，下肢浮腫，有時心慌，眼花耳鳴，時有低燒。經醫院檢查血小板六萬至八萬上下，嗜中性白細胞三〇～

治療前：

時間	紅細胞	白細胞	血小板	嗜中性白細胞	淋巴細胞	單核細胞	原幼淋巴細胞
1985. 6.18	360萬	4600	74000	42%	58%		
8.15	350萬	4600	68000	30%	64%		6%
10.24	352萬	6300	26000	54%	45%	12%	6%
10.26				38%	53%	9%	

治療後：

時間	紅細胞	白細胞	血小板	嗜中性白細胞	淋巴細胞	單核細胞	原幼淋巴細胞
1985.11. 6	320萬	4500	42600	79%	9%	6%	6%
12.15	400萬	4000	65000	54%	44%	2%	可見
1986. 2.28	400萬	4000	70000	56%	44%		無
4.15	400萬	4500	70000	69%	31%		無
4.21	400萬	4500	74000	74%	26%		無

四〇%，淋巴細胞六〇～七〇%左右。一九八二年九月在陝西省人民醫院檢查後住院治療，確認爲「慢性淋巴細胞白血病」。後經省醫院、西安醫學院附屬二院、西安中醫學院、陝西省中醫研究院及富平縣醫院等門診治療，一直服中藥緩解。一九八三年到一九八五年血液化驗，多次發現原幼淋巴細胞一～六%，並伴有輕度貧血。

一九八五年十月底開始練養氣功，每天除吃飯，睡眠及適當休息活動外，全部時間刻苦練功，從未間斷過，共練功一百七十天。練功期間未吃任何中西藥及放療、化療。練功後，經醫院化驗的臨床骨髓塗藝檢查記錄如下：

練功以後，體重增重五公斤，身上

未發現出血淤點，浮腫消失，飲食、睡眠、精神狀況都很好，頭昏、乏力、腰酸腿軟、低燒狀症完全消失。今後我仍要繼續信心百倍地堅持練功，以求徹底戰勝頑疾。

養氣功使我絕路逢生

我叫張繼翔，一九八一年四月，腹痛、便血，經九江地區人民醫院切片，確診為「浸潤性結腸腺癌」，病變區八公分大小，手術後主刀大夫說：「手術是做好了，就是來晚了點，看能否存活一年半至兩年。」術後做了兩個療程的化療。

術後兩個月，原病灶處出現疼痛，並且大便有血，於六月二十九日我又去原手術醫院要求複查。手術醫生只給做了一般體檢，發現左鎖骨處上角處有一黃豆大淋巴癌，於是我又去廣州中山醫學院附屬腫瘤醫院求治。經詳細檢查後，廣州醫生提出無住院治療價值，建議回家去。回家後又做了半個療程的化學，因反應較大，無法堅持完成一個療程，故而中斷化療。

在走投無路的情況下，一九八二年五月，我去北京學氣功。當時有人勸阻我說：「你去北京學氣功，倒不如在家練吃功，山珍海味樣樣吃一次吧！」我只以苦笑作罷。在一些好心人的幫助下，在北京認識了馬禮堂老師。馬老待人熱情誠懇，平易近人，和他談話以後，消除了我對前途不可設想的恐懼心理，堅定了以練功治病的信心。從此，我開始了養氣功的鍛鍊。通過練功，食慾逐漸增加，精神狀況也逐漸變好。一九八四年以來，我覺得精力充沛，體重逐漸增加，由病前九十四斤增至一百二十四斤。一九八四年一月我開始上了全日班，每天還要做不少家務，仍不覺累，左鎖骨上的淋巴癌也不知何時消失了。一九八四年十二月二十日我做了全面檢查，各項指標正常（九江地區人民醫院疾病證明書NO.0027891）。幾年不見的老友，見到我居然說我「返老還童」。養氣功使我絶路逢生。

江西瑞昌縣南義衛生院醫生　張繼翔

一九八五年一月

附：一位醫生的話

養氣功幫助結腸癌患者恢復健康

一九八一年三月，我們受單位委託，陪同我院張繼翔同志前往九江治病。幾經周折，經九江一醫院查清爲結腸癌。經手術切除長約三十公分結腸一段，其中病變區八厘米，腸内壁凹凸不平，後經病理切片證實爲「浸潤性結腸腺癌」。術後醫生向我們交代：「患者只有二年的生存期，若能維持五年就是最大的希望。」當時，我們不敢正面向張繼翔提及此事。術後經化療後，患者仍感下腹不適，以後又發現左鎖骨上有一硬結，經人介紹又去廣州腫瘤醫院檢查，結果亦同。在此無可奈何的情況下，張繼翔同志於一九八二年五月開始學養氣功，每天堅持鍛鍊，不管數九寒天，還是盛夏酷暑，從不間斷。經過刻苦鍛鍊，他於一九八四年上全日班，生活上、工作上精力充沛，飯量增加，體重比手術時增加二十五斤。通過我院張繼翔先生身體的康復，使我們對氣功治病深信不疑，並認識到氣功有其獨到之處，確實能解除病人的疾苦。

江西瑞昌縣南義衛生院內科醫生陶光強　汪先進

養氣功治癒了我的鞍內垂體瘤

張治成，男，旅順四八一〇廠工人。

一九七八年十二月八日，我在旅順區醫院做了拔除右智齒的手術。手術後第二天感覺右眼偏盲，隨後在區醫院眼科檢查眼睛，發現視神經萎縮，十二月十二日在旅順二一五醫院檢查視力和眼底時，經透視造像，發現腦部蝶鞍垂體上長有一個一八×二〇毫米的瘤子。十二月十八日在大連三院和鐵路醫院進一步確診，遂於一九八〇年九月十六日在瀋陽中國醫大做了開顱切除手術。手術後身體除較虛弱外其它情況尚可，但沒想到，手術後僅過了七個月二十天，經瀋陽陸軍總醫院做CT掃描發現腦瘤又復發。腦瘤復發後，病情發展很快。由於瘤子壓迫神經，右手拇指彎屈痛疼，不能活動，不能拿東西，左腿膝關節彎屈不能超過九十度，稍有不適便痛疼難忍；腰部不能隨意彎屈，上下炕只能爬動；左臂側位下伸從肩部到小手指痛疼鑽心。病情發展到一九八二年春節，我的左眼已近於失明，右眼視力也僅有〇・二左右，同時身體逐漸消瘦，飯量劇減，每天只能吃五兩左右。當時我與內人商量決定春節後到醫院做第二次手術。

就在我遭受病痛折磨的時候，廠工會一九八二年四月二十六日舉辦養氣功輔導站，由姜廣祥教練馬禮堂老人的養氣功，在氣功輔導員的要求下，我抱著試試看的心情參加了學習。

首先練的是「洗髓金經」，而後又練了「太極功」，我堅持每天早晨跟輔導老師練一個小時，鍛鍊了僅半月左右，我的體力就有所增强，第一次感受到飯量明顯增加，僅早餐一頓就能吃五兩多。過了一段時間，我又學了「六字訣」，在輔導老師的指導下，每天晚上又加練一個小時。「六字訣」真是神通廣大，我鍛鍊不久，精神又有明顯好轉，兩個月後竟突然發現右手指不知何時痛疼消失，我試著用右腿踩著坑沿上炕也感到不疼了，腰部也可以自由彎屈了，這實在使我喜出望外，最使我高興的是，近於失明的左眼又能清楚地看到東西了，右眼的視力也有明顯的提高。

在老師的要求下，我到醫院做了檢查，左眼視力達到〇・七，右眼視力達到〇・八左右，血色素由練功前〇・八克增加到一〇・三克。意想不到的收穫使我堅定了信心，並從那時起，與內人商定不去做第二次手術了，完全寄望於氣功的鍛鍊。又經過半年多的鍛鍊，身體狀況進一步得到改善，可以正常地工作了，我完全相信我的腦瘤已經好了，要不然我的外部症狀爲什麼都消失了呢？如果不是進行氣功鍛鍊，我是肯定要做第二次手術的。據中國醫大和上海華山醫院說，腦垂體瘤手術後復發率幾乎是百分之百。假如不是氣功治癒了我的疾病，我也許做了三、四次手術了，其後果也可能早已不堪設想。

養氣功的鍛鍊不僅使我解除了病痛的折磨，給了我第二次生命，更給我以繼續生活的勇氣，我現在已經恢復正常工作六年多了，身體情況一直比較穩定。這一切都得益於養氣功，我以後繼續練功，也希望有更多的患者也從中得到益處。

養氣功治了肺癌

原吉林省林業廳廳長　殷文正

首先得相信「養氣功」能治病、能治癌，這樣，才能在練功中產生一種治癌的意念。

早在一九八三年，我跟劉筠青老師學練「養氣功」到一九八五年體檢時，我患的頸椎炎壓迫兩臂神經麻痹和腰肌勞損壓迫坐骨神經痛都好了。從我親自體驗「養氣功」是真治病。

一九八八年秋，馬老親赴長春傳播「養氣功」時讓我向劉筠青學治病說：這叫「妻唱夫隨」。之後，很快我就治好一名皮膚癌（天疱瘡）患者，「養氣功」能治癌，正如馬老說的，癌細胞就怕氧氣，這一科學診斷的又一例證。

一九九〇年體檢時，經白求恩醫大一院離開病房的專家、教授發現我右側下方患肺癌，體重僅剩五十二公斤，骨瘦如柴。到北醫大三院來治療時，專家們勸我立即手術，在關鍵時刻，我想起馬栩周老師一九八九年在《武術健身》雜誌上發表過一篇「養氣功」能治癌的文章很有道理，於是我最後選擇了用「養氣功」治肺癌的道路，誓死不動手術。

開始，我在家練「養氣功」，遵照馬禮堂老師的遺訓：先把「六字訣」連練三遍，再加練呼字功三十六次，以培土生金；呬字功加練七十二次，主治肺癌；吹字功加練三十六次，治肺同時必須治腎。另外，適當增加點動功，注意營養，以增強自身的抵抗力。練功治療二十多天，體重增加了四公斤。

隨後住進養氣功服務部進行練功治療，每天除集練體六字訣十二遍外，每天早、晚只加練一個呬字功，二、三百次。二十天後，兩隻小腿脹腫，出滿了紅色的癢疹。這時病氣開始由裡往外表散發，一個月又長了四公斤體重。經北醫大三院照X光檢查發現炎症消失、腫瘤開始縮小。什麼藥都没有用，專家們覺得有點奇怪。三個月後，照片檢查，腫瘤明顯見小。這時北醫大三院專家開始承認「養氣功」能治肺部瘤。

但由於長時期加練一個呬字功，造成脾、胃不合、吐酸水、飲食減少、腎納氣功能減弱產生胸悶氣短，因肺部疾患氣血不暢，抵抗力低，不慎感染上「年團菌」肺炎，左側大部分感染，發高燒兩個多月，經北醫大三院三個多月治癒出院後，我又開始練功攻克肺癌。

練「六字訣」時，爲了克服長期單練一個呬字功的弊端，我改爲每次加練吹字功三十六次，呬字功三個三十六次，呼字功二個三十六次。另外，每天早晨起床增加一次靜功、三體式和行功，經兩月於一九九一年五月十六日，由白求恩醫大一院高幹病房X光檢查，奇蹟出現了，右側肺癌腫瘤全部消失。當時教授、專家衆說紛云：一致認爲用「養氣功」對早期肺癌進行保守療法，這是成功的一例。

我的體會，練好「養氣功」首先是入靜，靜到人物兩忘，進入虛無靜篤境界，這時的呼吸，若有若無，不知呼之爲呼，吸之爲吸。

靜極生動，開始於某一部位跳動，繼之搖頭轉身，手舞足蹈，真氣運行周身，意志失控，這時作功都是以氣代功，收功時有時作舞蹈、打拳活動。這種真氣衝動，我是聽其自然，衝過即止，不制自停，停止後自覺精神舒適。

養氣功練到以氣代功層次，就可能產生高頻氧，能殺癌細胞。

真氣衝動，經絡疏通，就能培育真氣，真氣充足即能排除病氣，這正是老師强調的：「正氣內存，邪不可干。」的真理。

養氣功給了我生活的勇氣

天津醫藥站職工　王炳貴

我現年五十五歲，身患多種疾病，而且頑症居多。一九六六年患精神分裂症，後來又接續患上甲狀腺腫瘤、肝病、關節炎等，多次求醫二十餘年，中西藥均未奏效，疾病的痛苦令我意志越來越弱，幾次尋短見，雖被家人及時發現，但我對生活卻早已乏味。越痛苦越添病，一九八三年一月人民醫院又確診我患有乳腺癌，我的精神在此重擊之下徹底崩潰了。我不思飲食，整日哭泣，體重降到三十五公斤，堪稱骨瘦如柴，親友家人也認爲我没幾天活頭了，暗自爲我落淚。家人一再勸我到醫院做了手術，但術後我拒絕放療，還是精神頹廢的在那裡等死。

一次偶然的機會我得到一本氣功大師馬禮堂老先生著的《養氣功健身法》，鬼使神差地讓我讀了下去，當我看到書中練功治好頑症的病例，我突然一改二十餘年的頹廢心境，有了練習養氣功戰勝病魔的決心。我開始學練馬禮堂養氣功，在老師的教導下，我每天堅持練功四～五個小時的鍛鍊，兩個月奇蹟出現了：在没有放療和服用抗癌藥物的情況下，乳腺癌手術後狀況良好，身上的多種病症都明顯好轉，特別是二十餘年的精神分裂症得以痊癒。我的信心更加强了，嚴冬酷暑從不間斷，練功一年後，拖累我一、二十年的疾病都得到痊癒。一年內未得任何疾病，連感冒也未發生，指甲不再扁平，頭髮不再乾枯，皮膚滋潤，紅光滿面，精神煥發，連老年斑也消失了，體重增至一〇九斤，肌肉充實，臂力倍增，步行十幾里兩腿仍感輕鬆有力，家務勞動，買菜做飯打煤球都被我自己包了下來。親友同事無不驚奇我前後判若二人。這豐碩的成果，神奇的功效，我親身深刻地體會到是我苦練馬禮堂養氣功得來的。

我練功時，首先做到鬆、靜、自然，以意領氣，氣行經絡、貫通全身，我的感覺是每次練功周身如同放出白霧一團，達到了無物、無我和大自然融爲一體的境界。另一點體會是要做到「求放心、不動心、勿助長」要任其自然，少刻意追求，追求太多則意不純，欲速而不達。最後一點是要進行日記錄，即可總結經驗，又可向老師請教以利提高。

堅持練養氣功治好了鼻癌

吉林省通化市　孫江瀛

王漢義，男，四十歲，吉林省通化市某廠職工。一九九一年三月下旬，經白求恩醫科大學臨床一院檢查確診爲晚期鼻癌，正在擴散。廠護理人員的母親聽說後，從助人治病出發，教他學練養氣功「六字訣」功法，王漢義爲了治病活命，就認真地學，刻苦地練，每天擠出一切時間練功。經練一個月，病痛有些減輕。每天練功的次數較多。經過兩個多月的時間，由醫生檢查，他的病情已大見好轉。醫生說：「晚期癌患者好轉是我院的第一例。」他回通化後，仍堅持練功不息。

一九九二年初，就回到廠裡上班，半日工作。他深有感慨地說：「我這條命是馬禮堂老師給救過來的。我不僅自己終生練功，還要宣傳馬禮堂養氣功法和幫助更多的人學功。」

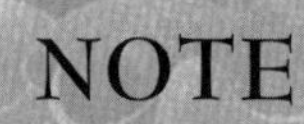

NOTE

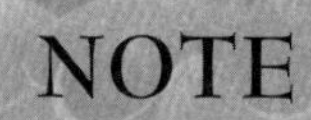

NOTE

·家庭醫學保健· 大展編號 30

1. 女性醫學大全	雨森良彥著	380 元
2. 初為人父育兒寶典	小瀧周曹著	220 元
3. 性活力強健法	相建華著	220 元
4. 30 歲以上的懷孕與生產	李芳黛編著	220 元
5. 舒適的女性更年期	野末悅子著	200 元
6. 夫妻前戲的技巧	笠井寬司著	200 元
7. 病理足穴按摩	金慧明著	220 元
8. 爸爸的更年期	河野孝旺著	200 元
9. 橡皮帶健康法	山田晶著	180 元
10.三十三天健美減肥	相建華等著	180 元
11.男性健美入門	孫玉祿編著	180 元
12.強化肝臟秘訣	主婦之友社編	200 元
13.了解藥物副作用	張果馨譯	200 元
15.左轉健康法	龜田修等著	200 元
16.實用天然藥物	鄭炳全編著	260 元
17.神秘無痛平衡療法	林宗駛著	180 元
18 膝蓋健康法	張果馨譯	180 元
19.針灸治百病	葛書翰著	250 元
20.異位性皮膚炎治癒法	吳秋嬌譯	220 元
22.埃及皇宮菜健康法	飯森薰著	200 元
23.肝臟病安心治療	上野幸久著	220 元
25.高效果指壓法	五十嵐康彥著	200 元
26.瘦水、胖水	鈴木園子著	200 元
27.手針新療法	朱振華著	200 元
28.香港腳預防與治療	劉小惠譯	250 元
29.智慧飲食吃出健康	柯富陽編著	200 元
30.牙齒保健法	廖玉山編著	200 元
31.恢復元氣養生食	張果馨譯	200 元
32.特效推拿按摩術	李玉田著	200 元
33.一週一次健康法	若狹真著	200 元
34.家常科學膳食	大塚滋著	220 元
35.夫妻們閱讀的男性不孕	原利夫著	220 元
36.自我瘦身美容	馬野詠子著	200 元
37.魔法姿勢益健康	五十嵐康彥著	200 元
38.眼病錘療法	馬栩周著	200 元
39.預防骨質疏鬆症	藤田拓男著	200 元
40.骨質增生效驗方	李吉茂編著	250 元
41.蕺菜健康法	小林正夫著	200 元
42.赧於啟齒的男性煩惱	增田豐著	220 元
43.簡易自我健康檢查	稻葉允著	250 元
44.實用花草健康法	友田純子著	200 元

45.神奇的手掌療法	日比野喬著	230 元
46.家庭式三大穴道療法	刑部忠和著	200 元
48.糖尿病機能性食品	劉雪卿編著	220 元
49.奇蹟活現經脈美容法	林振輝編譯	200 元
50.Super SEX	秋好憲一著	220 元
51.了解避孕丸	林玉佩譯	200 元
52.有趣的遺傳學	蕭京凌編著	200 元
53.強身健腦手指運動	羅群等著	250 元
55.中西醫結合醫療	陳蒼杰譯	200 元
56.沐浴健康法	楊鴻儒譯	200 元
57.節食瘦身秘訣	張芷欣編著	200 元
59.一天 10 分鐘健康太極拳	劉小惠譯	250 元
60.中老年人疲勞消除法	五味雅吉著	220 元
61.與齲齒訣別	楊鴻儒譯	220 元
62.禪宗自然養生法	費德漢編著	200 元
63.女性切身醫學	編輯群編	200 元
64.乳癌發現與治療	黃靜香編著	200 元
65.做媽媽之前的孕婦日記	林慈姮編著	180 元
66.從誕生到一歲的嬰兒日記	林慈姮編著	180 元
67. 6 個月輕鬆增高	江秀珍譯	200 元
68.一輩子年輕開心	編輯群編	200 元
69.怎可盲目減肥	編輯群編	200 元
70.『腳』萬病之源	阿部幼子著	200 元
71.睡眠健康養生法	編輯群編著	200 元
72.水中漫步健康法	野村武男著	220 元
73.孩子運動傷害預防與治療	松井達也著	200 元

・武　術　特　輯・大展編號 10

1. 陳式太極拳入門	馮志強編著	180 元
2. 武式太極拳	郝少如編著	200 元
3. 中國跆拳道實戰 100 例	岳維傳著	220 元
4. 教門長拳	蕭京凌編著	150 元
5. 跆拳道	蕭京凌編譯	180 元
6. 正傳合氣道	程曉鈴譯	200 元
7. 實用雙節棍	吳志勇編著	200 元
8. 格鬥空手道	鄭旭旭編著	200 元
9. 實用跆拳道	陳國榮編著	200 元
10.武術初學指南	李文英、解守德編著	250 元
11.泰國拳	陳國榮著	180 元
12.中國式摔跤	黃　斌編著	180 元
13.太極劍入門	李德印編著	180 元
14.太極拳運動	運動司編	250 元
15.太極拳譜	清· 王宗岳等著	280 元

16.散手初學　冷　峰編著　200元
17.南拳　朱瑞琪編著　180元
18.吳式太極劍　王培生著　200元
19.太極拳健身與技擊　王培生著　250元
20.秘傳武當八卦掌　狄兆龍著　250元
21.太極拳論譚　沈　壽著　250元
22.陳式太極拳技擊法　馬　虹著　250元
23.二十四式 三十二式太極拳 劍　闞桂香著　180元
24.楊式秘傳 129 式太極長拳　張楚全著　280元
25.楊式太極拳架詳解　林炳堯著　280元
26.華佗五禽劍　劉時榮著　180元
27.太極拳基礎講座:基本功與簡化 24 式　李德印著　250元
28.武式太極拳精華　薛乃印著　200元
29.陳式太極拳拳理闡微　馬　虹著　350元
30.陳式太極拳體用全書　馬　虹著　400元
31.張三豐太極拳　陳占奎著　200元
32.中國太極推手　張　山主編　300元
33.48 式太極拳入門　門惠豐編著　220元
34.太極拳奇人奇功　嚴翰秀編著　250元
35.心意門秘籍　李新民編著　220元
36.三才門乾坤戊己功　王培生編著　220元
37.武式太極劍精華＋VCD　薛乃印編著　350元
38.楊式太極拳(85式)　傅鐘文演述　200元
39.陳式太極拳、劍 36 式　闞桂香編著　250元
40.正宗武式太極拳　薛乃印著　220元

・生　活　廣　場・品冠編號 61

1. 366 天誕生星　李芳黛譯　280元
2. 366 天誕生花與誕生石　李芳黛譯　280元
3. 科學命相　淺野八郎著　220元
4. 已知的他界科學　陳蒼杰譯　220元
5. 開拓未來的他界科學　陳蒼杰譯　220元
6. 世紀末變態心理犯罪檔案　沈永嘉譯　240元
7. 366 天開運年鑑　林廷宇編著　230元
8. 色彩學與你　野村順一著　230元
9. 科學手相　淺野八郎著　230元
10.你也能成為戀愛高手　柯富陽編著　220元
12.動物測驗—人性現形　淺野八郎著　200元
13.愛情、幸福完全自測　淺野八郎著　200元
14.輕鬆攻佔女性　趙奕世編著　230元
15.解讀命運密碼　郭宗德著　200元
16.由客家了解亞洲　高木桂藏著　220元

・女醫師系列・品冠編號 62

2. 子宮肌瘤	黑島淳子著	200 元
3. 上班女性的壓力症候群	池下育子著	200 元
4. 漏尿、尿失禁	中田真木著	200 元
5. 高齡生產	大鷹美子著	200 元
6. 子宮癌	上坊敏子著	200 元
7. 避孕	早乙女智子著	200 元
8. 不孕症	中村春根著	200 元
9. 生理痛與生理不順	堀口雅子著	200 元
10.更年期	野末悅子著	200 元

・傳統民俗療法・品冠編號 63

1. 神奇刀療法	潘文雄著	260 元
3. 神奇拔罐療法	安在峰著	200 元
4. 神奇艾灸療法	安在峰著	200 元
5. 神奇貼敷療法	安在峰著	200 元
6. 神奇薰洗療法	安在峰著	200 元
7. 神奇耳穴療法	安在峰著	200 元
8. 神奇指針療法	安在峰著	200 元
9. 神奇藥酒療法	安在峰著	200 元
10.神奇藥茶療法	安在峰著	200 元

・彩色圖解保健・品冠編號 64

1. 瘦身	主婦之友社	300 元
2. 腰痛	主婦之友社	300 元
3. 肩膀痠痛	主婦之友社	300 元
4. 腰、膝、腳的疼痛	主婦之友社	300 元
5. 壓力、精神疲勞	主婦之友社	300 元
6. 眼睛疲勞、視力減退	主婦之友社	300 元

・少 年 偵 探・品冠編號 66

1. 怪盜二十面相	（精）	江戶川亂步著	特價	189 元
2. 少年偵探團	（精）	江戶川亂步著	特價	189 元
3. 妖怪博士	（精）	江戶川亂步著	特價	189 元
4. 大金塊	（精）	江戶川亂步著	特價	230 元
5. 青銅魔人	（精）	江戶川亂步著	特價	230 元
6. 地底魔術王	（精）	江戶川亂步著	特價	230 元
7. 透明怪人	（精）	江戶川亂步著	特價	230 元
8. 怪人四十面相	（精）	江戶川亂步著	特價	230 元
9. 宇宙怪人	（精）	江戶川亂步著	特價	230 元

國家圖書館出版品預行編目資料

正宗馬禮堂養氣功 / 馬禮堂 著
——初版，——臺北市，大展，1996 [民 85.06]
面；21 公分—（養生保健；15）
ISBN 978-957-557-604-2（平裝）
1. 氣功
411.12 85004833

正宗馬禮堂養氣功

著 者/馬 禮 堂
發 行 人/蔡 森 明
出 版 者/大展出版社有限公司
社 址/臺北市北投區（石牌）致遠一路 2 段 12 巷 1 號
電 話/（02）28236031・28236033・28233123
傳 真/（02）28272069
郵政劃撥/01669551
網 址/www.dah-jaan.com.tw
E-mail/service@dah-jaan.com.tw
登 記 證/局版臺業字第 2171 號
承 印 者/傳興印刷有限公司
裝 訂/承安裝訂有限公司
排 版 者/弘益電腦排版有限公司
授 權 者/北京人民體育出版社
初版 1 刷/1996 年（民 85） 6月
初版 2 刷/2002 年（民 91） 5月 定價/420 元

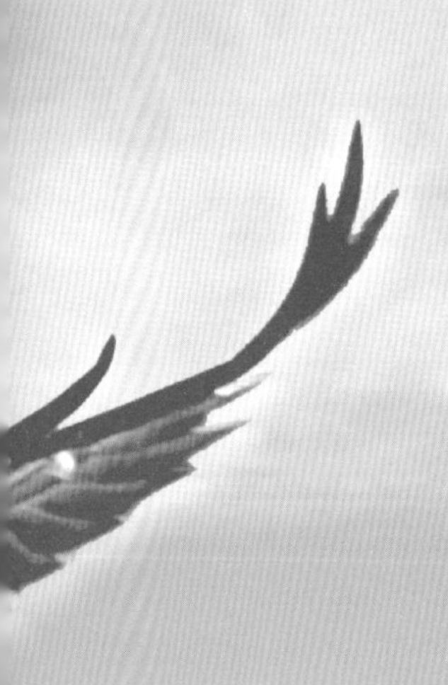

大展好書　好書大展

品嘗好書　冠群可期

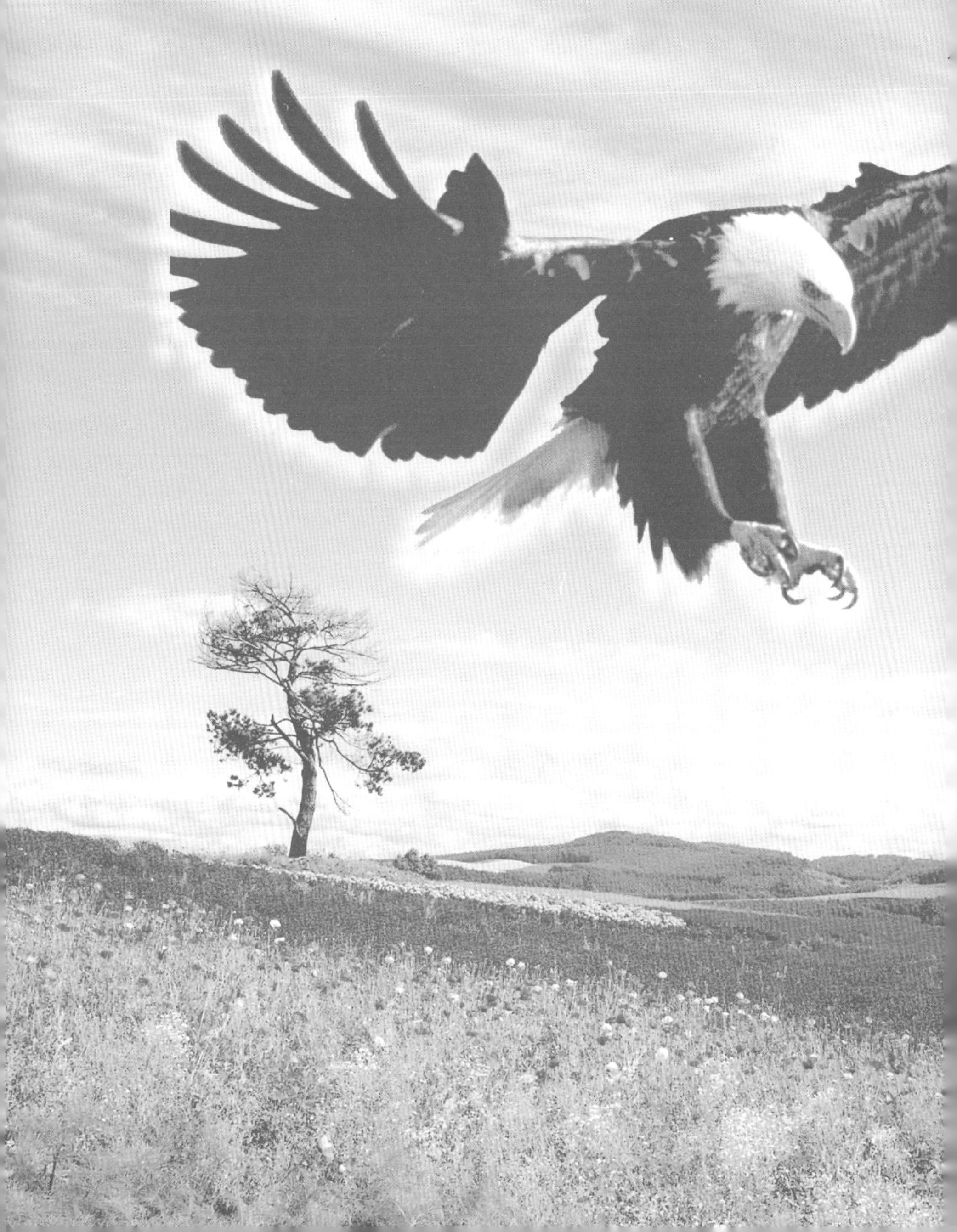